全国高职高专院校“十三五”医学影像技术规划教材

基础医学

（供医学影像技术及临床医学相关专业使用）

主　编　季　华　高　玲

副主编　何　丹　黄　琼　杨兴文　徐　佳

编　者（以姓氏笔画为序）

于春晓（济南护理职业学院）
刘加燕（保山中医药高等专科学校）
杨兴文（红河卫生职业学院）
李　盈（山东第一医科大学附属省立医院）
李丛丛（山东医学高等专科学校）
何　丹（四川中医药高等专科学校）
张佳伦（菏泽医学专科学校）
张晓丽（北京卫生职业学院）
范　超（长沙卫生职业学院）
季　华（山东医学高等专科学校）
胥　颖（长春医学高等专科学校）
袁　鹏（天津医学高等专科学校）
徐　佳（沈阳医学院）
高　玲（长春医学高等专科学校）
黄　琼（重庆医药高等专科学校）
谢文贤（四川卫生康复职业学院）

中国健康传媒集团
中国医药科技出版社·北京

内容提要

本教材为"全国高职高专院校'十三五'医学影像技术规划教材"之一，系根据本套教材的编写指导思想和原则要求，结合专业培养目标和本课程的教学目标、内容与任务要求编写而成。全书内容主要有15章，按分子、细胞、组织和器官系统描述，每章在介绍理论知识的同时还设有知识目标、技能目标、案例讨论、知识链接、知识拓展、本章小结、习题等模块。本教材为书网融合教材，即纸质教材有机融合电子教材、教学配套资源（PPT、微课、视频等）、题库系统、数字化教学服务（在线教学、在线作业、在线考试）。

本教材可供高职高专院校医学影像技术及临床医学相关专业使用。

图书在版编目（CIP）数据

基础医学 / 季华，高玲主编．—北京：中国医药科技出版社，2020.6（2025. 6重印）

全国高职高专院校"十三五"医学影像技术规划教材

ISBN 978-7-5214-1839-2

Ⅰ.①基…　Ⅱ.①季…②高…　Ⅲ.①基础医学—高等职业教育—教材　Ⅳ.①R3

中国版本图书馆CIP数据核字（2020）第085539号

美术编辑　陈君杞

版式设计　南博文化

出版　**中国健康传媒集团**｜中国医药科技出版社

地址　北京市海淀区文慧园北路甲22号

邮编　100082

电话　发行：010-62227427　邮购：010-62236938

网址　www.cmstp.com

规格　889×1194mm $^{1}/_{16}$

印张　25

字数　630千字

版次　2020年6月第1版

印次　2025年6月第2次印刷

印刷　三河市万龙印装有限公司

经销　全国各地新华书店

书号　ISBN 978-7-5214-1839-2

定价　69.00元

获取新书信息、投稿、为图书纠错，请扫码联系我们。

全国高职高专院校“十三五”医学影像技术规划教材

出版说明

为了深入贯彻《现代职业教育体系建设规划（2014—2020年）》以及《医药卫生中长期人才发展规划（2011—2020年）》文件的精神，满足高等职业教育医学影像技术专业培养目标和其主要职业能力的要求，不断提升人才培养水平和教育教学质量，在教育部及国家药品监督管理局的领导和指导下，在本套教材建设指导委员会主任委员李萌教授等专家的指导和顶层设计下，中国医药科技出版社组织全国60余所高职高专院校、医疗机构110余名专家、教师精心编撰了全国高职高专院校“十三五”医学影像技术规划教材，该套教材即将付梓出版。

本套教材包括高职高专院校医学影像技术专业理论课程主干教材共计8种，主要供医学影像技术专业教学使用。

本套教材定位清晰、特色鲜明，主要体现在以下方面。

一、紧扣培养目标，满足职业标准和岗位要求

本套教材编写，以医学影像技术专业培养目标为导向，目的是培养具有良好职业道德、团队精神、医患沟通能力，能胜任医学影像技术工作的高素质技术技能型人才。以临床实践能力的培养为根本，满足岗位需要、学教需要、社会需要。

二、整体优化，强化临床实践产教融合

本套教材贯彻高等职业教育教学改革精神，吸收教改成果，体现高职教育特色。从医院、疾病预防控制中心吸纳具有丰富岗位实践经验的人员作为编者参与教材的编写，确保教材内容与岗位实际密切衔接，真正实现产教融合。

三、具有鲜明的医学影像技术专业特色

医学影像技术专业特色体现在专业思想、专业知识、专业工作方法和技能上。同时，基础课、专业基础课教材的内容与专业课教材内容对接，专业课教材内容与实际操作对接，教材内容着重强调符合临床需求。教材中插入大量临床实际操作及超声、CT、磁共振等影像图片，并从理论知识的深度和广度及综合素质与技能培养的要求上体现高等职业教育医学影像技术专业的特点。

四、书网融合，使教与学更便捷更轻松

全套教材为书网融合教材，即纸质教材与数字教材、配套教学资源、题库系统、数字化教学服务有机融合。通过“一书一码”的强关联，为读者提供全免费增值服务。按教材封底的提示激活教材后，读者可通过计算机、手机阅读电子教材和配套课程资源（PPT、微课、视频等），并可在线进行同步练习，实时收到答案反馈和解析。同时，读者也可以直接扫描书中二维码，阅读与教材内容关联的课程资源，从而丰富学习体验，使学习更便捷。教师可通过计算机在线创建课程，与学生互动，开展在线课程内容定制、布置和批改作业、在线组织考试、讨论与答疑等教学活动，学生通过计算机、手机均可实现在线作业、在线考试，提升学习效率，使教与学更轻松。此外，平台尚有数据分析、教学诊断等功能，可为教学研究与管理提供技术和数据支撑。

编写出版本套高质量教材，得到了全国知名专家的精心指导和各有关院校领导与编者的大力支持，在此一并表示衷心感谢。希望广大师生在教学中积极使用本套教材和提出宝贵意见，以便修订完善，共同打造精品教材，为促进我国高职高专院校医学影像技术专业教育教学改革和人才培养做出积极贡献。

全国高职高专院校“十三五”医学影像技术规划教材

建设指导委员会

高　玲（长春医学高等专科学校）

曹　阳（白城医学高等专科学校）

梁丽萍（内蒙古科技大学包头医学院第二附属医院）

韩绍磊（山东大学附属济南市传染病医院）

谭　毅（山东医学高等专科学校）

数字化教材编委会

主　编　季　华　高　玲

副主编　袁　鹏　何　丹　杨兴文　徐　佳

编　者（以姓氏笔画为序）

于春晓（济南护理职业学院）
刘加燕（保山中医药高等专科学校）
杨兴文（红河卫生职业学院）
李　盈（山东第一医科大学附属省立医院）
李丛丛（山东医学高等专科学校）
何　丹（四川中医药高等专科学校）
张佳伦（菏泽医学专科学校）
张晓丽（北京卫生职业学院）
范　超（长沙卫生职业学院）
季　华（山东医学高等专科学校）
胥　颖（长春医学高等专科学校）
袁　鹏（天津医学高等专科学校）
徐　佳（沈阳医学院）
高　玲（长春医学高等专科学校）
黄　琼（重庆医药高等专科学校）
谢文贤（四川卫生康复职业学院）

前言

《基础医学》是“全国高职高专院校‘十三五’医学影像技术规划教材”之一，教材编写以高等职业教育培养目标为导向，以职业技能培养为根本。本教材的编写原则是：科学整合课程，实现整体优化，淡化学科意识，注重系统科学。体现“三基”（基本知识、基础理论、基本技能）、“五性”（思想性、科学性、先进性、启发性和适用性）和“三特定”（特定对象、特定要求、特定限制）的教材编写基本原则。特别是教材的实用性，根据专业要求选择内容，坚持“需用为准、够用为度、实用为先”的原则。简化理论知识的阐释，教材表述力求精练、准确、科学，保证知识体系易教、易学，争取与专业课和实际工作项目无缝对接。使学生树立转化医学的思维方式，即将基础医学研究和临床治疗连接起来的新的思维方式。

本教材编写的指导思想是依据从形态到功能、从微观到宏观、从正常到异常、从疾病到健康的认知规律，以“结构—功能—疾病”为主线，将传统的七门医学基础课程的相关基本内容进行了优化整合，组成了除绪论外的15章内容，包括人体的基本结构与功能、运动系统、物质代谢与体温调节、血液、脉管系统、呼吸系统、消化系统、泌尿系统、感觉器官、神经系统、内分泌系统、生殖系统、免疫系统、病原性生物、病理学基础。每章在介绍理论知识的同时，通过“案例讨论”引入相关的实际案例，使学生理论联系实际，培养学生分析问题解决实际问题的能力；同时还设有知识目标、技能目标、知识链接、知识拓展、本章小结、习题等模块，起到强化学习内容、反馈学习效果的作用，力求增强教材的趣味性和可读性。

本教材为“书网融合”教材，即纸质教材有机融合电子教材、教学配套资源（演示文稿、微课、视频、图片等）、题库系统、数字化教学服务（在线教学，在线作业，在线考试），使教学资源多样化，立体化，充分体现“互联网”时代教材形式的创新和变革。

本教材可供高职高专院校医学影像技术专业及临床医学相关专业的学生使用，也可供在职卫生技术人员和相关人员学习参考。

本教材的编写凝聚了全体编者的智慧和努力，同时得到了编者所在单位的大力支持与帮助，在此致以衷心的感谢。限于编者水平，本教材难免有不足之处，恳请同行专家和广大师生提出宝贵意见，以求日臻完善。

编　者

2020年4月

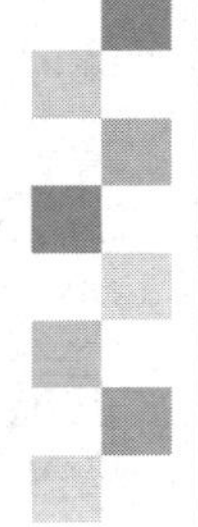

目 录
CONTENTS

绪论 // 1

第一章 人体的基本结构与功能 // 4

第二章 运动系统 // 41

第三章 物质代谢与体温调节 // 66

第四章 血液 // 86

第五章 脉管系统 // 98

第六章 呼吸系统 // 133

第七章 消化系统 // 152

第八章 泌尿系统 // 177

第九章 感觉器官 // 195

第十章 神经系统 // 209

第十一章 内分泌系统 // 251

第十二章 生殖系统 // 265

第十三章 免疫系统 // 275

第十四章 病原性生物 // 299

第十五章 病理学基础 // 332

绪　论

基础医学是一门贯通基础医学各学科的综合性极强的医学课程，是医学相关专业的一门重要的专业基础课。

一、基础医学的研究内容与任务

基础医学是研究人体的正常形态结构与功能活动规律，疾病状态下的生理功能变化及其机制的一门学科。基础医学是医学基础课程的总称，其主要课程有：人体解剖学、组织学、生理学、生物化学、免疫学、病原性生物、病理学等学科的相关基础知识。

基础医学的主要任务是研究人体的正常形态结构，探索和揭示生理和疾病状态下生命现象的活动规律；阐述疾病的本质及其机制从而为认识和掌握疾病的发生发展规律、预防和诊治疾病奠定理论基础。

二、基础医学的分支学科

随着基础医学研究的逐步深入和迅速发展，基础医学已形成了许多分支学科。各学科之间既有明显的区别，又有内容的交叉重叠，体现了现代医学的发展方向。

（一）人体解剖学

人体解剖学又称大体解剖学，是通过肉眼观察的方法研究正常人体形态结构的一门科学。根据研究内容和叙述方法的不同，一般情况下将人体解剖学分为系统解剖学和局部解剖学。系统解剖学是按人体各功能系统描述正常人体器官形态结构的科学，又称描述解剖学。局部解剖学是以人体的某一局部为中心，描述器官的配布、位置关系和层次结构的科学。由于研究范围和研究水平的不断拓宽与加深，人体解剖学的分科越来越细。诸如密切联系外科手术的外科解剖学；联系临床应用，研究人体表面形态特征的表面解剖学；应用X线摄影技术研究人体形态结构的X线解剖学；研究人体不同层面上各器官形态结构、毗邻关系的断层解剖学等等。随着医学和生物学的迅猛发展，解剖学的研究已进入到分子和基因水平，对人体的研究会更加深入，将会有一些新的学科不断从解剖学中划分出来，但广义上仍属于解剖学范畴。

（二）组织学

组织学是研究机体微细结构及其相关功能的科学。微细结构是指需借助切片技术和显微镜才能清晰观察的结构。组织学的研究分细胞、组织和器官三部分。细胞是人体结构和功能的基本单位，数量巨大，形态功能各异。形态和功能相似的细胞群和细胞外基质构成组织。组织按一定方式组合成执行特定功能的器官。随着科学技术的发展，现代组织学研究已经深入到分子水平，与分子生物学、生物化学、生理学、免疫学和病理学等学科交叉渗透，互相促进。组织学是生物医学的一个分支，也是一门重要的医学基础课，其与解剖学分别从微观和宏观认识人体的形态结构，为人体正常生理功能的研究提供形态学基础，为病理变化提供形态学依据。

（三）生理学

生理学是生物科学的一个分支，是研究机体生命活动各种现象及其功能活动规律的科学。根据其研究对象的不同，可分为动物生理学、植物生理学、人体生理学等。人体生理学是研究人体功能活动及其规律的科学。人体是一个结构功能极其复杂的统一整体，在人体生理学的研究任务中，既要研究人体各系统器官和不同细胞正常生命的功能活动现象和规律并阐述其内在机制，又要研究在整体水平上各系统、器官、细胞乃至基因分子之间的相互联系，因为生命活

动实际上是机体各个细胞乃至生物分子、器官、系统所有功能活动相互作用、统一整合的总和。机体的正常生命活动离不开各细胞、组织、器官与系统之间的相互配合。因此，人体要认识生理学，可从分子和细胞层面、器官和系统层面、整体层面入手。现代生理学的研究技术和实验手段也是现代医学科学研究中最主要方法之一。

（四）生物化学

生物化学是研究机体的化学组成和生命过程中化学变化规律的基础生命科学，从分子水平探讨生命现象的本质。生物化学的研究内容十分广泛，包括机体分子结构与功能、物质代谢与调节以及遗传信息传递的分子基础与调控规律等。通常将研究核酸、蛋白质等生物大分子的结构、功能及基因结构、表达与调控的内容称为分子生物学，所以分子生物学是生物化学的重要组成部分。生物化学是基础医学的必修课程之一，讲述正常人体的生物化学以及疾病过程中的生物化学相关问题，其迅速发展的理论和技术被越来越多的应用于疾病的预防、诊断和治疗。随着近代医学的发展，从分子水平探讨各种疾病的发生、发展机制，已成为当代医学研究的共同目标。

（五）免疫学

免疫学是研究机体免疫系统的结构和功能的科学。20世纪中期，免疫学开始从微生物学中独立出来，并迅速发展成为一门独立的学科。医学免疫学是免疫学的重要分支学科，主要以人体免疫系统为研究对象，包括免疫系统的组织与结构，免疫系统对抗原的识别及应答，免疫系统对抗原的排斥效应及其机制，免疫耐受的建立、破坏及其机制等。此外，医学免疫学还探讨免疫功能异常所致疾病及其发生机制，为这些疾病的诊断、预防和治疗提供理论基础和技术方法。现代免疫学认为，免疫是一种机体识别和排除抗原性异物，维护自身生理平衡与稳定的功能，主要表现在免疫防御、免疫自稳和免疫监视三方面。

（六）病原性生物

病原性生物是指在自然界中能够给人类和动植物造成危害的生物，包括微生物和寄生虫两大部分，可引起感染性疾病和寄生虫病。微生物是一群体形微小、结构简单、肉眼看不见，必须借助光学显微镜或电子显微镜放大数百倍至数万倍才能看到的微小生物的总称，包括细菌、病毒、真菌等。寄生虫是营寄生生活的多细胞无脊椎低等动物和单细胞原生生物，包括医学蠕虫、医学原虫和医学节肢动物三部分。研究病原性生物的形态、结构、致病、诊断和防治方法可以帮助我们控制或消灭感染性疾病和寄生虫病，为人类的健康保驾护航。

（七）病理学

病理学是研究患病机体生命活动规律的基础医学学科，研究疾病的病因、发病机制、形态结构、功能和代谢等方面的改变，从而揭示疾病发生、发展的规律，阐明疾病的本质，为疾病的预防、诊断和治疗提供科学的理论基础。病理学是基础医学与临床医学之间的桥梁课，解剖学、生理学等基础医学学科研究的是正常人体，为病理学的学习打下了基础，而病理学又为认识疾病，发现疾病和临床诊治疾病提供了理论基础，因此，在学习医学的过程中，病理学起到了承前启后的作用，病理学的研究非常注重实验研究，主要研究方法有：尸体解剖、活体组织检查、动物实验、细胞学检查等。

三、基础医学与临床医学的关系

基础医学与临床医学的关系如同基础理论与应用科学的关系。基础医学和临床医学是医学领域两大主导部分，关系非常密切。

基础医学是临床医学的理论基础，它为临床医学提供正常的形态和功能、疾病患者的病理变化和机制，以及患者用药的原则和作用机制等，同时又为提高临床诊治水平提供新技术、新理论。不仅指导临床医学的研究工作，同时也在临床医学研究中得到检验，从而推动应用医学的发展。

临床医学则充分利用基础医学的最新研究成果，揭示各种疑难病症的机制和本质，从而提高了诊断和治疗水平。并向基础医学不断提出新课题、新思路带动基础医学向前发展。

随着转化医学概念的提出，基础医学工作者和临床医学工作者也将更加紧密结合，推动基础医学与临床医学的合作研究，并把研究的成果及时转化，为临床医学提供更多的新理论、新知识和新方法。基础医学与临床医学相互促进，相互发展是医学发展的必然趋势。

（季　华）

第一章 人体的基本结构与功能

知识目标

1.掌握 蛋白质和核酸的基本组成单位、结构和理化性质；各种细胞器的主要功能；上皮组织分类和主要分布；结缔组织分类、骨单位；肌的分类及主要特点；神经组织的组成；神经元的分类和主要特点；神经纤维分类和功能；细胞膜的物质转运方式及转运特点；神经细胞静息电位、动作电位的产生条件、产生机制及生理意义；人体功能调节的方式。

2.熟悉 蛋白质结构与功能之间的关系；酶的活性形式和酶促反应的作用机制；细胞膜的组成及主要功能；细胞核的主要功能；熟悉神经胶质细胞；软骨组织结构；被动转运与主动转运的区别。

3.了解 蛋白质的分类、核酸的分子杂交和酶促反应速度的因素；细胞器的概念；上皮组织的特殊结构；骨发生；细胞的基本结构。

技能目标

1.学会 使用光学显微镜。

2.具备 绘制细胞和四类组织结构图的能力。

PPT

第一节 生物大分子

除病毒外的一切生物都是由细胞构成的，细胞是生物体结构的基本单位。细胞内的生物大分子是指分子量巨大、结构复杂、具有生物活性或蕴藏生命信息、决定生物体形态结构和生理功能的有机物，其中重要的生物大分子有蛋白质、酶、核酸。

一、蛋白质

蛋白质（protein）是由氨基酸通过肽键连接而成的生物大分子，普遍存在于生物界，在人体细胞中含量尤为丰富。

（一）蛋白质的化学组成

1.元素组成 蛋白质主要由碳、氢、氧、氮等化学元素组成。其中，氮的含量在各种蛋白质中非常接近，约为16%（也就是1g氮对应6.25g蛋白质），因此测定生物样品的含氮量后可按下式推算该样品蛋白质的含量：每克样品含氮量（g）×6.25=每克样品中蛋白质含量（g）。

2.氨基酸（amino acid，AA） 是构成蛋白质的基本单位。人体蛋白质的氨基酸有20种，这20种氨基酸除甘氨酸和脯氨酸外均为*L*-α-氨基酸。

根据其R侧链的结构和理化性质的不同，这20种氨基酸可分为四类：①非极性疏水性氨基酸（7种，甘氨酸、丙氨酸、缬氨酸、亮氨酸、异亮氨酸、脯氨酸、苯丙氨酸）；②极性中性氨基酸（8种，色氨酸、丝氨酸、酪氨酸、半胱氨酸、甲硫氨酸、天冬酰胺、苏氨酸、谷氨酰胺）；③酸性氨基酸（2种，天冬氨酸、谷氨酸）；④碱性氨基酸（3种，赖氨酸、精氨酸、组氨酸）。

COOH
|
H_2N—C—H
|
R

L-α-氨基酸

3.肽（peptide） 是氨基酸通过肽键缩合而成的化合物。肽键是一个氨基酸的α-羧基与另一个氨基酸的α-氨基脱水缩合形成的化学键（—CO—NH—），是共价键。

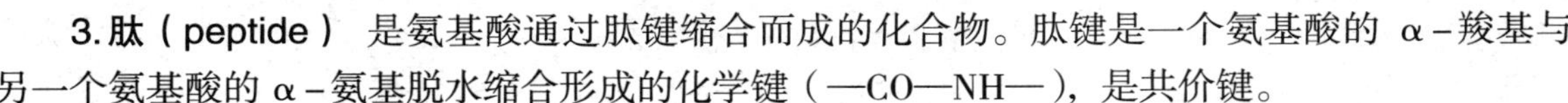

由两个氨基酸缩合而成的化合物称二肽，三个氨基酸缩合而成的化合物称三肽，以此类推。一般将十肽以下统称为寡肽，十肽以上称为多肽。多肽分子中氨基酸相互连接形成长链，称为多肽链（peptide chain）。有些蛋白质包含一条多肽链，有些蛋白质包含两条及以上的多肽链。机体内很多激素、酶类本质上都是肽，肽具有生物活性，其中有些小分子肽有强生物活性，如谷胱甘肽（3肽）、加压素（9肽）、神经肽等。

（二）蛋白质的分子结构

1.蛋白质的一级结构 蛋白质分子中多肽链从N端到C端的氨基酸排列顺序称为蛋白质的一级结构。维持一级结构的主要化学键是肽键，此外，蛋白质分子中的二硫键也属于一级结构的范畴。

牛胰岛素是第一个被测定一级结构的蛋白质分子，共51个氨基酸残基，形成A、B两条多肽链，A链有21个氨基酸残基，B链有30个氨基酸残基，A、B两条链之间通过两个二硫键相连，A链中有一个链内二硫键（图1–1）。

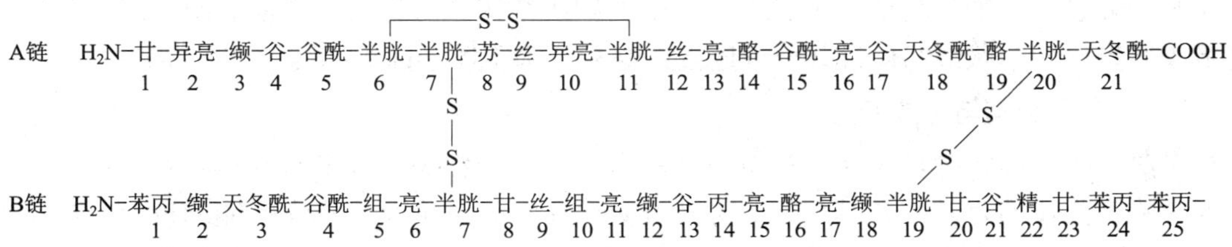

图1–1 牛胰岛素的一级结构

一级结构是蛋白质空间构象和特异生物学功能的基础。蛋白质一级结构的阐明，对揭示某些疾病的发病机制和指导疾病治疗有重要意义。

2.蛋白质的二级结构 是指蛋白质分子中多肽链局部肽段的空间结构，即局部肽段主链骨架原子的相对空间位置，不涉及氨基酸残基侧链的空间位置。蛋白质的二级结构包括α–螺旋、β–折叠、β–转角和无规则卷曲四种形式，以α–螺旋和β–折叠最常见。维持二级结构主要的化学键是氢键。①α–螺旋（α–helix）：α–螺旋指局部肽段主链围绕中心轴盘曲形成的一种螺旋结构，最常见的为右手螺旋。稳定α–螺旋结构的氢键由多肽链上相邻近的氨基酸残基之间形成（图1–2）；毛发角蛋白中的多肽链几乎全部卷曲成α–螺旋。②β–折叠（β–pleated sheet）：也称β–片层，是指多肽链主链形成的较为伸展、呈锯齿状的结构，稳定β–折叠结构的氢键由肽键的羰基氧和氨基氢在片层间形成。蚕丝蛋白分子中几乎全部是β–折叠结构。

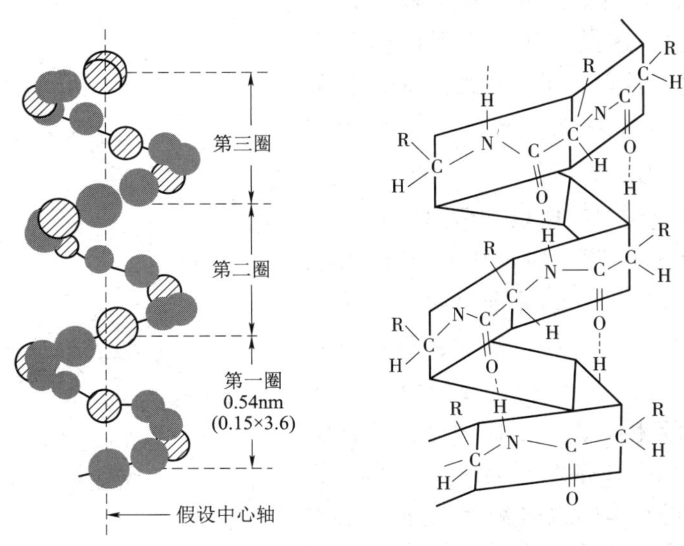

图1–2 α–螺旋结构示意图

3.蛋白质的三级结构 多肽链在二级结构的基础上可进一步盘曲、折叠形成蛋白质的三

级结构。三级结构包含整条多肽链中全部氨基酸残基的相对空间位置。多肽链三级结构的形成和稳定主要靠各种次级键，如疏水作用、氢键、盐键与范德华力等，其中以疏水作用最为重要。

一般来说，由一条多肽链构成的蛋白质或两条以上多肽链通过共价键相连构成的蛋白质，其最高级结构是三级结构，这类蛋白质只要具有完整的三级结构即具有生物学功能，如肌红蛋白（myoglobin MB）。

4. 蛋白质的四级结构 体内许多蛋白质分子含有两条或两条以上多肽链，每一条多肽链都具有完整的三级结构称为亚基（subunit）。蛋白质的四级结构是指蛋白质分子中各亚基的空间排布及亚基之间的相互作用。在四级结构中，亚基间的结合力主要是氢键、盐键、疏水作用与范德华力等次级键，以氢键和盐键为主。构成四级结构的亚基可以相同，也可以不同。亚基单独存在时一般没有生物学功能，只有形成完整的四级结构才有生物学功能。两条或两条以上多肽链组成的蛋白质，肽链间通过共价键连接，这种结构不属于四级结构，如胰岛素。

（三）蛋白质结构与功能的关系

1. 蛋白质的一级结构与功能的关系 蛋白质的一级结构决定其空间结构和生物学功能。一级结构中关键部位的氨基酸残基改变会导致该蛋白质空间结构及生物学功能的改变，如正常人血红蛋白 β 亚基的第6位氨基酸是谷氨酸，而镰刀状红细胞贫血患者的血红蛋白中谷氨酸变成了缬氨酸，这一个氨基酸残基的改变导致红细胞中水溶性的血红蛋白易于聚集黏着，携氧功能降低，使红细胞变成镰刀状且极易破碎，导致贫血。

2. 蛋白质空间结构与功能的关系 蛋白质的空间结构直接决定着蛋白质的生物学活性。若蛋白质分子特定的空间结构发生改变，其生物学活性也将发生改变。如牛核糖核酸酶是由124个氨基酸残基组成的一条多肽链，空间构象为球状分子，用尿素和β-巯基乙醇处理后，分子中的次级键和二硫键遭到破坏，空间结构发生改变，酶分子变成一条松散的肽链，酶活性完全丧失；用透析法除去尿素和β-巯基乙醇后，松散的肽链又重新折叠成天然的三级结构，酶活性又恢复（图1-3）。

蛋白质的空间结构发生改变可影响其功能，严重时可导致疾病发生，这类疾病称为蛋白质构象病，如人纹状体脊髓变性病、阿尔茨海默症、亨廷顿舞蹈症和疯牛病等。

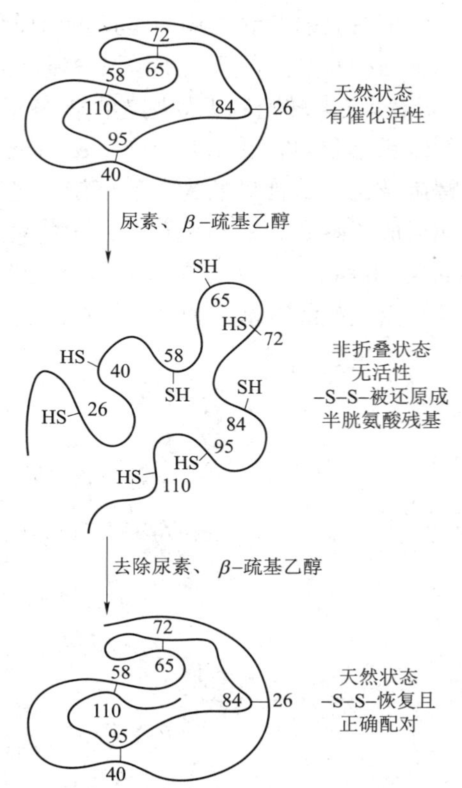

图1-3 牛核糖核酸酶一级结构与空间结构的关系

（四）蛋白质的理化性质

1. 蛋白质的两性电离与等电点 蛋白质分子中既有能解离出H^+的酸性基团（如羧基），又有能结合H^+的碱性基团（如氨基），因此蛋白质分子是两性电解质，其电离过程与带电状态取决于溶液pH（图1-4）。在溶液处于某一pH时，蛋白质分子解离成正、负离子的趋势相等，净电荷为零，呈兼性离子状态，此时溶液的pH称为该蛋白质的等电点（isoelectric point，pI）。体内大多数蛋白质的等电点都接近于pH 5.0，在人体体液 pH 7.35~7.45的环境下，呈阴离子。

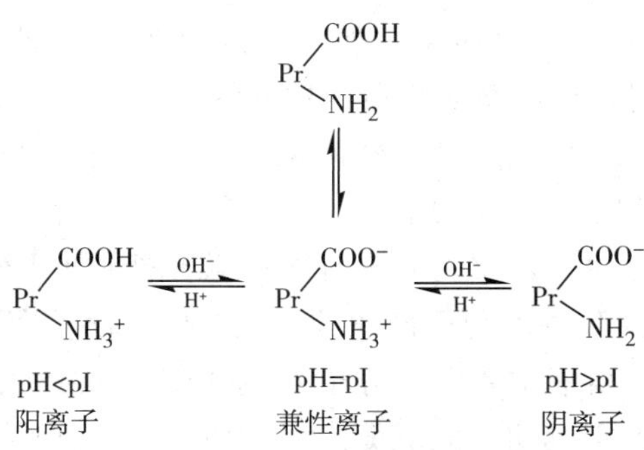

图1-4　蛋白质的两性电离与等电点

带电颗粒在电场中向其所带电荷性质相反方向移动的现象称为电泳，利用电泳进行蛋白质分离的技术称为电泳技术。电泳技术可将混合蛋白质进行分离和纯化，帮助临床疾病的诊断和药物的研发生产。

2.蛋白质的胶体性质　蛋白质是高分子化合物，具有胶体性质。蛋白质分子的亲水基团多位于分子表面，与周围水分子产生水合作用，在蛋白质分子表面形成比较稳定的水化膜，将蛋白质颗粒彼此隔开；同时，亲水基团发生解离，使蛋白质分子表面带有一定量的同种电荷而互相排斥，防止蛋白质颗粒聚集而沉降。因此，蛋白质分子表面的水化膜和同种电荷的排斥作用使蛋白质分散在水相中，成为较为稳定的亲水胶体。若去除蛋白质表面的水化膜和电荷两个稳定因素，蛋白质就可从溶液中沉淀析出（图1-5）。

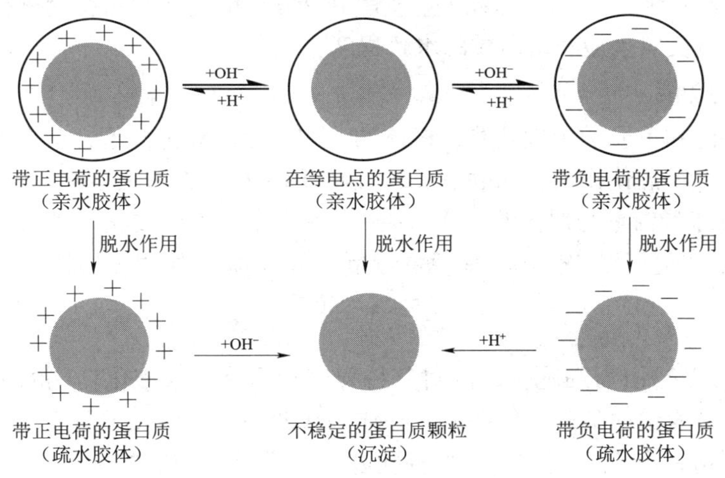

图1-5　蛋白质胶体颗粒的沉淀

蛋白质分子颗粒大，不能透过半透膜。人体的细胞膜、线粒体膜、血管壁等均具有半透膜的性质，这样使各种蛋白质分布在细胞内外的不同部位，从而在特定区域发挥其生物学作用。此外，蛋白质不能透过半透膜的性质对维持机体体液平衡有着重要作用，如血浆中蛋白质不能透过毛细血管壁，所形成的胶体渗透压有利于组织水分的回流，当血浆蛋白质含量降低时（如患肾病综合征时），血浆胶体渗透压降低，组织液回流障碍而发生水肿。

3.蛋白质的变性与复性　在某些理化因素作用下，蛋白质分子中的次级键断裂，空间结构遭到破坏，其理化性质与生物学活性发生改变，这种现象称为蛋白质的变性（denaturation）。一般认为，蛋白质的变性主要是由于二硫键和次级键（氢键、盐键、疏水作用、二硫键等）遭到破坏，只有空间构象的改变，并不涉及一级结构的变化。蛋白质变性后，其溶解度下降，黏度增加，易于沉淀，结晶能力消失，易被蛋白酶水解，丧失原有生物学活性。引起蛋白质变性的因素有很多，常见的化学因素有强酸、强碱、乙醇、丙酮等有机溶剂、重金属盐、生物碱试剂、十二烷基硫酸钠（SDS）等，物理因素有高温、高压、紫外线照射、超声波、剧烈振荡等。

在医学上，蛋白质的变性有着广泛的应用，如消毒及灭菌等；反之，在保存蛋白质制剂（如酶、疫苗、丙种球蛋白等）时，要注意防止蛋白质变性。

大多数蛋白质变性后，不能再恢复其天然构象，称为不可逆变性。少数情况下蛋白质变性程度较轻（如温和变性剂引起的蛋白质变性），去掉变性因素后，可自发地恢复其天然构象和生物学活性，称为蛋白质的复性，如前述牛核糖核酸酶溶液中加入尿素和β-巯基乙醇后，该酶发生变性，透析去除尿素和β-巯基乙醇后该酶的天然构象及活性即可恢复。

4.蛋白质的沉淀和凝固 溶液中蛋白质分子发生聚集形成较大的颗粒而从溶液中析出的现象称为沉淀。变性的蛋白质易于沉淀，但沉淀的蛋白质不一定变性，如盐析法沉淀不会引起蛋白质变性。

蛋白质经强酸、强碱作用发生变性后，仍能溶解于强酸或强碱溶液中。若将溶液pH调至蛋白质的等电点，则变性蛋白质立即结成絮状的不溶物，此絮状物仍可溶解于强酸和强碱中。如再加热，则絮状物可变成比较坚固的凝块，此凝块不再溶于强酸和强碱中，这种现象称为蛋白质的凝固作用。

5.蛋白质的紫外吸收 蛋白质分子中含有酪氨酸、色氨酸和苯丙氨酸残基，这些残基的侧链基团有共轭双键，对紫外线有吸收能力，最大吸收峰在波长280nm处，常以此特性进行蛋白质样品的定性和定量分析。

6.蛋白质的呈色反应 蛋白质分子中的肽键及侧链上的多种基团都可以和某些试剂发生化学反应产物呈现一定的颜色，这些反应常用于蛋白质的定量和定性分析。常见的呈色反应有双缩脲反应，Folin-酚试剂反应和茚三酮反应，其中双缩脲反应是利用肽键进行的反应，故氨基酸无此反应，可用该反应来检查蛋白质的水解程度。

（五）蛋白质的功能

蛋白质具有广泛和重要的生理功能，机体的一切生命活动都离不开蛋白质，蛋白质在体内的主要生理功能有：①催化作用（如酶）；②运输作用（如血红蛋白运输氧）；③协调运动作用（如肌动蛋白与肌球蛋白参与肌肉收缩）；④机械支持作用（如皮肤、骨骼、肌腱和软骨中的纤维状胶原蛋白）；⑤免疫保护作用（如免疫球蛋白）；⑥调节作用（如胰岛素）等。

二、酶

酶（enzyme，E）是由活细胞合成的对其特异底物具有高效催化功能的生物催化剂。从化学本质划分，酶可分为蛋白类酶和核酸酶，在体内代谢中以蛋白质类酶为主。由酶参与催化的化学反应称酶促反应；酶促反应中，酶所催化发生化学反应的物质称底物（substrate，S）；反应中生成的物质称产物（product，P）。

（一）酶催化作用的特点

酶作为生物催化剂，具有区别于一般催化剂的特点：①极高的催化效率；②对底物具有较高的专一性（选择性或特异性）；③高度的不稳定性（容易变性）；④酶活性的可调节性（酶的活性或含量调节）。

（二）酶催化作用的机制

酶与一般催化剂加速化学反应的机制都是降低反应所需的活化能，与一般催化剂相比，酶通过与底物形成酶-底物复合物（ES）的独特作用机制能更有效地降低反应的活化能，大大增加活化分子的数量，加速反应进程（图1-6）。

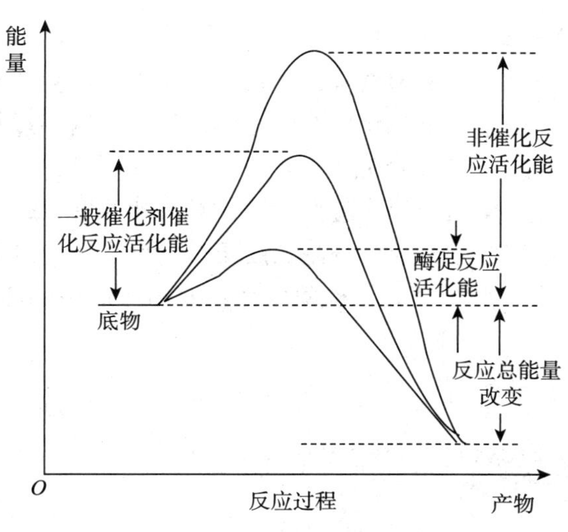

图1-6 酶促反应的机理

（三）酶的化学组成和分子结构

生物体内大多数酶是蛋白质类酶，依据这类酶分子的组成成分不同，可将其分为单纯酶和结合酶。单纯酶是仅由氨基酸构成的单纯蛋白质。结合酶又称全酶，是由蛋白质部分和非蛋白质部分组成的复合物，其中蛋白质部分称酶蛋白，非蛋白质部分称辅助因子。酶的辅助因子有金属离子和小分子有机化合物两类，其中金属离子类辅助因子最常见。机体内的大多数酶属于结合酶，在发挥催化作用时，需酶蛋白和辅助因子共同参与。在酶促反应中，酶蛋白决定反应的特异性，辅助因子决定反应的类型。

蛋白类酶的分子结构特点是具有活性中心。一般将酶分子中与酶催化活性密切相关的基团称为酶的必需基团。有些必需基团在一级结构上可能相距较远，但经过肽链盘绕、折叠等在空间结构上彼此靠近，集中在一起形成具有一定空间构象的区域，该区域能与底物特异结合并催化底物转化为产物，这一区域称为酶的活性中心（图1-7）。

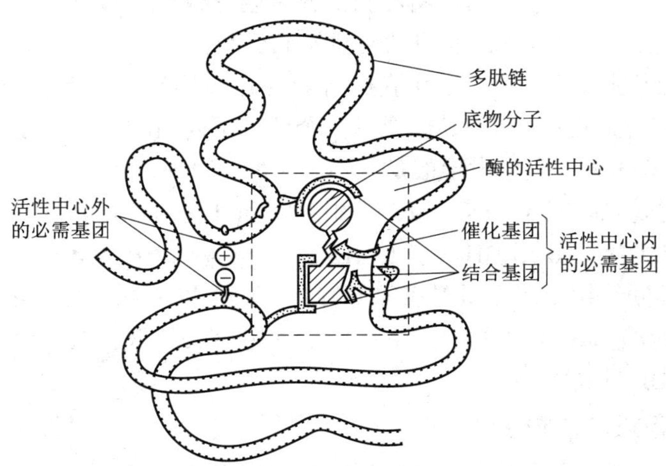

图1-7 酶的活性中心示意图

酶活性中心的必需基团大多有两种：结合基团和催化基团。结合基团与底物结合形成酶-底物复合物，催化基团促进底物发生化学变化，影响底物中化学键的稳定性，将其转变为产物，有的必需基团兼有这两方面的功能。酶分子中还有一些化学基团不直接参与活性中心的构成，但却是维持酶活性中心应有的空间构象及作为调节剂结合部位必需，这些基团称为酶活性中心外的必需基团。

（四）人体内酶的特殊存在形式

1. 酶原与酶原激活 有些酶在细胞内合成及初分泌时以无活性的酶的前体存在，这种酶的前体称为酶原。酶原在一定的条件下转化成有催化活性的酶，这一过程称为酶原激活。酶原激活的实质是酶活性中心形成或暴露的过程。

体内的酶原有很多，如胃蛋白酶原、凝血酶原、纤溶酶原等，它们必须转化成有活性的酶才能发挥生物功能，如由胰腺细胞合成、分泌的胰蛋白酶原随胰液进入小肠，在肠激酶的作用下，将氨基末端水解掉一个六肽，其分子构象发生改变而形成酶的活性中心（即被激活），进而发挥水解蛋白质的作用（图1-8）。

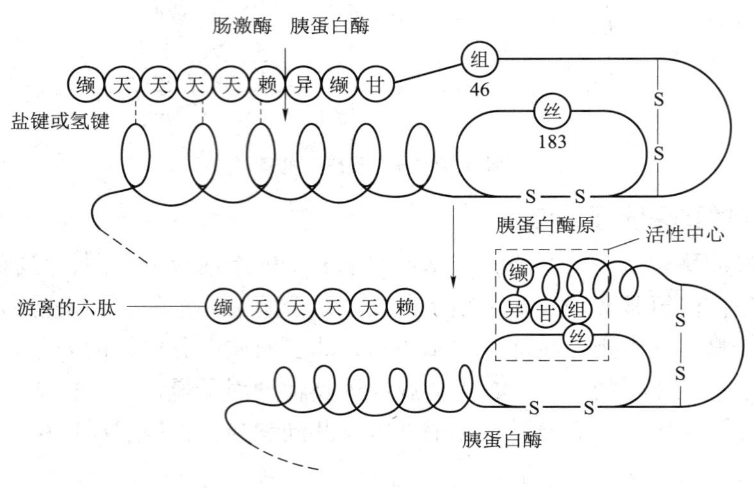

图1-8 胰蛋白酶原激活

酶原激活具有重要的生理意义：①与消化相关的蛋白酶以酶原形式分泌，不仅可以保护细胞本身不受酶的水解破坏，而且还可以快速到达机体所需要的特定部位发挥作用。②酶原是酶的贮存形式，当机体需要时可被激活。酶原激活异常会导致相关疾病发生，如胰蛋白酶原异常激活，导致胰腺自身消化，是急性胰腺炎的主要发病机制。

2. 同工酶 同工酶是指催化的化学反应相同，但呈现不同分子结构、理化性质、免疫学性质的一组多态酶。同工酶存在于同一种属或同一个体的不同组织，在代谢调节方面起着重要的作用。体内的同工酶有多种，最早发现的是乳酸脱氢酶（LDH）。

哺乳动物的乳酸脱氢酶有5种同工酶，是由M型和H型两种亚基以不同比例组成的5种四聚体，分别命名为：LDH_1（H_4）、LDH_2（MH_3）、LDH_3（M_2H_3）、LDH_4（M_3H_1）和LDH_5（M_4）五种。LDH五种同工酶在不同组织中的含量具有差异性，心肌中以LDH_1及LDH_2的量较多，而骨骼肌及肝中以LDH_5和LDH_4为主。正常情况下，血浆中的LDH较低，在组织病变时这些同工酶释放入血，使血中的LDH升高。

（五）影响酶促反应速度的因素

酶促反应速度受多种因素影响，对于酶促反应速度以及其影响因素的研究称为酶促反应动力学。底物浓度、酶浓度、温度、pH、抑制剂和激活剂这六种因素对酶促反应速度有影响。在研究影响酶促反应的某一因素时，需要假定反应体系中其他影响因素保持不变或是理想状态，为避免酶促反应过程中因底物消耗或产物堆积等因素对反应速度的影响，选取酶促反应初始时的速度进行研究。

酶促反应动力学研究在医药应用方面有重要意义：临床上采用低温麻醉进行手术，就是为了降低酶活性，减慢组织细胞代谢速率，提高机体对营养物质和氧缺乏的耐受力；低温保存酶制剂和菌种是利用低温可降低酶活性；高温灭菌是利用微生物体内多数酶因热变性而失活；临床上一些药物的作用机制是通过抑制剂的竞争性抑制作用，例如磺胺类药物抑菌作用、某些化疗药物的抗肿瘤作用等。

（六）酶与疾病

酶缺陷引起的疾病多为先天性，而且特异性缺陷酶常作为某些遗传性代谢病的确诊指标，如酪氨酸酶缺乏引起的白化病、苯丙氨酸羟化酶缺乏引起的苯丙酮尿症和6-磷酸葡萄糖脱氢酶缺乏引起的蚕豆病等。

临床上常通过测定体液中的酶来进行疾病的辅助诊断。如急性肝炎时血清丙氨酸氨基转移酶（ALT）活性增高；心肌梗死时血清天冬氨酸氨基转移酶（AST）活性增高。

酶在临床治疗上应用广泛，目前临床应用的很多种药物都属于酶类。常用的酶类药物功效有：①帮助消化，如胃蛋白酶；②用于抗炎消肿、净化化脓伤口、外科扩创等，如木瓜蛋白酶、胶原蛋白酶等；③防止冠心病，如激肽释放酶；④预防治疗血栓，如尿激酶、链激酶等；⑤治疗其他方面疾病，如天门冬酰胺酶抑制血癌细胞的生长等。

知识拓展 核酸酶

参与机体代谢的酶其化学本质大部分是蛋白质，还有一部分是核酸，称为核酸酶。核酸酶是所有可以水解核酸的酶。根据核酸酶底物的不同，分为DNA酶和RNA酶。细胞内的核酸酶既参与DNA的合成与修复及RNA合成后的剪切过程，又负责清除多余的结构和（或）功能异常的核酸，同时也可以清除侵入细胞的外源性核酸。这些作用对于维持细胞的正常活动具有重要意义。核酸酶可以分泌到细胞外，例如在人体消化液中的核酸酶可以降解食物中的核酸。核酸酶还可作为体外重组DNA技术中的重要工具酶，如限制性核酸内切酶。核酸酶的发现和认识引导人们设计并合成出多种核酶用于疾病的治疗和研究。

三、核酸

核酸（nucleic acid）是以核苷酸为基本组成单位的生物信息大分子。天然核酸可分为脱氧核糖核酸（deoxyribonuluic acid，DNA）和核糖核酸（ribonuluic acid，RNA）两大类。DNA主要分布于细胞核中，携带遗传信息，决定细胞和个体的基因型；RNA主要分布于细胞质中，参与遗传信息的复制和表达，在某些病毒中也可作为遗传信息的载体。

（一）核酸的化学组成

1. P元素 在核酸中的含量比较恒定，占9%~10%，是核酸的特征性元素，可作为核酸定量的依据。

2.核苷酸 是核酸的基本组成单位，核酸在多种水解酶的作用下逐步水解，最终生成碱基、戊糖和磷酸三种基本成分。

（1）碱基为含氮的杂环化合物，可分为嘌呤和嘧啶两类。常见的嘌呤包括腺嘌呤（A）和鸟嘌呤（G），常见的嘧啶包括尿嘧啶（U）、胞嘧啶（C）和胸腺嘧啶（T）。除这5种常见碱基外，在某些核酸尤其是tRNA分子中还含有稀有碱基。

（2）核酸中的戊糖有两类，RNA中含β-D-核糖，DNA中含β-D-2-脱氧核糖。其中DNA分子中戊糖的C-2′位上没有连接羟基，使其化学结构更稳定，成为自然选择的储存生物信息的载体。

3.核苷酸的结构与功能 碱基与戊糖通过糖苷键连接形成核苷，核苷分子与磷酸通过磷酸酯键连接而成的化合物称为核苷酸，天然的游离核苷酸大多都是5′-核苷酸。组成RNA和DNA的碱基、核苷及相应核苷酸总结见表1-1。

表1-1　组成RNA和DNA的碱基、核苷及核苷酸

	碱基	核苷	核苷酸
RNA	腺嘌呤（A）	腺嘌呤核苷（腺苷）	腺苷一磷酸（腺苷酸，AMP）
	鸟嘌呤（G）	鸟嘌呤核苷（鸟苷）	鸟苷一磷酸（鸟苷酸，GMP）
	胞嘧啶（C）	胞嘧啶核苷（胞苷）	胞苷一磷酸（胞苷酸，CMP）
	尿嘧啶（U）	尿嘧啶核苷（尿苷）	尿苷一磷酸（尿苷酸，UMP）
DNA	腺嘌呤（A）	脱氧腺嘌呤核苷（脱氧腺苷）	脱氧腺苷一磷酸（脱氧腺苷酸，dAMP）
	鸟嘌呤（G）	脱氧鸟嘌呤核苷（脱氧鸟苷）	脱氧鸟苷一磷酸（脱氧鸟苷酸，dGMP）
	胞嘧啶（C）	脱氧胞嘧啶核苷（脱氧胞苷）	脱氧胞苷一磷酸（脱氧胞苷酸，dCMP）
	胸腺嘧啶（T）	脱氧胸腺嘧啶核苷（脱氧胸苷）	脱氧胸苷一磷酸（脱氧胸苷酸，dTMP）

核苷酸作为核酸分子的基本结构单位，除了是核酸合成的原料之外，还具有多种功能。如细胞内存在的多种游离核苷酸及核苷酸衍生物（多磷酸核苷、多种辅酶和环化核苷酸等），在物质的代谢及调控过程中具有重要作用。

4.核苷酸的连接方式　核酸是由多个核苷酸通过3′, 5′-磷酸二酯键连接而成的线性大分子，也称多聚核苷酸链。每条核苷酸链分别具有带有游离磷酸基的5′端和带有游离羟基的3′端，多聚核苷酸链书写规则是从5′端（左侧）到3′端（右侧）（图1-9）。

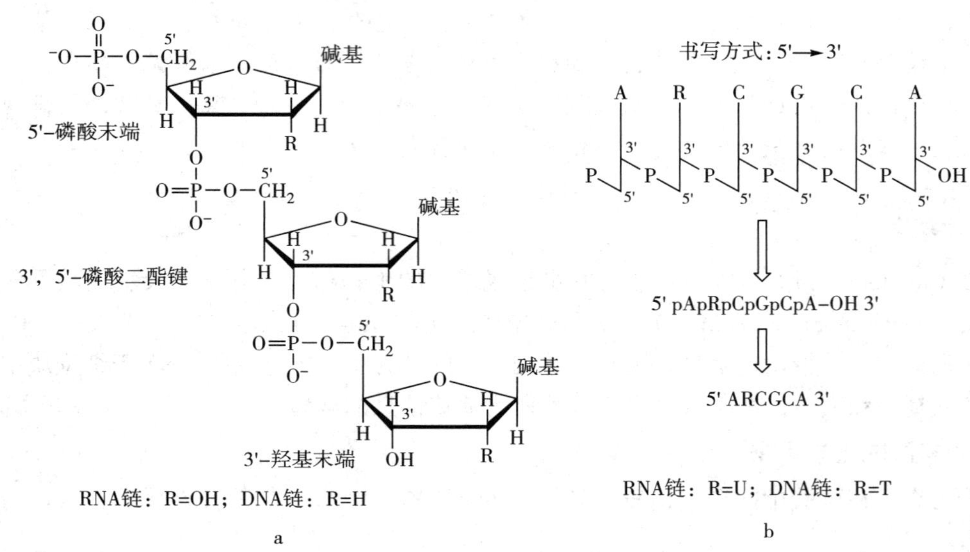

图1-9　多核苷酸链的结构及书写方式

（二）DNA的结构与功能

1. DNA的一级结构　是指DNA分子中脱氧核苷酸从5′端到3′端的排列顺序，也可指DNA分子中碱基的排列顺序。DNA分子依靠碱基排列顺序变化来实现遗传信息的储存，脱氧核糖核苷酸以不同的数量、比例和排列顺序形成各种特异的DNA片段，造就了自然界物种的丰富性和个体的差异性。

2. DNA的二级结构　是双螺旋结构，该结构模型在1953年由Watson和Crick提出，两人因此获得了1962年的诺贝尔医学及生理学奖。DNA 双螺旋结构模型的提出揭开了分子生物学发展的序幕，是分子生物学发展的重要里程碑。

DNA双螺旋结构模型要点如下：①是由两条反向平行的多核苷酸链以右手螺旋方式围绕同一中心轴形成的双螺旋结构；②由脱氧核糖和磷酸基团组成的主链结构位于双螺旋的外侧，形成亲水骨架，而侧链碱基堆积于双螺旋的内部，与中心轴垂直，形成疏水核心；③两条链上

的碱基严格按照碱基互补规律配对，即A与T配对形成两个氢键，G与C配对形成三个氢键；④螺旋螺径为2nm，螺距为34nm，螺旋每旋转一周包含10个碱基对；⑤表面存在一些大沟和小沟，这些沟状结构与蛋白质和DNA间的识别有关；⑥维系DNA双螺旋结构的作用力是横向的氢键和纵向的碱基堆积力（图1-10）。

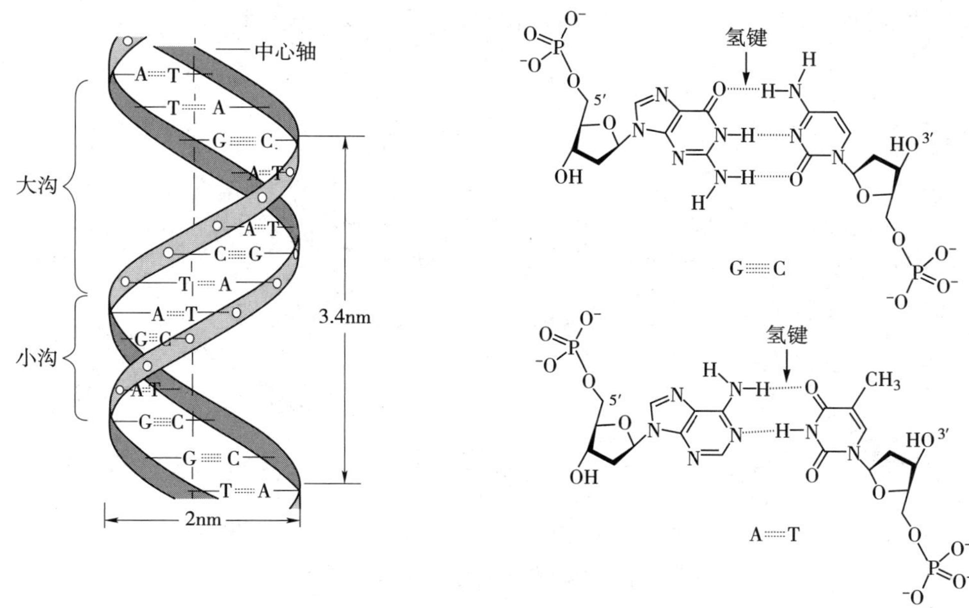

图1-10　DNA双螺旋结构及配对碱基之间的氢键

3. DNA的高级结构　DNA分子在双螺旋结构基础上进一步折叠盘曲，形成高级结构。原核生物的高级结构是超螺旋结构；真核生物的高级结构是在超螺旋结构基础上与蛋白质结合，进一步包装压缩为更加致密的染色质或染色体。

4. DNA的功能　作为生物遗传信息的携带者，DNA的基本功能是以基因的形式携带遗传信息，并作为基因复制和转录的模板。DNA既是生命遗传的物质基础，也是个体生命活动的信息基础。

（三）RNA的结构和功能

RNA的一级结构是指RNA分子中核苷酸从5′端到3′端的排列顺序。RNA通常以单链形式存在，但链内某些区域的碱基也可互补配对（A与U配对，G与C配对），形成局部双螺旋，呈茎状，不能配对的部分则形成环状突起，这种短的双螺旋结构和环称为“茎环”结构或“发夹”结构，也称为RNA的二级结构。在RNA二级结构的基础上进一步折叠即可形成 RNA的三级结构。RNA要在形成高级结构时才能发挥其生物学活性。

参与蛋白质合成的 RNA主要有三种：信使RNA（mRNA）、转运RNA（tRNA）和核糖体RNA（rRNA）。

1. mRNA的结构与功能　mRNA占细胞总RNA的2%~5%，半衰期较短，是细胞内最不稳定的一类RNA。绝大多数真核细胞 mRNA在其加工成熟过程中5′端会加上7-甲基鸟嘌呤核苷三磷酸（m7GpppN），3′端有数十至数百个腺苷酸连接而成的多聚腺苷酸结构，这种5′端的结构称为“帽子”结构，3′端的结构为多聚腺苷酸尾或多聚A尾［poly（A）］。这两种结构与 mRNA的稳定性、mRNA从细胞核转运至细胞质以及mRNA与核糖体和翻译起始因子结合有关。

mRNA的功能是作为直接模板指导蛋白质的生物合成，mRNA分子从5′端开始，每3个核苷酸为一组构成一个密码子，决定肽链上一个氨基酸，从而将碱基序列翻译为氨基酸序列。

2. tRNA 的结构和功能　tRNA 约占细胞总RNA的15%。已知的tRNA有100 多种，都是由74~95个核苷酸组成的，是分子量最小的RNA。tRNA中含稀有碱基最多，一般每分子tRNA 含有10%~20%的稀有碱基和（或）稀有核苷。tRNA 碱基组成具有保守性，其5′端大多是 pG，3′端全都是CCA-OH序列。在形成空间结构时，各种tRNA 空间结构形态特点比较突出且有规律，即tRNA的二级结构呈“三叶草”形，三级结构呈倒“L”形（图1-11）。

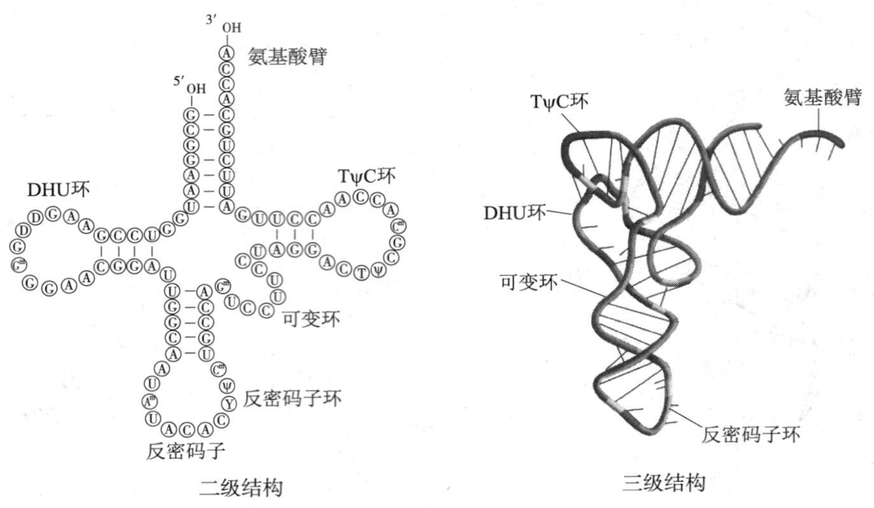

图1-11　tRNA分子的二级结构和三级结构

在三叶草形结构中，氨基酸臂位于三叶草的柄部，可通过其 3′端序列 CCA-OH与特异的氨基酸的 α-羧基结合而携带氨基酸；反密码子环位于三叶草的顶部，可通过该环中由3个核苷酸残基组成的反密码子识别mRNA上的密码子，从而将遗传密码信息向蛋白质的氨基酸序列信息转移。

tRNA 的主要功能是活化并转运蛋白质合成所需的氨基酸，tRNA 通过反密码子环上的反密码子识别mRNA 的密码子，并通过其氨基酸臂结合相应氨基酸，按mRNA上的密码顺序将相应氨基酸定位于多肽链上，从而合成蛋白质。细胞内每种氨基酸都有其相应的一种或几种tRNA，而每一种tRNA只能携带一种特定的氨基酸。

3. rRNA的结构和功能　rRNA占细胞总RNA的80%以上，是细胞内含量最多的一种RNA。rRNA分子量较大、呈单链，局部有双螺旋区域，具有复杂的空间结构。

rRNA单独存在时不执行其功能，它与多种核蛋白体蛋白共同构成核糖体（也称核蛋白体），作为蛋白质生物合成的“装配机”。核糖体是蛋白质合成的场所，它为蛋白质合成所需要的mRNA、tRNA 及多种蛋白因子提供了相互结合及相互作用的位点和空间环境。核糖体可解聚为大、小两个亚基，rRNA是构成核糖体大、小亚基的骨架，决定着整个复合体的结构及蛋白质附着的位置。

微课

（四）核酸的理化性质

1. 溶解性　核酸为高分子极性化合物，微溶于水，不溶于乙醇、乙醚、三氯甲烷等有机溶剂。核酸属于两性化合物，在溶液中能发生两性解离，但核酸分子中含有多个磷酸基团，在生理条件下解离呈多阴离子状态，因此核酸为多元酸，表现为较强的酸性。

2. 核酸的紫外吸收性质　嘧啶碱和嘌呤碱都含有共轭双键，因此碱基及包含碱基的核苷、核苷酸、核酸都具有紫外吸收的性质。在中性条件下，核酸的最大吸收峰波长为260nm，利用此特性可对核酸进行定性和定量分析。

3. 核酸的变性、复性及分子杂交

（1）变性和复性　DNA变性是指在某些理化因素的作用下，DNA双链中互补碱基对之间的

氢键断裂，使DNA双螺旋结构松散，由双链解链为单链的现象。DNA变性只改变其空间结构，不涉及其一级结构，即核苷酸的排列顺序不变。DNA变性可引起其理化性质及生物学活性改变，如黏度下降、紫外吸收值增加、生物活性丧失等。引起DNA变性的因素有很多，如加热、强酸、强碱、有机溶剂等。在实验室内常用加热的方法，称为热变性。

DNA变性后，由于双链解开，位于分子内部的碱基暴露出来，使得其紫外吸收值（A_{260}）大幅增加的现象称为增色效应，可用作监测DNA双链是否发生变性及变性的程度。DNA的增色效应与其双链的解链程度存在一定的关系，如果连续加热DNA溶液并测定其不同温度时的A_{260}值，以温度为横坐标，A_{260}值为纵坐标，所得的曲线称为解链曲线。通常把DNA解链过程中，A_{260}值升高达到最大值一半时所对应的温度称为解链温度，也称熔解温度（Tm）（图1-12）。

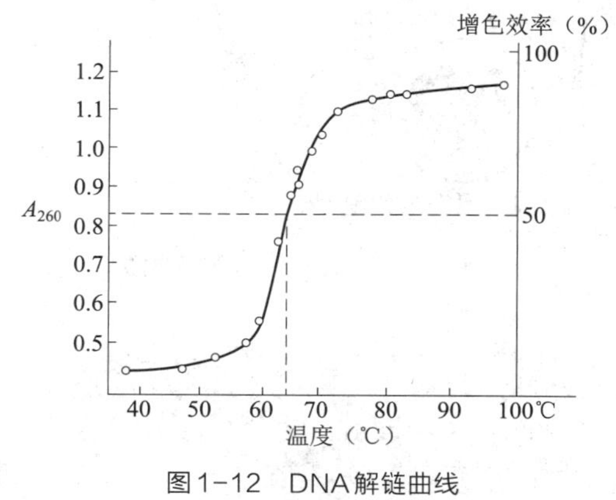

图1-12　DNA解链曲线

Tm值与DNA分子量大小及所含碱基的GC含量有关，分子量越大，GC含量越高，则Tm值越高；反之，则Tm值越低。

变性后的DNA两条单链仍能互补配对，在适当的条件下，两条互补单链重新结合并恢复其天然双螺旋结构的现象称为复性。热变性的DNA经缓慢冷却后发生复性，称为退火。但若加热后迅速冷却至4℃以下，则几乎不可能发生复性。

（2）分子杂交　核酸分子杂交是指不同来源的DNA或RNA分子在同一溶液中变性后复性过程中，由于其某些序列间存在碱基互补关系，配对结合形成杂化双链的过程。杂交可发生在DNA与DNA、DNA与RNA、RNA与RNA之间，从而形成不同类型的杂交分子。核酸分子杂交常用于鉴定两种核酸分子间的序列相似性、研究DNA分子中某一种基因的位置、检测某些序列在待检样品中存在与否等。

第二节　细胞的基本结构

PPT

细胞是人体结构和功能的基本单位，形态各异，大小不一，功能千差万别，但基本结构相似（图1-13）。显微镜下观察，大部分人体细胞由细胞核、细胞质和细胞膜三部分构成（图1-14）。

一、细胞膜

细胞膜又称质膜，位于细胞表面，厚7~8nm，是防止细胞内外物质自由进出的屏障。电镜下，细胞膜呈两暗夹一明的三层结构，与内质网等细胞器膜类似，故又将此类三层结构的膜称生物膜或单位膜。

（一）细胞膜的结构

细胞膜主要由脂质、蛋白质和糖类组成。液态镶嵌学说认为脂质双分子层是支架，其中镶嵌着各种不同功能的蛋白质（图1-15）。正常生理条件下呈液态，可流动。

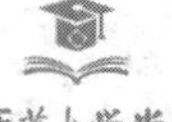

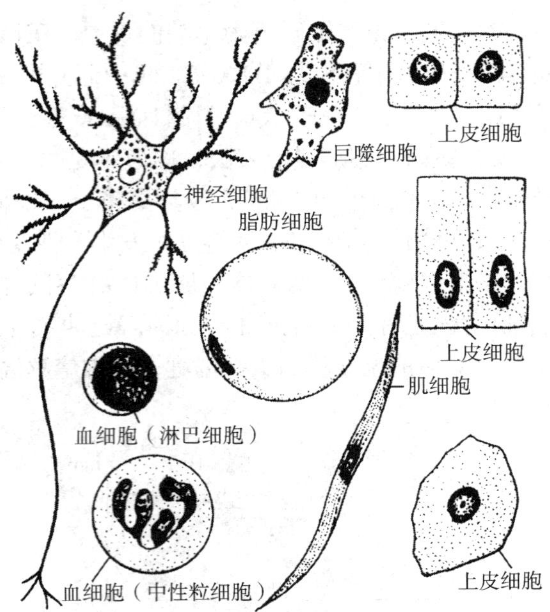

图1-13　各种形态的细胞模式图

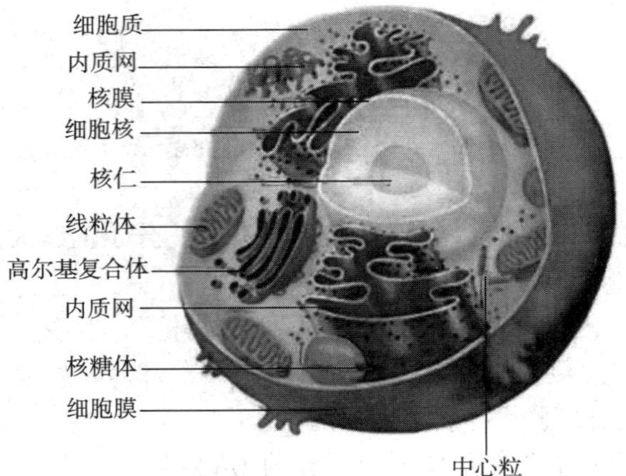

图1-14　细胞超微结构模式图

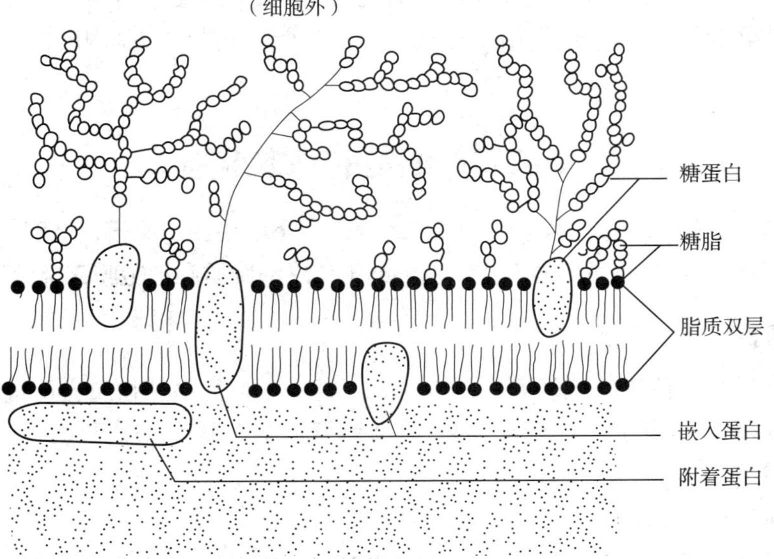

图1-15　细胞膜的分子结构模型

1.脂质 以磷脂为主，亲水端朝向细胞膜两侧，疏水端朝向膜中央。熔点较低，是液态镶嵌学说流动性的基础。

2.蛋白质 分跨膜蛋白和表面蛋白两类，嵌入脂质双分子层之间的跨膜蛋白是某些激素或递质的受体，有载体或酶的功能；附于脂质双分子层外侧的表面蛋白与细胞的分裂、吞噬、变形运动等相关。

3.糖类 含量低，与膜脂质或膜蛋白结合成糖脂或糖蛋白，具有识别及信息传递的功能。

（二）细胞膜的功能

1.保护功能 防止细胞内外物质自由进出，维持细胞的形态和内环境的稳定。

2.受体功能 某些跨膜蛋白能与特定的化学物质（配体）结合，称该化学物质的受体。

3.抗原属性 红细胞膜上的A、B、O血型抗原与细胞膜上糖蛋白有关。

4.物质转运功能 细胞代谢物的排出及所需物的摄入都需要通过细胞膜。

二、细胞质

位于细胞膜与细胞核之间的部分称细胞质，由基质、细胞器和内含物等组成。

（一）基质

基质是细胞新陈代谢的主要场所，呈无定型胶状，由水、无机盐、酶、糖原等组成。

（二）细胞器

细胞器是分布于基质中具有一定形态和功能的结构（图1-16）。

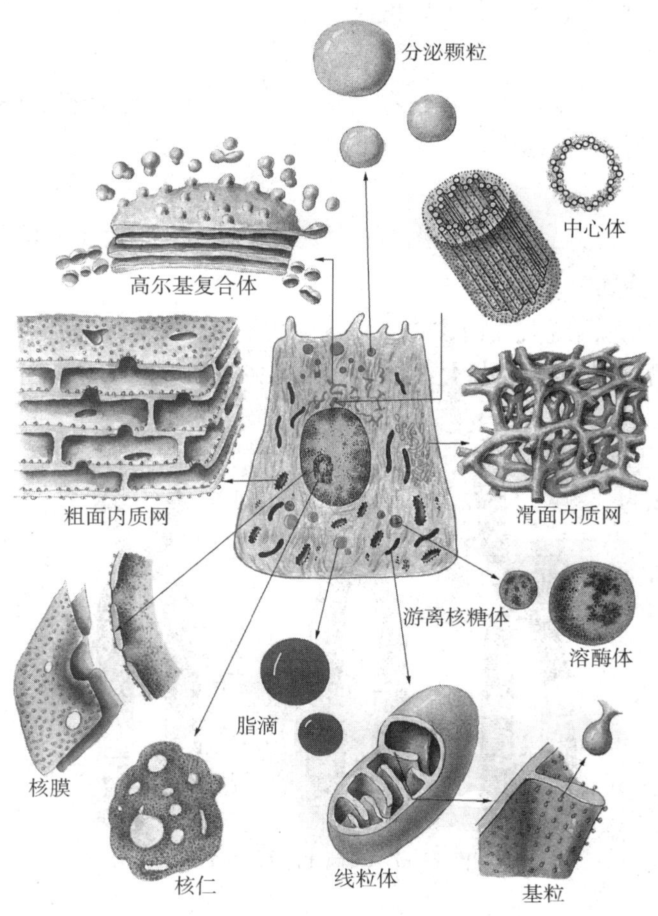

图1-16 细胞超微结构模式图

1.线粒体 由生物膜组成，为细胞功能活动提供能量。内含多种氧化酶系，能把营养物质氧化产生ATP，是机体的“能量站”。

2.核糖体 由核糖核酸和蛋白质组成，是细胞内合成蛋白质的主要场所。部分游离，合成结构蛋白；部分附着于内质网构成粗面内质网，合成分泌蛋白等。

3.内质网 由单位膜围成的囊状或管泡状结构。分两类，没有核糖体附着的滑面内质网参与解毒、激素灭活、钙离子储存与释放、类固醇激素合成等；粗面内质网可运输附着的核糖体合成的蛋白质。

4.高尔基复合体 由单位膜组成的囊状结构，能对核糖体合成粗面内质网运输的蛋白质进一步加工，形成分泌颗粒，是细胞内蛋白质的加工厂。

5.溶酶体 单位膜包绕的囊状小体，内含数十种水解酶。在细胞代谢中能将核酸和三大类营养物质水解成小分子物质被细胞重新利用，也能消化细胞吞噬的病原微生物，参与免疫。

6.中心体 由两个互相垂直的短筒状中心粒组成，与细胞分裂相关。

7.过氧化物酶体 由膜包裹的细颗粒基质小体，内含多种过氧化物酶，与脂类代谢和过氧化氢代谢有关。

三、细胞核

细胞核是遗传物质的主要存在部位，是细胞分化、生长的调控中心。人体大多数细胞有细胞核，多单核，少数多核。细胞核由核基质、核膜、核仁和染色质等组成。

（一）核基质

核基质呈无定型胶状，含水、无机盐和蛋白质等。

（二）核膜

核膜由两层平行排列的单位膜组成，有核孔，是与细胞质进行物质交换的通道。外层膜常有核糖体附着，与粗面内质网相连。

（三）核仁

核仁是无膜包绕的球形结构，主要化学成分是核糖核酸和蛋白质，是合成核糖体的场所。

（四）染色体和染色质

染色质和染色体都是由脱氧核糖核苷酸和蛋白质组成，是遗传物质在细胞不同阶段的两种表现。当细胞有丝分裂时，染色质折叠缠绕形成染色体（图1–17）。

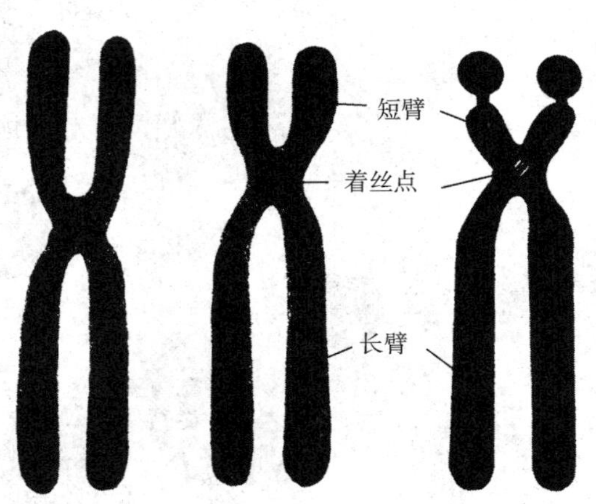

图1–17　染色体形态模式图

人体正常细胞为二倍体，共46条染色体，包括44条常染色体和2条性染色体。男性核型为46，XY；女性为46，XX。生殖细胞为单倍体，卵细胞核型23，X；精子核型23，X或23，Y。

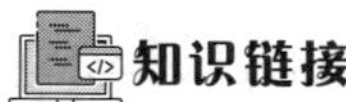

知识链接

染色体变异

人体内染色体是遗传物质DNA的载体，当染色体数目或形态改变时遗传物质随之改变，后果造成人体性状改变。例如21-三体综合征，即细胞内21号染色体比正常人增加一条；该疾病患者面部特点相似，有特殊的呆傻面容，智力发育不全。

PPT

第三节　细胞的基本功能

人体的各种生理活动都是在细胞功能的基础之上进行的。人体细胞的种类很多，执行的功能也各不相同，但是有些基本的功能活动却具有普遍性，如所有的细胞都具有跨膜物质转运功能、细胞的信号转导功能和生物电现象等。

一、细胞膜的物质转运功能

根据转运物质的分子量、脂溶性和是否带电等理化性质的不同，细胞的跨膜物质转运的方式也不同。

（一）单纯扩散

单纯扩散是脂溶性小分子物质由细胞膜高浓度一侧向低浓度一侧跨膜转运的过程。转运过程无膜蛋白的参与，无能量消耗，是一个物理过程。经单纯扩散的物质有O_2、CO_2、N_2、类固醇激素、乙醇、甘油和水等脂溶性物质。决定单纯扩散速率的因素主要有被转运物质在膜两侧的浓度差和膜对该物质的通透性。

（二）易化扩散

水溶性的小分子物质或离子，在特殊膜蛋白质的帮助下，顺浓度梯度或电位梯度进行的跨膜转运过程，称为易化扩散。此转运过程不需要消耗能量，但需要膜蛋白的参与。根据膜蛋白的不同，将易化扩散分为经载体易化扩散和经通道易化扩散。

1. 经载体易化扩散　经细胞膜载体蛋白介导的易化扩散，称为经载体易化扩散（图1-18）。载体是介导多种水溶性小分子物质或离子跨膜转运的一种膜蛋白。它具有与一个或几个被转运物质相结合的特异性位点。载体在被转运物质高浓度一侧与之结合，引起载体蛋白的空间构象发生改变，并将该物质在低浓度的一侧解离出来。经载体易化扩散转运的物质有葡萄糖、氨基酸、核苷酸等小分子物质。载体易化扩散的特点有：①特异性：某种载体只选择性地与某种物质特异性结合，如转运葡萄糖的载体只能转运葡萄糖而不能转运氨基酸。②饱和现象：载体蛋白的数量及其结合位点数目是有限的，所以转运的能力是有限的。一旦载体蛋白已全部被利用，此时再增加该物质的浓度也不会加快转运速度。③竞争性抑制：如果一个载体可以同时转运化学结构相似的几种物质时，这几种物质会竞争性地与这个载体上的位点结合，表现出相互竞争现象。

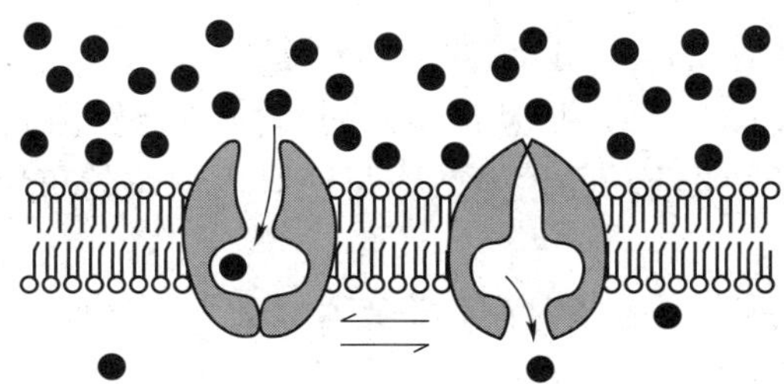

图1-18　载体转运示意图

2. 经通道易化扩散　通过细胞膜通道蛋白的介导完成的易化扩散，称为经通道易化扩散（图1-19）。经通道易化扩散转运的物质有Na^+、K^+、Ca^{2+}、Cl^-等无机离子。离子通道具有两个重要特性，即离子选择性和门控特性。离子选择性是指每种通道只对一种或几种离子有较高的通透性，而对其他离子的通透性很小或者不通透，如钾通道对K^+通透性大而对Na^+通透性很小。门控特性是指通过离子通道内的可移动化学基团的运动导致通道的开放或关闭。根据通道的门控特点，可将通道分为电压门控通道、化学门控通道和机械门控通道。当离子通道处于开放状态时，离子能够顺着浓度梯度或电位梯度经过相应的离子通道进或出细胞，其转运具有特异性不高和无饱和现象等特点。

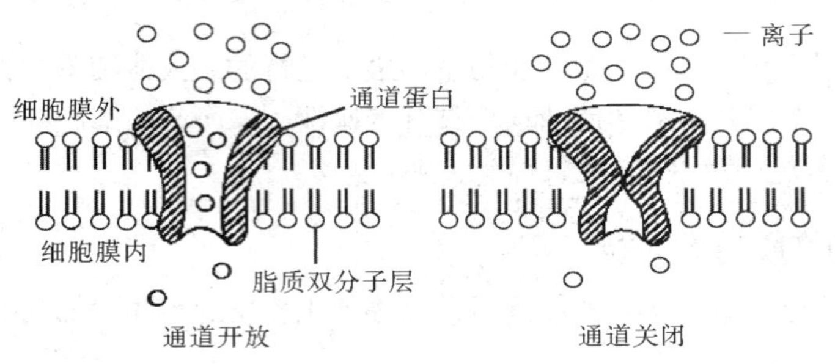

图1-19　通道转运示意图

在上述的单纯扩散与易化扩散中，物质都是顺着浓度梯度进行的跨膜转运，其转运动力是来自浓度差或电位差所蕴含的势能贮备，因而不需要消耗细胞代谢产生的能量（ATP），故都属于被动转运。

（三）主动转运

某些物质在膜蛋白的帮助下，由细胞代谢供能而进行的逆浓度梯度和（或）电位梯度跨膜转运，称为主动转运。根据膜蛋白是否直接消耗能量，主动转运分为原发性主动转运和继发性主动转运。

1. 原发性主动转运　细胞直接利用代谢产生的能量（ATP）将物质逆浓度梯度和（或）电位梯度转运的过程，称为原发性主动转运（图1-20）。原发性主动转运的物质通常是带电离子，介导这一过程的膜蛋白称为离子泵，它的化学本质是ATP酶。离子泵的种类很多，有钠-钾泵（简称钠泵）、钙泵、碘泵等。钠泵是在人类细胞膜上非常重要的离子泵，它每分解1分子ATP，可将3个Na^+移出细胞外，同时将2个K^+移入细胞内。当细胞内液Na^+浓度升高或细胞外液K^+浓度升高时，都可激活钠泵。由于钠泵的活动，在安静状态下细胞内K^+浓度约为细胞外K^+浓度的30倍，而细胞外Na^+浓度约为细胞内Na^+浓度的10~12倍。

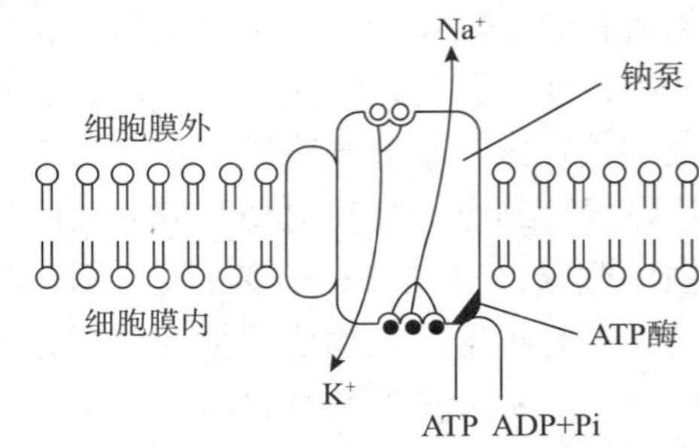

图1-20　钠泵主动转运示意图

钠泵活动形成的细胞内高K^+、细胞外高Na^+具有重要的生理意义：①是细胞兴奋性的基础，细胞产生生物电的重要条件；②钠泵活动建立的Na^+跨膜浓度差为继发性主动转运提供势能储备；③细胞内高K^+是许多细胞代谢反应的必要条件；④维持细胞内渗透压和细胞容积；⑤钠泵活动的生电效应可使膜内电位的负值增大，增大细胞膜两侧电位差。

2. 继发性主动转运　细胞不是直接利用代谢产生的能量（ATP）将物质逆浓度梯度和（或）电位梯度转运的过程，称为继发性主动转运。继发性主动转运又分为同向转运和逆向转运两种形式（图1-21）。葡萄糖和氨基酸在小肠黏膜上皮细胞的吸收以及在肾小管上皮细胞的重吸收均属于继发性主动转运（同向转运）。

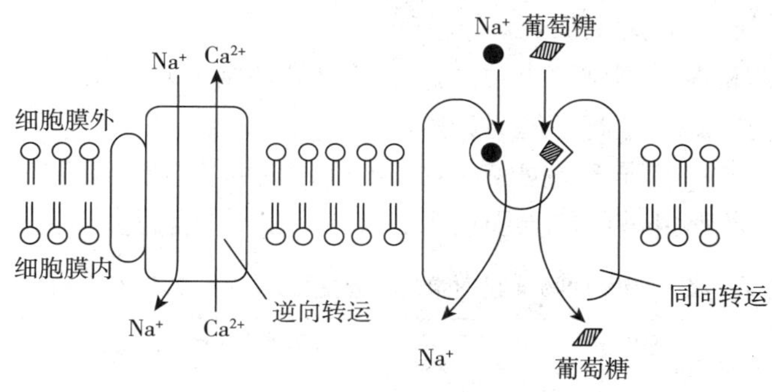

图1-21　小肠黏膜上皮细胞的继发性主动转运示意图

（四）入胞和出胞

大分子物质团块是不能直接穿过细胞膜的，需要细胞膜做“变形运动”，以入胞或出胞的方式完成跨膜转运（图1-22）。

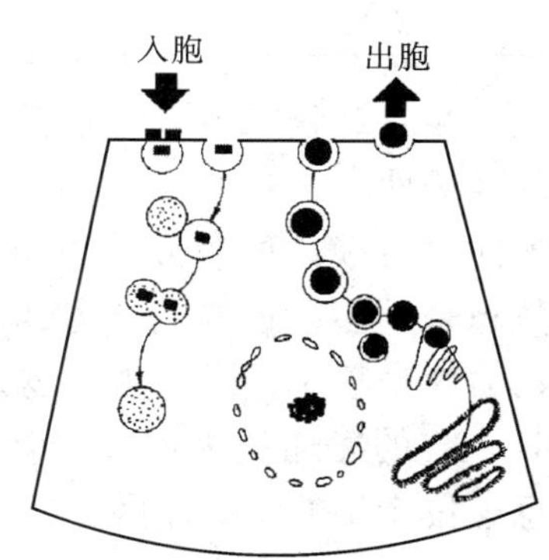

图1-22　入胞和出胞示意图

1.入胞　是指大分子物质或团块状物质（细菌或细胞碎片等），被细胞膜包裹后以囊泡的形式进入细胞的过程。入胞又分为吞噬和吞饮两种形式。吞噬是转运的物质以固态的形式进入细胞内的过程，如白细胞或巨噬细胞将异物或细菌吞噬到细胞内的过程；吞饮是转运的物质以液态的形式进入细胞内的过程，如小肠上皮细胞对营养物质的吸收过程。

2.出胞　是指胞质内的大分子物质以分泌囊泡的形式排出细胞的过程。出胞过程主要见于细胞的各种分泌活动，如内分泌腺分泌激素、神经末梢释放递质、消化腺分泌消化酶等。入胞和出胞作用均需要消耗能量，能量来自于细胞内的ATP。

二、细胞的生物电现象

生物电现象普遍存在于生物体内。无论是安静状态还是活动状态，体内的活细胞都伴随着电活动，称为生物电。细胞的生物电现象是由细胞膜两侧不同离子跨膜流动产生的，故称跨膜电位，简称膜电位。膜电位主要有两种形式，一种是安静状态时的静息电位，另外一种是受刺激后在静息电位基础上产生的动作电位。本节以神经细胞为例阐述细胞的生物电现象。

（一）静息电位

1.静息电位的概念　静息电位（resting potential，RP）是指细胞在安静状态下存在于细胞膜两侧的电位差。静息电位的记录是将两个记录电极放置在神经细胞膜的同侧时，示波器上显示两点间不存在电位差。若将其中一个电极置于细胞膜外表面，另一个电极插入细胞膜内，则示波器上显示细胞膜内外存在着电位差，此电位差即为静息电位，其特点为“内负外正”（图1-23）。习惯上将膜外的电位记为零，膜内的电位值代表膜电位。不同细胞的静息电位值不同，神经细胞为-70mV，骨骼肌细胞为-90mV，平滑肌细胞为-50mV~-60mV，红细胞为-10mV。

生理学上，通常把静息状态下膜电位所保持的内负外正的状态称为极化状态；静息电位负值增大、极化状态增强的过程，称为超极化；反之，静息电位负值减小、极化状态减弱的过程，称为去极化；去极化至零电位后膜电位变为正值，膜两侧电位的极性与原来的极化状态相反，称为反极化，膜电位高于零电位的部分叫作超射；去极化后再向

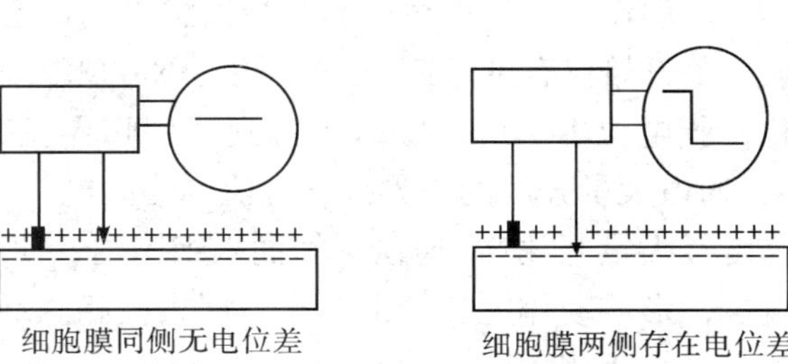

图1-23　神经纤维静息电位观察示意图

静息电位方向恢复的过程，称为复极化。

2.静息电位产生的机制 细胞膜电位的产生需要具备两个基本条件，即带电离子在细胞内外分布的不均匀和细胞膜对带电离子的通透性不同。

安静时，细胞内、外的离子分布如表1–2。细胞内液的主要阳离子是K^+，主要阴离子是A^-（有机负离子）离子；细胞外液的主要阳离子是Na^+，细胞外液的主要阴离子是Cl^-。

表1–2 哺乳动物神经细胞内、外主要离子浓度及平衡电位

离子成分	细胞内液（mmol/L）	细胞外液（mmol/L）	平衡电位（mV）
K^+	155	4	–102
Na^+	12	140	+56
Cl^-	4	120	–76
有机负离子（A^-）	155	15	

在静息状态下，细胞膜对带电离子的通透性是不同的。细胞膜对K^+的通透性大，对Na^+的通透性小，对A^-则不通透。因此，在安静状态时，跨膜移动的离子主要是K^+，并且移动的方向是由膜内向膜外。膜内外K^+存在的浓度差是K^+外流的动力。K^+的外流会使膜外正电荷数越来越多，正的电场力越来越大，此正的电场力是K^+外流的阻力。因此，随着K^+的外流，动力越来越小，阻力越来越大，当K^+外流的动力（浓度差）和阻力（正的电场力）达到平衡时，K^+的净通量为零，这时膜内为负、膜外为正的电位差就是静息电位。因K^+的外流是静息电位产生的主要原因，所以，静息电位又称K^+外流的平衡电位，它是细胞处于安静状态的标志。

（二）动作电位

1.动作电位的概念 可兴奋细胞受到一定强度有效刺激后，在静息电位的基础上爆发一次可传播的电位变化，称为动作电位（action potential，AP）。动作电位由锋电位、后电位两部分组成，其中锋电位又包括上升支（去极相）和下降支（复极相）；上升支和下降支持续时间都很短，形成刀锋样电位，故称为锋电位（图1–24）。锋电位是动作电位的主要部分，被看作是动作电位的标志。锋电位之后的低幅、缓慢波动的膜电位，称为后电位。后电位包括两部分，分别是膜电位仍小于静息电位的负后电位和膜电位大于静息电位的正后电位。通常所说的动作电位指的就是锋电位。

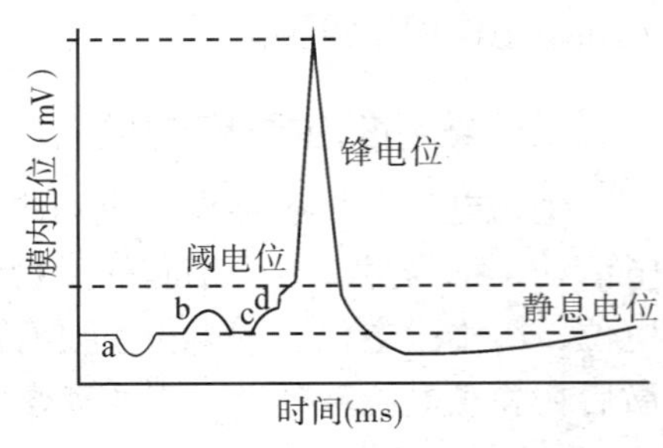

图1–24 神经纤维动作电位模式图

动作电位具有以下特点：①脉冲式发放：连续多个刺激所产生的动作电位之间，必然有一定间隔，形成脉冲样图形。②不衰减性传导：细胞膜的某一部位产生的动作电位可以传播到整个细胞膜，其幅度和波形在传播过程中始终保持不变。③“全或无”现象：若刺激达不到一定强度就不产生动作电位（无），一旦产生就是最大值（全）。

2.动作电位的产生机制 当细胞受到一定强度的刺激时，膜上K^+通道关闭，而Na^+通道开放。一开始仅有少量Na^+通道开放，Na^+顺浓度梯度和电位梯度从膜外向膜内转移，导致膜去极化，膜电位由–70mV缓慢上升到某一临界值时（约为–55mV），Na^+通道大量开放。这一能使Na^+通道大量开放的临界膜电位值称为阈电位（threshold potential）。此时，细胞外的Na^+顺浓度梯度经大量开放Na^+通道瞬间涌入细胞内，使膜电位迅速上升，甚至出现膜电位由负转变为正电位，形成动作电位的上升支，即去极相。动作电位的上升支主要是Na^+内流的平衡电位。当膜电位接近峰值时，大量的Na^+通道失活，Na^+内流停止。此时，电压门控K^+通道开放，K^+快速外流，膜内负电位迅速上升，直至恢复到静息电位水平，形成动作电位的下降支，即复极

相。动作电位的下降支主要是K^+外流的平衡电位。当复极化结束后，膜内外的离子分布与静息状态时不同，这时激活膜上Na^+–K^+泵，将进入膜内的Na^+泵出，同时将逸出膜外的K^+泵入，使细胞内的K^+浓度和细胞外的Na^+离子浓度恢复到静息状态时的水平。

综上所述，当细胞受到一定强度刺激时，膜去极化达到阈电位，会触发动作电位的产生。动作电位的产生是细胞兴奋的标志。

3. 局部电位 组织细胞受到阈下刺激时，仅能够引起细胞膜上少量Na^+通道开放，不能使膜电位去极化达到阈电位，不能触发动作电位。这种局部去极化电位变化称为局部电位。局部电位与动作电位不同，其特征是：①不具有“全或无”现象：局部电位的幅度与刺激强度呈正相关，幅度会随着阈下刺激强度的增大而增大。②呈衰减性传播：传播的幅度会随传播距离的扩大而减小以至消失，称电紧张性扩布。③总和现象：包括空间总和与时间总和。如在细胞膜相邻的部位同时给予刺激，所引起的局部电位在彼此的电紧张扩布范围内可以叠加起来，称为空间总和；如果细胞的某一部位受到连续多个阈下刺激，引起的局部电位可以叠加，称为时间总和。总和可以使膜电位去极化幅度达到阈电位而引发动作电位。

4. 动作电位的传导 传导机制可用局部电流学说来解释。动作电位由受刺激的部位产生后，便可迅速沿着细胞膜向周围扩布至整个细胞。例如，在一条无髓神经纤维上，因受到阈刺激而产生动作电位，此处膜两侧电位即由静息时的内负外正变为内正外负，而邻近未兴奋部位的细胞膜仍处于内负外正的极化状态，于是在膜的已兴奋部位与未兴奋部位之间均出现了电位差，从而引起电荷的移动形成局部电流（图1–25）。在膜外，电荷由未兴奋部位流向相邻的已兴奋部位；在膜内，电荷则由已兴奋部位流向未兴奋部位。通过局部电流，使未兴奋部位的膜发生去极化，当去极化至阈电位时便引发动作电位。这样的过程在膜表面连续进行，使兴奋在整个细胞快速传导。综上所述，动作电位的传导就是已兴奋部位的细胞膜通过局部电流刺激未兴奋部位的细胞膜，使细胞膜依次连续产生动作电位的过程。

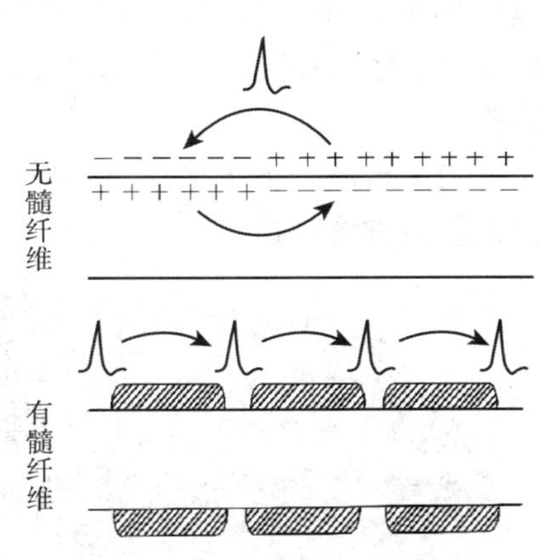

图1–25 动作电位在神经纤维上的传导

在有髓神经纤维，由于髓鞘电阻高、具有电绝缘性，兴奋（动作电位）的传导只能在相邻的郎飞结之间产生，使局部电流的跨度增大而呈现跳跃式传导。因此，兴奋传导速度在有髓神经纤维比无髓纤维或一般肌细胞的传导速度快。临床上，神经纤维脱髓鞘的病变，可导致人体与之相关部位的感觉及运动功能异常。

知识拓展 神经纤维脱髓鞘疾病

神经纤维脱髓鞘疾病是一类病因不同，临床表现各异的获得性疾患。其特征性病理变化是神经纤维的髓鞘脱失而神经细胞保持相对完整。髓鞘是包绕在有髓神经纤维外面的细胞膜，其作用是对神经轴突起保护和绝缘作用，并使神经冲动在神经纤维上快速地传导。所以，髓鞘的脱失会严重影响神经冲动在神经纤维上的传导。

第四节 基本组织

PPT

人体的基本组织分为上皮组织、结缔组织、肌组织和神经组织。不同的组织组成具有一定形态和功能的器官，若干器官共同构成完成某种生理功能的系统。

一、上皮组织

上皮组织由大量排列紧密的细胞和少量的细胞外基质组成，具有保护、吸收、分泌和排泄等功能。

上皮组织特征：①细胞多，间质少；②细胞有极性，一面朝向体表或腔面，称游离面，相对的另一面，称基底面；③无血管，细胞所需营养依靠结缔组织中的血管透过基膜供给；④有丰富的神经末梢。

根据分布与功能，上皮组织分被覆上皮、腺上皮和特殊上皮。

（一）被覆上皮

被覆上皮覆盖于身体表面和衬贴在有腔器官的腔面，以保护功能为主。根据细胞层数，分为单层上皮和复层上皮，根据细胞的形态分为扁平上皮、立方上皮和柱状上皮等多种类型。

1. 单层上皮

（1）单层扁平上皮　又名单层鳞状上皮。由一层很薄的扁平细胞组成。表面观，细胞呈多边形，相互嵌合；扁圆胞核位于细胞中央。垂直切面观，胞质很薄，含核部略厚（图1–26）。衬于心脏、血管和淋巴管腔面者，称内皮；分布在胸膜、腹膜和心包膜表面者，称间皮。

（2）单层立方上皮　由一层立方形细胞组成。表面观，细胞呈多边形；垂直切面观，细胞大致呈四方形，核圆位于中央（图1–27）。分布于甲状腺滤泡、肾小管等处。

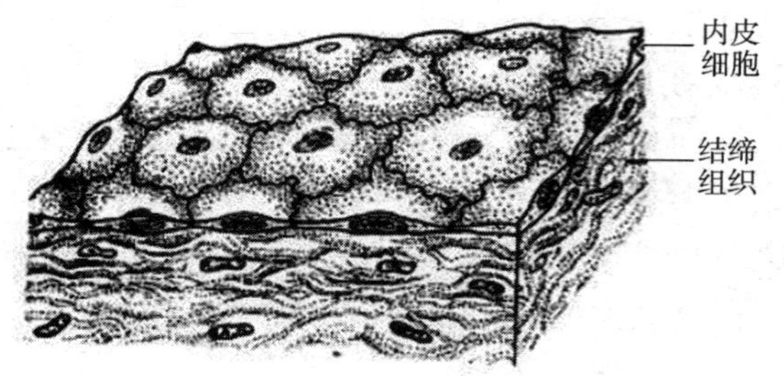

图1–26　单层扁平上皮模式图

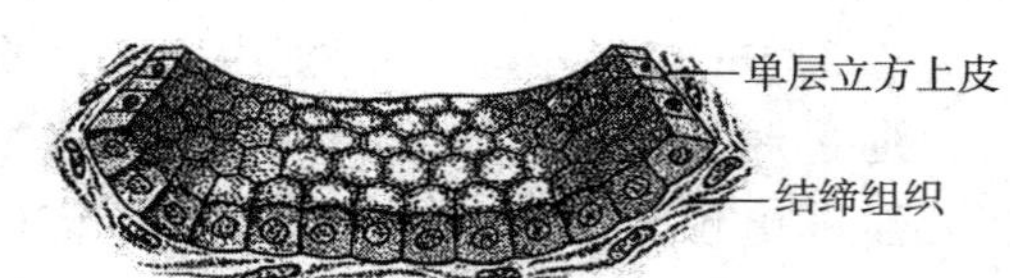

图1–27　单层立方上皮模式图

（3）单层柱状上皮　由一层棱柱状细胞构成。表面观，细胞呈多边形；垂直切面观，细胞呈柱状，核多靠近细胞近基底部（图1–28）。分布于胃肠黏膜和子宫内膜等。在肠壁常散在杯状细胞，其形似高脚杯，是一种腺细胞，分泌黏液，有润滑和保护上皮的作用。

（4）假复层纤毛柱状上皮　由一层高矮不等的柱状、梭形、锥形和杯状的细胞组成。看似复层，实则单层（图1–29）。柱状细胞游离面有纤毛。此类上皮主要分布于呼吸道、输卵管等处，有保护和分泌功能。

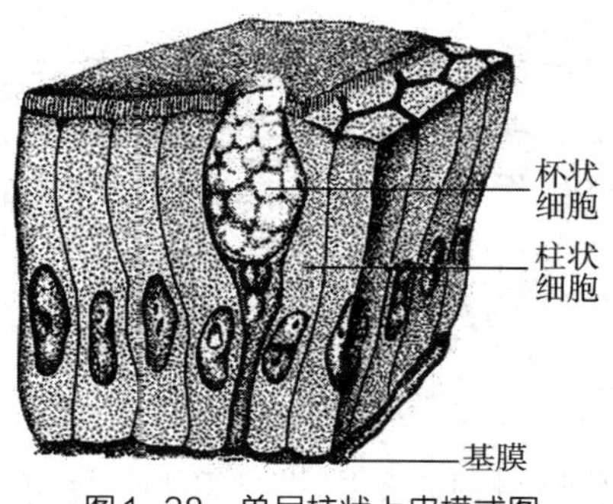

图1–28　单层柱状上皮模式图

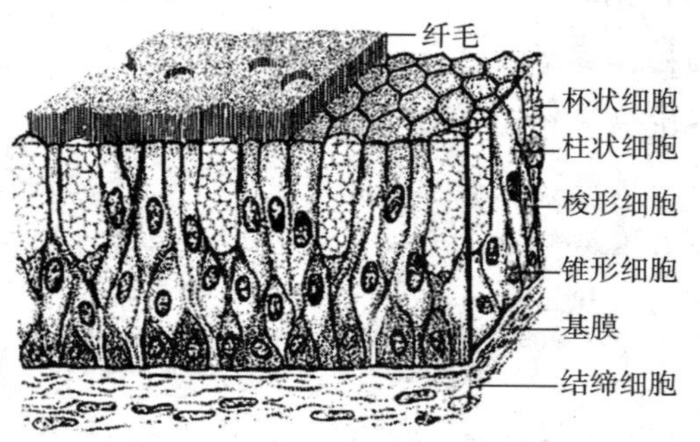

图1–29　假复层纤毛柱状上皮模式图

2. 复层上皮

（1）复层扁平上皮　由多层细胞组成。垂直切面观，近表面的数层细胞呈扁平状；中间数层由多边形向梭形过渡。近基膜层细胞呈低柱状或立方形，有较强的分裂和增殖能力，又称生发层。表皮的表面细胞角化，称角化的复层扁平上皮，起保护作用。口腔、食管及阴道黏膜等器官腔面不角化，称未角化的复层扁平上皮。

（2）变移上皮　又名移行上皮，细胞形态和层数可随所在器官功能状态变化。如当膀胱收缩时，上皮变厚，表层细胞由舒张时期的扁平形变为立方形（图1–30），其内胞质丰富，常覆盖深面数个细胞，故称盖细胞；部分盖细胞有两个胞核。该类上皮主要分布于肾盂、输尿管和膀胱等腔面。

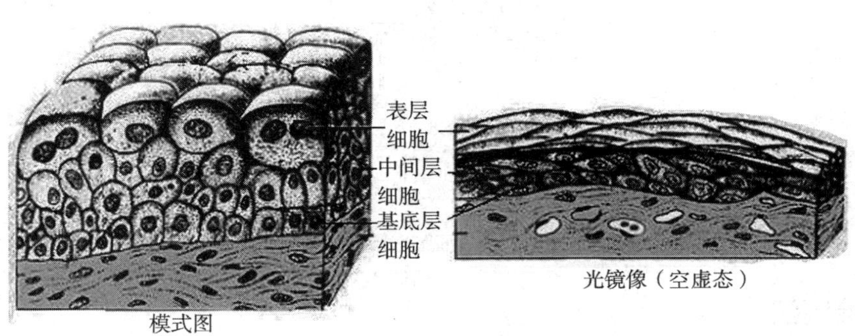

图1–30　膀胱变移上皮

（二）腺上皮和腺

以分泌功能为主的上皮称腺上皮；以腺上皮为主要成分构成的器官称腺。根据有无导管，腺分为外分泌腺和内分泌腺。外分泌腺有导管，分泌物可经导管直接排泄到体表或器官的腔面，如唾液腺和汗腺等；内分泌腺无导管，分泌物（激素）经血管或淋巴管运送到作用部位，如垂体、甲状腺等（图1–31）。

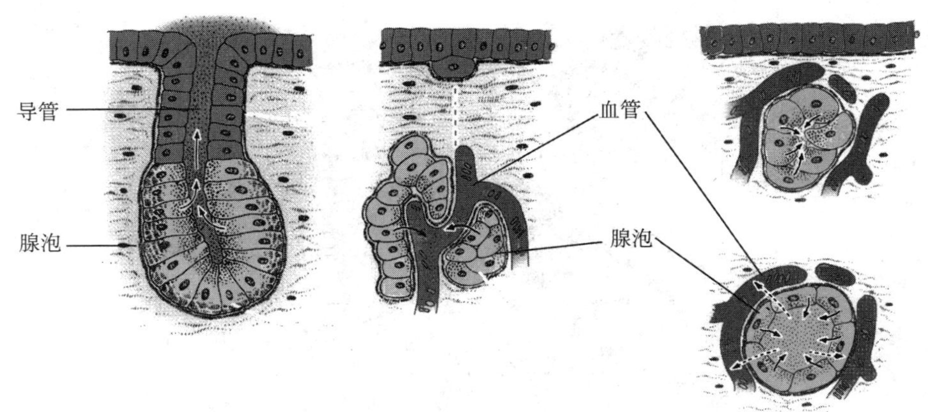

图1–31　腺上皮

根据腺细胞分泌物性质的不同，腺分为浆液性腺、黏液性腺和混合性腺。浆液性腺分泌物稀薄，内含蛋白质，多为酶；黏液性腺分泌糖蛋白，分泌物黏稠，为黏液；混合性腺含以上两种腺细胞，分泌酶和黏液。

（三）上皮组织的特殊结构

上皮细胞呈极性分布，在游离面、基底面和侧面常形成一些具有重要生理功能的特殊结构（图1–32）。

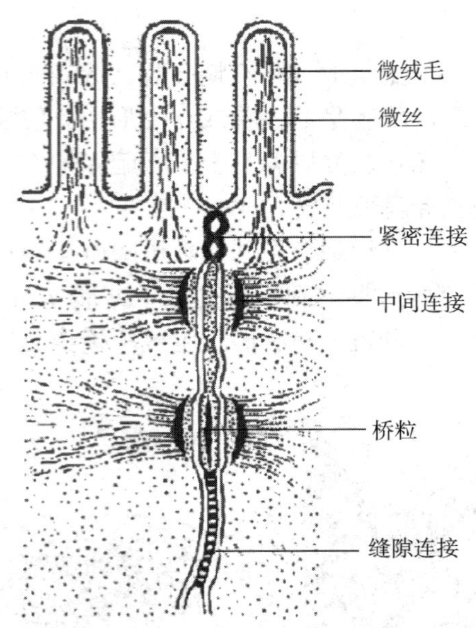

图1-32 细胞连接模式图

二、结缔组织

结缔组织是人体内分布最广的一类组织，起源于胚胎时期的间充质。广义的结缔组织涵盖固有结缔组织、软骨组织、骨组织和血液。与上皮组织相比，细胞无极性，数量少；细胞间质多，由纤维、基质及组织液等组成，能影响细胞的分化、增殖，对细胞起保护、支持、营养作用。

（一）固有结缔组织

固有结缔组织是构成器官的基本成分，分以下四种类型。

1.疏松结缔组织 又称蜂窝组织，细胞种类多，基质多，纤维少（图1-33）。

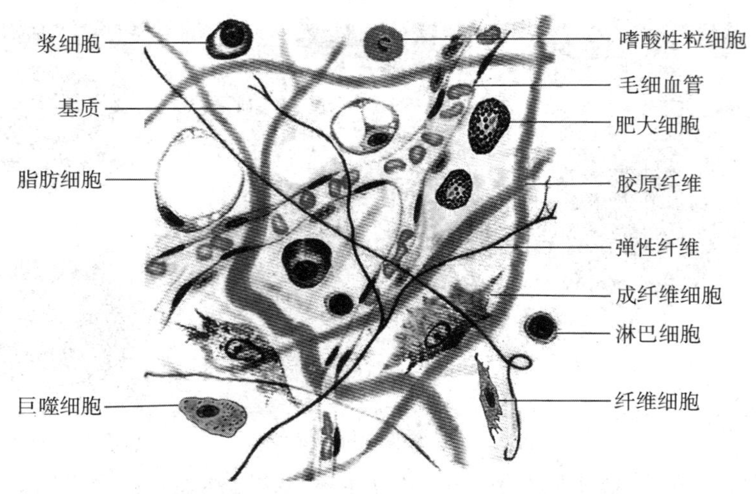

图1-33 疏松结缔组织模式图

（1）细胞

1）成纤维细胞 数量最多，能合成各种纤维和基质。胞体较大，胞核卵圆形，可见核仁，胞质嗜弱碱性。

2）巨噬细胞 有趋化性，吞噬功能活跃，能够进行抗原呈递和分泌生物活性物质。形态不规则，表面有伪足样突起；胞质嗜酸性，溶酶体丰富。

3）浆细胞 由B淋巴细胞接受抗原刺激后转化而来，能产生抗体。光镜下核椭圆形，偏

向一侧，胞质嗜碱性。

4）肥大细胞　胞体大，胞质内充满粗大的嗜碱性颗粒，颗粒内含组胺，与胞质内的白三烯共同引起过敏反应。颗粒内还有肝素和嗜酸性粒细胞趋化因子。

5）脂肪细胞　体积大，胞质内脂滴将胞核和胞质挤到一侧。

6）未分化的间充质细胞　具有多向分化潜能，数量极少。

（2）纤维

1）胶原纤维　含量最多。新鲜时呈白色，化学成分为胶原蛋白，韧性好，抗拉力强。HE染色呈粉红色。

2）弹性纤维　新鲜时呈黄色，化学成分主要是弹性蛋白，弹性好，地衣红染色呈深棕红色。

3）网状纤维　化学成分为胶原蛋白。HE染色不着色，银染呈棕黑色。一般沿小血管分布。

（3）基质　无定型凝胶状，由蛋白多糖和结构性糖蛋白组成，内含组织液。

1）蛋白多糖　由蛋白质和糖胺多糖结合而成。糖胺多糖以透明质酸为主干形成分子筛。

2）结构性糖蛋白　主要为纤维粘连蛋白，参与调节细胞的生长和分化。

3）组织液　由毛细血管动脉端渗出的水和一些小分子物质组成，是细胞生存的内环境。

2.致密结缔组织　以纤维成分为主。根据纤维排列分为以下两类（图1–34）。

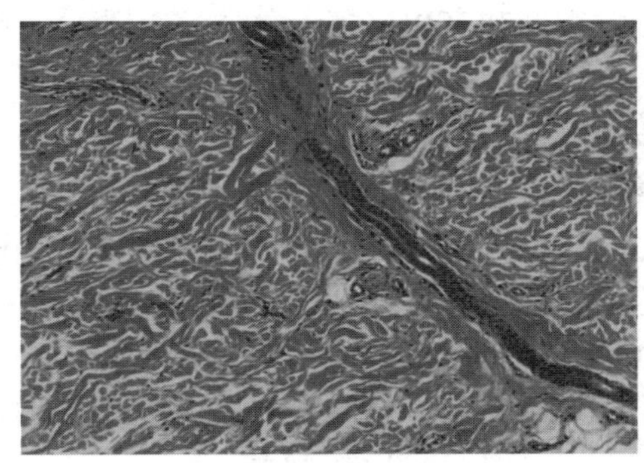

不规则致密结缔组织

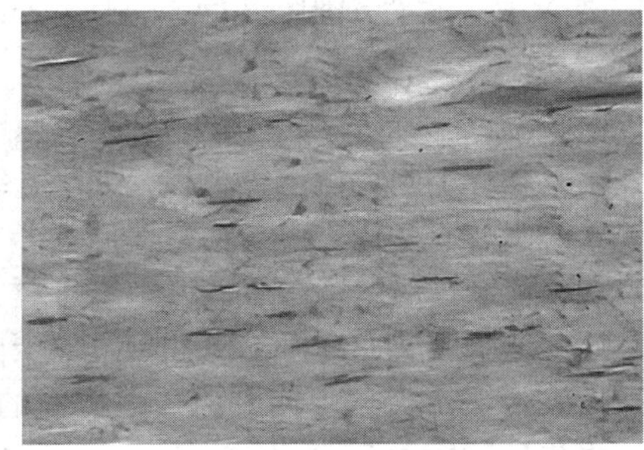

规则致密结缔组织

图1–34　致密结缔组织

（1）不规则致密结缔组织　纤维粗大，纵横交织，主要见于真皮、巩膜、硬脑膜及许多器官被膜等。

（2）规则致密结缔组织　纤维平行排列或成层排列。分两类，以弹性纤维为主者形成韧带或大动脉中膜；以胶原纤维为主者构成肌腱和腱膜。

3.脂肪组织　以脂肪细胞为主要成分的结缔组织。对脏器有保护作用，并能为机体活动提供能量。

4.网状组织　由网状细胞和网状纤维构成。相邻细胞星状突起连接成网状。参与构成造血组织和淋巴组织，不单独存在，为血细胞和淋巴细胞的发育提供适宜微环境（图1–35）。

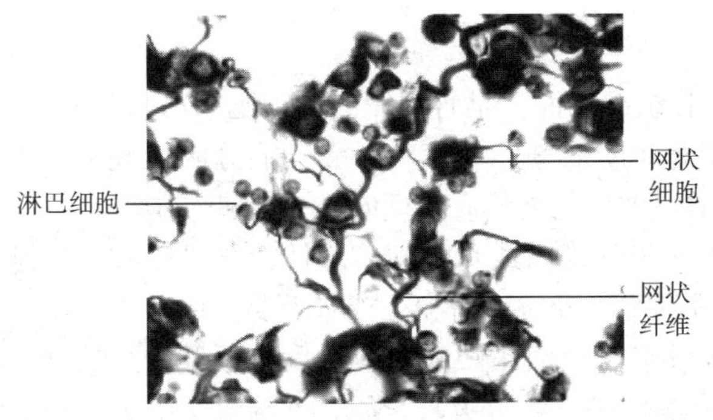

图1–35　网状组织

（二）软骨

软骨是由软骨组织及其周围软骨膜构成的器官。软骨组织呈固态，除软骨细胞外，内含软骨基质和纤维。根据纤维不同，软骨分为以下三种类型（图1-36）。

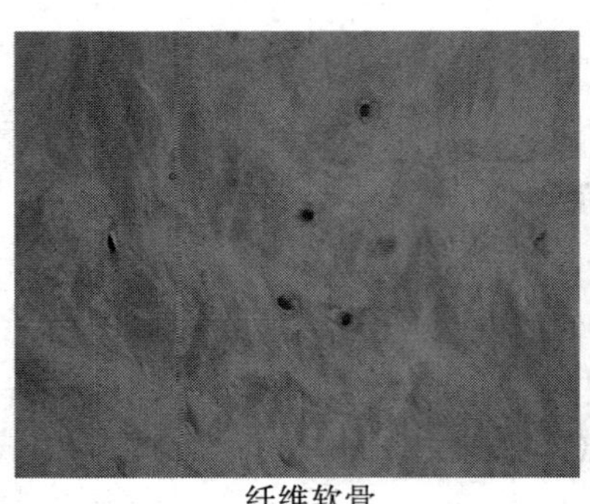
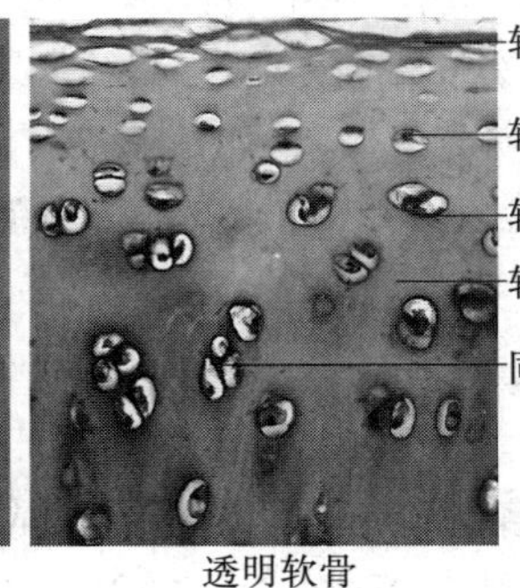
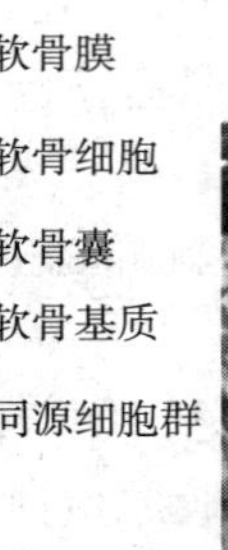

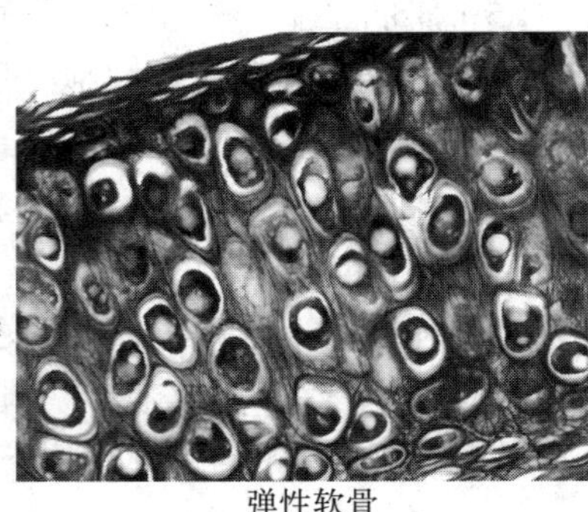

纤维软骨　　透明软骨　　弹性软骨

图1-36　软骨组织

1.透明软骨　肋软骨、关节软骨、气管软骨环等均为此种类型。

（1）软骨细胞　位于软骨陷窝，由软骨膜内梭形骨原细胞分化而来，从组织周边向深部逐渐成熟。中央软骨细胞体积大，胞质内粗面内质网和高尔基复合体丰富，能分泌纤维和基质。

软骨膜为软骨表面的致密结缔组织，分内外两层。内层血管多，有梭形骨原细胞分布其中，可分化为软骨细胞，使软骨生长；外层纤维多，起保护作用。

（2）软骨基质　呈固态，硫酸软骨素含量高，以透明质酸为主干形成分子筛。其内的小腔称软骨陷窝，周围基质呈强嗜碱性，称软骨囊。

（3）纤维　是胶原原纤维，由Ⅱ型胶原蛋白组成。

2.纤维软骨　由大量Ⅰ型胶原蛋白构成的胶原纤维束，HE染成红色。分布于椎间盘、耻骨联合和关节盘等处。

3.弹性软骨　含有大量弹性纤维，交织成网，主要分布于会厌、耳郭等处。

（三）骨

骨是由骨组织、骨膜和骨髓构成的器官，参与运动系统组成，具有支持和保护作用。

1.骨组织　人体最坚硬的组织之一，是人体重要的钙、磷贮存库。体内99%的钙和85%的磷贮存于骨内。由骨基质和细胞构成。

（1）骨基质　钙化的细胞间质，包括有机质和无机质。随着年龄增长有机质比例逐渐下降。成人有机质约占35%，主要是由Ⅰ型胶原蛋白组成的胶原纤维；无机质，又称骨盐，约占65%，主要为羟基磷灰石结晶，沿胶原纤维长轴排列。

骨胶纤维成层排列，与骨盐紧密结合，构成板层状骨板。同层骨板纤维平行，相邻骨板纤维垂直，以增强骨的强度。

（2）细胞（图1-37）

1）骨原细胞　位于骨组织表面，是骨组织的干细胞，可增殖分化为成骨细胞。

2）成骨细胞　位于骨组织表面，成年前较多。能分泌骨胶纤维和基质的有机成分，被钙化之前称类骨质。成骨细胞被钙化类骨质包埋时转变为骨细胞。

3）骨细胞　单个散在于骨板内或骨板间。胞体位于骨陷窝，突起位于骨小管。相邻骨细胞突起形成缝隙连接。骨细胞对骨质更新和维持有重要作用，参与血钙平衡调节。

4）破骨细胞　位于骨组织表面小凹陷内，核大，数量少。功能活跃时骨质侧有微绒毛构成的皱褶缘，内含大量溶酶体等，溶解吸收骨质，参与骨组织重建和血钙平衡调节。

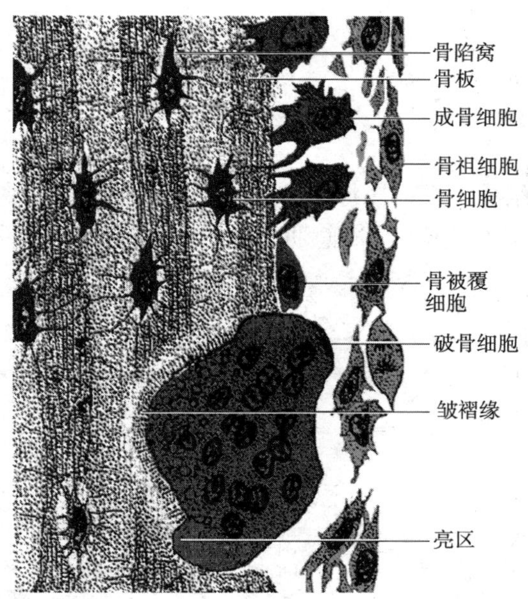

图1-37 骨组织中各种细胞模式图

2.长骨 由骨质、骨膜、骨髓、关节软骨、神经及血管等组成。骨质分骨密质和骨松质。

（1）骨密质 位于骨干与骺的外侧。由以下三类骨板组成。

1）环骨板 环绕骨干内外表面，位于内表面的称内环骨板；位于外表面的称外环骨板。内环骨板较薄，排列不规则；外环骨板较厚，排列规则。

2）骨单位 又称哈弗斯系统，为内外骨板间纵行的圆柱状结构，是骨干的基本结构单位，由10~20层同心圆状排列的骨板围绕中轴纵行的中央管构成。中央管与穿通管相通，是血管和神经的通路（图1-38）。

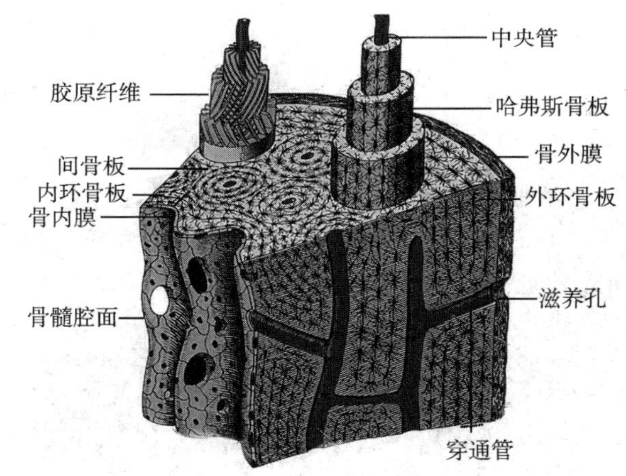

图1-38 长骨骨干立体结构模式图

3）间骨板 位于骨单位之间或骨单位与内、外环骨板之间，是骨生长和改建过程中残留部分。

（2）骨松质 位于骨骺，由大量片状骨小梁交织成网状结构。网孔内填充红骨髓。

（3）骨膜 分骨外膜和骨内膜。骨外膜位于骨外表面；骨内膜位于骨髓腔面、中央管内表面。骨膜营养骨组织，参与骨的生长和修复。

（4）骨髓 是柔软的富含血管的造血组织，存在于长骨骨髓腔和骨松质网眼中，分为红骨髓和黄骨髓。胚胎时期和婴幼儿所有骨髓都是红骨髓，具有造血功能；六岁起长骨骨髓腔中的骨髓逐渐被脂肪组织替代，变为黄骨髓，失去造血功能。

3.骨发生 骨发生于胚胎时期的间充质，分以下两种方式。

（1）膜内成骨 胚胎时期间充质形成骨的膜性雏形，在此雏形内骨化成骨。见于脑颅骨及锁骨等。

（2）软骨内成骨 在形成骨的部位先形成软骨雏形，然后逐渐被骨组织替代。人体大多数骨以此种方式发生，如躯干骨、四肢骨等。先后经过软骨雏形形成、骨领形成、初级骨化中心形成、骨髓腔形成、次级骨化中心与骨骺形成、骨加长与增粗等过程。

（四）血液

详见本书第四章“血液”。

三、肌组织

肌组织主要由肌纤维组成。根据肌纤维的位置、特点和功能，将肌组织分为骨骼肌、心肌和平滑肌。骨骼肌受躯体神经支配，为随意肌；心肌和平滑肌受自主神经支配，为不随意肌。

（一）骨骼肌

骨骼肌通过肌腱附着在骨骼上，主要分布于躯干和四肢。

骨骼肌纤维光镜结构（图1–39），肌纤维呈细长圆柱形，有明暗相间横纹；胞核扁椭圆形，数十甚至上百个，位于肌膜深面。

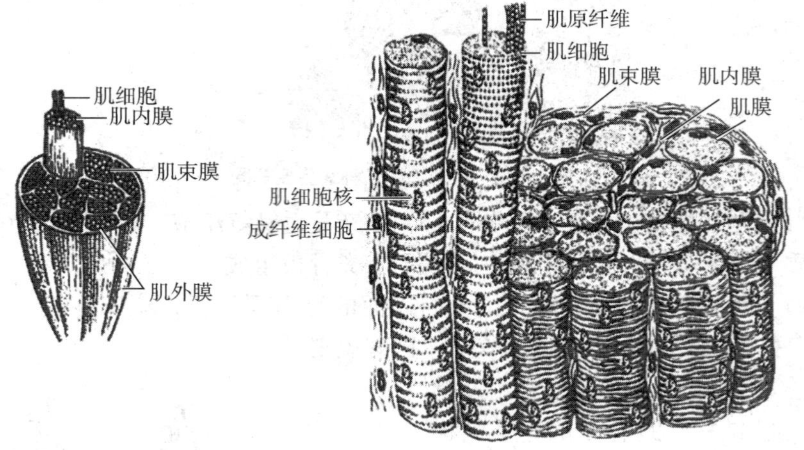

图1–39　骨骼肌结构模式图

（二）心肌

心肌分布于心脏和近心大血管管壁中。

1. 心肌纤维光镜结构　肌纤维有横纹，呈短柱状，有分支，通过闰盘连接成网。胞核卵圆形，1~2个，位于中央（图1–40）。

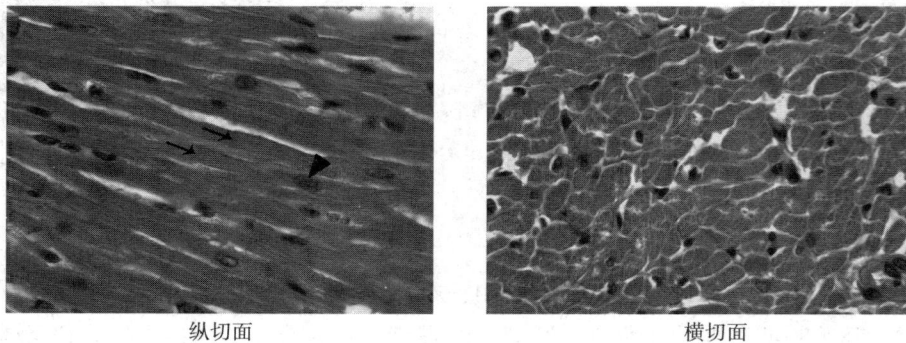

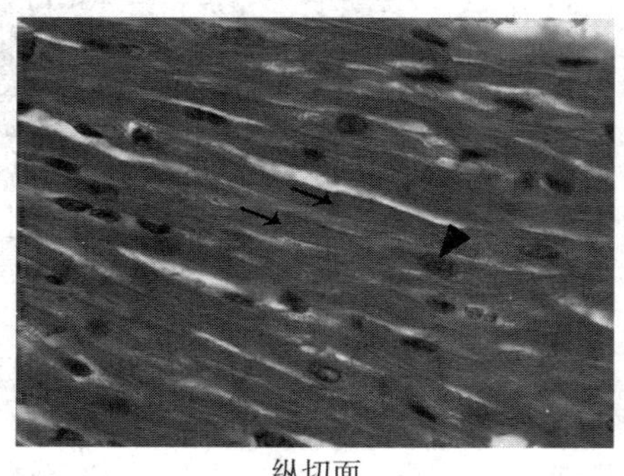

纵切面　　　　横切面

→闰盘；▲心肌细胞核

图1–40　心肌光镜像

2. 心肌纤维超微结构　肌质网不发达，与横小管形成二联体。

（三）平滑肌

平滑肌分布于内脏器官和血管壁中。

1. 平滑肌纤维光镜结构　肌纤维无横纹，呈长梭形。胞核长椭圆形或杆状，位于中央（图1–41）。

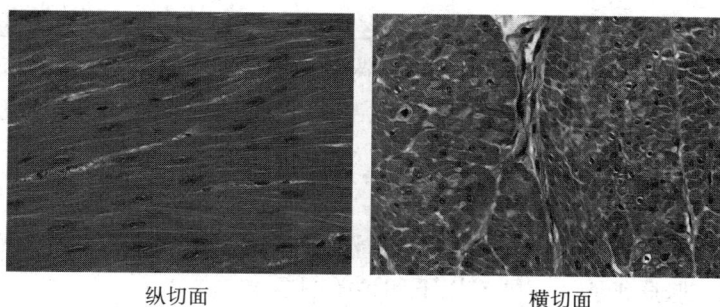

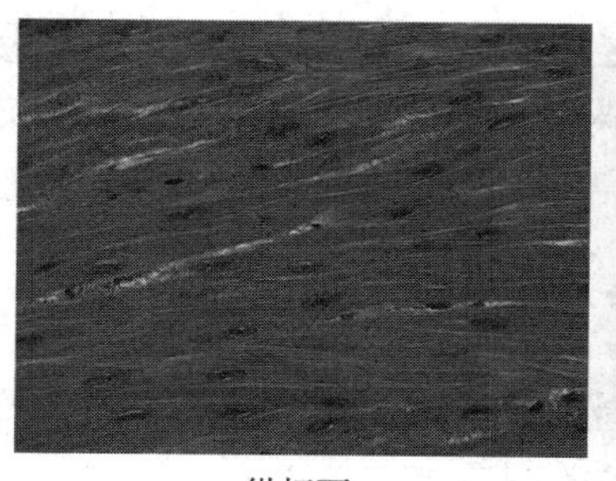

纵切面　　横切面

图1-41　平滑肌光镜像

2. 平滑纤维超微结构　肌质网不发达，肌膜内陷形成许多小凹，不形成横小管。

四、神经组织

神经组织主要由神经元和神经胶质细胞组成。神经元是神经系统结构和功能单位，具有感受刺激、整合信息和传导冲动的功能。神经胶质细胞对神经元起营养、保护、支持和绝缘等作用。

（一）神经元

1. 神经元的结构　由胞体和突起组成（图1-42）。胞体主要集中于脑皮质、脊髓灰质、神经核及神经节等结构中。突起位于脑髓质、脊髓灰质及神经等结构中。

（1）胞体　神经元营养和代谢中心。核大而圆，异染色质少，故着色浅，核仁大而明显。胞质中含嗜碱性尼氏体，电镜下由粗面内质网和游离核糖体构成。胞质中神经原纤维是神经元的细胞骨架，参与胞内物质运输。

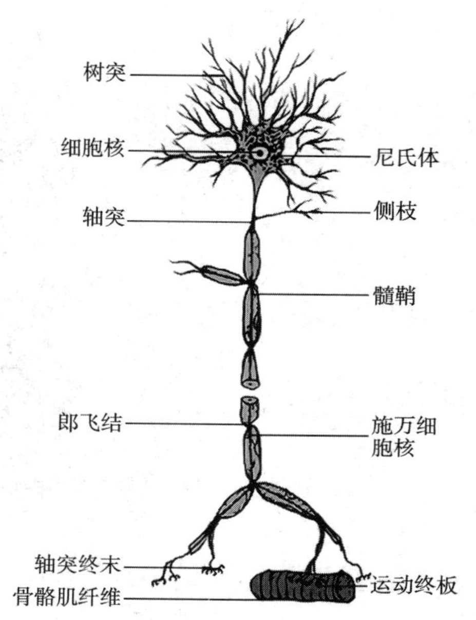

图1-42　神经元结构模式图

（2）突起　包括树突和轴突。树突有一个或多个，主要功能为接受刺激，并将神经冲动传向胞体。轴突能将神经冲动由胞体向外传导，每个神经元仅一个；其末端分支形成轴突终末。胞体发出轴突的部位常呈圆锥形，称轴丘。

2. 神经元的分类　根据突起数目分为双极神经元、假单极神经元和多极神经元（图1-43）。根据功能分为感觉神经元、运动神经元和中间神经元。根据释放的神经递质分为胆碱能神经元、肾上腺素能神经元、肽能神经元和胺能神经元等。

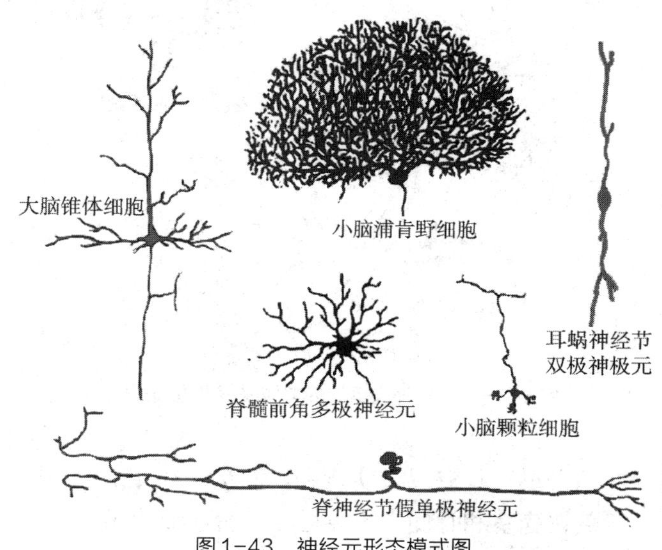

图1-43　神经元形态模式图

3. 突触 是指神经元之间或神经元与非神经细胞之间的一种特化细胞连接，是神经元传递信息的功能结构。根据信息传导方向分为轴－树突触、轴－体突触、体－体突触等。根据传导信息方式分为化学性突触、电突触等。化学性突触多见，由突触前成分、突触间隙和突触后成分构成（图1-44）。

（二）神经胶质细胞

神经胶质细胞广泛分布于中枢神经系统和周围神经系统，数量多，体积较小。

1. 中枢神经系统胶质细胞 主要有以下四种（图1-45）。

（1）星形胶质细胞 数量最多，体积最大，参与构成血－脑屏障。

（2）少突胶质细胞 体积小，参与形成神经纤维的髓鞘。

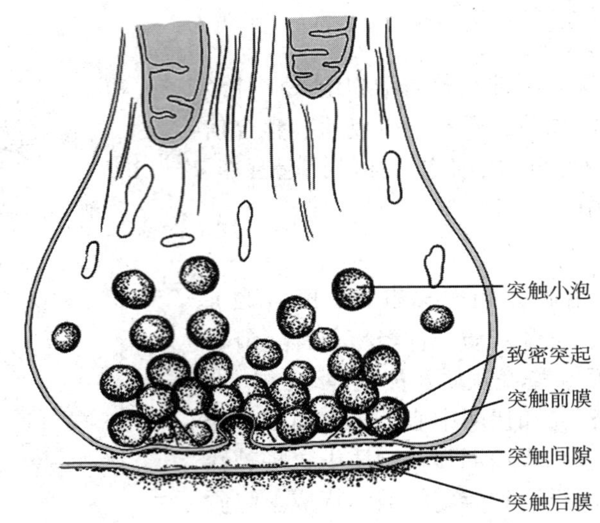

图1-44 化学性突触超微结构模式图

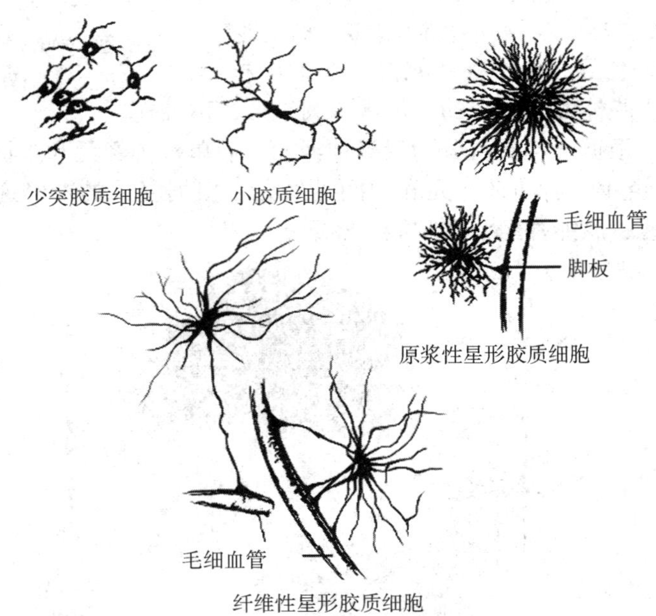

图1-45 中枢神经系统的神经胶质细胞模式图

（3）小胶质细胞 体积最小，具有吞噬功能和抗原呈递作用。

（4）室管膜细胞 覆盖在脑室和脊髓中央管腔面，分泌脑脊液。

2.周围神经系统胶质细胞 主要包括施万细胞和卫星细胞。施万细胞形成神经纤维的髓鞘。卫星细胞又称被囊细胞，在神经节内包裹神经元胞体。

知识拓展 神经干细胞

神经干细胞主要分布于中枢神经系统脑和脊髓，是一类具有多向分化潜能的细胞。研究发现在体外生长因子诱导下，神经干细胞能增殖分化成神经元和神经胶质细胞，参与神经系统损伤的修复，为神经系统疾病治疗提供了新思路。

（三）神经纤维

神经纤维由神经元的长突起和包在其外的神经胶质细胞构成。神经纤维在中枢神经系统聚集成白质和纤维束，在周围神经系统聚集成神经。

1.神经纤维的分类 根据有无神经胶质细胞包裹形成髓鞘，分为有髓神经纤维和无髓神经纤维。

（1）有髓神经纤维 周围神经系统的髓鞘由施万细胞形成，中枢神经系统的髓鞘由少突胶质细胞形成。髓鞘呈节段状，间隙称郎飞结。

（2）无髓神经纤维 由较细的轴突和神经膜组成，无髓鞘，神经冲动传导比有髓纤维慢得多。

2.神经纤维的功能

（1）兴奋传导 在神经纤维上传导的兴奋或动作电位称神经冲动。神经纤维传导兴奋特征：①完整性：神经纤维结构和功能上保持完整是传导兴奋的基础。②绝缘性：一条神经内各神经纤维传导的兴奋互不干扰。③双向性：兴奋可由刺激部位同时传向神经纤维两端。④相对不疲劳性：连续电刺激，神经纤维始终能保持兴奋能力。

（2）物质运输 借神经纤维轴突内轴浆流动而进行的物质运输，称轴浆运输。对维持神经元结构和功能的完整性具有重要意义。

（3）营养性作用 神经纤维终末部分（即神经末梢）经常释放某些营养因子，持续调整所支配组织的内在代谢，影响其结构、生化和生理变化。

（四）神经末梢

神经末梢是指分布于全身各组织器官内的周围神经纤维的终末部分。按功能分感觉神经末梢和运动神经末梢。

1.感觉神经末梢 是感觉神经元周围突的终末部分，能接受刺激并将刺激转化为神经冲动，传到中枢产生感觉。按结构分为游离神经末梢和有被囊神经末梢。

（1）游离神经末梢 由感觉神经纤维终末分支形成；多分布于表皮、角膜、毛囊上皮细胞间及韧带等处结缔组织内；能感受冷、热、痛和触刺激（图1-46）。

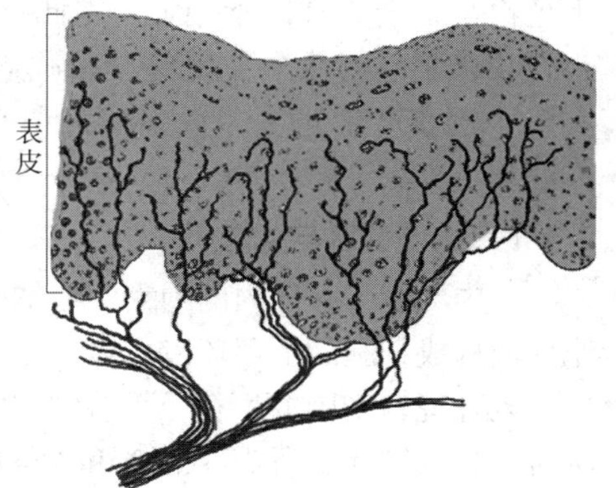

图1-46 表皮内游离神经末梢模式图

（2）有被囊神经末梢 由结缔组织被囊包裹感觉神经纤维终末形成。常见：①触觉小体，分布于手指、足趾真皮乳头层等处，感受触觉；②环层小体，分布于韧带、关节囊、皮下组织等处，感受压觉和震动觉；③肌梭，分布于骨骼肌内，感受肌纤维张力，是一种本体感受器。

2. 运动神经末梢 是运动神经元轴突终末，支配肌肉收缩和腺体分泌。分布于骨骼肌的运动神经末梢，每个分支终末与一条骨骼肌纤维形成运动终板，电镜下类似化学突触，递质为乙酰胆碱。

PPT

第五节 器官、系统、整体与环境

一、人体器官、系统与整体

细胞是组成人体最基本的结构和功能单位。人体内的细胞形态和结构各异，由许多形态结构相似、功能相近的细胞与细胞间质有机地组合在一起，形成具有一定功能的结构，称为组织。人体有四类基本组织，即上皮组织、结缔组织、肌组织和神经组织。几种不同的组织组合成具有一定形态和功能的结构，称为器官，如脑、心、胃、肾等。由若干个功能相关的器官组合起来，共同完成某一方面的连续性生理功能，构成系统。人体有运动系统、消化系统、呼吸系统、泌尿系统、生殖系统、脉管系统、感觉器官、神经系统、内分泌系统等。人体各器官、系统在神经和体液的调节下，彼此联系、互相协调，构成一个和谐统一的整体。

二、人体与环境

人的生存离不开环境，环境包括外环境和内环境。

（一）人体与外环境

外环境包括自然环境和社会环境。人类的活动会使外环境发生改变，而外环境的变化也会对人体的生理活动产生影响。

1. 自然环境因素的影响 自然环境对人体的影响因素按其性质可分为物理因素、化学因素和生物因素。例如空气的温度、气压、湿度、有毒气体等因素的不断变化，会对人体造成刺激，人体必须或不得不做出适应性的反应，而人体对自然环境变化的适应能力是有一定限度的，如果环境因素变化过大超过人体的适应能力，将会导致相关疾病的出现，甚至是死亡。所以，人与自然环境应和谐相处，保护自然环境就是保护我们自己。

2. 社会环境因素的影响 随着对疾病的认识，由社会心理因素所导致的疾病越来越得到重视。它可以通过神经系统特别是通过大脑皮层，作用于一个或几个器官系统，使其功能活动发生改变。例如，随着社会竞争的不断加剧，学习、工作、生活压力的不断加大，过度的紧张劳累导致情绪波动或心理失衡，可通过神经系统、内分泌系统、免疫系统引起机体功能活动的变化。目前，严重威胁人类健康的心脑血管疾病、恶性肿瘤、内分泌紊乱等疾病的发生也都与社会心理因素相关。因此，现代医学在对疾病的治疗或人体康复治疗的实践中，也正在积极地从过去的生物医学模式逐渐向生物-心理-社会医学模式转变，并在具体的医疗实践中逐步改变过去“以疾病为中心”的诊治方法，更加侧重“以患者为中心”的诊疗新方法。

（二）内环境与稳态

1. 内环境 人体内的绝大多数细胞是不与外环境直接接触的，而是处在细胞外液中。由细胞外液构成细胞的生存环境，称为内环境。

内环境对细胞的生存及维持细胞的生理功能十分重要。一方面，它为细胞的新陈代谢提供场所，如细胞代谢所需要的O_2和营养物质只能直接从内环境中摄取，而细胞代谢产生的CO_2和代谢废物首先直接排到内环境中，再通过血液循环运送到排泄器官排出体外；另一方面，内环境又为细胞生存及活动提供了适宜的理化条件，如温度、渗透压、酸碱度及各种物质的浓度等。

2. 稳态 维持内环境理化性质相对恒定的状态，称为稳态（homeostasis）。内环境的稳态，一方面是指细胞外液的理化性质要经常保持相对恒定，如温度、渗透压、酸碱度、各种物质的浓度等，不会随外环境的变化而发生明显波动，例如外界环境的温度会随着四季的更迭而发生较大幅度的变化，但正常人体的体温却总是维持在37℃左右，变化范围不会超过1℃；另一方面是指这个恒定的状态是相对的恒定，是在一定范围内波动的动态平衡。

目前，稳态不仅是指细胞外液的相对恒定，还指人体功能的相对恒定。从稳态的角度理解健康与疾病，可以认为健康就是人体的功能处于稳态水平，疾病就是人体的稳态遭到了破坏，而治疗的目的就是让人体功能重新恢复到稳态。

三、生命活动的基本特征

人体所表现出的各种功能活动，统称为生命活动，如食物的消化和吸收、呼吸运动、血液循环等。生命活动的基本特征包括新陈代谢、兴奋性、适应性和生殖。

1. 新陈代谢 是指人体或组织细胞与环境不断地进行物质交换和能量交换以实现自我更新的过程。新陈代谢包括物质代谢和能量代谢两个过程。物质代谢包括合成代谢和分解代谢。合成代谢也称为同化，是指人体从环境中摄取营养物质合成自身成分同时储存能量的过程；分解代谢也称为异化，是指人体分解自身成分同时释放能量的过程。由此可见，人体内的能量代谢是建立在物质代谢基础上的，物质代谢与能量代谢密不可分。

机体是通过不断地与环境进行着物质交换及体内物质形式、能量的转换过程中完成各种生命活动的。生命活动最基本的特征就是新陈代谢，生命的全部活动特征都是在新陈代谢基础上产生的。可以说人体有新陈代谢就有生命，新陈代谢一旦停止生命就会结束。

2. 兴奋性 人体或组织细胞对刺激发生反应的能力或特性，称为兴奋性。

刺激是指能被人体感受并产生反应的内外环境变化。人体受到的刺激主要分为物理性刺激、化学性刺激、生物性刺激和社会心理性刺激四种。①物理性刺激：如康复治疗中的电疗、光疗、超声波疗法、温热疗法、机械运动疗法等就是通过对患者施加物理性刺激，以促进康复。②化学性刺激：如酸、碱、盐、某些药物和化妆品等。③生物性刺激：如细菌、病毒、支原体等。④社会心理性刺激：良好的社会环境和心理刺激会使人的心理及身体产生积极的反应，而不良的社会环境和心理刺激则会使人的心理及身体产生消极的反应。因此，在康复过程中，除了必要的医学康复手段，同时还要注重患者的心理变化，采用恰当的形式，创造良好的社会环境，使患者树立战胜困难、重归社会的信心，利于患者的康复。

刺激引起人体发生反应需要具备三个条件：刺激的强度、刺激的作用时间和刺激强度的变化率。

反应是指人体或组织细胞受到刺激后所产生的功能活动变化。反应的形式有兴奋和抑制两种。兴奋是指受刺激后，人体或组织细胞的活动在原有基础上增强的变化；抑制是指受刺激后，人体或组织细胞的活动在原有基础上减弱的变化。

人体内不同的组织，其兴奋性的高低不同；同一组织在不同的环境或不同的功能状态下，其兴奋性的高低也不相同。衡量组织兴奋性高低的指标是阈值。阈值是指引起组织兴奋的最小刺激强度。组织的兴奋性高低与阈值呈反变关系，即兴奋性∝1/阈值。刺激强度与阈值相等的刺激称为阈刺激；比阈值低的刺激称为阈下刺激，比阈值高的刺激称为阈上刺激。如果用阈刺激可引起组织兴奋，表明组织的兴奋性正常；如果用阈下刺激就可引起组织兴奋，表明组织的兴奋性高于正常；如果用阈上刺激才能引起组织兴奋，表明组织兴奋性低于正常。人体各种组织中，神经、肌肉、腺体的兴奋性较高，称为可兴奋组织。

当组织受到一次刺激发生兴奋时，该组织的兴奋性随之会发生一系列有规律的周期性变化（图1–47），分别为绝对不应期、相对不应期、超常期和低常期。在绝对不应期内，组织细胞对任何强度刺激都不会再次发生反应，即兴奋性为“0”；在相对不应期内，组织细胞可以对阈上刺激再次发生反应，即兴奋性低于正常；在超常期内，组织细胞可以对阈下刺激再次发生反应，即兴奋性高于正常；在低常期内，组织细胞可以对阈上刺激再次发生反应，即兴奋性低于正常。组织细胞的兴奋性经过上述一系列规律性的变化后，其兴奋性恢复正常。

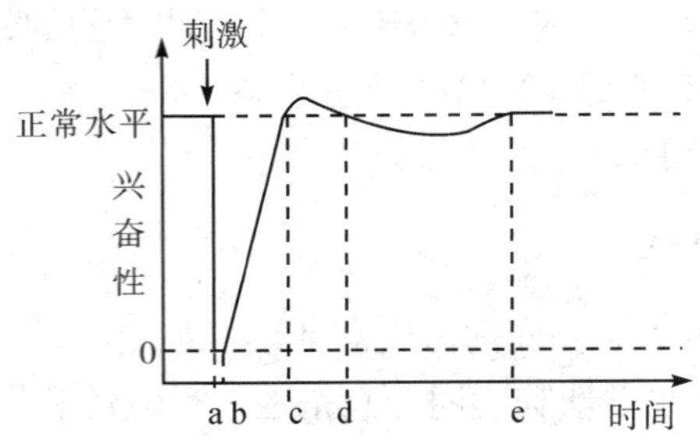

图1–47　组织兴奋时兴奋性变化示意图

ab：绝对不应期　bc：相对不应期　cd：超常期　de：低常期

组织细胞产生了兴奋性就是产生了动作电位。

3. 适应性　人体长期生活在某一特定环境中，根据环境变化调整自身生理功能以适应环境的能力称为适应性。例如长期居住在高原地区的人，其血液中红细胞数远远超过平原地区的人，通过增加血液的运氧能力，克服高原缺氧对人体生命活动产生的影响，即所谓的“适者生存”。

4. 生殖　是指生物体生长发育成熟后，能够产生与自己相似的子代个体的功能。它是维持物种绵延和种系繁殖的重要生命活动。

四、人体生理功能的调节

人体所处的内、外环境每时每刻都在发生变化，这就需要人体对其感受到的内、外环境变化做出及时、准确的反应，而这些反应是在人体内调节系统的调控下产生的。

（一）人体功能调节的方式

人体功能的调节方式有三种，即神经调节、体液调节和自身调节。

1. 神经调节　通过神经系统的活动对人体生理功能进行的调节称为神经调节。神经调节是人体功能调节的主要方式，其基本方式是反射。反射是指在中枢神经系统参与下，机体对刺激产生的规律性应答反应。反射活动的结构基础是反射弧，它包括五个组成部分，即感受器、传入神经、神经中枢、传出神经和效应器（图1–48）。

神经中枢
传入神经
传出神经
感受器（皮肤）
效应器（肌肉）

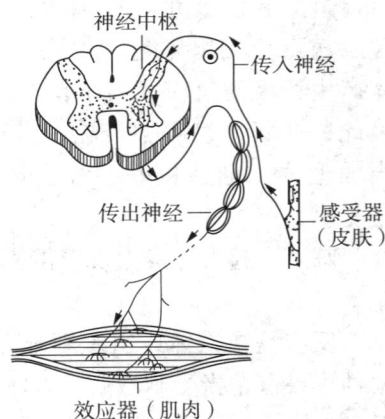

图1–48　反射弧模式图

感受器是感受内、外环境变化（刺激）的结构和装置，它能将人体感受到的各种刺激能量转变成电信号，由传入神经传向神经中枢；神经中枢可对传入信号进行整合分析并做出指令，经传出神经，同样以电信号的形式传至效应器；效应器按中枢的指令增强或减弱其本身活动（反应）。反射弧中任何一个部分受到损坏，与此相关的反射活动都会受到影响，甚至消失。人和高等动物的反射活动分为非条件反射和条件反射两种。

神经调节的特点是迅速、精确、作用的持续时间较短。

2. 体液调节　体液中的化学物质（如激素、细胞代谢产物等）对人体功能进行的调节称为

体液调节。激素是由内分泌细胞或内分泌腺分泌的高效能生物活性物质；接受激素调节的细胞、组织、器官，分别叫作这种激素的靶细胞、靶组织、靶器官。激素可通过血液循环等途径被运到靶细胞、靶组织或靶器官，并与靶细胞的相应受体结合，而改变靶细胞的代谢活动及功能。

体液调节的特点是缓慢、范围广泛、作用的持续时间较长。

一般情况下，体液调节中的内分泌腺分泌激素是一个独立系统，但人体主要的内分泌腺都受神经调节，结果使体液（激素）调节成为神经反射弧中的一部分，即反射弧传出神经通路上的分支或延长。这种以神经调节为主导、有体液调节参与的联合调节方式被称为神经–体液调节（图1–49）。人体功能的调节大多数都是这种联合调节方式。

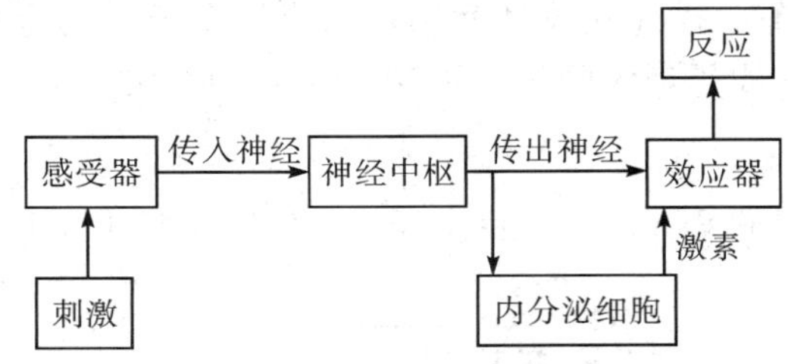

图1–49 神经–体液调节示意图

3. 自身调节 是指组织细胞在不依赖神经调节和体液调节的情况下，对刺激自动产生适应性变化的过程。例如当动脉血压在80~180mmHg之间变化时，肾血流量保持相对恒定就是肾血管自身调节的结果。

自身调节的特点是调节的幅度小、灵敏度较低。

（二）人体功能调节过程中的控制系统

按照控制论的原理，可将人体的神经调节系统与体液调节系统看作是“自动控制系统”。其中，反射中枢或内分泌腺是“控制部分”，神经递质或激素是控制信息，效应器或靶细胞是“受控部分”，而效应器或靶细胞活动的变化是“反馈信息”。在控制部分和受控部分之间，存在着双向的信息联系，即控制部分通过发放控制信息（神经递质或激素），调节受控部分的活动；而受控部分又通过反馈信息，对控制部分的活动施加影响，并不断地纠正和调整控制部分的活动，从而达到精确的调节。这种由受控部分发出信息反过来影响控制部分活动调节过程称为反馈（feedback）（图1–50）。根据反馈的结果不同可将其分为负反馈和正反馈两种类型。

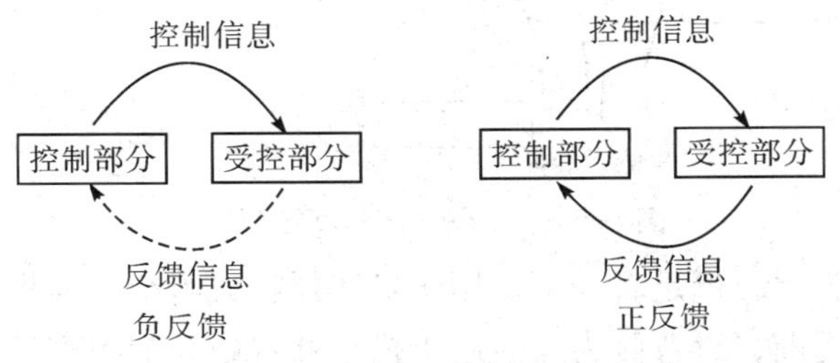

图1–50 人体功能调节的自动控制示意图

1. 负反馈 通过反馈信息使控制部分活动减弱的调节过程，称为负反馈（negative feedback）。当某种生理活动过强时，可通过负反馈调节使该生理活动减弱至正常水平。例如下丘脑–腺垂体–甲状腺功能轴对甲状腺激素分泌的调节过程、颈动脉窦和主动脉弓压力感受性反射对动脉血压的调节过程，都存在着负反馈调节机制，其结果是使人体内的甲状腺激素水平及动脉血压维持在正常水平。负反馈在人体功能的调节过程中普遍存在，其意义是维持稳态。

2. 正反馈 通过反馈信息使控制部分活动增强的调节过程，称为正反馈（positive

feedback）。通过正反馈使该项生理过程持续加强，例如人体的分娩、血液凝固、排尿反射等过程都存在着正反馈调节机制。正反馈在人体功能的调节过程中相对较少，其意义是使人体内的某一过程一旦发生，会在短时间内达到最大的反应程度，从而使这一过程尽快完成。

五、人体解剖学的常用术语

为准确描述人体各器官的位置毗邻和形态结构，解剖学确定统一的解剖学姿势和方位等术语。

（一）标准解剖学姿势

人体的标准解剖学姿势是指身体直立，面向前，两眼平视前方，双上肢下垂于躯干两侧，双足并拢，掌心与足尖朝前。描述人体任何结构时都以此姿势为标准，即使被观察者是仰卧位、俯卧位或其他体位，亦或是身体局部，如仅上肢或下肢等。

（二）方位术语

在人体标准解剖学姿势的基础上，规定了表示方位的术语（图1-51）。

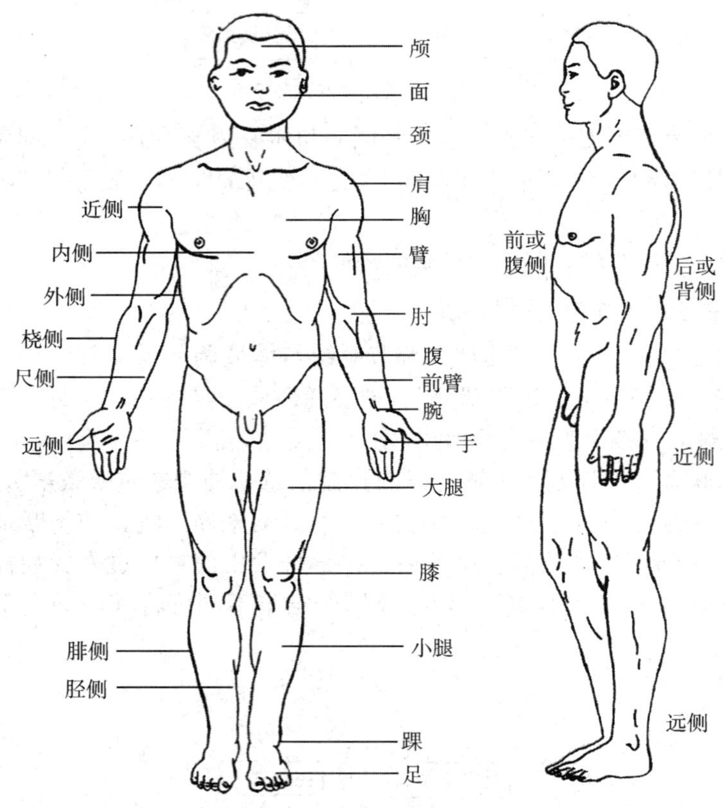

图1-51　人体的分部与解剖学姿势

1. 上和下　近头者为上，近足者为下。用于描述器官或组织距离头或足的相对远近。

2. 前和后　近腹侧为前，近背侧为后。用于描述器官或组织距离身体前、后相对远近。

3. 内侧和外侧　用于描述各器官和组织距离身体正中矢状面的相对距离。近正中矢状面者为近侧，反之为远侧。前臂内侧为尺骨，外侧为桡骨，所以内侧也称尺侧，外侧也称桡侧；同理，小腿的内侧也称胫侧，外侧也称腓侧。

4. 内和外　用于描述空腔脏器结构相对位置关系。近内腔者为内，远离内腔者为外。

5. 浅和深　用于描述与皮肤表面的相对距离。近皮肤者为浅，远离皮肤者为深。

6. 近侧和远侧　距离肢根部近者为近侧，反之为远侧。

其他术语，如左与右、水平、垂直和中央等与一般概念相同。

（三）人体的轴与面

轴与面是断层解剖学和影像解剖学常用术语，系统解剖学常用于精确描述关节运动。以人体标准解剖学姿势为基础，设置互相垂直的三种轴和三种面。

1.轴

（1）垂直轴　为上下方向，与地平面相垂直的轴。

（2）矢状轴　为前后方向，与垂直轴呈直角交叉，同时与地平面平行的轴。

（3）冠状轴　为左右方向，与前两轴呈直角交叉，同时与地平面平行的轴。

2.面

（1）水平面　又称横切面，与地平面平行，将人体分为上、下两部分的平面。

（2）矢状面　指沿着矢状轴方向，将人体分为左、右两部分的纵切面，与地平面垂直。其中将人体均分为左、右两半的称正中矢状面。

（3）冠状面　指沿着冠状轴方向，将人体分为前、后两部分的纵切面，与上述两种面垂直，与地平面垂直。

本章小结

细胞是人体结构和功能的基本单位，由细胞膜、细胞质和细胞核三部分组成。细胞内重要的生物大分子有蛋白质、酶和核酸。细胞的基本功能包括跨膜物质转运功能、细胞的信号转导功能及具有生物电功能。细胞构成组织，人体的组织有上皮组织、结缔组织、肌组织和神经组织。细胞所生存的环境有内环境和外环境。机体绝大多数细胞所生活的环境是内环境。内环境保持稳态是生命活动所必需的，而稳态的维持需要机体的负反馈调节。人体功能的调节方式主要有神经调节、体液调节和自身调节。在细胞基础上进行的生命活动的基本特征有：新陈代谢、兴奋性、适应性和生殖。其中，新陈代谢是生命活动最基本的特征。

在描述人体各器官的位置毗邻和形态结构时，常需要用到标准解剖学姿势和一些术语，如方位术语、面和轴等。

习 题

习题

一、单项选择题

1.在各种蛋白质中含量相对恒定的元素是（　　）。

A.碳　　B.氮　　C.氧　　D.氢　　E.硫

2.蛋白质溶液的稳定因素是（　　）。

A.蛋白质溶液的黏度大

B.蛋白质分子表面的疏水基团相互排斥

C.蛋白质分子表面带有同种电荷及水化膜

D.蛋白质溶液属于真溶液

E.以上都不是

3.酶原激活的实质是（　　）。

A.激活剂与酶结合使酶激活

B.酶蛋白的变构效应

C.酶原分子一级结构发生改变从而形成或暴露出酶的活性中心

D.酶原分子的空间构象发生了变化而一级结构不变

E.酶原分子变性

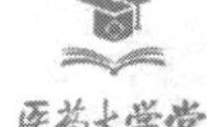

4.组成核酸的基本结构单位是（　　）。

A. DNA　　B. RNA　　C.核苷酸　　D.多核苷酸　　E. DNA和RNA

5.核酸变性后，以下改变正确的是（　　）。

A.出现增色效应　　B.出现减色效应

C.黏度增加　　D.最大吸收峰波长发生转移

E.以上均不正确

6.细胞内合成ATP的部位是（　　）。

A.核糖体　　B.内质网　　C.线粒体　　D.高尔基复合体　　E.溶酶体

7.分布于血管内表面的是（　　）。

A.单层扁平上皮　　B.单层立方上皮

C.单层柱状上皮　　D.假复层纤毛柱状上皮

E.变移上皮

8.葡萄糖进入红细胞内的过程是（　　）。

A.单纯扩散　　B.通道易化扩散

C.载体易化扩散　　D.主动转运

E.入胞作用

9.组织细胞兴奋的共同标志是产生（　　）。

A.静息电位　　B.动作电位　　C.阈电位　　D.后电位　　E.局部电位

10.内环境是指（　　）。

A.细胞内液　　B.细胞外液　　C.血浆　　D.淋巴液　　E.体液

二、简答题

1.简述DNA双螺旋结构模型的要点。

2.简述人体功能的调节方式及主要特点。

（何　丹　胥　颖　于春晓）

第二章　运动系统

知识目标

1.掌握　骨的分类；关节的基本结构；椎骨的一般形态及各部椎骨的特征；脊柱的整体观及其运动；胸廓及肋弓的组成；颅骨各骨的名称；颞下颌关节的组成及运动；四肢骨的组成及主要骨的形态结构；肩、肘、腕、髋、膝、踝关节的组成及其运动；骨盆的组成；肌的形态和结构；全身主要肌的位置和作用。

2.熟悉　骨的构造；关节的辅助结构、运动形式；胸骨、肋的形态和结构；胸廓的形态特点；各颅骨的位置；颅底的主要结构、新生儿颅的特征；锁骨、腓骨的形态结构；腕骨、跗骨的组成及排列；骨盆的性差和结构特点；足弓的组成和功能；肌的起止、配布和作用；咀嚼肌的位置和作用；胸小肌、肋间肌、臀中肌、腹前外侧群肌、前臂前群及后群肌、大腿内侧群肌的位置和作用。

3.了解　骨的化学成分和物理特性；直接连结的特点和分类；各颅骨的形态分部；掌骨、指骨、跖骨、趾骨的形态结构和数目；手骨、足骨的连结及运动；肌的辅助装置；面肌、颈前肌、颈深肌、手肌、足肌等的配布及作用。

技能目标

1.学会　在人体上摸认各种骨性标志和肌性标志。

2.具备　识别运动系统器官标本、在模型上指认主要结构的能力。

运动系统由骨、骨连结和骨骼肌构成，骨约占成人体重的60%。全身各骨借骨连结相连形成人体的支架，称为骨骼（图2-1），骨骼肌附着于骨骼上，形成人体的基本轮廓，具有支持体重，保护内脏器官和运动等作用。运动过程中，骨起着杠杆作用，骨连结为运动的枢纽，骨骼肌为运动的动力。

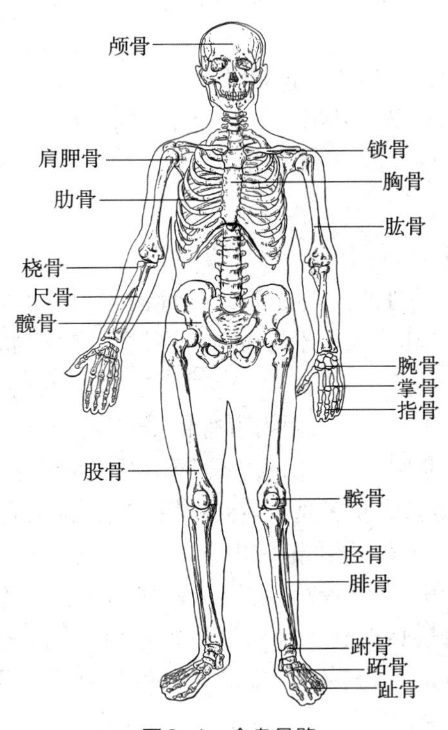

图2-1　全身骨骼

PPT

第一节 骨与骨连结

一、概述

骨是人体的器官之一，经常锻炼可促进骨的良好发育，长期废用则出现骨质疏松。骨基质中沉积有大量钙盐和磷酸盐，是人体钙、磷的储存库，参与体内钙、磷代谢。

（一）骨的形态和分类

正常成年人有206块骨，按照所在部位可分为颅骨、躯干骨和四肢骨。按照形态，骨可分为长骨、短骨、扁骨和不规则骨（图2-2）。

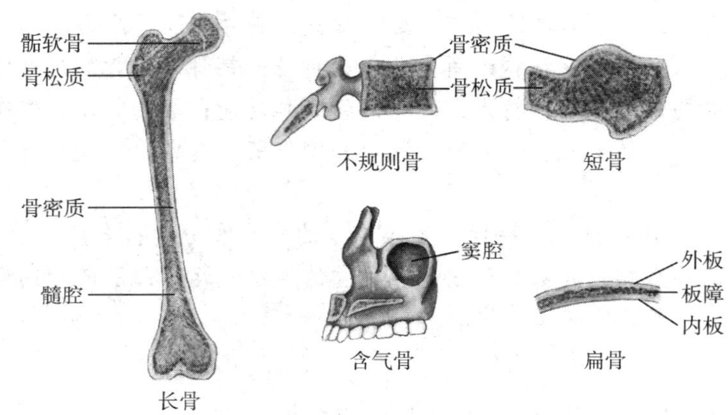

图2-2 骨的分类

1.长骨 呈长管状，分一体两端，多分布于四肢。体又称骨干，内有空腔称骨髓腔。两端膨大称骺，其表面为光滑的关节面。

2.短骨 多呈立方体，常成群分布于四肢连结牢固且运动灵活的部位，如手的腕骨和足的跗骨。

3.扁骨 呈扁平板状，主要构成容纳重要器官的腔壁，起保护作用，如肋骨、胸骨及颅盖各骨。

4.不规则骨 形状不规则，如椎骨、髋骨等。

另外，位于某些肌腱内的扁圆形小骨，称籽骨，如髌骨，在肌肉运动时可减少摩擦和改变力的方向。

（二）骨的构造

骨主要由骨质、骨膜和骨髓3部分构成（图2-3）。

1.骨质 由骨组织构成，是骨的主要成分，分骨密质和骨松质。骨密质质地致密、抗压力较强，主要分布于长骨骨干和其他松质骨表面。骨松质呈海绵状，由骨小梁相互交织排列而成，位于骨的内部。

2.骨膜 骨除关节面外，其余部分表面均覆有骨膜。覆盖于骨表面的骨膜称为骨外膜，衬贴于骨髓腔内面和松质间隙内的骨膜称为骨内膜。骨膜由纤维结缔组织构成，对骨的营养、生长和再生具有重要作用。骨折手术时若骨膜剥离太多或损伤过大，都会导致骨折愈合延迟甚至不愈合。

3.骨髓 是充填于骨髓腔和骨松质间隙中的软组织。幼年时，全身骨髓具有造血功能，称红骨髓。5岁以后，一部分红骨髓逐渐被脂肪组织取代而失去造血功能，称黄骨髓。机体失血过多或严重贫血时，部分黄骨髓可转化为红骨髓恢复造血功能。成人红骨髓主要分布于长骨的两端、短骨、扁骨和不规则骨的骨松质内，如肋骨、胸骨和椎骨等处。临床上常在胸骨、髂骨等处进行骨髓穿刺取样检查骨髓。

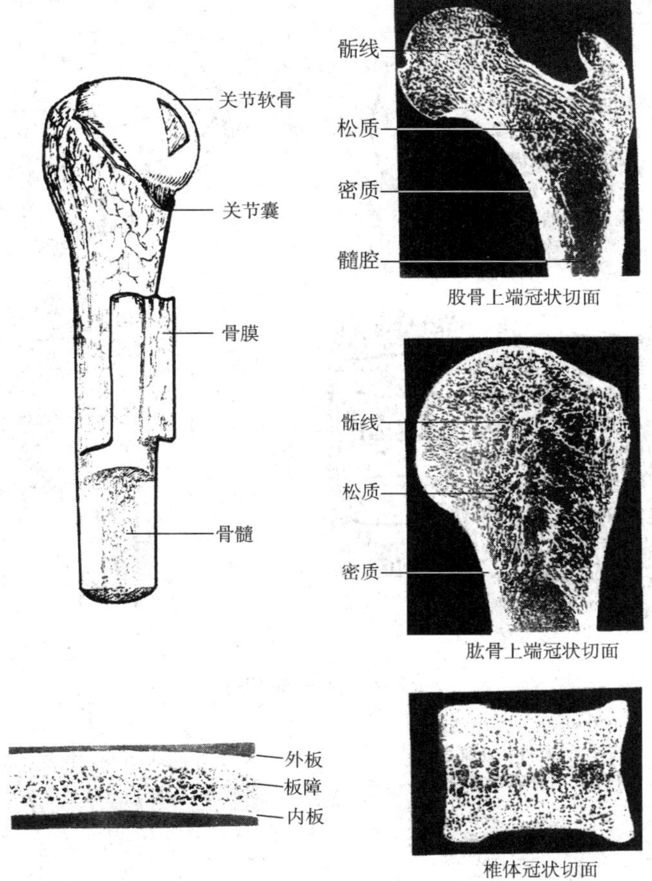

图2-3　骨的构造

（三）骨的化学成分和物理特性

骨的化学成分包括有机质和无机质。有机质由胶原纤维和黏多糖蛋白组成，它使骨具有韧性和弹性。无机质主要是钙盐，使骨具有硬度。一生中骨的无机质与有机质不断变化，年龄愈大，无机质的比例愈高。临床上可检测骨密度判断骨质的健康情况。

知识链接　　**骨质疏松**

骨质疏松是一种以低骨量和骨组织微结构破坏为特征，导致骨质脆性增加和易于骨折的全身性骨代谢性疾病。本病常见于老年人，但各年龄时期均可发病。骨质疏松在X线片上，其基本改变是骨小梁数目减少、变细和骨皮质变薄。青少年期患者应鼓励其多运动，而对于老年人特别是已有骨量减少或骨质疏松的患者，应注意运动项目的选择和运动量。

（四）骨连结

骨与骨之间的连接装置，称为骨连结。根据连结的方式可分为直接连结和间接连结（图2-4）。

1. 直接连结　骨与骨之间借纤维结缔组织、软骨、骨组织相连，连结无缝隙，稳固性较大，灵活性小。根据连结物的不同分为纤维连结、软骨连结、骨性结合。

2. 间接连结　间接连结也称滑膜关节或关节，是骨连结的最高级形式，关节的相对骨面间互相分离，之间为充以滑液的腔隙，借其周围的结缔组织囊相连结，因而一般具有较大的活动性。

（1）关节的基本结构（图2-5）

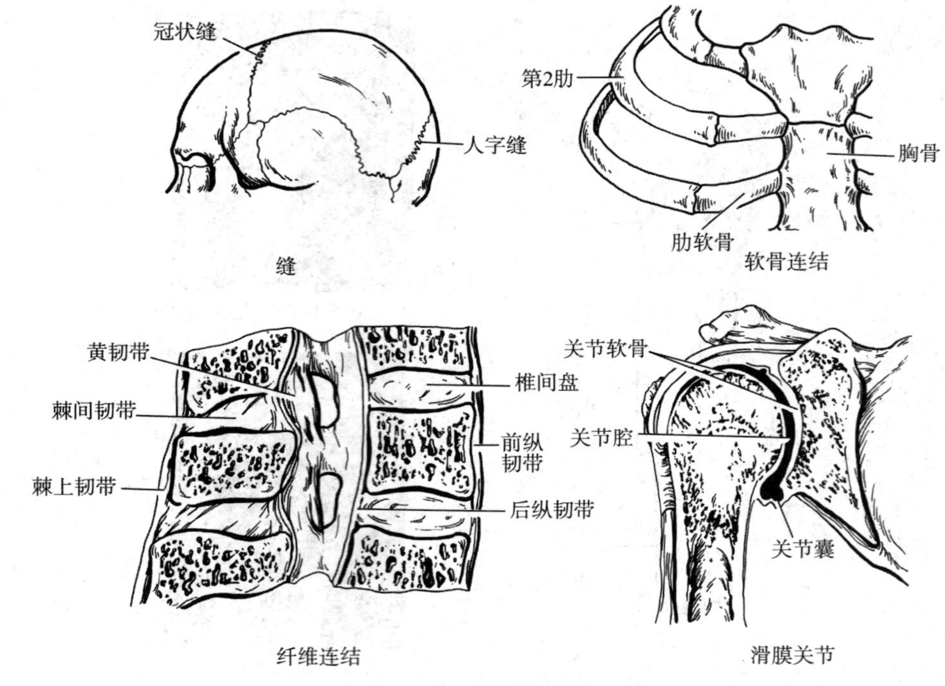

图2-4 骨连结的类型

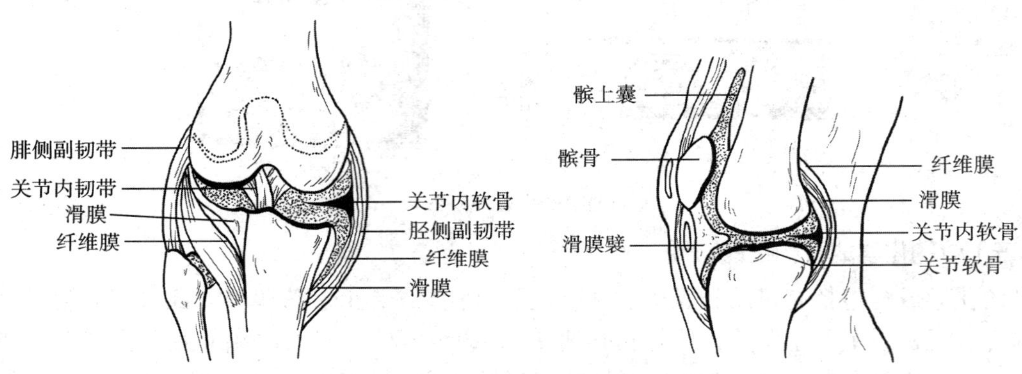

图2-5 关节的构造

1）关节面 是参与组成关节的各相关骨的接触面。每一关节至少包括两个关节面，关节面上终生被覆有关节软骨。关节软骨多数由透明软骨构成，其厚薄因不同的关节和年龄而异。关节软骨不仅使粗糙不平的关节面变为光滑，同时在运动时可减少关节面的摩擦，缓冲震荡和冲击。

2）关节囊 为纤维结缔组织膜构成的囊，包在关节的周围，封闭关节腔。分内外两层，外层为纤维层，厚而坚韧，由致密结缔组织构成，含有丰富的血管和神经；内层为滑膜层，薄而光滑，由疏松结缔组织构成，能产生滑液，具有润滑作用。

3）关节腔 为关节囊滑膜层和关节面共同围成的密闭腔隙，腔内有少量滑液，呈负压，对维持关节的稳固有一定作用。

（2）关节的辅助结构 每个关节除具备上述三个基本结构外，有些关节还具有辅助结构，对增强关节的稳定性及活动性起重要作用（图2-5）。

1）韧带 是连于相邻两骨之间的致密纤维结缔组织束，有增加关节稳固性和限制关节过度运动的作用，按其所在部位可分为囊内韧带和囊外韧带。

2）关节盘和关节唇 关节盘是垫于两关节面之间的纤维软骨，其周缘附于关节囊，将关节分为两部，其存在使关节面更加合适，同时可缓冲外力对关节的冲击和震荡。关节唇是附着于关节窝周缘的纤维软骨，其存在可加深关节窝、增大关节面，从而增加了关节的稳固性。

3）滑膜襞和滑膜囊　某些关节的滑膜层折叠突入关节腔形成滑膜襞，滑膜呈囊状膨出形成滑膜囊，起充填和减少摩擦的作用。

（3）关节的运动

1）屈和伸　是关节沿冠状轴所做的运动，关节的两骨角度变小为屈，反之为伸。

2）内收和外展　是关节沿矢状轴所做的运动，向正中矢状面靠拢的运动为内收，反之为外展。

3）旋转　是关节沿垂直轴所做的运动，骨的前面转向内侧称旋内，转向外侧称旋外。在前臂手背转向前方的运动称旋前，反之称旋后。

4）环转　是关节沿冠状轴和矢状轴所做的复合运动，即屈、展、伸、收的连贯动作。骨的近端在原位转动，远端做圆周运动。

二、躯干骨及其连结

案例讨论

案例　李某，男，65岁，因腰背部疼痛伴活动受限3天来院就诊。患者3天前在洗澡时不慎跌倒后感腰背部疼痛，并持续性加重，严重影响正常生活，为求进一步治疗收住入院。患者平素身体健康，近5年来时感腰困。查体：神志清楚，营养状况良好，一般情况尚可。胸腰段脊柱正中及两旁压痛、叩击痛明显。CT检查显示：骨密度较低，第12胸椎呈楔形改变。诊断：第12胸椎压缩性骨折。

讨论　1.躯干骨包括哪些，它们是怎么连结的？

2.从解剖学角度分析为什么老年人易患此病？

（一）躯干骨

躯干骨包括24块椎骨、1块骶骨、1块尾骨、1块胸骨和12对肋，共有51块。

1.椎骨　幼年时椎骨为32或33块，包括颈椎7块，胸椎12块，腰椎5块，骶椎5块，尾椎3~4块。成年后5块骶椎融合成1块骶骨，3~4块尾椎融合成1块尾骨。

（1）椎骨的一般形态　由前方短圆柱形的椎体和后方板状的椎弓组成（图2-6）。

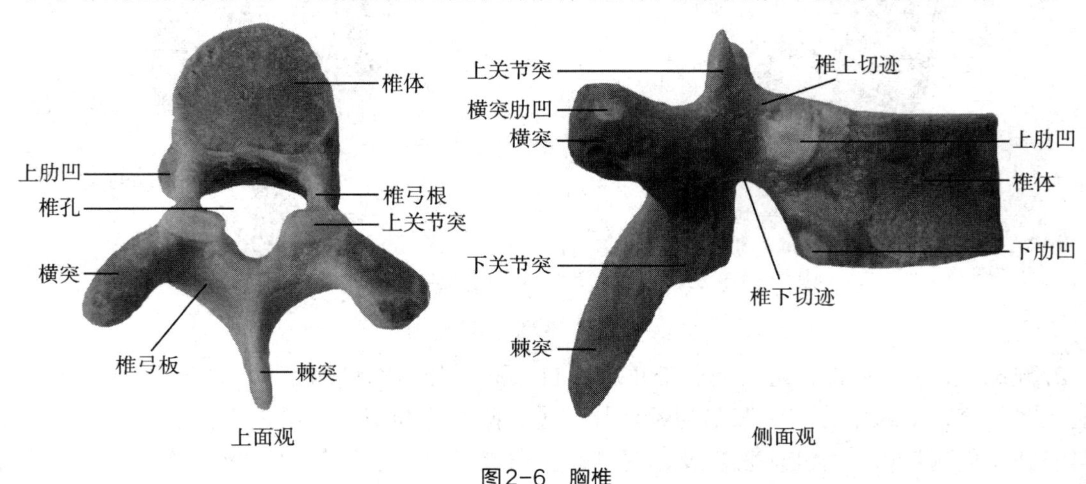

图2-6　胸椎

椎体是椎骨负重的主要部分，内部充满骨松质，表面的骨密质较薄，上下面皆粗糙，借椎间纤维软骨与邻近椎骨相接。椎体后面微凹陷，与椎弓共同围成椎孔。各椎孔贯通，构成容纳脊髓的椎管。

椎弓是弓形骨板，与椎体相连的缩窄部分，称椎弓根，其上、下缘各有一切迹，分别称为椎上、下切迹。相邻椎骨的椎上、下切迹共同围成椎间孔，有脊神经和血管通过。两侧椎弓根向后内扩展变宽的部分，称椎弓板，两侧在中线会合。由椎弓发出7个突起：棘突1个，由椎弓后面正中伸向后方或后下方，尖端可在体表扪到。横突1对，从椎弓根与椎弓板移行处伸向两侧。棘突和横突都是肌和韧带的附着处。关节突2对，在椎弓根与椎弓板结合处分别向上、下方突起，即上关节突和下关节突，相邻关节突构成关节突关节。

（2）各部椎骨的主要特征

1）颈椎　椎体小、椎孔大，椎体横断面呈椭圆形，横突上面有横突孔，第2~6颈椎的棘突较短、末端分叉。

第1颈椎又称寰椎，呈环状，无椎体、棘突和关节突，由前弓、后弓及侧块组成。前弓较短，后面正中有齿突凹，与枢椎的齿突相关节。

第2颈椎又称枢椎，其特点是椎体向上伸出齿突，与寰椎齿突凹相关节。

第7颈椎又称隆椎，其特点是棘突较长，末端不分叉，活体易于触及，常作为计数椎骨序数的标志。

2）胸椎　椎体横断面呈心形，椎体两侧、横突末端前面有椎体上、下肋凹和横突肋凹，棘突较长，向后下方呈叠瓦状排列。

3）腰椎　椎体粗壮，横断面呈肾形，棘突宽短，呈板状水平后伸。相邻棘突间隙较宽。

4）骶骨　由5块骶椎融合而成（图2–7），呈三角形，底在上，尖向下，前面凹陷，上缘中部向前隆凸，称岬。前面中部有四条横线，是椎体融合的痕迹。横线两端有4对骶前孔。后面粗糙隆凸，正中线上有骶正中嵴，嵴外侧有4对骶后孔。骶前、后孔均与骶管相通，分别有骶神经前、后支通过。骶管由骶椎的椎孔连接而成，它上通椎管，下端的裂孔称骶管裂孔，裂孔两侧有向下突出的骶角，骶管麻醉常以骶角作为标志。骶骨外侧部上宽下窄，上份有耳状面与髂骨的耳状面构成骶髂关节。

5）尾骨　由3~4块退化的尾椎融合而成，上接骶骨，下端游离为尾骨尖（图2–7）。

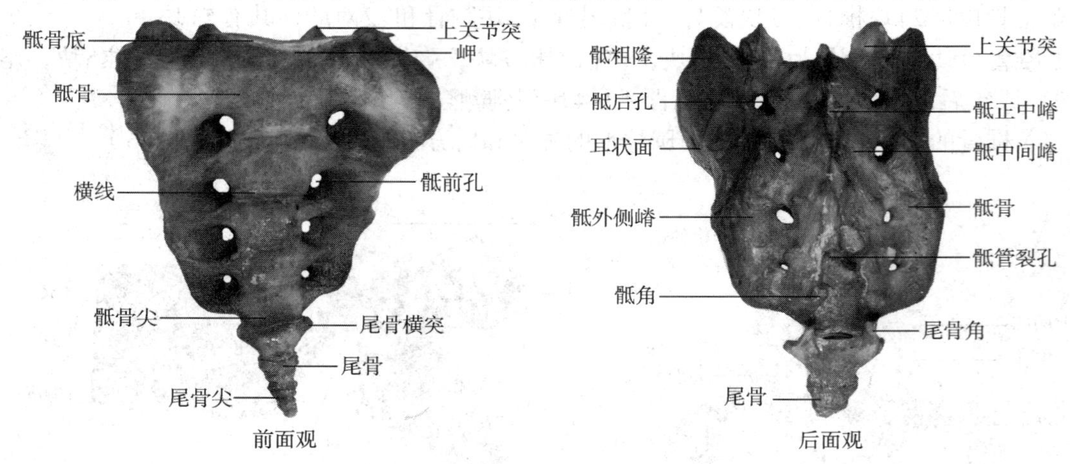

图2–7　骶骨和尾骨

2.胸骨　是1块扁骨，位于胸前部正中，自上而下分为胸骨柄、胸骨体和剑突三部分。胸骨柄上宽下窄，上缘中分有一凹陷为颈静脉切迹，两侧有锁切迹与锁骨相连结。柄与体连接处微向前突，称胸骨角，可在体表扪及，两侧的肋切迹与第2肋软骨连结，是计数肋的重要标志。胸骨角向后平对第4胸椎体下缘。胸骨体呈长方形，外侧缘有与第2~7肋软骨相连的肋切迹。剑突薄而细长，形状变化较大，下端游离。

3.肋　由肋骨和肋软骨组成，共12对。第1~7对肋前端借肋软骨与胸骨连结，称真肋。第8~10对肋前端借肋软骨连在上位肋软骨，形成肋弓，称假肋。第11~12对肋前端游离于腹壁肌层中，称浮肋。

肋骨分为前、后两端和体。后端膨大，称肋头，有关节面与椎体肋凹相关节。外侧稍细，称肋颈。颈外侧的粗糙隆起，称肋结节，有关节面与横突肋凹相关节。肋体扁而长，分内、外

两面和上、下两缘。内侧面近下缘有肋沟，肋间血管和神经沿此沟走行。肋体后份急转弯处称为肋角。肋软骨位于各肋骨的前端，由透明软骨构成，终生不骨化。

（二）躯干骨的连结

躯干骨借骨连结主要构成脊柱和胸廓。

1.脊柱 由躯干骨的24块椎骨、1块骶骨和1块尾骨借骨连结形成。

（1）椎体间的连结

1）椎间盘 是连结相邻两个椎体间的纤维软骨，由中央的髓核和周边的纤维环构成。纤维环由多层同心圆排列的纤维软骨构成，髓核由富有弹性的胶状物构成。椎间盘坚韧而有弹性，既牢固连结两个椎体，又可使两个椎体之间有少量的活动。当纤维环破裂时，髓核容易向后外侧脱出，突入椎管或椎间孔，压迫相邻的脊髓或神经根引起疼痛，临床上称为椎间盘脱出症。

2）前纵韧带 为紧贴各椎体前面，上起枕骨，下达第1或第2骶椎的纤维束，有防止脊柱过度后伸的作用。

3）后纵韧带 为位于各椎体后面，上起枢椎，下达骶管的纤维束，有限制脊柱过度前屈的作用。

（2）椎弓间的连结

1）黄韧带 连结相邻两椎弓板之间的韧带，由黄色弹性纤维构成，具有协助围成椎管和限制脊柱过度前屈的作用。

2）棘间韧带 连结相邻两棘突之间的薄层纤维。

3）棘上韧带和项韧带 棘上韧带是连结胸、腰、骶椎棘突尖端的纵行韧带，自第7颈椎以上增宽变薄，改名为项韧带。

4）关节突关节 由相邻椎骨的上、下关节突的关节面构成。

（3）寰椎与枕骨及枢椎的连结

1）寰枕关节 由寰椎侧块的上关节凹与枕骨的枕髁构成。

2）寰枢关节 由寰椎和枢椎构成，包括寰枢外侧关节和寰枢正中关节。

（4）脊柱的整体观（图2-8）

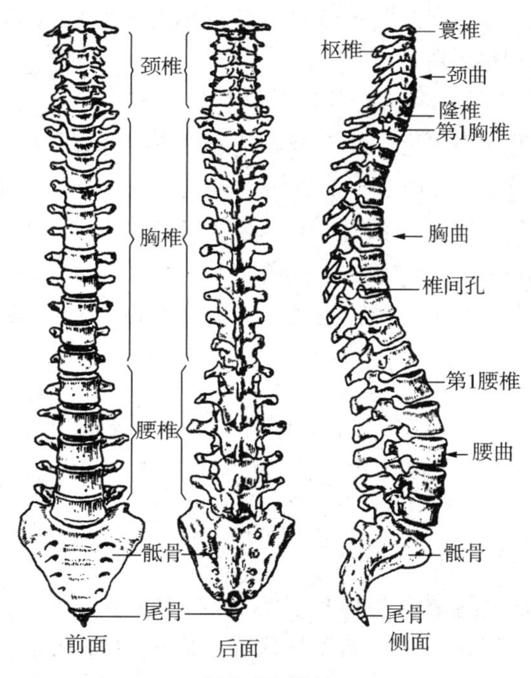

图2-8 脊柱

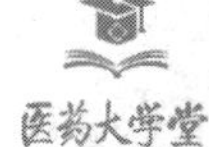

1）脊柱的侧面观　从侧面观察，可见脊柱有颈、胸、腰、骶四个生理弯曲。其中颈曲和腰曲凸向前，胸曲和骶曲凸向后。

2）脊柱的前面观　从前面观察脊柱，可见椎体从第2颈椎向下逐渐增大。

3）脊柱的后面观　从后面看，可见各部椎骨的棘突连贯成纵嵴，胸椎各棘突排列成叠瓦状。

（5）脊柱的功能　脊柱除支持体重、保护内脏外，还可做前屈、后伸、侧屈、旋转和环转运动。脊柱各部的运动形式和范围不同，颈部屈伸及旋转运动的幅度较大，胸部活动范围较小，腰部屈伸运动灵活。由于颈腰部运动灵活，故损伤也较多见。

知识链接　　鸡胸和桶状胸

佝偻病患儿因钙盐缺乏而导致骨组织疏松，易变形，致胸廓前后径增大，胸骨明显前突，形成“鸡胸”。患慢性支气管炎、肺气肿和哮喘病的老年人，因长期咳嗽，胸廓各径增大而成“桶状胸”。

2.胸廓　由12块胸椎、12对肋以及胸骨借骨连结共同构成（图2-9）。

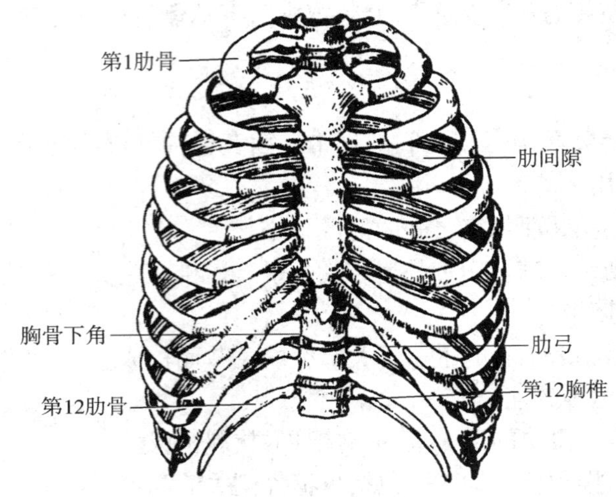

图2-9　胸廓（前面）

（1）肋椎关节　是肋骨与胸椎之间的连结，包括由肋头与胸椎体肋凹构成的肋头关节和由肋结节与横突肋凹构成的肋横突关节。

（2）胸肋关节　由2~7肋软骨和胸骨相应的肋切迹构成。

（3）胸廓的整体观　成人胸廓近似圆锥形，上窄下宽。胸廓有上、下两口及前、后壁和两侧壁。胸廓上口较小，由第1胸椎体、第1肋和胸骨柄上缘围成，是胸腔和颈部的通道。胸廓下口宽大，由第12胸椎、第11、12对肋前端、肋弓和剑突围成，两侧肋弓在中线构成向下开放的胸骨下角。剑突又将胸骨下角分成左、右剑肋角。相邻两肋之间的间隙，称为肋间隙。

（4）胸廓的作用　胸廓除支持、保护胸腔和部分腹腔器官外，主要参与呼吸运动。

三、颅骨及其连结

颅位于脊柱上方，由23块颅骨围成（中耳的3对听小骨未计入），颅骨多为扁骨或不规则骨。除下颌骨和舌骨以外，其余颅骨借缝或软骨牢固连结（图2-10）。颅骨分为后上方的脑颅骨和前下方的面颅骨。

（一）脑颅骨

脑颅骨共8块，包括成对的颞骨和顶骨，不成对的额骨、筛骨、蝶骨和枕骨，围成颅腔，容纳脑。颅腔顶称颅盖，由额骨、枕骨和顶骨构成；底由中部的蝶骨、后方的枕骨、两侧的颞骨、前方的额骨和筛骨构成。

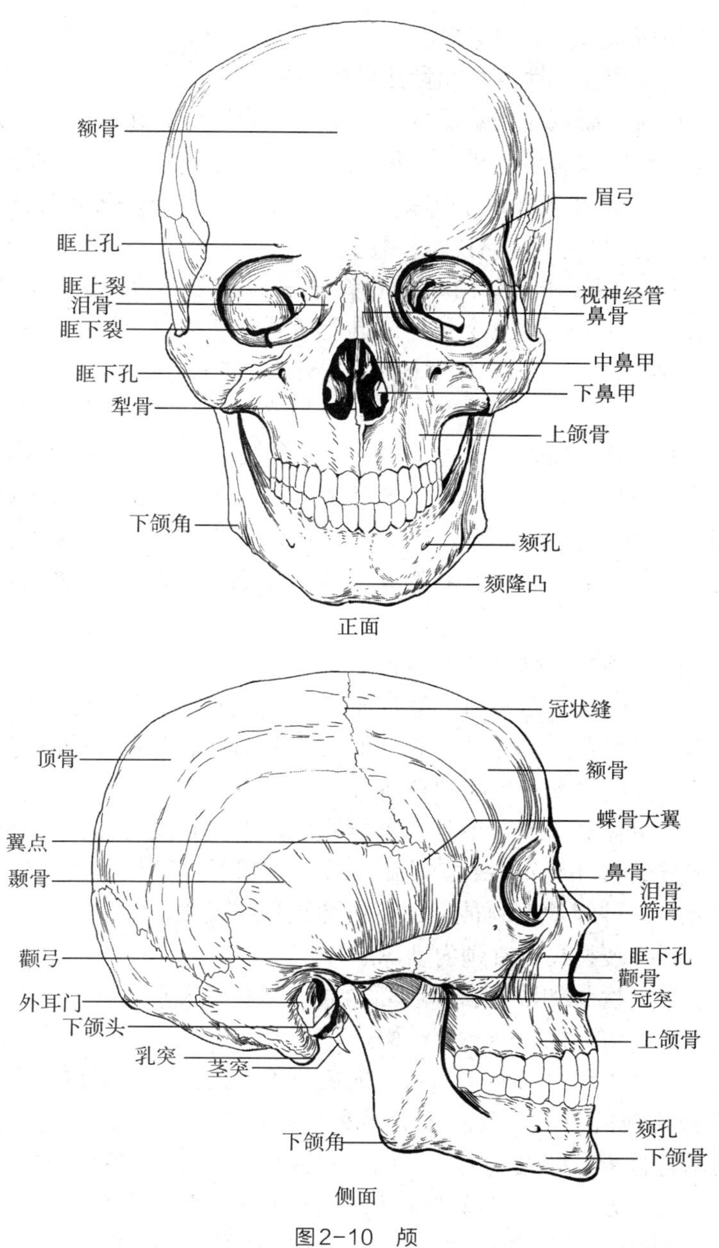

图2-10 颅

（二）面颅骨

面颅骨共15块，包括成对的上颌骨、颧骨、鼻骨、泪骨、腭骨及下鼻甲，不成对的犁骨、下颌骨及舌骨，构成眶、鼻腔、口腔和面部的骨性支架。

下颌骨分一体两支。下颌体呈弓板状，有上下两缘和内外两面。上缘为牙槽弓，有容纳下颌牙的牙槽。下缘圆钝，为下颌底。外侧面前部有颏孔。下颌支为后方上突的方形骨板，末端由前向后有两个突起，分别称冠突和髁突，髁突上端膨大为下颌头，与下颌窝相关节，两者间为凹陷的下颌切迹。下颌支后缘与下颌底交界处称下颌角。下颌支内面中央有下颌孔。

（三）颅的整体观

1.颅顶面观 呈卵圆形，前宽后窄。顶骨中央最隆凸处，称顶结节。颅盖上有三条缝：位于额骨与两侧顶骨的冠状缝，两顶骨之间的矢状缝，两侧顶骨与枕骨之间的人字缝。

2.颅侧面观 侧面中部有外耳门，向内通外耳道，外耳门后下方为乳突，可在体表摸到。前方的弓形突起称颧弓，将颅侧面分为上方的颞窝和下方的颞下窝。在颞窝内侧壁有额骨、顶骨、颞骨和蝶骨四骨汇合处，形似H形的缝，称为翼点，此处最为薄弱，内面有脑膜中动脉前

支通过，骨折时易损伤该血管致颅内出血。

3.颅前面观 可分为眶、骨性鼻腔和骨性口腔。

（1）眶 容纳眼球及其附属结构，呈四棱锥形，分为底、尖和四壁。眶尖朝向后内，有视神经管通颅中窝。眶底即眶口，朝向外，呈四边形，眶上缘内中1/3处有眶上切迹（孔），眶下缘中点下方有眶下孔。上壁前外侧份有泪腺窝，与外侧壁交界处有眶上裂通颅中窝；下壁与外侧壁交界处有眶下裂；内侧壁前下份有泪囊窝。

（2）骨性鼻腔 位于面颅中央，由犁骨和筛骨垂直板构成的骨性鼻中隔分成左、右两个腔，每个腔的外侧壁有向下突出的三个骨片，自上而下分别称为上鼻甲、中鼻甲和下鼻甲。各鼻甲下方的间隙，分别称为上鼻道、中鼻道和下鼻道。前方开口称梨状孔，后方开口称鼻后孔，通鼻咽。

（3）鼻旁窦 是上颌骨、额骨、蝶骨及筛骨内的含气空腔，位于鼻腔周围并开口于鼻腔。

额窦居眉弓深面，左右各一，开口于中鼻道前部。筛窦是筛骨的腔隙，分前、中、后三群，前、中群开口于中鼻道，后群开口于上鼻道。蝶窦位于蝶骨体内，向前开口于蝶筛隐窝。上颌窦位于上颌体内，开口于中鼻道，因窦口高于窦底，故窦内积液时直立体位不易引流。

（4）骨性口腔 由上颌骨、腭骨及下颌骨围成。

4.颅底内面观 颅底内面凹凸不平，呈阶梯状。由前向后为颅前窝、颅中窝和颅后窝。

（1）颅前窝 由额骨眶部、筛骨的筛板和蝶骨小翼构成。其中部的隆起，称鸡冠，鸡冠两侧为筛板，筛板上的小孔称筛孔，有嗅神经通过。

（2）颅中窝 由蝶骨体和大翼、颞骨岩部等构成。中央是蝶骨体，上面有垂体窝，窝的前外侧有视神经管，视神经管外侧斜行裂隙称眶上裂，在蝶骨体两侧，由前往后依次为圆孔、卵圆孔、棘孔，分别有三叉神经的上颌神经、下颌神经和脑膜中动脉通过。在蝶骨、颞骨、枕骨交界处有一不规则裂孔称破裂孔，有颈内动脉通过。

（3）颅后窝 主要由枕骨和颞骨岩部后面构成，有枕骨大孔、舌下神经管口、内耳门、颈静脉孔、横窦沟、乙状窦沟、枕内隆凸等结构。

5.颅底外面观 颅底外面高低不平，由前向后可见：由两侧牙槽突合成的牙槽弓和由上颌骨腭突与腭骨水平板构成的骨腭。骨腭上方被鼻中隔后缘（犁骨）分成左、右两半的是鼻后孔。鼻后孔两侧的垂直骨板，即翼突内、外侧板。翼突外侧板根部后外方，可见较大的卵圆孔和较小的棘孔。鼻后孔后方中央可见枕骨大孔，枕骨大孔两侧有椭圆形关节面，称枕髁，髁前外侧稍上有舌下神经管外口。枕髁外侧，枕骨与颞骨岩部交界处有一不规则的孔，称颈静脉孔，其前方的圆形孔为颈动脉管外口。颈静脉孔的后外侧，有细长的茎突，茎突根部后方有茎乳孔。颧弓根部后方有下颌窝，与下颌头相关节。窝前缘的隆起，称关节结节。

（四）颅骨的连结

颅骨之间多借缝、软骨或骨直接连结，十分牢固。颞下颌关节是唯一可动的滑膜关节。

颞下颌关节又称下颌关节，由下颌骨的下颌头与颞骨的下颌窝和关节结节组成。结构特点：关节面接触面积小，稳定性差；关节囊松弛，囊外有韧带加强；囊内有关节盘，将关节腔分为上下2部；关节囊前部薄弱，易向前脱位。下颌关节属于联合关节，须两侧同时运动，可做上提、下降、前后运动和侧方运动。

（五）新生儿颅的特征和出生后的变化

新生儿颅顶各骨尚未完全发育，骨缝间充填结缔组织膜，在多骨交界处，间隙的膜较大，称颅囟。颅囟主要有：前囟位于矢状缝与冠状缝相接处，呈菱形，最大，出生后1~2岁闭合。后囟位于矢状缝与人字缝会合处，呈三角形，出生后不久闭合。蝶囟和乳突囟成对，分别位于顶骨前下角和后下角，出生后不久闭合。

四、上肢骨及其连结

（一）上肢骨

上肢骨由上肢带骨和自由上肢骨组成。上肢带骨包括锁骨和肩胛骨，自由上肢骨包括肱骨、尺骨、桡骨、腕骨、掌骨和指骨。

1.锁骨 位于胸廓前上方，全长均可摸到。内侧2/3凸向前，外侧1/3凸向后，内侧端粗大为胸骨端，与胸骨柄相关节。外侧端扁平为肩峰端，与肩峰相关节。锁骨对固定上肢、支持肩胛骨、便于上肢灵活运动起重要作用。锁骨中、外1/3交界处易发生骨折。

2.肩胛骨 位于胸廓后外侧的上份。可分2面、3缘和3个角。前面与胸廓相对，为一大的浅窝，称肩胛下窝。后面有一骨嵴，称肩胛冈。冈上、下方的浅窝，分别称冈上窝和冈下窝。肩胛冈向外侧延伸的扁平突起，称肩峰，是肩部最高的骨点。上缘短而薄，外侧从份有肩胛切迹，切迹外侧有向前的指状突起称喙突。内侧缘薄而锐，临近脊柱又称脊柱缘。外侧缘肥厚邻近腋窝，又称腋缘。上角为上缘与脊柱缘会合处，平对第2肋。下角为脊柱缘与腋缘会合处，平对第7肋或第7肋间隙，为计数肋的标志。外侧角为腋缘与上缘会合处，最肥厚，为朝向外侧方的梨形浅窝，称关节盂，与肱骨头相关节。盂上、下方各有一粗糙隆起，分别称盂上结节和盂下结节。

3.肱骨 为典型的长骨（图2-11）。上端膨大，有半球形的肱骨头。头周围稍细的部分称解剖颈，肱骨头外侧和前方有大结节和小结节，头体交界处稍细的部分，称外科颈，是肱骨骨折的好发部位。肱骨体外上方有一粗糙骨面称三角肌粗隆，后面中份有自内上斜向外下的桡神经沟，有桡神经经过，肱骨中部骨折可伤及桡神经。下端内侧部有肱骨滑车、内上髁。内上髁的后下方有一浅沟，称尺神经沟，有尺神经通过。内上髁骨折时，可伤及尺神经。外侧部有肱骨小头、外上髁。下端的后面有鹰嘴窝，前面有冠突窝。

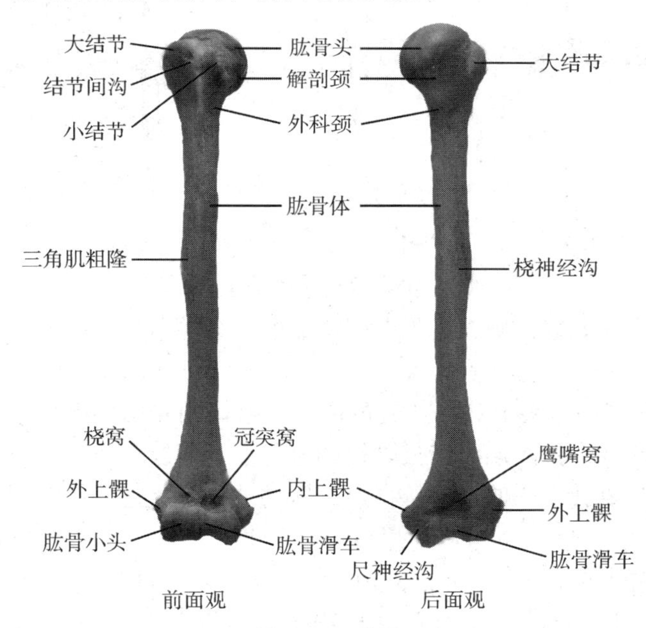

图2-11 肱骨

4.尺骨 位于前臂内侧部，分一体两端。上端粗大，前面有一半圆形深凹，称滑车切迹，与肱骨滑车相关节。切迹上方的突起称鹰嘴，前下方的突起称冠突。冠突外侧面有桡切迹，与桡骨头相关节；冠突下方的粗糙隆起，称尺骨粗隆。尺骨体外侧缘锐利，为骨间缘，与桡骨的骨间缘相对。下端为尺骨头，其后内侧向下的突起，称为尺骨茎突。

5.桡骨 上端称桡骨头，上面有关节凹，头周围有环状关节面，头下方为桡骨颈，颈的内

下方的突起为桡骨粗隆。下端内侧面有尺切迹，下面有腕关节面，下端外侧部向下突出称桡骨茎突。骨体呈三棱柱形。

6.手骨　包括腕骨、掌骨和指骨，每侧27块。腕骨有8块，分近侧列和远侧列，近侧列由桡侧向尺侧依次为手舟骨、月骨、三角骨和豌豆骨；远侧列为大多角骨、小多角骨、头状骨和钩骨。掌骨有5块，由外侧向内侧依次为第1~5掌骨。指骨有14块，除拇指为2节外，其余均为3节；由近侧至远侧依次为近节、中节和远节指骨。

（二）上肢骨的连结

1.胸锁关节　是上肢骨与躯干骨连结的唯一关节。由锁骨的胸骨端和胸骨的锁切迹及第一肋软骨的上面构成，关节囊内有关节盘，将关节腔分为外上和内下两部分。关节盘使关节头和关节窝相适应，由于关节盘下缘附着于第1肋软骨，所以能阻止锁骨向内上方脱位。胸锁关节的活动度虽小，但以此为支点扩大了上肢的活动范围。

2.肩锁关节　由锁骨的肩峰端与肩峰的关节面构成，活动度小。

3.肩关节　由肱骨头与关节盂构成，是典型的球窝关节（图2-12）。其特点是肱骨头大，关节盂浅而小，关节盂周缘有纤维软骨构成的盂唇加深关节窝；关节囊薄而松弛，囊内有肱二头肌长头腱通过，囊的上方附于关节盂周缘，下方附着于肱骨解剖颈，囊的上、前、后方有肌肉加强，下壁薄弱，肩关节脱位时，易朝前下方脱位。肩关节为全身最灵活的关节，能做屈和伸、内收和外展、旋内和旋外及环转运动。

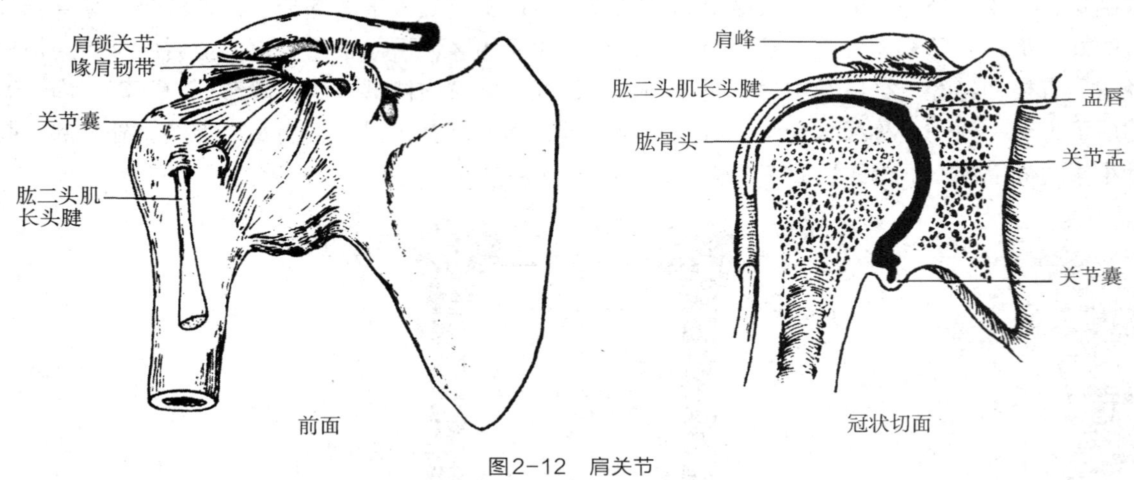

图2-12　肩关节

4.肘关节　是由肱骨下端与桡、尺骨上端构成的复合关节，包括肱尺关节、肱桡关节、桡尺近侧关节。

上述3个关节包在同一个关节囊内，囊的前、后壁薄弱，两侧有韧带加强。在桡骨环状关节面周围有桡骨环状韧带，其两端附于尺骨桡切迹的前、后缘，防止桡骨头脱出。肘关节的运动以肱尺关节为主，主要做屈、伸运动。桡尺近侧关节与桡尺远侧关节联合可使前臂做旋前和旋后运动。

肱骨内、外上髁和尺骨鹰嘴都易在体表扪及。当肘关节伸直时，此三点位于一条直线上，当肘关节屈至90°时，此三点的连线构成一尖端朝下的等腰三角形。肘关节发生脱位时，鹰嘴移位，三点位置关系发生改变。

5.前臂骨的连结　包括桡尺近侧关节、前臂骨间膜和桡尺远侧关节。

（1）前臂骨间膜　是连结尺、桡骨体之间的纤维膜。

（2）桡尺远侧关节　由尺骨头环状关节面与桡骨尺切迹、关节盘共同构成。

6.手关节　包括桡腕关节、腕骨间关节、腕掌关节、掌骨间关节、掌指关节、指骨间关节。

桡腕关节又称腕关节，由桡骨下端的关节面和尺骨头下方的关节盘构成关节窝，手舟骨、月骨、三角骨构成关节头，该关节可做屈、伸、收、展和环转运动。

五、下肢骨及其连结

（一）下肢骨

下肢骨包括下肢带骨和自由下肢骨。下肢带骨为髋骨，自由下肢骨包括股骨、髌骨、胫骨、腓骨、跗骨、跖骨和趾骨。

1.髋骨 位于盆部，是不规则骨，由髂骨、坐骨和耻骨愈合而成。在三骨愈合处的外侧面形成的窝为髋臼，髋臼边缘下部的缺口称髋臼切迹。坐骨和耻骨围成的孔，称为闭孔（图2–13）。

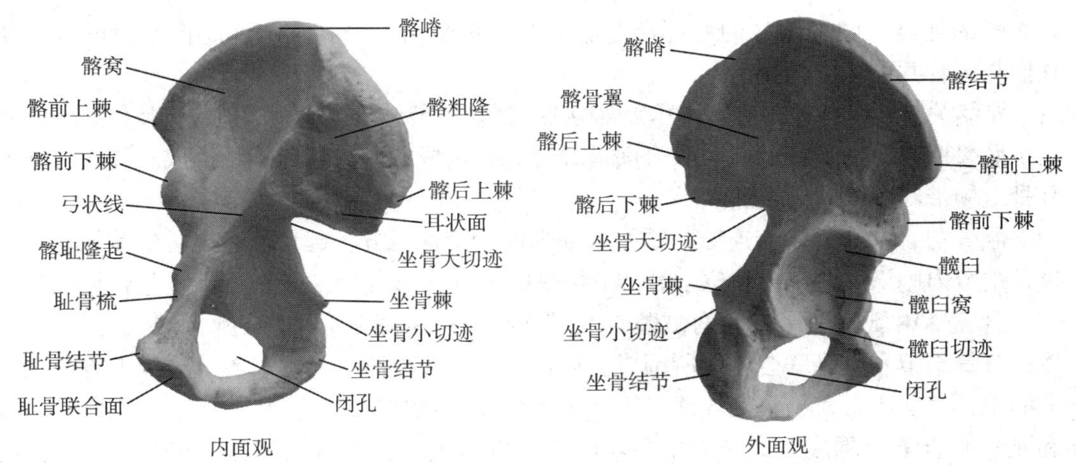

图2–13 髋骨

（1）髂骨 位于髋骨的后上部，分体和翼两部分。髂骨翼内侧面的浅窝称髂窝，窝的下界有一斜行隆起线，称弓状线，其后上方有耳状面，与骶骨的耳状面相关节。髂骨翼上缘称髂嵴，其前端为髂前上棘，后端为髂后上棘，髂前上棘向后5~7cm处向外突起，称髂结节。

（2）坐骨 构成髋骨下部，分坐骨体和坐骨支。体组成髋臼的后下部，后缘有三角形的坐骨棘，棘的上方和下方分别有坐骨大切迹和坐骨小切迹。坐骨体下后部向前、上、内延伸为较细的坐骨支，其末端与耻骨下支结合。坐骨体与坐骨支移行处的粗糙隆起，称坐骨结节。

（3）耻骨 位于髋骨前下部，分体和上、下两支。上支的上缘锐薄，称耻骨梳，向前终于耻骨结节。耻骨上、下支移行部的内侧，有椭圆形的耻骨联合面。

2.股骨 位于大腿部，是人体最长的长骨（图2–14）。上端球形的膨大为股骨头，与髋臼相关节，其中央稍下有股骨头凹。头的外下侧较细的部分称股骨颈。颈、体交界处上外侧的隆起为大转子，下内侧隆起为小转子。下端形成两个膨大，称内侧髁和外侧髁，两髁间有髁间窝，两髁侧面的突起称内、外上髁。股骨体略弓向前，上段呈圆柱形，中段三棱柱形，下段前后略扁。体后面有纵行骨嵴，称粗线。粗线上端分叉，向上外延续为粗糙的臀肌粗隆。

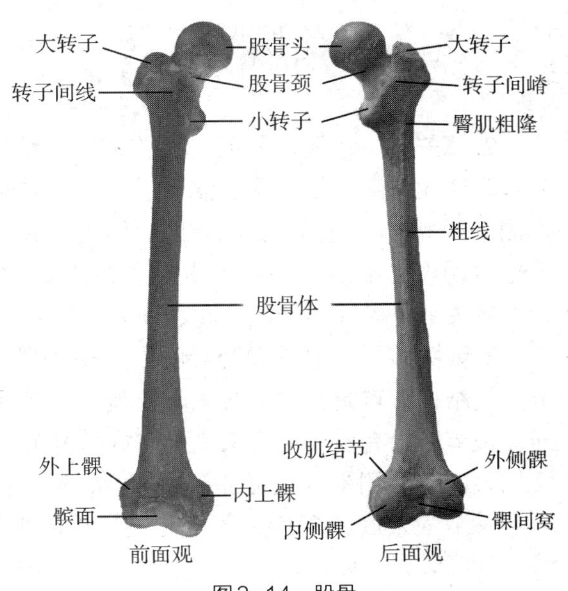

图2–14 股骨

3.髌骨 是人体最大的一块籽骨，位于膝关节前方，包于股四头肌腱内，略呈三角形，上宽下窄，前面粗糙后面光滑，后面与股骨髌面相关节。

4.胫骨 位于小腿内侧部，上端膨大形成

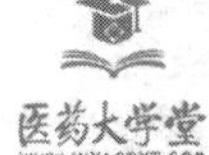

内侧髁和外侧髁，两髁上关节面之间的骨性隆起称髁间隆起。上端前面的隆起称胫骨粗隆。下端膨大，内下方的突起形成内踝，下端下面和内踝外面的关节面与距骨滑车相关节。体为三棱柱形，前缘较锐利。

5.腓骨 位于小腿外侧部，上端膨大称腓骨头，头下方变细，称腓骨颈。下端膨大为外踝。

6.足骨 包括跗骨、跖骨和趾骨。跗骨有7块，分成前、中、后三列，后列为跟骨和距骨；中列为足舟骨；前列为内侧楔骨、中间楔骨、外侧楔骨及骰骨。跖骨有5块，由内侧向外侧依次称为1~5跖骨。趾骨有14块，各节趾骨的名称和结构均与手指骨相同。

（二）下肢骨的连结

1.髋骨的连结 两侧髋骨的后部借骶髂关节及韧带与骶骨相连，前部借耻骨联合互相连结。它们与尾骨共同构成骨盆。

（1）骶髂关节 由骶骨和髂骨的耳状面构成，骶髂关节结构牢固，以适应支持体重的功能。

（2）耻骨联合 由两侧的耻骨联合面借纤维软骨构成的耻骨间盘连结而成。其上、下方分别有耻骨上韧带和耻骨间韧带加强。

（3）髋骨与脊柱间的韧带连结 骶结节韧带位于骨盆后方，起自骶、尾骨的侧缘，集中附着于坐骨结节内侧缘。骶棘韧带位于骶结节韧带的前方，起自骶、尾骨侧缘，止于坐骨棘。

（4）骨盆 由骶骨、尾骨和两侧髋骨及其连结构成（图2-15）。从骶骨岬经两侧弓状线、耻骨梳、耻骨结节和耻骨联合上缘所围成的环形线，称为界线。骨盆以界线分为上方的大骨盆和下方的小骨盆。小骨盆上口为界线，下口由尾骨尖、骶结节韧带、坐骨结节、坐骨支、耻骨下支和耻骨联合下缘围成。骨盆的主要功能是支持体重和保护盆腔脏器。在女性，骨盆还是胎儿娩出的产道。女性骨盆外形短而宽，骨盆上口近似圆形，较宽大，骨盆下口和耻骨下角较大，女性耻骨下角可达90°~100°，男性则为70°~75°。

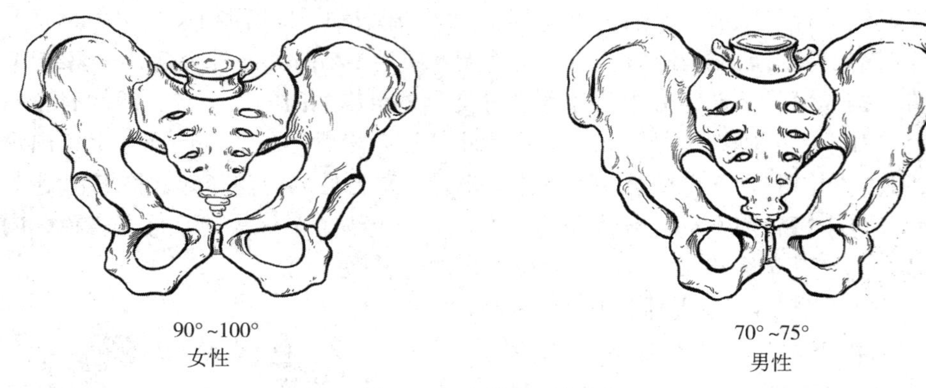

图2-15 女性和男性骨盆

2.髋关节 由髋臼和股骨头构成。其结构特点是：髋臼深，股骨头几乎全部纳入髋臼内；关节囊厚而坚韧，上端附于髋臼周缘，下方前面附于转子间线，在后面股骨颈内侧2/3在囊内、外侧1/3在囊外，故股骨颈骨折有囊内、囊外之分；关节囊上、后及前壁均有韧带加强，唯有下壁较薄弱，故股骨头脱位常发生在此处；在关节腔内有股骨头韧带，内含营养股骨头的血管。髋关节可做屈、伸、内收、外展、旋内、旋外和环转运动，其运动幅度远不及肩关节。

3.膝关节 由股骨和胫骨的内、外侧髁及髌骨构成（图2-16）。是人体最大、最复杂的关节。其结构特点是：关节囊宽阔松弛，前面有髌韧带加强，两侧由胫侧副韧带和腓侧副韧带加强；关节腔内有前、后交叉韧带和内、外侧半月板。前、后交叉韧带可防止胫骨过度向前、后移位。内、外侧半月板可加深关节窝，增加关节的稳定性。内侧半月板较大，呈“C”形，外缘与关节囊及胫侧副韧带紧密相连。外侧半月板较小，近似“O”形，外缘亦与关节囊相连。膝关节可做屈、伸运动，在半屈位时可做小幅度的旋内和旋外运动。

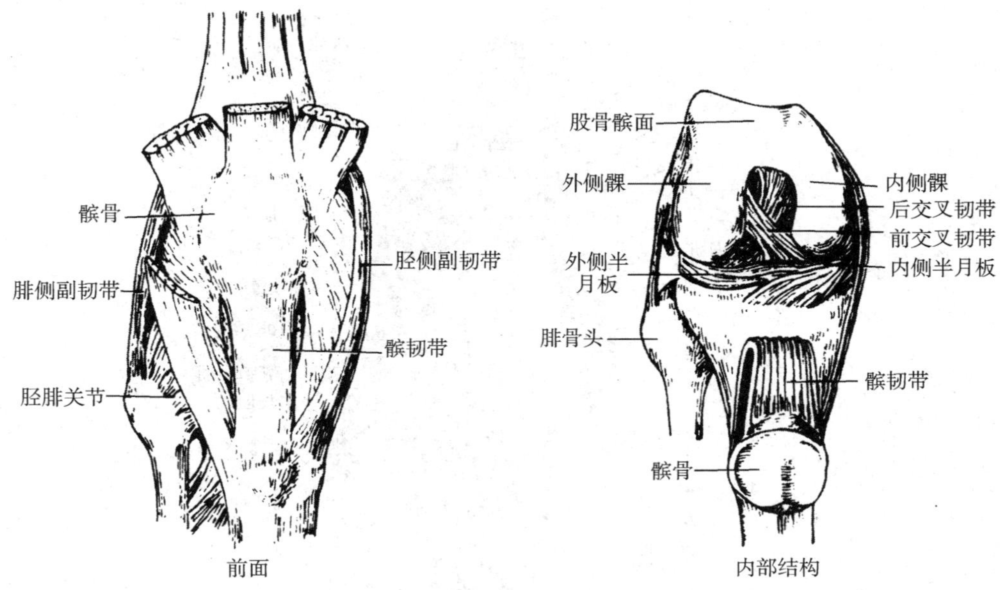

图2-16　膝关节

4.胫腓连结　胫、腓两骨之间的连结紧密，上端由胫骨外侧髁与腓骨头构成微动的胫腓关节，两骨干之间有坚韧的小腿骨间膜相连，下端借胫腓前、后韧带相连结。

5.足关节　包括距小腿（踝）关节、跗骨间关节、跗跖关节、跖骨间关节、跖趾关节和趾骨间关节。

距小腿关节又称踝关节，由胫、腓骨的下端与距骨构成，关节囊前、后壁较薄，两侧有韧带加强。主要可做背屈（伸）和跖屈（屈）的运动，在踝关节高度跖屈时，还可做轻度的侧方运动。跗骨间关节主要包括距跟关节、距跟舟关节和跟骰关节。距跟关节和距跟舟关节在功能上是联动关节，在运动时，跟骨与足舟骨连同其余的足骨一起对距骨做内翻或外翻运动。

6.足弓　是跗骨和跖骨借关节和韧带连成的凸向上的弓形结构称为足弓。分为前后方向的内、外侧纵弓和内外方向的横弓。足弓增加了足的弹性，人体的重力从踝关节经距骨向前、后传递到跖骨头和跟骨结节，从而保证直立时身体稳立于地面，在行走和跳跃时发挥弹性和缓冲震荡的作用。足弓还可保护足底的血管、神经免受压迫。足弓的维持除了依靠各骨的连结之外，足底的韧带、肌和肌腱的牵引对维持足弓也起着重要作用。若上述结构一旦被拉长或受损，足弓便有可能塌陷，成为扁平足。

第二节　骨骼肌

PPT

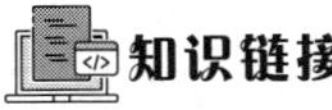
知识链接　　重症肌无力

重症肌无力是一种由神经–肌肉接头处传递功能障碍所引起的自身免疫性疾病，患病率为（77~150）/100万，年发病率为（4~11）/100万。女性患病率大于男性，约3∶2，各年龄段均有发病，儿童1~5岁居多。

重症肌无力患者发病初期往往感到眼或肢体酸胀不适，或视物模糊，容易疲劳，天气炎热或月经来潮时疲乏加重。随着病情发展，骨骼肌明显疲乏无力，显著特点是肌无力于下午或傍晚劳累后加重，晨起或休息后减轻，此种现象称之为“晨轻暮重”。

一、概述

骨骼肌是运动系统的动力部分，在神经系统支配下，肌收缩牵引骨骼产生运动。全身共有600多块，约占体重的40%，每块肌都是一个器官（图2-17）。

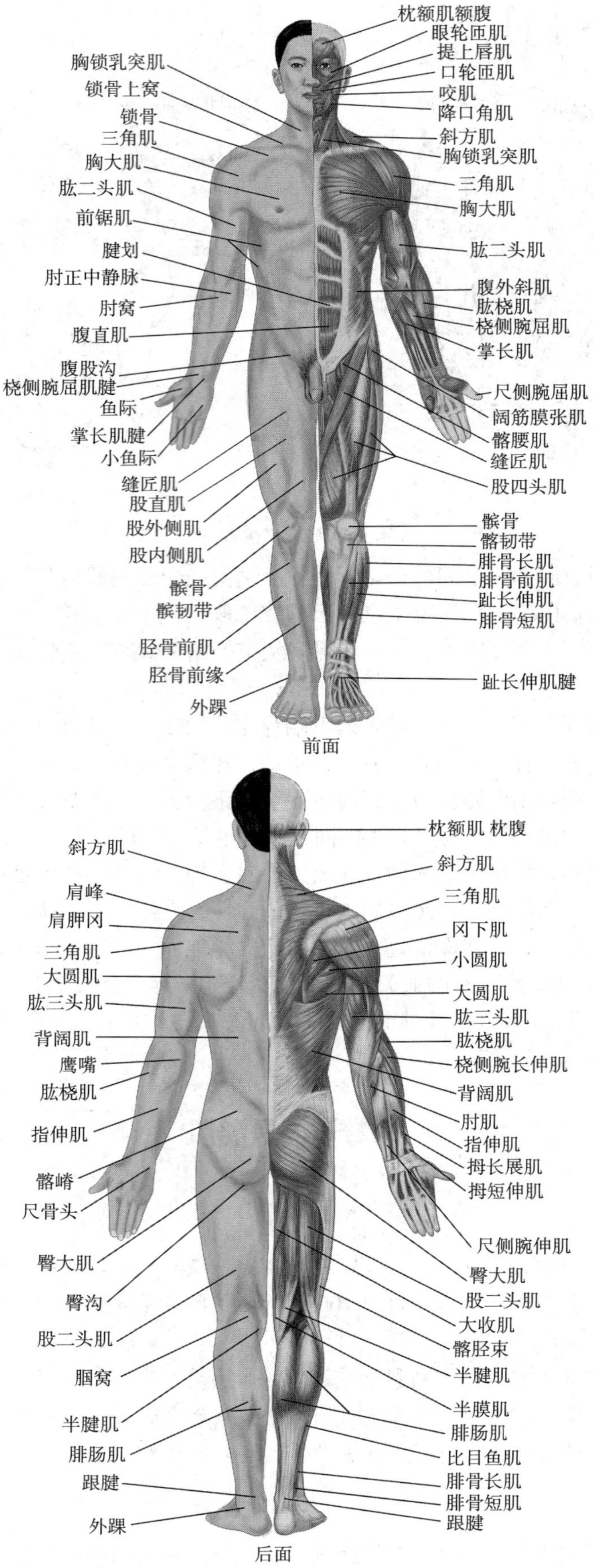

枕额肌额腹
胸锁乳突肌
眼轮匝肌
提上唇肌
锁骨上窝
口轮匝肌
锁骨
咬肌
降口角肌
三角肌
斜方肌
胸大肌
胸锁乳突肌
肱二头肌
三角肌
胸大肌
前锯肌
腱划
肱二头肌
肘正中静脉
腹外斜肌
肘窝
肱桡肌
桡侧腕屈肌
腹直肌
掌长肌
腹股沟
桡侧腕屈肌腱
尺侧腕屈肌
鱼际
阔筋膜张肌
掌长肌腱
髂腰肌
小鱼际
缝匠肌
缝匠肌
股四头肌
股直肌
股外侧肌
髌骨
股内侧肌
髂韧带
腓骨长肌
髌骨
腓骨前肌
髌韧带
趾长伸肌
腓骨短肌
胫骨前肌
胫骨前缘
趾长伸肌腱
外踝

前面

枕额肌 枕腹
斜方肌
斜方肌
肩峰
三角肌
肩胛冈
冈下肌
三角肌
小圆肌
大圆肌
大圆肌
肱三头肌
肱三头肌
背阔肌
肱桡肌
鹰嘴
桡侧腕长伸肌
肱桡肌
背阔肌
肘肌
指伸肌
指伸肌
拇长展肌
髂嵴
拇短伸肌
尺骨头
尺侧腕伸肌
臀大肌
臀大肌
臀沟
股二头肌
大收肌
股二头肌
髂胫束
腘窝
半腱肌
半膜肌
半腱肌
腓肠肌
腓肠肌
比目鱼肌
跟腱
腓骨长肌
腓骨短肌
外踝
跟腱

后面

图2-17　全身骨骼肌

（一）肌的形态和构造

肌的形态各异，按外形大致可分为长肌、短肌、扁肌和轮匝肌四种（图2-18）。长肌呈梭形或带形，主要分布于四肢，收缩时能产生大幅度的运动。短肌小而短，多分布于躯干深层，具有明显的节段性。扁肌扁而薄，多分布于胸、腹壁，除具有运动功能外，还对内脏起保护作用。轮匝肌多呈环形，位于孔裂的周围，收缩时可以关闭孔裂。

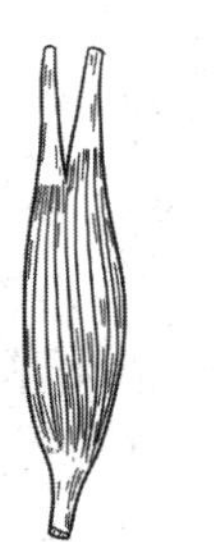
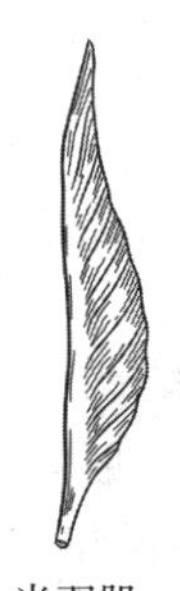
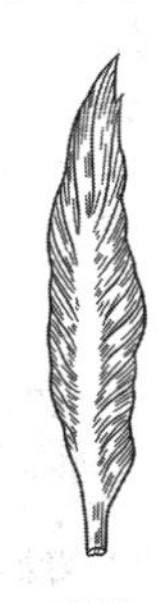
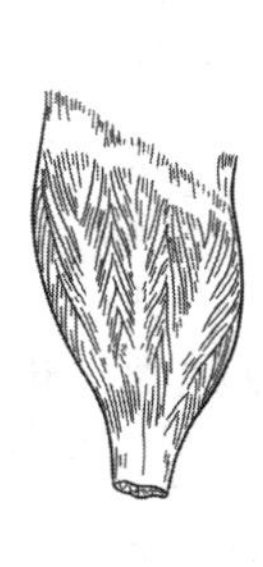
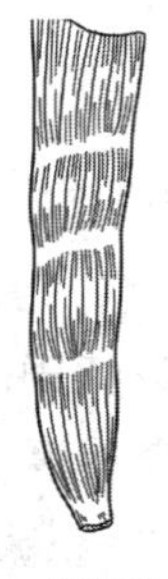
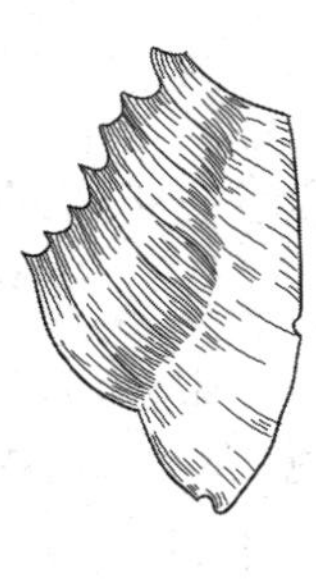
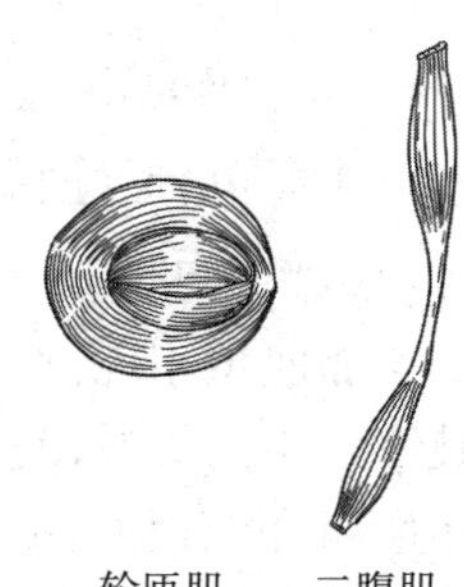

图2-18　肌的形态

每块肌都由中间的肌腹和两端的肌腱构成。肌腹主要由肌纤维组成，具有收缩和舒张功能。肌腱主要由致密结缔组织构成，强韧而无收缩功能，是肌附着于骨骼的结构。长肌的肌腱呈条索状，扁肌的肌腱呈薄膜状，称腱膜。

（二）肌的起止、配布和作用

1. 肌的起止　肌一般都跨过一个或多个关节，附着于两块骨的骨面，收缩时使两骨彼此靠近而产生运动。运动时两块骨中有一块骨相对固定，另一块骨相对移动，通常把接近身体的正中面或四肢近侧骨面上的附着点看作是肌的起点或定点，把另一端看作是肌的止点或动点。

2. 肌的配布　骨骼肌配布时，在一个运动轴的相对侧有两个作用相反的肌或肌群，这两个对抗的肌或肌群称为拮抗肌，如肘关节前方的屈肌群和后方的伸肌群。在运动轴的同一侧，作用相同的肌称协同肌，如肘关节前方诸肌。

3. 肌的作用　肌有两种作用：一种是动力作用，收缩时产生动作，如屈伸、收展等，使身体完成各种随意运动；另一种是静力作用，使肌产生一定的张力，称肌张力或肌紧张，使身体维持一定姿势，如站立、坐位等。

（三）肌的辅助结构

肌的辅助结构包括筋膜、滑膜囊和腱鞘。

1. 筋膜　分为浅筋膜和深筋膜两种。

（1）浅筋膜　又称皮下筋膜，由疏松结缔组织构成，位于皮下，包被全身各部。其内含有脂肪，具有保护深层结构和维持体温等作用。脂肪的多少因部位、性别和营养状况而不同。

（2）深筋膜　又称固有筋膜，由致密结缔组织构成，位于浅筋膜深面，覆盖于全身肌的表面并包裹肌或肌群。有的包裹血管和神经形成血管神经鞘。在某些部位，深筋膜深入肌群之间并附着于骨，构成肌间隔，再与包绕肌群的深筋膜共同构成筋膜鞘。有些部位的深筋膜增厚形成支持带，对肌腱有支持和约束作用。

2. 滑膜囊　通常为封闭的结缔组织小囊，内含滑液，多位于骨面与肌腱之间，以减少两者之间的摩擦。有的滑膜囊可与关节腔相通，滑膜囊炎症可影响肢体局部的运动。

3. 腱鞘　是包裹在长肌腱周围的结缔组织鞘管，存在于活动性较大的部位，如腕、踝、手指和足趾等处，它使肌腱位置相对固定，并减少肌腱与骨面的摩擦。

知识链接 腱鞘炎

腱鞘分两层包绕着肌腱，两层之间一空腔即滑液腔，内有腱鞘滑液。内层与肌腱紧密相贴，外层衬于腱纤维鞘里面，共同与骨面结合，具有固定、保护和润滑肌腱，使其免受摩擦或压迫的作用。肌腱长期在此过度摩擦，即可发生肌腱和腱鞘的损伤性炎症，引起肿胀，称为腱鞘炎。若不治疗，便有可能发展成永久性活动不便。

二、头肌

头肌可分为面肌和咀嚼肌两部分。

（一）面肌

面肌位于面部皮下，眼、口、鼻的周围，起自颅骨，止于皮肤。面肌收缩时牵动皮肤形成皱纹及小窝，并使面部的孔、裂闭合或开大，从而产生各种表情，故也称表情肌。面肌可分为环形肌和辐射肌两种，主要有颅顶的枕额肌，睑裂周围的眼轮匝肌和口裂周围的口轮匝肌等。其中口周围的肌在表情、语言、咀嚼、吸吮和吹奏等活动中起重要作用（图2-19）。

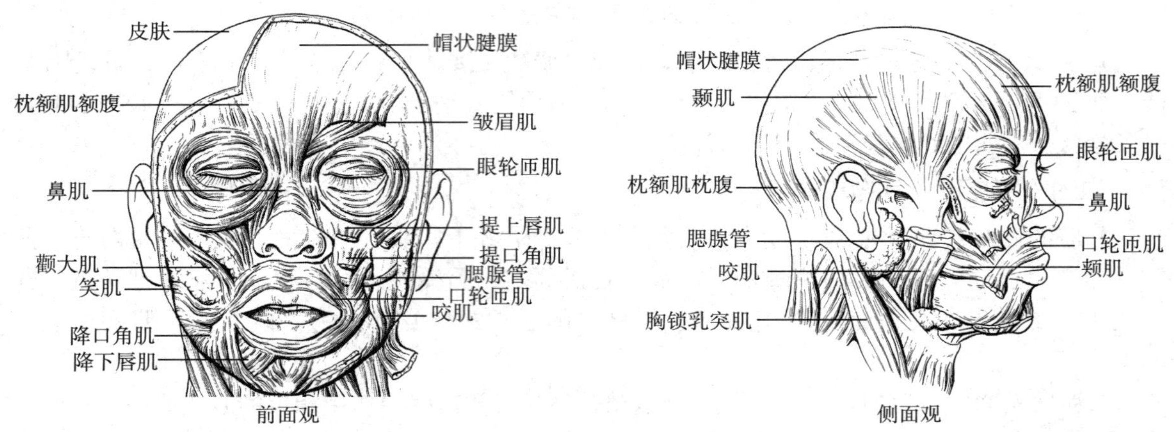

图2-19 面肌

（二）咀嚼肌

咀嚼肌包括颞肌、咬肌、翼内肌和翼外肌。它们均配布在下颌关节的周围，参加咀嚼运动。其中，颞肌位于颞窝内；咬肌位于下颌支外面；翼内肌位于颞下窝内，在下颌支的内面；翼外肌也位于颞下窝内。

三、颈肌

颈肌可分为颈浅肌群，舌骨上、下肌群和颈深肌群（图2-20）。

（一）颈浅肌群

1.颈阔肌 位于颈部浅筋膜中，为一皮肌，薄而宽阔，有紧张颈部皮肤和下拉口角的作用。

2.胸锁乳突肌 位于颈部两侧，是颈部最显著的肌性标志。起自胸骨柄的前面和锁骨的胸骨端，二头会合后斜向后上方，止于颞骨乳突。一侧收缩可使头向同侧倾斜而颜面转向对侧；两侧同时收缩可使头后仰。

（二）舌骨上、下肌群

舌骨上肌群位于下颌骨和颅骨与舌骨之间，每侧有4块肌。舌骨下肌群位于颈前部，在舌骨下方正中线的两侧，每侧有4块肌。

舌骨上、下肌群有固定舌骨和喉的作用，并使之上、下移动，配合吞咽和发音。

（三）颈深肌群

颈深肌群主要有前、中、后斜角肌，位于脊柱颈段两侧与第1、2肋之间。能上提第1、2肋，

助深吸气，并可使颈向同侧屈。其中前、中斜角肌与第1肋之间形成的间隙称斜角肌间隙，有臂丛和锁骨下动脉通过。

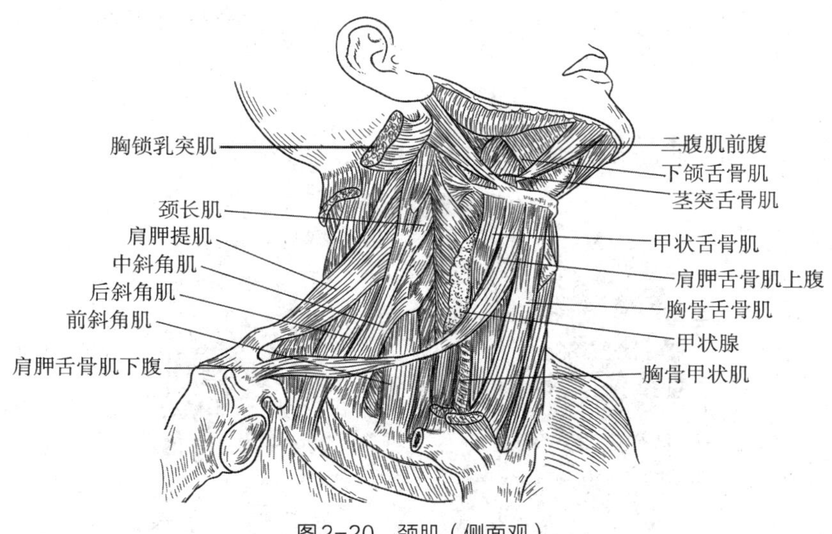

图2-20　颈肌（侧面观）

四、躯干肌

躯干肌可分为背肌、胸肌、膈、腹肌和会阴肌。

（一）背肌

背肌分浅、深两群（图2-21）。

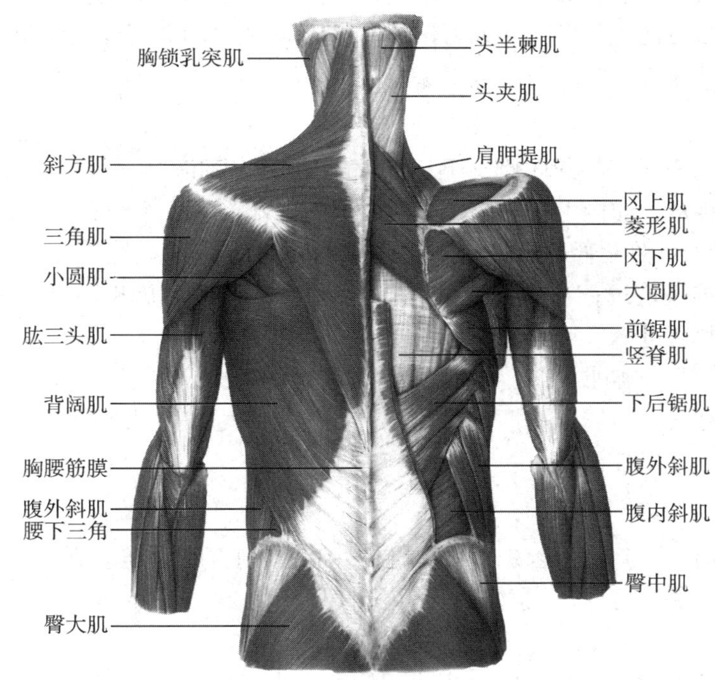

图2-21　背肌

1.浅群　主要有斜方肌和背阔肌。

（1）斜方肌　位于项部和背上部，为三角形的扁肌，左右两侧合成斜方形。其主要作用是运动肩胛骨，使肩胛骨向脊柱靠拢或上提、下降。如果肩胛骨固定，可运动颈部和头部，作用与胸锁乳突肌相同。

（2）背阔肌　位于背下部，为人体最大的扁肌，略呈三角形。其作用是可使臂后伸、内收

和旋内，如作双手交叉在背后的姿势。若上肢固定可引体向上。

2.深群 主要有竖脊肌或骶棘肌，纵列于躯干背面，脊柱棘突两侧的沟内。下端粗大，自骶骨背面向上，经过腰部、背部，上行至项部。此肌的作用是使脊柱后伸和仰头，一侧收缩使脊柱侧屈。

（二）胸肌

胸肌分为胸上肢肌和胸固有肌两群（图2-22）。

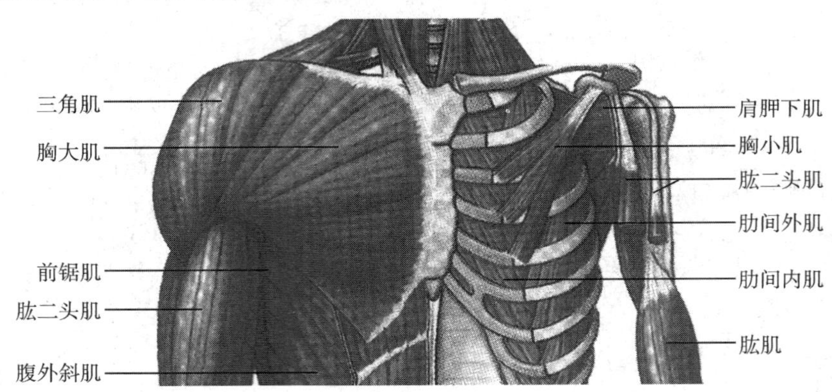

图2-22 胸肌

1.胸上肢肌 是起自胸廓外面，止于上肢骨的一群肌，包括胸大肌、胸小肌和前锯肌，它们一方面运动上肢，另一方面可运动胸廓协助吸气。胸大肌位于胸前壁，呈三角形，宽而厚。胸大肌的作用为使臂内收、旋内和前屈，臂上举固定时可上提躯干。胸小肌位于胸大肌深面。前锯肌为宽大的扁肌，位于胸廓侧壁，作用主要是拉肩胛骨向前和紧贴胸廓。

2.胸固有肌 参与构成胸壁，主要为位于11对肋间隙内的肋间外肌和肋间内肌。肋间外肌位于浅层，可提肋助吸气；肋间内肌位于深层，可降肋助呼气。

（三）膈

膈是向上膨隆的扁肌。它封闭胸廓下口，分隔胸腔和腹腔。膈的周围部为肌性部分，起自胸廓下口的周缘和腰椎，向内上止于膈中央的中心腱。膈上有三个裂孔：在第12胸椎前方为主动脉裂孔，有主动脉和胸导管通过；在主动脉裂孔的左前上方，约平第10胸椎高度为食管裂孔，有食管和迷走神经通过；在食管裂孔的右前上方，约平第8胸椎高度，位居中心腱内的腔静脉孔，有下腔静脉通过。

膈是主要的呼吸肌。膈收缩时膈顶下降，胸腔容积扩大，助吸气；膈舒张时，膈顶上升，胸腔容积缩小，助呼气。若膈与腹肌同时收缩，能增加腹压，协助排便、呕吐、咳嗽、喷嚏及分娩等活动。

（四）腹肌

腹肌位于胸廓下缘与骨盆上缘之间，可分为前外侧群和后群。前外侧群构成腹前壁和侧壁，包括腹直肌、腹外斜肌、腹内斜肌和腹横肌（图2-23）。后群位于腹后壁，主要有腰方肌。

1.腹直肌 呈带状，位于腹前壁正中线两侧的腹直肌鞘内，上宽下窄，全长被3~4条横向的腱划分隔成多个肌腹，腱划由致密结缔组织构成。

2.腹外斜肌 位于腹前外侧壁的浅层。肌束由外侧上方斜向前下，接近腹直肌外侧缘处，移行为腹外斜肌腱膜，腱膜经腹直肌前方，参与腹直肌鞘的构成，并达正中线与对侧的腱膜交织成腹白线。腹外斜肌腱膜下缘增厚，张于髂前上棘与耻骨结节之间，形成腹股沟韧带。在耻骨结节的外侧上方，腱膜形成近乎三角形的裂孔，为腹股沟管浅（皮下）环。

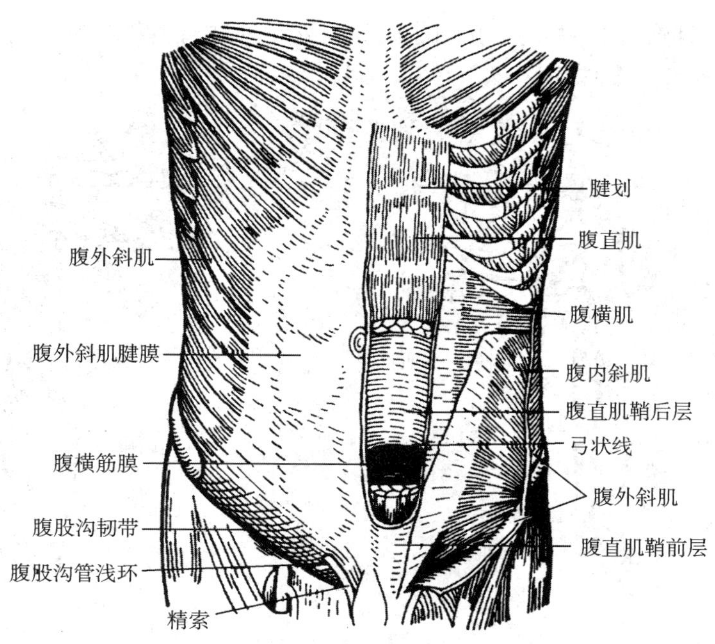

图2-23　腹前外侧壁肌

3.腹内斜肌　位于腹外斜肌的深面。肌束呈扇形，主要由外侧下方斜向内侧上方，接近腹直肌外侧缘处，移行为腹内斜肌腱膜，继而分前、后两层，向内侧分别经腹直肌的前面和后面参与腹直肌鞘的构成，止于腹白线。

4.腹横肌　位于腹内斜肌的深面。肌束由外侧横行向内侧，近腹直肌外侧缘处移行为腹横肌腱膜，再向内侧经腹直肌后面参与腹直肌鞘的构成，止于腹白线。腹横肌腱膜下缘与腹内斜肌腱膜下缘结合，呈弓形止于耻骨梳的内侧端，称腹股沟镰或联合腱。腹横肌和腹内斜肌下缘各分出少量肌束，向下包绕精索和睾丸，称为提睾肌。

腹前外侧群肌的作用：保护腹腔内器官和维持腹内压；当腹肌收缩时，可增加腹内压，协助排便、分娩、呕吐和咳嗽等功能，还可降肋助呼气；同时是竖脊肌的拮抗肌，能使脊柱前屈、侧屈与旋转。

5.腰方肌　位于腹后壁，脊柱两侧。其作用为固定和下降第12肋协助吸气，并使脊柱侧屈。

腹股沟管位于腹股沟韧带内侧半的上方，是腹肌肌性部分和腱膜之间的潜在性裂隙，长4~5cm，男性有精索通过，女性有子宫圆韧带通过。腹股沟管有2个口和4个壁。外口即腹股沟管浅（皮下）环，内口称腹股沟管深（腹）环，位于腹股沟韧带中点上方约1.5cm处，由腹横筋膜构成。前壁是腹外斜肌腱膜，后壁是腹股沟镰和腹横筋膜，上壁是腹内斜肌和腹横肌的弓状下缘，下壁是腹股沟韧带。腹股沟管为腹壁的薄弱部分，是腹股沟疝的好发部位。

（五）会阴肌

会阴肌是封闭小骨盆下口诸肌的总称，其中主要有肛提肌、会阴浅横肌、会阴深横肌和尿道括约肌等。

五、四肢肌

（一）上肢肌

上肢肌可分为肩肌、臂肌、前臂肌和手肌。

1.肩肌　是包围和运动肩关节的肌群（图2-24）。包括三角肌、冈上肌、冈下肌、小圆肌、大圆肌和肩胛下肌，均起自上肢带骨，止于肱骨，能稳定和运动肩关节。

三角肌位于肩部，呈三角形。起自锁骨的外侧段、肩峰和肩胛冈，肌束从前、后、外侧三

面包围肩关节，止于肱骨体外侧的三角肌粗隆。收缩时外展肩关节，前部肌束可使肩关节屈和旋内，后部肌束能使肩关节伸和旋外。

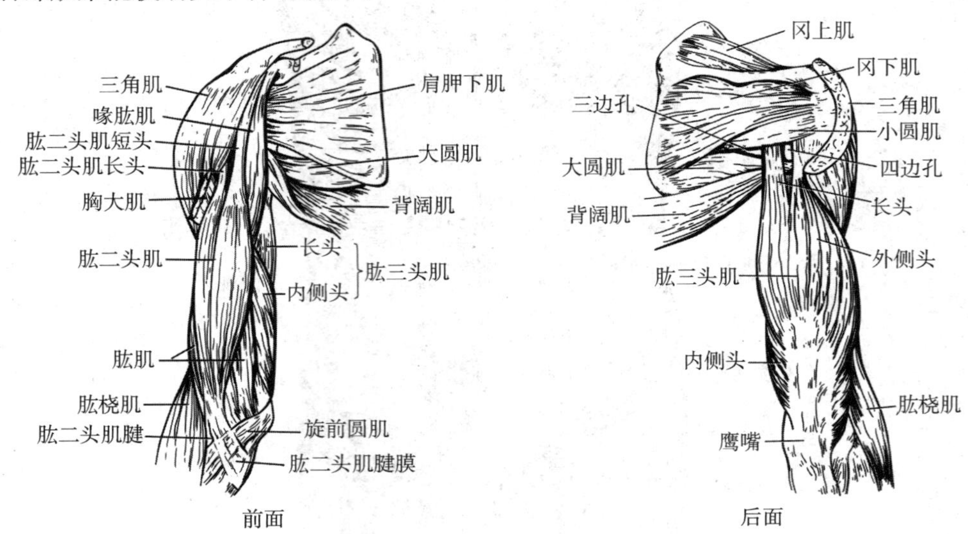

图2-24　肩肌和臂肌

2.臂肌　位于肱骨周围，分前、后两群，前群为屈肌，后群为伸肌（图2-24）。

（1）前群　位于肱骨前方，包括浅层的肱二头肌和深层的肱肌、喙肱肌。

肱二头肌呈梭形，以长、短两头分别起自肩胛骨的盂上结节和喙突，两头在臂的下部合并成一个肌腹，向下移行为肌腱止于桡骨粗隆。收缩时可屈肩关节、屈肘关节并使前臂旋后。

（2）后群　肱三头肌有三个头，长头起自肩胛骨的盂下结节，外侧头与内侧头分别起自肱骨后面桡神经沟的外上方和内下方，三个头合成肌腹，向下以坚韧的腱止于尺骨鹰嘴。收缩时伸肘关节，长头还可使肩关节后伸和内收。

3.前臂肌　位于尺、桡骨的周围，分为前群和后群。

（1）前群　位于前臂的前面和内侧，共9块肌，分浅、深两层。浅层6块，自桡侧向尺侧依次为肱桡肌、旋前圆肌、桡侧腕屈肌、掌长肌、指浅屈肌、尺侧腕屈肌。深层3块，即桡侧的拇长屈肌，尺侧的指深屈肌和旋前方肌。前群主要作用是屈肘关节、桡腕关节、掌指关节及指骨间关节，并可使前臂旋前。

（2）后群　位于前臂的后面，共10块肌，分浅、深两层。浅层5块，自桡侧向尺侧依次为桡侧腕长伸肌、桡侧腕短伸肌、指伸肌、小指伸肌、尺侧腕伸肌。深层5块，从外上向内下依次为旋后肌、拇长展肌、拇短伸肌、拇长伸肌、示指伸肌。后群主要作用是伸肘关节、桡腕关节、掌指关节和指骨间关节，并可使前臂旋后、拇指外展等。

4.手肌　位于手的掌侧，全是短小的肌，其作用为运动手指，分为外侧、中间和内侧三群。

（1）外侧群　较为发达，在手掌拇指侧形成一隆起，称鱼际，有4块肌，分浅、深两层排列，分别是拇短展肌、拇短屈肌、拇对掌肌和拇收肌。可使拇指做展、屈、对掌和收等动作。

（2）内侧群　在手掌小指侧，形成一隆起，称小鱼际，有3块肌，分别是小指展肌、小指短屈肌、小指对掌肌。可使小指做屈、外展和对掌等动作。

（3）中间群　位于掌心，包括4块蚓状肌、7块骨间肌，分别使掌指关节伸、收和展。

（二）下肢肌

下肢肌可分为髋肌、大腿肌、小腿肌和足肌。

1.髋肌　是包绕和运动髋关节的肌群，起自骨盆的内面和外面，止于股骨上端，分为前群和后群。

（1）前群　包括髂腰肌和阔筋膜张肌（图2-25）。髂腰肌由腰大肌和髂肌组成，主要作

用是使髋关节前屈和旋外；阔筋膜张肌位于大腿上部前外侧，主要作用是紧张阔筋膜并屈髋关节。

（2）后群　位于臀部，又称臀肌，主要有4块（图2-26）。

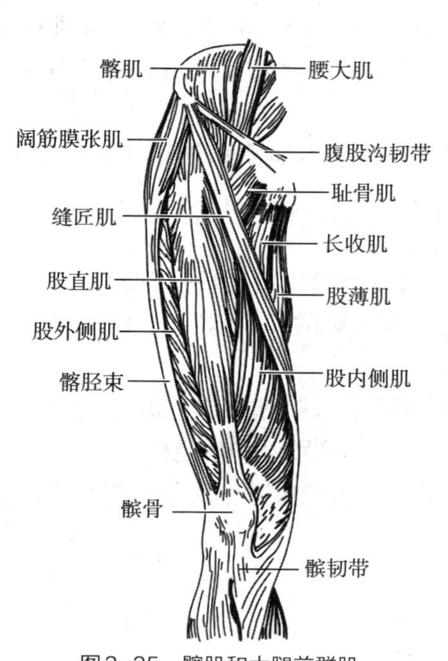

图2-25　髋肌和大腿前群肌

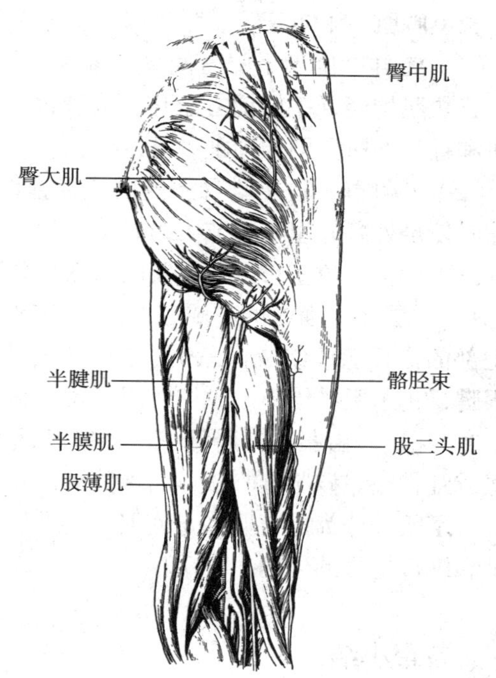

图2-26　臀肌和大腿后群肌

1）臀大肌　位于臀部浅层，大而肥厚，形成特有的臀部隆起。起自髂骨翼外面和骶骨背面，肌束斜向外下，止于髂胫束和股骨的臀肌粗隆。收缩时使髋关节伸和旋外。

2）臀中肌和臀小肌　臀中肌位于臀大肌的深面，臀小肌位于臀中肌深面。两肌都呈扇形，均起自髂骨翼外面，止于股骨大转子。收缩时使髋关节外展。

3）梨状肌　起自骶骨前面，向外穿坐骨大孔至臀部，止于股骨大转子。收缩时使髋关节旋外和外展。坐骨大孔被梨状肌分隔成梨状肌上孔和梨状肌下孔，孔内有血管和神经通过。

2.大腿肌　配布于股骨周围，分为前群、内侧群和后群。

（1）前群　位于大腿前面，有2块（图2-25）。

1）缝匠肌　是全身最长的肌，呈扁带状，起自髂前上棘，斜向内下，止于胫骨上端的内侧面。收缩时屈髋关节和膝关节，并使已屈的膝关节旋内。

2）股四头肌　是全身最大的肌，有四个头，即股直肌、股内侧肌、股外侧肌和股中间肌。股直肌起自髂前下棘；其余三头均起自股骨，四个头向下形成股四头肌腱，包绕髌骨，往下续为髌韧带，止于胫骨粗隆。收缩时伸膝关节，股直肌还可屈髋关节。

（2）内侧群　位于大腿的内侧，包括耻骨肌、长收肌、股薄肌、短收肌和大收肌，主要作用是使髋关节内收、旋外（图2-27）。

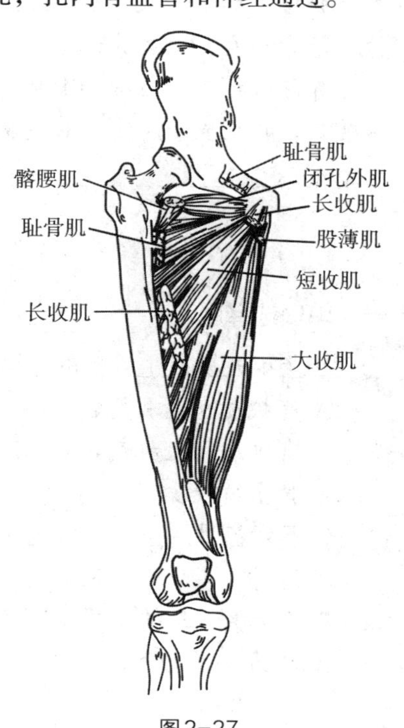

图2-27

（3）后群　位于大腿后面，有3块肌（图2-26）。

1）股二头肌　位于股后部的外侧，长头起自坐骨结节，短头起自股骨粗线，两头会合后，以长腱止于腓骨头。

2）半腱肌和半膜肌　位于股后部的内侧，均起自坐骨结

节，向下分别止于胫骨上端内侧面和胫骨内侧髁的后面。

后群肌可屈膝关节、伸髋关节；屈膝时股二头肌可使小腿旋外，而半腱肌和半膜肌使小腿旋内。

3.小腿肌 配布于胫、腓骨周围，分为前群、外侧群和后群。

（1）前群 位于小腿骨间膜的前面，从内侧向外侧依次为胫骨前肌、踇长伸肌和趾长伸肌，三块肌均经踝关节前方至足背或趾背。该肌群可使足背屈，胫骨前肌还可使足内翻，踇长伸肌和趾长伸肌分别伸踇趾和第2~5趾。

（2）外侧群 位于腓骨外侧面，有腓骨长肌和腓骨短肌。两肌肌腱均经外踝后方至足底。收缩时使足外翻并屈踝关节（跖屈）。

（3）后群 位于小腿骨间膜的后面，分浅、深两层。

1）浅层 为强大的小腿三头肌，由起自股骨内、外侧髁后面的腓肠肌和起自胫、腓骨后面上部的比目鱼肌组成。三个头会合，在小腿的上部形成膨隆的“小腿肚”，向下移行为粗大的跟腱，止于跟骨结节。收缩时屈踝关节和膝关节。

2）深层 由胫侧向腓侧依次为趾长屈肌、胫骨后肌和踇长屈肌，其肌腱均经内踝后方至足底或趾骨底。该肌群收缩可屈踝关节，并分别屈第2~5趾、屈踇趾和使足内翻。

4.足肌 分为足背肌和足底肌。足背肌较薄弱，足底肌的配布和作用与手肌相似。主要有屈趾和维持足弓的作用。

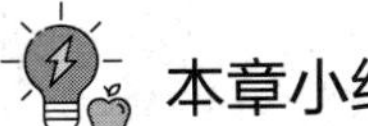

本章小结

运动系统由骨、骨连结和骨骼肌组成。骨共有206块，按部位分为颅骨、躯干骨和四肢骨；按骨的外形分为长骨、短骨、扁骨和不规则骨。骨主要由骨质、骨膜和骨髓等构成。骨与骨之间的连结装置称骨连结，借膜性结缔组织相连的骨连结称为关节，关节的基本结构包括关节面、关节囊和关节腔。躯干骨包括椎骨、胸骨和肋，它们借骨连结构成脊柱和胸廓。颅骨分脑颅骨和面颅骨，颅连结唯一的关节是颞下颌关节。上肢骨有肩胛骨、锁骨、肱骨、尺骨、桡骨和手骨，它们借胸锁关节、肩关节、肘关节和手关节等连结起来。下肢骨有髋骨、股骨、髌骨、胫骨、腓骨和足骨，它们借髋骨的连结、髋关节、膝关节和足关节连结起来。骨盆由骶骨、尾骨和左、右髋骨连结而成，男、女性的骨盆有明显的性别差异。

骨骼肌按外形可分为长肌、短肌、扁肌和轮匝肌；按肌的位置分为头肌、颈肌、躯干肌和四肢肌。肌主要由肌腹和肌腱构成；肌的辅助结构有筋膜、滑膜囊和腱鞘。

习题

习题

一、单项选择题

1.老年人易发生骨折的原因是由于骨质中（ ）。

A.有机质含量相对较多　　B.无机质含量相对较多

C.有机质和无机质各是1/2　　D.骨松质较多

E.骨密质较少

2.下列各骨属于长骨的是（ ）。

A.肋骨　　B.胸骨　　C.跟骨　　D.指骨　　E.椎骨

3.关于胸骨角的说法正确的是（ ）。

A.与第3肋软骨平对　　B.与第2肋间隙平对

C.与第3肋平对　　D.是两肋的夹角

E. 为胸骨体与胸骨柄形成的交角

4. 以下对椎间孔描述正确的是（　）。

A. 由椎体和椎弓围成　B. 由全部椎骨的椎孔共同围成

C. 由相邻椎弓根的上、下切迹围成　D. 由椎弓根和椎弓板围成

E. 共有31个椎间孔

5. 肱骨易发生骨折的部位是（　）。

A. 三角肌粗隆　B. 桡神经沟　C. 肱骨小头　D. 外科颈　E. 肱骨小结节

6. 不属于颅中窝的结构是（　）。

A. 颈静脉孔　B. 棘孔　C. 视神经管　D. 圆孔　E. 破裂孔

7. 两侧髂嵴最高点的连线平对（　）。

A. 第1腰椎棘突　B. 第2腰椎棘突

C. 第3腰椎棘突　D. 第4腰椎棘突

E. 第5腰椎棘突

8. 肌的辅助结构是（　）。

A. 肌周围的结缔组织　B. 浅、深筋膜

C. 筋膜、滑膜囊和腱鞘　D. 腱膜和滑膜囊

E. 筋膜、腱鞘和滑液

9. 关于胸锁乳突肌错误的是（　）。

A. 起于胸骨柄和锁骨　B. 止于乳突

C. 两侧同时收缩头后仰　D. 一侧收缩使其头向同侧倾斜，面部转向对侧

E. 有上提肋助吸气的作用

10. 股四头肌的作用是（　）。

A. 使髋关节前屈和旋外　B. 使髋关节后伸和旋外

C. 使髋关节前屈和内收　D. 屈髋关节和伸膝关节

E. 使膝关节旋转

二、简答题

1. 简述关节的基本结构及运动形式。

2. 临床上常选择什么部位进行腰椎管穿刺，由浅入深依次经过哪些结构才能到达椎管？

3. 试述膈肌三个裂孔的名称、位置及通行结构。

（杨兴文　张晓丽）

第三章　物质代谢与体温调节

知识目标

1.掌握　生物氧化的概念；血糖的概念和意义；血浆脂蛋白的结构与功能；氨基酸的脱氨基作用；核苷酸的合成途径；基础代谢率、体温的概念；影响能量代谢的主要因素；机体散热方式。

2.熟悉　呼吸链的概念和分类；体内水和能量的生成；糖的分解代谢；糖原的合成与分解；糖异生；脂肪酸的分解；氨的代谢；核苷酸的分解产物；体温调节中枢；人体体温正常值及其生理变动；机体的产热方式。

3.了解　体内二氧化碳的生成；胆固醇的代谢；个别氨基酸的代谢，核苷酸的抗代谢药物；机体能量的来源与转移；能量代谢测定的原理及方法；温度感受器；体温调节的机制和方式。

技能目标

1.学会　理解机体营养必需物质与非营养必需物质的区别。

2.具备　分析物质代谢异常与临床病例之间关联性分析的思维能力。

PPT

第一节　物质代谢

生物体在生命活动过程中需要利用能量，这些能量主要来自于糖、脂肪、蛋白质等营养物质在体内的氧化分解。

一、生物氧化

（一）生物氧化的概念

物质在生物体内氧化分解的过程称为生物氧化（biological oxidation），主要是指糖、脂肪、蛋白质等营养物质在生物体内进行一系列氧化分解，最终生成二氧化碳和水并逐步释放能量的过程。生物氧化释放的能量很大一部分使ADP磷酸化生成ATP，供生命活动之需，其余能量主要以热能形式释放，用于维持体温（图3-1）。

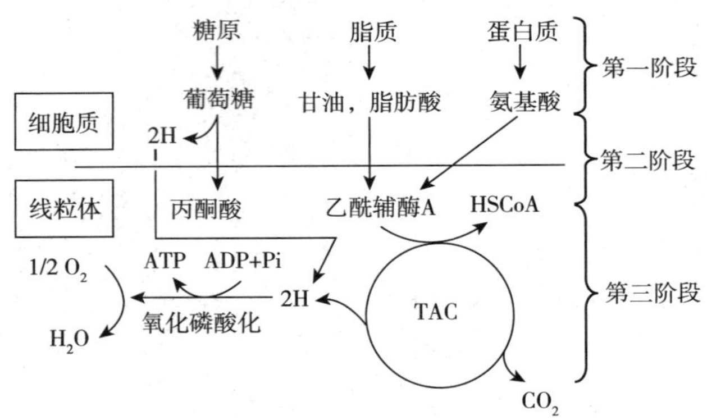

图3-1　生物氧化的一般过程

（二）生物氧化过程中二氧化碳的生成

生物氧化的重要产物之一是CO_2，它来自糖类、脂类、蛋白质在体内代谢过程中产生的有机酸脱羧反应。

（三）生物氧化过程中H_2O的生成

生物氧化过程中H_2O的生成是由物质代谢脱下的氢经呼吸链传递与氧结合产生的。呼吸链是在线粒体内膜上的按一定顺序排列的酶和辅酶所组成的连续的传递链，通过该传递链，能将代谢物脱下的成对氢原子逐步传递，最终与氧结合生成水，并伴随能量的释放。此过程与细胞摄取氧的呼吸过程有关，故称为呼吸链，也称电子传递链。目前认为，线粒体内氧化呼吸链有两条途径，即NADH氧化呼吸链和琥珀酸氧化呼吸链（$FADH_2$氧化呼吸链），其中NADH氧化呼吸链是机体内大多数代谢物脱氢后传递的主要呼吸链。一些抑制剂如鱼藤酮、粉蝶霉素A及异戊巴比妥等是呼吸链的抑制剂；此外，CO、CN^-等也是呼吸链的抑制剂，可使细胞内呼吸停止，与此有关的细胞生命活动停止。

知识链接　　揭开细胞与氧气“互动”的神秘面纱

动物需要氧气才能把食物转化为有用的能量。几个世纪以来，人们已经对氧的重要性有所了解，但细胞如何适应氧水平的变化一直是未知的。威廉·凯林（美国）、彼得·拉特克里夫爵士（英国）和格雷格·塞门扎（美国）发现了细胞如何感知和适应氧供应的变化，因此获得2019年诺贝尔生理学或医学奖。在他们的研究中，缺氧诱导因子（HIF）初露头角，揭示了生命中最重要的适应性机制之一，为理解氧水平如何影响细胞代谢和生理功能奠定了基础，这一发现也有望为对抗贫血、癌症和许多其他疾病的新策略铺平道路。

（四）生物氧化过程中能量的生成、储存和利用

生物体内能量的储存和利用都以ATP为中心，体内生成ATP的方式主要有两种，即氧化磷酸化和底物水平磷酸化。

1. 氧化磷酸化　代谢物脱下的氢经呼吸链的传递最后与氧化合成水的过程中释放大量能量，偶联驱动ADP磷酸化生成ATP的过程称为氧化磷酸化（oxidative phosphorylation）。氧化磷酸化是体内ATP的主要生成方式，实验证明，代谢物脱下的一对氢经NADH呼吸链氧化生成水可生成2.5分子ATP，经琥珀酸呼吸链氧化可生成1.5分子ATP。

氧化磷酸化生成ATP受到多种因素的影响，如ATP/ADP的比值、解偶联剂（如二硝基苯酚、人体棕色脂肪组织中的解偶联蛋白）、甲状腺激素、ATP合成酶抑制剂和线粒体DNA突变等的影响。

2. 底物水平磷酸化　某些代谢物在氧化过程中，因脱氢、脱水等作用使分子内部能量重新分布和集中，形成高能磷酸键（~P），高能磷酸键直接传给ADP（或其他核苷二磷酸）生成ATP（或其他核苷三磷酸）的方式称为底物水平磷酸化。

生物体内能量的贮存、转移和利用都以ATP为中心，ATP水解时释放的能量可直接供给各种生命活动，如肌肉收缩、神经传导、离子平衡、合成代谢等。体内多数合成反应都以ATP为直接能源，当体内ATP浓度较高时，ATP还可将能量转移给肌酸，生成磷酸肌酸。磷酸肌酸是机体能量的主要贮存形式。

（五）其他氧化体系

除上述在线粒体内进行的生物氧化外，细胞的微粒体、过氧化物酶体及胞液也能进行生物氧化，这些氧化过程主要与体内代谢物、药物和毒物的生物转化有关，如过氧化氢酶和过氧化物酶使代谢产生的H_2O_2转变成H_2O；超氧化物歧化酶参与人体抗氧化体系，清除体内氧自由基。

二、三大营养物质代谢

（一）糖代谢

糖是人体组织结构的组成成分，是人体主要的供能物质，糖分解代谢过程中的一些中间产

物还可为其他物质的合成提供原料。糖的代谢概况如图（图3-2）。

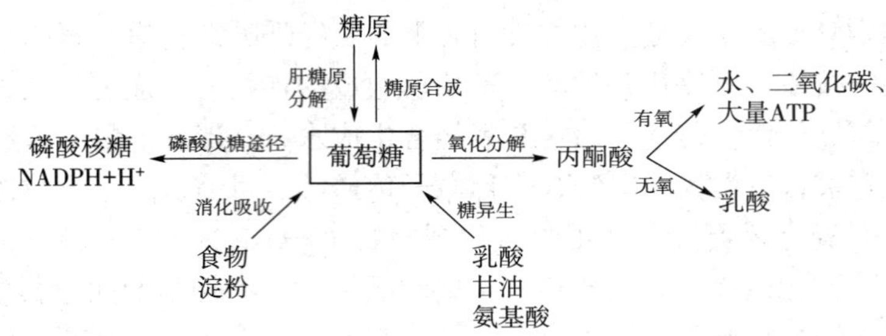

图3-2　糖代谢概况

1.糖的分解代谢　包括无氧氧化（糖酵解）、有氧氧化和磷酸戊糖途径。

（1）糖的无氧氧化　机体在缺氧的情况下，葡萄糖分解为丙酮酸，进而还原为乳酸并生成少量能量的过程，称为糖的无氧氧化。由于此过程与酵母菌使糖生醇发酵的过程基本相似，故又称为糖酵解。

糖酵解的全部反应均在胞质中进行，可分为两个阶段：第一阶段是由葡萄糖分解成丙酮酸；第二阶段为丙酮酸还原成乳酸（图3-3）。

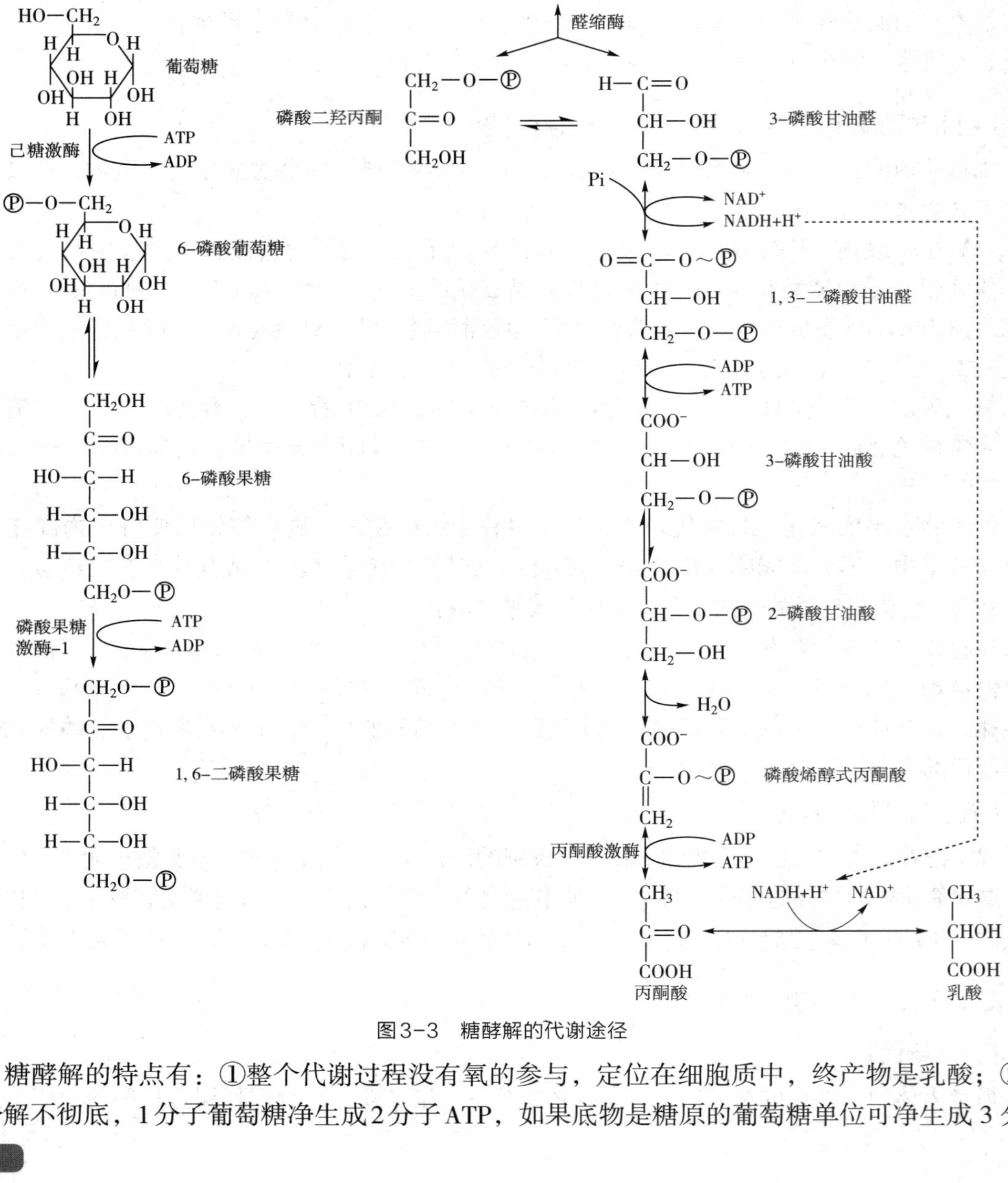

葡萄糖
己糖激酶　ATP　ADP
6-磷酸葡萄糖
6-磷酸果糖
磷酸果糖激酶-1　ATP　ADP
1，6-二磷酸果糖
醛缩酶
磷酸二羟丙酮
3-磷酸甘油醛
Pi　NAD^+　$NADH+H^+$
1，3-二磷酸甘油醛
ADP　ATP
3-磷酸甘油酸
2-磷酸甘油酸
H_2O
磷酸烯醇式丙酮酸
丙酮酸激酶　ADP　ATP
$NADH+H^+$　NAD^+
丙酮酸
乳酸

图3-3　糖酵解的代谢途径

糖酵解的特点有：①整个代谢过程没有氧的参与，定位在细胞质中，终产物是乳酸；②氧化分解不彻底，1分子葡萄糖净生成2分子ATP，如果底物是糖原的葡萄糖单位可净生成3分子

ATP；③过程中催化三步反应不可逆反应的己糖激酶、磷酸果糖激酶和丙酮酸激酶是此代谢过程中的关键酶，其中磷酸果糖激酶是最重要的限速酶。

糖酵解是机体在无氧或缺氧状态下获得能量的一种重要方式。由于成熟红细胞没有线粒体，故糖酵解是红细胞供能的主要方式。有些代谢活跃的组织细胞如骨骼肌、骨髓、神经、肿瘤细胞、睾丸、视网膜等，即使在氧供充足的情况下，也常由糖酵解提供部分能量。

（2）糖的有氧氧化　葡萄糖在有氧条件下彻底氧化分解，生成水和二氧化碳并释放能量的过程称为有氧氧化。这是葡萄糖在体内分解的主要途径，大多数细胞都通过这种方式获得能量。

糖有氧氧化的反应过程大致分为三个阶段：第一阶段葡萄糖经糖酵解途径分解为丙酮酸；第二阶段丙酮酸从细胞质进入线粒体进行氧化脱羧转变为乙酰CoA；第三阶段乙酰CoA进入三羧酸循环彻底氧化，最终生成水和二氧化碳并释放能量。

三羧酸循环是机体内物质代谢中重要的循环过程，因乙酰CoA首先与草酰乙酸缩合成含有三个羧基的柠檬酸，经历脱氢和脱羧等反应最后又生成草酰乙酸而形成的一个反应循环，称为三羧酸循环（TCA 循环）或柠檬酸循环。三羧酸循环在线粒体内有氧条件下进行，一次三羧酸循环释放的能量可生成10 分子 ATP。三羧酸循环中有三个关键酶（柠檬酸合成酶、异柠檬酸脱氢酶、α-酮戊二酸脱氢酶系）所催化的反应均为不可逆反应，因此三羧酸循环是一个不可逆的代谢途径。三羧酸循环是三大营养物质彻底氧化分解的最终代谢通路，机体内糖、脂肪、蛋白质在进行生物氧化时都先产生乙酰 CoA，再进入三羧酸循环分解为水、二氧化碳和大量能量，以满足机体生命活动需求。三羧酸循环是体内物质代谢联系的枢纽，是物质代谢之间相互关联的桥梁（图3-4）。

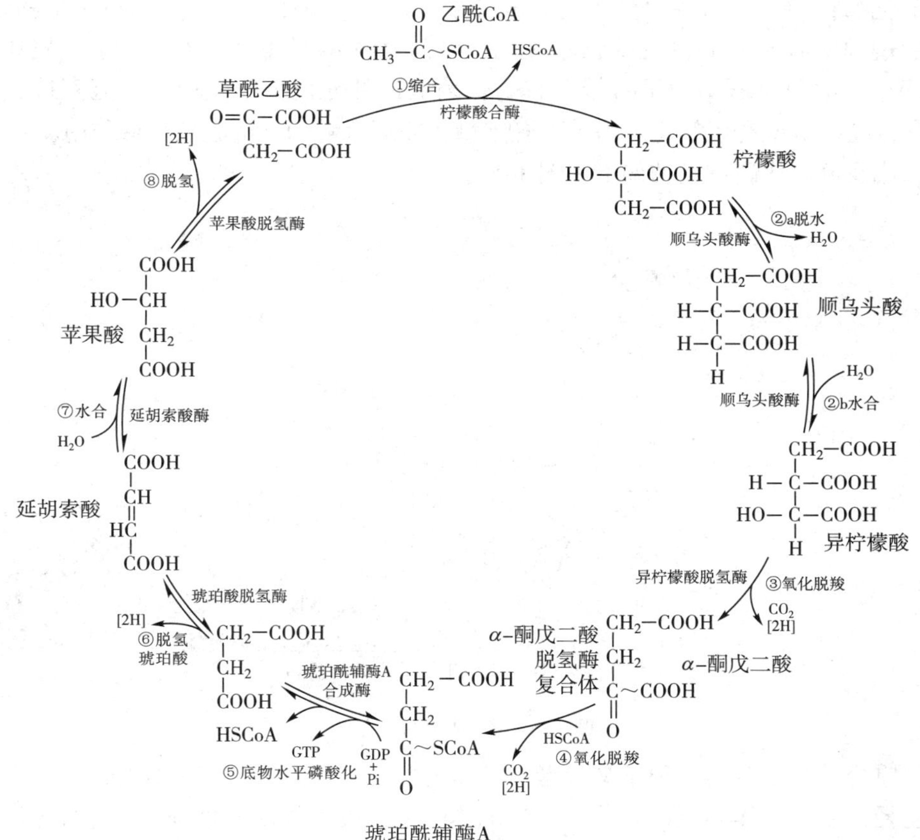

图3-4　三羧酸循环

糖的有氧氧化是机体内糖分解代谢的主要途径，也是机体获得能量的主要方式，通过有氧氧化，1分子葡萄糖可生成30或32分子ATP。

（3）磷酸戊糖途径　磷酸戊糖途径的产物有5-磷酸核糖和$NADPH+H^+$。5-磷酸核糖是核苷酸及核酸重要的合成原料，在体内核酸合成中，体内的核糖并不是依赖于食物摄取，而是经磷酸戊糖途径生成。此外，$NADPH+H^+$是体内重要的供氢体，参与体内许多代谢，发挥重要作用。机体内还原性谷胱甘肽的含量维持、胆固醇的合成、生物转化过程等都需要$NADPH+H^+$的参与。6-磷酸葡萄糖脱氢酶缺陷者，其红细胞不能经磷酸戊糖途径产生充足的$NADPH+H^+$，谷胱甘肽难以保持于还原状态，此时红细胞尤其是较老的红细胞易于破裂，发生溶血性黄疸。这种溶血现象常在食用强氧化剂如蚕豆后诱发，故称为蚕豆病。

2.糖原的合成与分解　糖原是动物体内糖的储存形式，它是以葡萄糖为基本单位聚合而成的具有分支的大分子多糖。肝和肌肉是糖原主要的储存器官，但只有肝糖原可直接分解为葡萄糖释放入血，作为血糖的重要来源。

（1）糖原合成　由葡萄糖合成糖原的过程称为糖原合成，主要在肝和肌肉组织中进行。糖原合成时，葡萄糖先活化，消耗UTP合成尿苷二磷酸葡萄糖（UDPG）。UDP可看作“活性葡萄糖”，在糖原合酶催化下，UDPG的葡萄糖残基转移到糖原引物上，使糖链不断延长，并在分支酶的催化下形成分支结构，形成直链和支链。因此，糖原合成是在一个至少含有 4个葡萄糖残基的糖原引物的基础上逐个增加葡萄糖单位的过程，该过程是要消耗能量的过程，每增加1个新的葡萄糖单位需消耗分别由ATP和UTP提供的2 个高能磷酸键。糖原合成的关键酶是糖原合酶。

（2）糖原分解　指的是肝糖原分解为葡萄糖的过程，当机体需要补充血糖时，如饥饿状态下，肝糖原绝大多数分解成葡萄糖释放入血。磷酸化酶是糖原分解途径的关键酶。糖原分解时，在磷酸化酶作用下，从糖原分子的直链开始，糖苷键发生断裂，分解下一个葡萄糖单位。糖原分解的过程中需要6-磷酸葡萄糖的催化，而葡萄糖 6-磷酸酶只存在于肝、肾中，不存在于肌肉组织中，故只有肝糖原可直接分解为葡萄糖以补充血糖；肌糖原不能直接分解为葡萄糖，只能进行糖酵解或有氧氧化。另外，脱支酶对糖原分解的支链起到转移作用。

糖原合成及分解代谢可归纳如下（图3-5）。

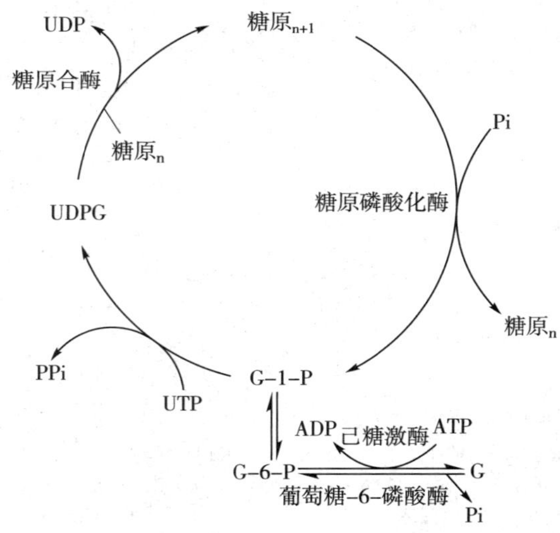

图3-5　糖原的合成与分解

（3）糖原合成与分解的生理意义　糖原是体内糖的储存形式，糖原的合成与分解是两种不同的代谢途径，便于机体调节血糖浓度。当机体能量和摄入的糖充足时，一部分糖以合成糖原的形式储存；当机体糖摄入量不足或能量需求增加时，肝糖原则迅速分解为葡萄糖并释放入血以维持血糖浓度，保证机体的能量供给。

3.糖异生　将非糖化合物（乳酸、甘油、生糖氨基酸等）转变为葡萄糖或糖原的过程称为糖异生。糖异生的主要器官是肝，正常情况下肾的糖异生能力仅为肝的1/10，极度饥饿时肾糖异生能力会增强。糖异生途径若从乳酸开始到生成葡萄糖可看做是糖酵解途径的逆反应，但糖酵解途径中有3个不可逆反应，糖异生须由其他酶催化完成这3个不可逆反应。分别是：①糖酵解途径中丙酮酸激酶催化磷酸烯醇式丙酮酸生成丙酮酸一步完成，而在糖异生途径中其逆反应需经丙酮酸羧化酶和磷酸烯醇式丙酮酸羧激酶催化两步反应完成，使丙酮酸转变为磷酸烯醇式丙酮酸。②果糖二磷酸酶催化生成6-磷酸果糖，完成糖酵解途径中的第二步不可逆反应的逆反应。③葡萄糖-6-磷酸酶催化水解生成葡萄糖，完成己糖激酶（葡萄糖激酶）催化反应的逆反应。该酶主要存在于肝和肾中。

糖异生是维持血糖水平恒定的重要代谢途径，机体在空腹或饥饿时能够通过糖异生补充血糖，维持血糖水平；一些重要器官（脑、红细胞等）由于不能直接依赖脂肪酸氧化供能，在饥饿情况下糖异生的作用尤为重要。此外糖异生有利于乳酸的再利用，也是肝补充或恢复糖原储备的重要途径。

4. 血糖 血糖指的是血液中的葡萄糖，它是糖在机体内的运输形式，在正常机体的不同状态下，血糖浓度会在较小范围内波动。正常成人空腹血糖浓度为3.89~6.11mmol/L，这是机体对血液葡萄糖进行代谢调节的结果，血糖的来源和去路如图3-6所示。

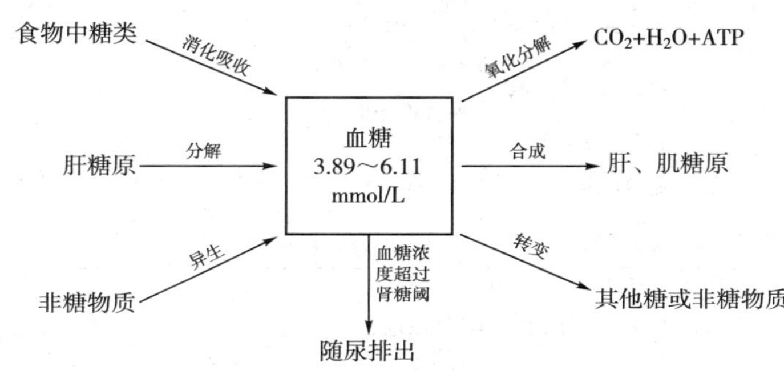

图3-6 血糖的来源和去路

机体内的血糖水平能够保持相对恒定，是糖、脂肪和氨基酸代谢相互协调的结果，也是肝、肌肉及脂肪组织等器官代谢协调的结果。这些器官之间能够精确协调，以适应机体不同情况下的需求，主要依赖激素的调节。调节血糖的激素分为两类，一类为降低血糖的激素，胰岛素是体内唯一降低血糖的激素；另一类是升高血糖的激素，如胰高血糖素、糖皮质激素、肾上腺素等。这两类激素相互拮抗、相互制约，共同调节机体血糖的正常水平。

血糖浓度异常有低血糖和高血糖两种情况。血糖水平过低时，因脑细胞的能量供给障碍，患者常出现头晕、倦怠无力、心悸、出冷汗等症状，严重时出现昏迷。当血糖浓度过高，超过肾糖阈8.89mmol/L（即肾小管对糖的最大重吸收能力）时，则可出现糖尿。

（二）脂类代谢

脂类是脂肪和类脂的统称，是一大类不溶于水而易溶于有机溶剂的化合物。

1. 脂肪的代谢 脂肪又称为甘油三酯或三酰甘油，是由一分子甘油和三分子脂肪酸脱水缩合形成的化合物。脂肪的主要功能是储能和供能，空腹时脂肪是体内能量的主要来源。此外，皮下脂肪还能减缓热量散失，有利于维持体温；内脏周围的脂肪组织能保护内脏器官。

（1）甘油三酯的分解代谢 储存在脂肪组织中的脂肪，在一系列脂肪酶的作用下，逐步水解为甘油和脂肪酸，并释放入血以供其他组织氧化利用的过程称为脂肪动员。甘油易溶于水，直接由血液运送到肝、肾和小肠黏膜细胞后分解利用；少量甘油也可在肝脏异生为葡萄糖和糖原。游离脂肪酸与血浆清蛋白结合，由血液转运至全身各组织，主要被心、肝及骨骼肌等摄取利用。

（2）脂肪酸的分解代谢 脂肪酸是人和哺乳动物的重要能源物质，在氧供应充足的条件下，脂肪酸在体内可氧化分解为CO_2和H_2O并释放大量能量，以ATP形式被利用。除脑组织外，大多数组织都可通过氧化脂肪酸来供能，以肝和肌肉最为活跃。脂肪酸的氧化过程可概括为以下三个阶段：①脂肪酸活化生成脂酰 CoA，此过程在细胞液中进行，由ATP供能，生成的脂酰CoA分子中含有高能硫酯键，增加了水溶性和代谢活性。每1分子脂肪酸活化生成脂酰CoA，消耗了2分子高能磷酸键，相当于消耗了2分子ATP。该反应为脂肪酸分解中唯一的耗能反应。②脂酰CoA在胞液中生成，而催化脂肪酸氧化分解的酶系存在于线粒体基质内，因此胞液中活化生成的脂酰 CoA 须进入线粒体内才能氧化分解。脂酰 CoA 不能直接穿过线粒体内膜，需经肉碱的转运才能进入线粒体。此过程是脂肪酸氧化的限速步骤。③脂酰CoA进入线粒体后，在线粒体脂肪酸 β－氧化多酶复合体的催化下，从脂酰基 β 碳原子开始，依次进行脱氢、加水、再脱氢和硫解4步连续反应，脂酰基断裂生成比原来少2个碳原子的脂酰CoA及1分子乙酰CoA，由于氧化过程发生在脂酰基的 β 碳原子上，故称为 β－氧化。每一次 β－氧化可产生1分子乙酰 CoA、1分子$FADH_2$、1分子$NADH+H^+$和比以前少2个碳原子的脂酰 CoA，生成的减少2个碳原子的脂酰CoA 再重复以上四步反应，进行第二轮 β－氧化。依次类推直至脂酰CoA完全分解为乙酰CoA，即完成脂肪酸的 β－氧化。脂肪酸的 β－氧化过程见图3-7。

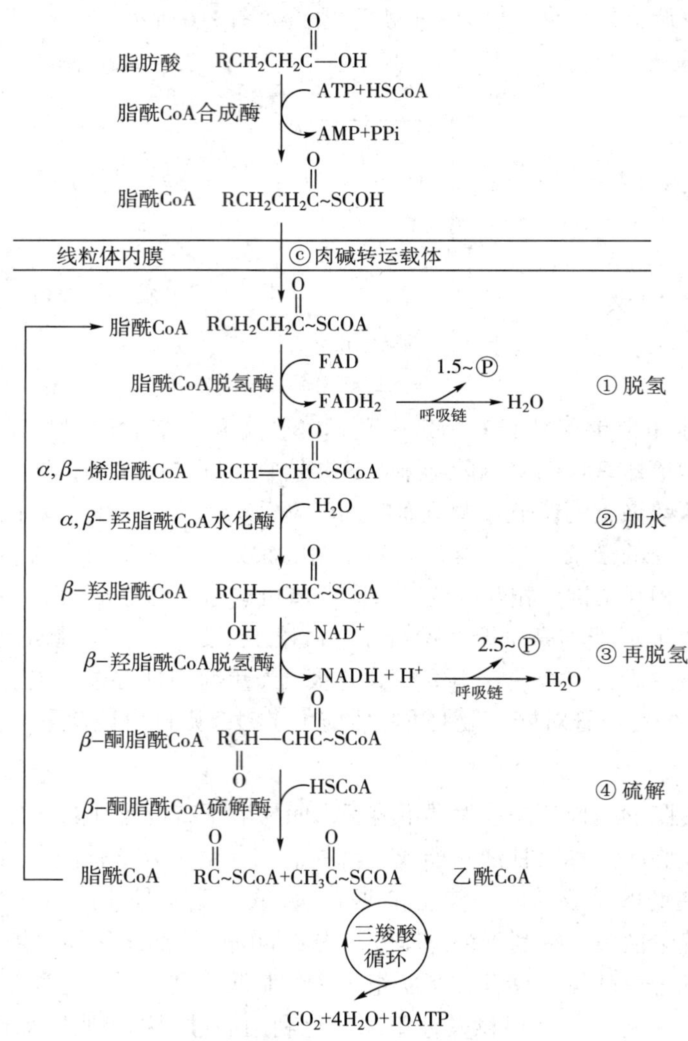

图3-7　脂肪酸的 β－氧化过程图解

脂肪酸的 β－氧化主要针对饱和脂肪酸，其他类型的脂肪酸还有不同的氧化方式。

脂肪酸 β－氧化生成乙酰CoA、$FADH_2$ 和$NADH+H^+$其中$FADH_2$ 和 $NADH+H^+$ 进入呼吸链，通过氧化磷酸化氧化并产生能量；乙酰CoA主要在线粒体内通过三羧酸循环彻底氧化生成 H_2O 和CO_2并释放出能量。脂肪酸氧化是机体ATP的重要来源，其彻底氧化生成大量ATP。以1分子软脂酸（16C）为例，彻底氧化分解净生成106分子ATP分子。

（3）脂肪酸在肝内氧化产生的乙酰CoA，部分转变成酮体，通过血液运送至肝外组织利用。酮体包括乙酰乙酸、β-羟丁酸、丙酮，其中丙酮生成量很少，可经肺呼出。肝线粒体内含有各种合成酮体的酶，其中最重要的是HMG-CoA合成酶，但肝内氧化酮体的酶活性很低，因此肝脏不能氧化利用酮体。肝产生的酮体透过细胞膜进入血液循环，运输到肝外组织如心、肾、脑及骨骼肌进一步氧化利用。

酮体是脂肪酸在肝脏中分解代谢的正常的中间产物，是肝输出能量的一种形式。酮体分子小，易溶于水，能通过血-脑屏障及肌肉毛细血管壁，容易被运输到肝外组织摄取利用，心肌和肾皮质利用酮体能力大于利用葡萄糖能力。脑组织不能氧化脂肪酸却能利用酮体。当长期饥饿或糖供应不足时，酮体可代替葡萄糖成为脑组织的主要能源。正常情况下，血中仅含少量酮体，为0.03~0.5mmol/L（0.3~5mg/dl）。但在长期饥饿或严重糖尿病时，脂肪动员加强，酮体生成增加。严重糖尿病患者血液中酮体的含量可高出正常人数十倍，导致酮症酸中毒。血酮体过高会随尿排出，引起酮尿。此外，血丙酮含量大大增加，通过呼吸道排出，产生特殊的“烂苹果气味”。

（4）甘油三酯的合成代谢　肝脏、脂肪组织及小肠是合成三酰甘油的主要场所，合成原料为由葡萄糖代谢提供的甘油和脂肪酸，因此人和动物即使完全不摄入脂肪，也可由糖大量合成脂肪。

2.类脂的代谢　类脂包括磷脂、糖脂、胆固醇及其酯等。类脂是构成细胞膜结构的基本原料，分布于各组织中，以神经组织中含量最多，在维持生物膜正常生理功能方面起着重要作用。此外类脂还参与形成脂蛋白，协助脂类在血液中运输，胆固醇可转变为胆汁酸、维生素D_3、类固醇激素等具有重要生理功能的物质。

（1）磷脂的代谢　磷脂是含有磷酸的类脂，根据其化学组成不同可分为甘油磷脂和鞘磷脂两大类。甘油磷脂在各组织中均能合成，以肝最为活跃，合成原料有甘油、脂肪酸、磷酸盐、胆碱、乙醇胺、丝氨酸、肌醇等，分别来自于糖、脂类和氨基酸代谢。甘油磷脂在机体内的降解受到多种磷脂酶的催化。

（2）胆固醇的代谢

1）胆固醇的合成　体内胆固醇主要由机体自身合成，少量来自动物性食品。成人除脑组织和红细胞外，其他组织都能合成胆固醇，其中肝合成的量最多，小肠次之。合成胆固醇的主要原料是乙酰CoA，还需NADPH+H^+供氢，ATP供能，这些都是来自糖、脂肪及氨基酸的分解代谢产物。胆固醇合成的限速酶是HMG-CoA还原酶，其合成的量和活性受到胆固醇的反馈抑制和多种因素调节。

2）胆固醇的转化与排泄　胆固醇在体内不能氧化分解，只能经氧化、还原转变为其他具有重要生理功能的生物活性物质或直接从粪便排泄。胆固醇在肝中转化成胆汁酸是胆固醇在体内代谢的主要去路，转变的胆汁酸随胆汁排入肠道发挥作用。胆固醇是肾上腺皮质、睾丸、卵巢等内分泌腺合成及分泌类固醇激素的原料。胆固醇在肝、小肠黏膜及皮下组织经日光（紫外线）照射转化成维生素D_3，有调节机体钙、磷代谢的作用。排入肠道的胆固醇，部分随胆汁酸被肠黏膜细胞重吸收，另一部分被肠道细菌作用转变成粪固醇随粪便排出。

3.血浆脂蛋白代谢

（1）血脂的概述　血浆中的脂类统称为血脂，包括甘油三酯（TG）、磷脂（PL）、胆固醇（CH）、胆固醇酯（CE）及游离脂肪酸（FFA）等。血脂的含量受年龄、性别、膳食、运动及代谢等多种因素的影响，波动范围比较大。为了避免食物中脂类的干扰，临床上测定血脂时要在空腹12~14小时后采血测定。血脂的含量可以反映体内脂类代谢的情况，临床上可作为高脂血症、动脉硬化及冠心病等的辅助诊断。血脂在血液中是与蛋白质、磷脂结合形成血浆脂蛋白

的形式转运。血浆脂蛋白是血脂的主要存在形式、运输形式和代谢形式。

（2）血浆脂蛋白的分类　血浆脂蛋白主要由蛋白质、甘油三酯、磷脂、胆固醇及胆固醇酯组成，不同脂蛋白所含脂类和蛋白质的数量不同，因而其密度、颗粒大小、表面电荷量、电泳迁移速率以及免疫学特性等方面均有差异，可用电泳法或超速离心法对血浆脂蛋白进行分类（图3-8）。电泳法分离血浆脂蛋白可将血浆脂蛋白分成四条区带，按移动快慢由正极到负极依次为α-脂蛋白（α-LP）、前β-脂蛋白（preβ-LP）、β-脂蛋白（β-LP）及乳糜微粒（CM）；超速离心法（密度分离法）可将血浆脂蛋白按密度从小到大可分为四类：乳糜微粒（CM）、极低密度脂蛋白（VLDL）、低密度脂蛋白（LDL）和高密度脂蛋白（HDL）。

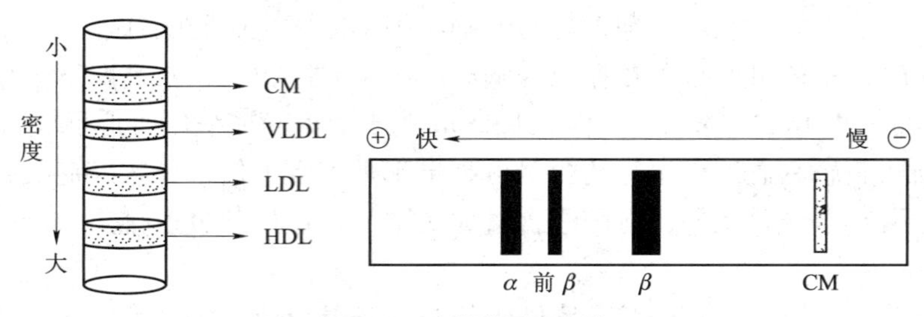

图3-8　血浆脂蛋白分类

（3）血浆脂蛋白的代谢

1）乳糜微粒（CM）　由小肠黏膜上皮细胞合成，其生理功能是将外源性甘油三酯转运至骨骼肌、心肌和脂肪等组织，将外源性胆固醇转运至肝。正常人CM在血浆中代谢迅速，半衰期为5~15分钟，正常人空腹12~14小时后血浆中不含CM。

2）极低密度脂蛋白（VLDL）　主要由肝细胞合成，主要功能是运输内源性的甘油三酯到肝外组织。VLDL在血浆中的半衰期为6~12小时，正常成人空腹血浆中含量较低。

3）低密度脂蛋白（LDL）　在血浆中由VLDL转变而来，是正常成人空腹血浆中主要的脂蛋白，主要功能是将肝脏合成的胆固醇转运至肝外。LDL在血浆中的半衰期为2~4天。如LDL过高，可使血浆胆固醇水平升高，不仅可造成血管内皮细胞损伤，还刺激血管平滑肌细胞内胆固醇酯堆积而转变成泡沫细胞，从而促进动脉粥样硬化的形成。

4）高密度脂蛋白（HDL）　主要由肝脏合成，小肠黏膜上皮细胞也能合成少量，主要生理功能是将肝外组织的胆固醇转运到肝内代谢，称为胆固醇的逆向转运。机体通过这种机制将肝外组织的胆固醇转运至肝内代谢并清除，有效降低血浆胆固醇水平，从而防止胆固醇积聚在动脉管壁和其他组织中，因此血浆中HDL浓度与动脉粥样硬化的发生率呈负相关。

（4）血脂代谢异常　是指先天性或获得性因素造成的血液及其他组织器官中脂类及其代谢产物质和量的异常。血脂代谢异常导致的常见疾病有肥胖症、脂肪肝、高脂血症（高脂肪蛋白血症）、动脉粥样硬化等。

（三）蛋白质代谢

食物中的蛋白质是人体的重要营养物质，主要作用是为人体提供氨基酸。因此，蛋白质的分解代谢主要是氨基酸的代谢。

1.氨基酸的一般代谢

微课

（1）氨基酸的脱氨基作用　氨基酸分解代谢的主要途径是氨基酸的脱氨基作用，它在体内大多数组织中均可进行。氨基酸脱氨基作用的方式主要有氧化脱氨基作用、转氨基作用、联合脱氨基作用，氨基酸脱氨基后，生成氨和α-酮酸。①氧化脱氨基作用是指氨基酸在酶的催化下，进行氧化脱氢的同时脱去氨基，体内有多种氨基酸氧化酶，其中以L-谷氨酸脱氢酶最为重要，主要存在于肝、肾、脑等组织中。②转氨基作用是指在氨基转移酶（转氨酶）的催化下，使α-氨基酸的氨基发生转移至其他α-酮酸，使其得到氨基生成相应的氨基酸的过程。

转氨基作用并没有使氨基酸的氨基真正脱下，只是使氨基发生转移。转氨基作用是体内合成非必需氨基酸的重要途径。转氨酶的辅酶是由维生素B_6参与组成的磷酸吡哆醛或磷酸吡哆胺。体内的转氨酶种类多，分布广。临床上较为重视的是丙氨酸氨基转移酶（ALT，又称谷丙转氨酶GPT）和天门冬氨酸氨基转移酶（AST，又称谷草转氨酶GOT），这两种转氨酶在体内广泛存在，但各组织中的含量不同（表3-1）。正常情况下，这些转氨酶主要存在于细胞内。当某些原因使细胞膜通透性增高或细胞受到破坏时，可有大量的转氨酶释放入血，导致血清中转氨酶活性明显升高。例如，急性肝炎患者血清中ALT活性显著升高；心肌梗死患者血清中AST活性明显升高。临床上通过测定血清中ALT与AST的活性，可以作为诊断疾病和判断预后的参考指标。③联合转氨基作用是最为重要的脱氨基作用。转氨酶与L-谷氨酸脱氢酶联合催化使氨基酸的α-氨基脱下并产生游离的氨的过程称为联合脱氨基作用，即氨基酸与α-酮戊二酸在转氨酶作用下生成相应α-酮酸和谷氨酸，谷氨酸再经L-谷氨酸脱氢酶作用，脱去氨基生成α-酮戊二酸和氨。联合脱氨基作用的逆过程是体内合成非必需氨基酸的主要途径。这种联合脱氨基作用在肝、肾、脑等组织中进行。但在骨骼肌和心肌，由于L-谷氨酸脱氢酶活性较低，故氨基酸脱氨基作用主要是通过嘌呤核苷酸循环完成。嘌呤核苷酸循环是特殊形式的联合脱氨基作用。

表3-1 正常成人各组织中ALT、AST活性（单位/克湿组织）

	心	肝	骨骼肌	肾	胰腺	脾	肺	血清
ALT	7100	44000	4800	19000	2000	1200	700	16
AST	156000	142000	99000	91000	28000	14000	10000	20

（2）氨的代谢　氨是机体正常代谢产物，对中枢神经系统有剧毒，脑组织对氨的作用尤为敏感。氨中毒的症状包括震颤、视力模糊，严重病例则出现昏迷和死亡。正常人血氨的来源与去路保持动态平衡，血氨浓度相对稳定，一般不超过0.06mmol/L。

氨基酸脱氨基过程产生的氨和肠道等其他组织产生的氨并不是以游离氨的形式经血液运输的，而是以谷氨酰胺和丙氨酸两种形式经血液转运。

体内氨的去路有三条：①在肝内合成尿素，这是体内氨的主要去路。正常情况下体内的氨主要在肝内合成无毒的尿素，尿素由肾脏排出。尿素是在肝线粒体和胞质中通过鸟氨酸循环（又称为尿素循环）合成的（图3-9）。尿素分子中的2个氮原子虽来源不同，但都直接或间接来自各种氨基酸。尿素的生成是耗能过程，每合成1分子尿素需消耗4个高能磷酸键。氨在肝中合成尿素是维持体内血氨动态平衡和保持较低血氨浓度的关键。当肝功能严重受损时，尿素

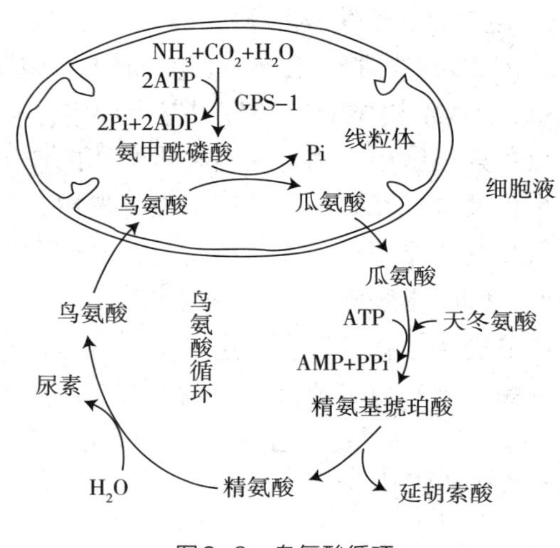

图3-9 鸟氨酸循环

合成受阻，血氨浓度升高，称为高血氨症。一般认为氨进入脑组织，使脑细胞中的α-酮戊二酸减少，引起三羧酸循环和氧化磷酸化作用减弱，导致脑组织中的ATP生成减少，因脑供能不足而出现脑功能障碍，严重时可发生昏迷，称之为肝昏迷或肝性脑病。②重新合成非必需氨基酸。③合成其他含氮化合物。

（3）α-酮酸的代谢　氨基酸脱氨基后生成的α-酮酸主要有以下三方面的代谢途径：①进入转氨基作用或联合脱氨基作用；②转变成糖及脂类；③彻底氧化成水和二氧化碳，同时释放能量以供机体所需。

2. 个别氨基酸的代谢

（1）氨基酸的脱羧基作用　人体内部分氨基酸也能进行脱羧基作用生成相应的胺，其中有些胺类在生理浓度时有重要的生理功能，一旦超过生理浓度，则会引起神经系统和心血管系统的功能紊乱。胺类在胺氧化酶的催化下可氧化成相应的醛类，醛类再进一步氧化生成羧酸，从而避免胺类在体内蓄积，胺氧化酶属于黄素蛋白酶，在肝中活性最强。

体内较为重要的胺类物质如谷氨酸在谷氨酸脱羧酶的催化下脱羧生成的γ-氨基丁酸（GABA），它在脑中含量较高，是一种抑制性神经递质，对中枢神经有抑制作用，临床上使用维生素B_6治疗妊娠呕吐、婴儿惊厥和精神焦虑等。

（2）一碳单位的代谢　某些氨基酸，如丝氨酸、甘氨酸、组氨酸和色氨酸在分解代谢过程中可以产生含有一个碳原子的基团，称为一碳单位。体内的一碳单位有：甲基（$-CH_3$）、甲烯基（$-CH_2-$）、甲炔基（-CH）、甲酰基（-CHO）、亚氨甲基（-CH-NH）等，但是CO、CO_2不属于一碳单位。

一碳单位不能游离存在，四氢叶酸是一碳单位的运载体。机体从食物中获得叶酸，经叶酸还原酶催化生成二氢叶酸，再经二氢叶酸还原酶还原生成四氢叶酸。四氢叶酸既是一碳单位的运载体，也是一碳单位代谢的辅酶。一碳单位主要通过四氢叶酸转运而参与代谢。

一碳单位是合成嘌呤和嘧啶的原料。一碳单位的代谢与细胞的增殖、组织生长和机体发育等过程密切相关。一碳单位代谢的障碍可造成例如巨幼细胞贫血等病理情况，一些药物如磺胺类药物及某些抗癌药物（甲氨蝶呤等）也正是通过干扰细菌以及癌细胞的叶酸、四氢叶酸的合成，进而影响一碳单位代谢与核酸合成而发挥其药理作用。

（3）芳香族氨基酸的代谢　芳香族氨基酸包括苯丙氨酸、酪氨酸和色氨酸。①苯丙氨酸经苯丙氨酸羟化酶催化生成酪氨酸而进一步代谢，该催化反应不可逆，因而酪氨酸不能转变为苯丙氨酸。当苯丙氨酸羟化酶缺乏时，苯丙氨酸不能转变为酪氨酸，体内的苯丙氨酸蓄积，经转氨基作用生成苯丙酮酸，后者可生成苯乙酸等衍生物。此时，尿中出现大量苯丙酮酸等代谢产物，称为苯丙酮尿症。苯丙酮酸的蓄积对中枢神经系统有毒性，引起患儿智力发育障碍等症状。②酪氨酸在体内有多种代谢途径：经酪氨酸羟化酶 催化生成3,4-二羟苯丙氨酸（多巴），在多巴脱羧酶的作用下，多巴转变为多巴胺，在肾上腺髓质中，多巴胺的β-碳原子发生羟化，生成去甲肾上腺素，后者可接受SAM 提供的甲基生成肾上腺素。多巴胺、去甲肾上腺素、肾上腺素统称为儿茶酚胺。在黑色素细胞中，酪氨酸在酪氨酸酶的作用下经多步反应转变成黑色素。人体若缺乏酪氨酸酶，黑色素合成障碍，皮肤、毛发等发白，称为白化病。酪氨酸还可生成尿黑酸，尿黑酸在尿黑酸氧化酶的作用下，逐步转变为乙酰乙酸及延胡索酸。若尿黑酸氧化酶缺乏，由酪氨酸分解代谢产生的尿黑酸则不能进一步代谢，引起大量尿黑酸由尿中排出。尿黑酸在碱性条件下易被氧化成醌类化合物，后者可进一步生成黑色化合物，因此尿黑酸氧化酶缺乏患者的尿液加碱放置后变黑，同时患者的骨组织也可有广泛的黑色物沉积。③色氨酸除生成5-羟色胺以外，还可分解代谢产生丙酮酸、乙酰CoA及烟酸。产生烟酸是体内合成维生素的特例，合成量较少，无法满足机体所需。

三、核苷酸代谢

人体内的核苷酸主要由机体自身合成，因此不属于营养必需物质。人体内存在分解核苷酸的酶系，形成特有分解产物排出体外。

（一）核苷酸的合成代谢

核苷酸的合成代谢途径主要有两条，根据是否需要从合成含氮碱基开始，分为从头合成和补救合成。从头合成途径是指利用磷酸核糖、一碳单位、CO_2、氨基酸等简单原料，从头合成嘌呤和嘧啶，再合成核苷酸，是体内大多数组织合成核苷酸的主要途径；补救合成途径是指利用体内核苷酸降解产生的游离嘌呤/嘧啶碱或核苷来合成核苷酸。与从头合成途径相比，补救合成过程较为简单，节省能耗。体内某些组织/器官缺乏从头合成的酶系，如脑和骨髓等，因而补救合成途径在这些器官很重要。

1.嘌呤核苷酸的合成代谢 嘌呤核苷酸从头合成的主要器官是肝脏，其次是小肠黏膜和胸腺，反应在细胞质中进行，以谷氨酰胺、甘氨酸、一碳单位、CO_2和天冬氨酸等简单物质为原料。步骤比较复杂，大致可分为两个阶段：①次黄嘌呤核苷酸（IMP）的合成；②IMP转变成腺嘌呤核苷酸（AMP）和鸟嘌呤核苷酸（GMP）。

嘌呤核苷酸的补救合成反应中，嘌呤碱在磷酸核糖转移酶的催化下，接受由5-磷酸核糖焦磷酸（PRPP）提供的磷酸核糖生成核苷酸。参与补救合成反应的磷酸核糖转移酶有两种，分别是腺嘌呤磷酸核糖转移酶（APRT）和次黄嘌呤-鸟嘌呤磷酸核糖转移酶（HGPRT）。此外，人体内的腺嘌呤核苷也可在腺苷激酶催化下与ATP作用生成AMP。

脱氧核苷酸的生成除dTMP外，体内的脱氧核苷酸是由相应的核糖核苷酸直接还原生成，此反应在核糖核苷酸还原酶的催化下进行，由NADPH+H^+供氢，还原反应基本上在二磷酸核苷（NDP，N代表碱基）水平上进行。

2.嘧啶核苷酸的合成代谢 嘧啶核苷酸的从头合成反应主要在肝细胞的胞质中进行，以谷氨酰胺、天冬氨酸和CO_2为原料。嘧啶核苷酸从头合成途径的特点是先合成嘧啶环，再与磷酸核糖相连生成尿嘧啶核苷酸（UMP），UMP再转变成胞嘧啶核苷酸（CTP）和脱氧胸腺嘧啶核苷酸（dTMP）。嘧啶核苷酸补救合成的主要酶是嘧啶磷酸核糖转移酶但此酶对胞嘧啶不起作用，另外，嘧啶核苷酸激酶（如尿苷激酶）也是一种补救合成酶。

3.核苷酸的抗代谢药物 核苷酸的抗代谢药物是一些核苷酸合成代谢途径中的底物或辅酶如碱基、氨基酸、核苷等的类似物，其作用机制是以竞争性抑制干扰或阻断核苷酸合成代谢，进而阻止核酸以及蛋白质的生物合成。这些核苷酸类似物是研究代谢途径的有效工具，也可用于肿瘤治疗，有效杀伤肿瘤细胞。但此类药物的缺点是也会同时作用于体内更新旺盛的正常组织细胞。抗代谢药物引起的白细胞、红细胞和血小板减少，厌食、恶心、呕吐及脱发等不良反应，分别是其作用于正常骨髓造血细胞、消化道上皮细胞和毛囊细胞的结果。常见的抗代谢药物如6-巯基嘌呤、5-氟尿嘧啶、甲氨蝶呤等。

（二）核苷酸的分解代谢

1.嘌呤核苷酸的分解代谢 嘌呤核苷酸在人体内逐步分解生成磷酸、1-磷酸核糖和嘌呤碱，嘌呤碱可进一步分解，最终生成尿酸，并随尿液排出体外。黄嘌呤氧化酶是尿酸生成的关键酶，此酶在肝脏、小肠及肾脏中活性较强。因此嘌呤核苷酸的分解代谢主要在肝脏、小肠及肾脏中进行。

尿酸是嘌呤分解代谢的终产物，水溶性差，易析出结晶。正常成人血清尿酸含量为0.12~0.36mmol/L（2~6mg/dl）。当血中尿酸含量增高，超过0.48mmol/L（8mg/dl）时，即以钠盐的形式沉积于关节、软组织、软骨和肾脏等处，导致关节炎、尿路结石或肾脏疾病，尿酸盐沉积可引起剧烈疼痛症状，但疼痛很快（1~7天）消失，因此临床上称为痛风。临床上常规治疗痛风的药物为别嘌呤醇，它是次黄嘌呤的类似物，能竞争性抑制黄嘌呤氧化酶，从而抑制黄嘌呤氧化生成尿酸，降低血中尿酸浓度。

2.嘧啶核苷酸的分解代谢 嘧啶核苷酸分解代谢的部位主要在肝脏，其在体内逐步水解为磷酸、戊糖和嘧啶碱，嘧啶碱可进一步分解生成为NH_3、CO_2、β－丙氨酸、β－氨基异丁酸。其中NH_3可合成尿素由肾脏排出体外，β－丙氨酸和β－氨基异丁酸则以不同途径进入三羧酸循环代谢，β－氨基异丁酸还可直接随尿液排出。食用含DNA丰富的食物、白血病患者及经放疗或化疗的癌症患者，尿中β－氨基酸排出量增多。临床上检测尿β－氨基异丁酸可作为监测放化疗程度的指标。

PPT

第二节 能量代谢和体温

案例讨论

案例 患者王某，15岁，学生。2天前因淋浴受凉后出现头痛，全身肌肉酸痛，来就诊。体格检查：体温39.2℃，脉搏100次/分，呼吸20次/分，血压100/70mmHg，咽部充血，两肺呼吸音稍粗糙，但未闻及啰音，心律齐，腹软，肝、脾未触及。实验室检查：白细胞数19.3×10^9/L，中性粒细胞83%。尿量减少，其他正常。

讨论 1.患者有无发热？

2.常用的测量体温部位及其正常值？

3.对于发热的患者，如何降温？

新陈代谢是机体生命活动最基本的特征，包括物质代谢和能量代谢。在物质代谢过程中所伴有的能量释放、转移、储存和利用，称为能量代谢。

一、机体能量的来源和利用

（一）机体能量的来源

机体的能量主要来源于食物中的糖、脂肪和蛋白质分子结构中蕴藏的化学能。这些营养物质在氧化过程中碳氢键断裂，释放出蕴藏的化学能。这些能量的50%以上转化为热能，用于维持人体体温，其余不足50%的能量则以高能磷酸键的形式储存于ATP或磷酸肌酸中，当机体需要时分解供能。

1.糖 生理情况下，机体所需能量的50%~70%由糖类物质提供。糖是机体的最主要的供能物质。糖的分解供能有两种途径，一是有氧氧化，二是无氧酵解。大多数组织细胞有足够的氧气供应，1mol葡萄糖经有氧氧化时可产生30mol或32mol ATP。但在缺氧时，1mol葡萄糖经无氧酵解仅生成2molATP。人体脑组织的能量供应主要依靠葡萄糖的有氧氧化，一旦出现缺氧或低血糖时，则可引起脑功能活动的障碍，患者会有头晕等症状，严重者出现昏迷。

2.脂肪 一般情况下机体所消耗的能量有30%~50%来自脂肪。脂肪在体内的主要功能是储存和供给能量。当机体需要时，储存的脂肪可通过有氧氧化补充糖类物质供能的不足。

3.蛋白质 蛋白质主要功能是构成细胞成分或形成酶、激素等生物活性物质，为机体供能是其次要的功能。一般情况下，机体主要依靠糖和脂肪来分解供能，但在某些特殊情况下（如长期不能进食或体力极度消耗），机体才会依靠蛋白质分解释放的能量来维持其基本的生理功能。

（二）能量的利用

ATP是机体能量储存和利用的主要物质形式。当需要消耗能量时，ATP的一个高能磷酸键断裂，转变为ADP，同时将大量能量释放出来。若体内物质分解释放的能量过剩时，ATP浓度升高，磷酸肌酸生成增多，从而将能量贮存起来。当组织细胞消耗能量增加时，ATP浓度降低，磷酸肌酸又将贮存的能量转移给ADP，又合成新的ATP。因此，ATP是体内能量转换和利用的中心环节，而磷酸肌酸常被看作是ATP的储存库（图3-10）。

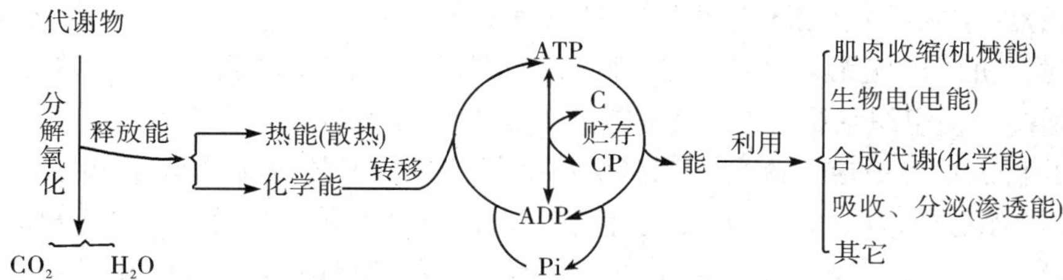

图3-10 体内能量的转移、贮存和利用

C：肌酸；CP：磷酸肌酸

机体利用ATP分解提供的能量完成各种功能活动，如肌肉的收缩、物质的主动转运、腺体的分泌、神经冲动的传导等。

二、能量代谢的测定

能量代谢的测定遵循能量守恒定律，蕴藏于食物中的化学能等于机体维持体温的热能和所做的外功。因而，通过测定机体所消耗的食物释放的热量，即可计算出整个机体的能量代谢水平。在间接测热法中常涉及几个基本概念，如食物的热价、氧热价和呼吸商（表3-2）。

将1g食物分解氧化时所释放出来的能量称为食物的热价，分为物理热价和生物热价。糖与脂肪的物理热价和生物热价相同，说明糖和脂肪在体内和体外氧化燃烧时释放的热量是相等的。而蛋白质的生物热价小于物理热价的原因是蛋白质在体内不能被完全氧化，一部分随尿素、尿酸和肌酐从尿中排出。

表3-2 糖、蛋白质和脂肪的热价、氧热价和呼吸商

营养物质	产热量（kJ/g）		氧热价（kJ/L）	耗O_2量（L/g）	CO_2产量（L/g）	呼吸商
	物理热价	生物热价				
糖	17.15	17.15	20.66	0.83	0.83	1.00
蛋白质	23.43	17.99	18.93	0.95	0.76	0.80
脂肪	39.75	39.75	19.58	2.03	1.43	0.73

物质的氧热价是指某种食物被氧化分解时，每消耗1L氧所产生的热量。呼吸商（RQ）是指在一定时间内CO_2的产生量和O_2消耗量的比值，即：

$$RQ=\frac{CO_2\text{产生量（mol或ml）}}{O_2\text{消耗量（mol或ml）}}$$

通过测量呼吸商的大小，就可以推测机体在某段时间内利用能量的主要来源。如某人的呼吸商接近1.00，说明其消耗的能量主要来自于糖的氧化。一般情况下，机体的能量主要来自糖和脂肪分解供能，动用蛋白质的量极少，可忽略不计。由糖和脂肪氧化时产生的CO_2量和消耗的O_2量的比值称为非蛋白呼吸商（NPRQ）。氧化糖和脂肪的比例不同，测得的NPRQ也不同。通常将受试者空腹时NPRQ定为0.82，氧热价为20.20kJ/L。因此，测出一定时间内的耗氧量后，即可计算出受试者单位时间内所消耗的热量。

三、影响能量代谢的因素

能量代谢是伴随着物质代谢出现的，因此，凡是影响物质的摄取、消化、吸收、生物氧化和能量利用等方面的因素都可影响机体的能量代谢。

1.肌肉活动 是影响能量代谢最显著的因素。人体在运动或劳动时，机体的耗氧量与产热量均增加。肌肉活动强度与机体的耗氧量、产热量呈正相关。如静卧时，机体的产热量为2.73kJ/（m^2·min）；踢足球时，机体的产热量为24.98kJ/（m^2·min）。

2.精神活动 主要通过肌紧张和神经体液因素的作用增加产热量。如人处于激动、恐惧、焦虑、烦躁时，机体出现无意识肌紧张，同时交感神经兴奋，肾上腺素、甲状腺激素、糖皮质激素等分泌增多，使组织细胞代谢活动加速，产热量明显增多。

3.食物的特殊动力效应 进食能刺激机体额外消耗能量的效应就是食物的特殊动力效应。各种营养物质的特殊动力效应不同，进食糖和脂肪的食物特殊动力效应分别为6%和4%；混合性食物的特殊动力效应约为10%；蛋白质的食物特殊动力效应可达30%。由此可见，蛋白质类食物的特殊动力效应是最明显的。目前认为，食物的特殊动力效应可能与肝脏处理氨基酸或合成糖原等过程有关。

4.环境温度 人在安静状态下，环境温度在20~30℃时，机体的能量代谢率最为稳定，这是由于此时骨骼肌保持在比较松弛的状态。环境温度过低或过高均可使机体的能量代谢率增加。环境温度过低时，机体代谢率增加与寒冷刺激引起寒战及肌肉紧张度增加，致使能量代谢率增加有关；环境温度过高时，机体代谢率的增高与机体的呼吸、循环及发汗功能均有不同程度地增强，体内化学反应加快有关。

四、基础代谢

人体处于基础状态下的能量代谢就是基础代谢。单位时间内的基础代谢称为基础代谢率（BMR）。基础状态是指人体在清醒状态下，静卧、无肌紧张、无精神紧张、餐后12~14小时，室温保持在20~25℃的条件下的状态。在这种状态下，机体所消耗的能量仅用于维持基本的生命活动，此时代谢水平比较稳定，因此基础代谢率常用作评价机体能量代谢水平的指标。BMR比一般安静状态时的能量代谢率低，但并不是机体最低的能量代谢率，如机体在熟睡无梦时能量代谢率就比BMR还低。

不同个体，其能量代谢率可有较大差异。实验证明，基础代谢率与体表面积基本上成正比。因此，为了比较不同个体间的能量代谢情况，排除身高、体重等对能量代谢率的影响，通常以单位时间内单位体表面积的产热量来衡量机体能量代谢水平。体表面积可从身高和体重两项数值来推算。中国人体表面积的计算公式为：

$$体表面积（m^2）= 0.0061 + 身高（cm）+ 0.0128 \times 体重（kg）- 0.1529$$

另外，体表面积还可在体表面积测算图（图3-11）上直接连线查出。

除体表面积外，能量代谢率还与性别、年龄有关。中国人不同年龄和性别人群的平均基础代谢率值可在表3-3中查得。

表3-3 中国人正常基础代谢率的平均值［kJ/（m^2·h）］

年龄（岁）	11~15	16~17	18~19	20~30	31~40	41~50	51以上
男	195.5	193.4	166.2	157.8	158.6	154.0	149.0
女	172.5	181.7	154.0	146.5	146.9	142.4	138.6

临床上，为了便于对测定的结果进行判断，常将测定的基础代谢率值与同性别、同年龄组的正常值进行比较，用实测值与正常平均值相差的百分数来表示基础代谢率，即：

$$基础代谢率=\frac{实测值-正常平均值}{正常平均值}\times 100\%$$

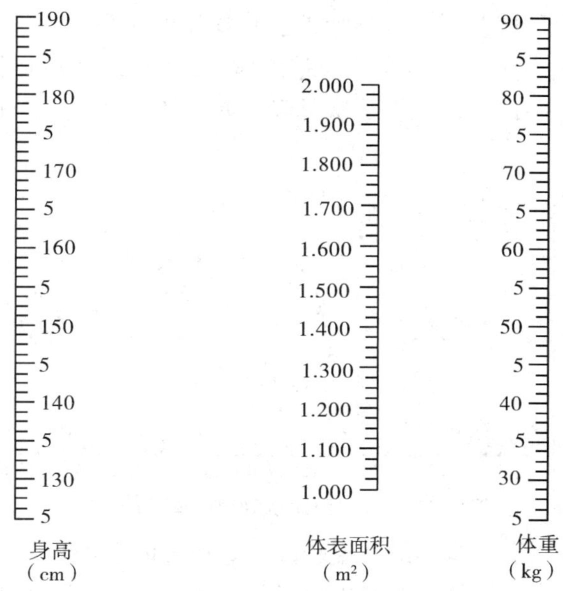

图3-11　体表面积测算图

将受试者的身高和体重两点连成一条直线，该直线与体表面积尺度交点的数值即为该人的体表面积值

一般认为，基础代谢率在 ±10%~±15%范围内为正常；基础代谢率超过 ±20%时，可能存在病理性变化。临床上许多疾病都伴有基础代谢率的变化，如发热时，体温每升高1℃，基础代谢率约可升高13%；甲状腺功能亢进时，基础代谢率可比正常值高出25%~80%；甲状腺功能减退时，基础代谢率可比正常值低20%~40%。因此，测定基础代谢率对甲状腺疾病的诊断很有帮助。

五、体温

机体的温度分为体表温度和体核温度。通常情况下，体表温度是指皮肤、皮下组织和肌肉等部位的温度，容易受环境温度的影响；体核温度主要是指心、脑、肺、腹腔内脏的温度，能够保持相对稳定。生理学中所说的体温（body temperature）是指机体深部组织的平均温度，也就是体核温度，它是机体基本生命体征之一。体温的相对稳定是维持机体内环境稳态的重要内容，也是保证机体正常新陈代谢和一切生命活动的必要条件。

（一）人体的正常体温及生理变动

1.正常体温　机体深部各脏器的温度由于代谢水平的不同而略有差异，并且不易测量，所以临床上常用直肠、口腔或腋窝等浅表部位的温度来代表体温。

正常成人在安静状态下，直肠温度的正常值为36.9~37.9℃，口腔温度的正常值为36.7~37.7℃，腋窝温度的正常值为36.0~37.4℃。其中，直肠温度最高，最接近机体的深部温度，但测量不方便，因而在临床上一般仅用于小儿及昏迷患者。口腔温度较直肠温度略低，虽然测量比较方便，但容易受进食、饮水、经口呼吸等因素的影响，所以也影响其使用范围。腋窝温度最低，测量方法简单，体温计可重复使用且不易发生交叉感染，因此是测量体温最常用的方法。测量腋窝温度时，要让测试者上臂紧贴胸廓，形成密闭的人工体腔，测量5~10分钟后，腋窝温度上升接近机体深部温度的水平。

2.体温的生理波动　体温恒定是相对的。体温可因昼夜、性别、年龄、肌肉活动和精神活动等方面的变化而发生生理性波动，其波动幅度一般不超过1℃。

（1）昼夜周期性波动　体温在一昼夜之中存在周期性波动，表现为体温在凌晨2:00~6:00最低，午后1:00~6:00体温最高，波动幅度一般不超过1℃。体温的这种昼夜周期性波动称为昼夜节律或日节律，它受下丘脑视交叉上核中的生物钟控制。

（2）性别的影响　通常情况下，成年女性的平均体温比男性约高0.3℃，可能与女性皮下脂肪较多，散热较少有关。生育年龄女性的基础体温还随月经周期而变动。体温在排卵日最低，排卵后体温可升高0.3~0.6℃，直至下次月经开始（图3-12）。这可能与黄体分泌的孕激素有关。

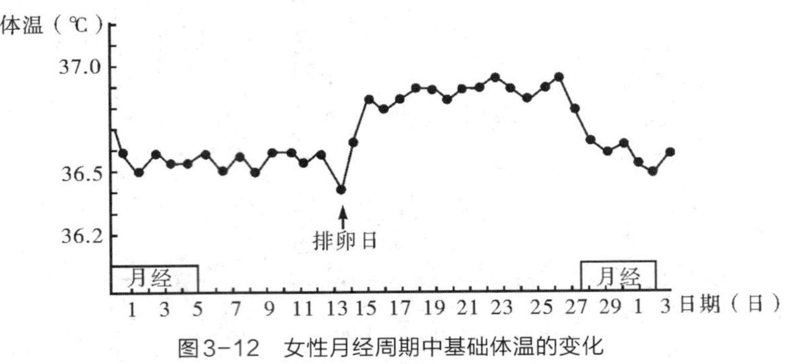

图3-12　女性月经周期中基础体温的变化

（3）年龄的影响　儿童和青少年的体温较高，老年人体温较低，成年人的体温介于二者之间。新生儿特别是早产儿，由于体温调节中枢尚未发育完善，体温调节能力差，易受环境温度的影响，因而应注意对其加强护理。老年人基础代谢率低，产热量减少，也应注意保温。

（4）肌肉活动和精神活动的影响　肌肉活动和精神活动时基础代谢率增加，产热量增加，体温升高。因此，测量体温时应让受试者安静休息一段时间后再进行体温的测量。

此外，环境温度、进食等对体温也会产生影响，在测量体温时也应加以考虑。

（二）产热与散热

机体的产热过程与散热过程处于动态平衡时，体温维持相对恒定。若机体的产热量大于散热量，体温升高；反之，若机体的产热量小于散热量，体温降低。

微课

1. 主要产热器官及产热方式　不同的状态下，人体的主要产热器官是不同的。在安静状态下，人体主要由脑和内脏产热，其中肝脏是体内代谢最旺盛的器官，产热量最大；而在运动或劳动时，骨骼肌是最主要的产热器官。骨骼肌肌紧张稍有增强，产热量即可明显增加，剧烈运动时产热量可达安静时的20~40倍。

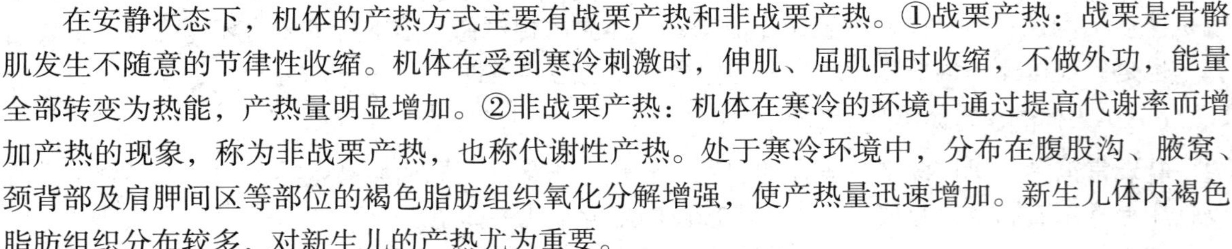

在安静状态下，机体的产热方式主要有战栗产热和非战栗产热。①战栗产热：战栗是骨骼肌发生不随意的节律性收缩。机体在受到寒冷刺激时，伸肌、屈肌同时收缩，不做外功，能量全部转变为热能，产热量明显增加。②非战栗产热：机体在寒冷的环境中通过提高代谢率而增加产热的现象，称为非战栗产热，也称代谢性产热。处于寒冷环境中，分布在腹股沟、腋窝、颈背部及肩胛间区等部位的褐色脂肪组织氧化分解增强，使产热量迅速增加。新生儿体内褐色脂肪组织分布较多，对新生儿的产热尤为重要。

2. 主要散热器官及散热方式　人体的散热途径主要有皮肤、呼吸道和大、小便等。其中，皮肤是最主要的散热部位，皮肤的散热方式主要有以下几种。①辐射散热：是机体以热射线的形式将热量向外界较冷物体的散热方式。散热量的多少主要与机体的辐射面积和皮肤与环境之间的温度差有关。②传导散热：是机体的热量直接传递给与之相接触的较冷物体的散热方式。传导散热量主要跟皮肤与接触物体表面间的温度差、接触面积、接触物体的导热性能有关。临床上给高热的患者戴冰帽就是通过利用传导散热的原理来降低患者体温的。③对流散热：是通过气体的流动实现热交换的散热方式。皮肤可将热量传给皮肤表层的空气，使之受热后上升，周围温度较低的空气补充进来，形成气体的对流。对流散热量与风速有关。④蒸发散热：是水分从体表汽化时散发体热的散热方式。蒸发散热量受环境温度、风速、空气湿度等因素的影响较大。蒸发散热有不感蒸发和可感蒸发两种形式。不感蒸发是指水分从皮肤或黏膜（主要是呼吸道黏膜）表面不断渗出而被汽化的过程，又称不显汗。人体每日不感蒸发量约为1000ml。在临床上给患者补液时，应考虑到不感蒸发量。可感蒸发是汗腺分泌的汗液从体表蒸发而带走体热的散热方式，又称为发汗。临床上用酒精擦浴，可增加蒸发散热来帮助患者降温。

汗液是低渗液，在大量发汗时容易造成高渗性脱水，此时应注意及时补充水分和氯化钠，以防电解质紊乱的发生。精神紧张或情绪激动时，在掌心、足底和前额等处也发汗，称为精神性发汗。精神性发汗在体温调节中意义不大。

当皮肤温度高于环境温度时，机体主要通过辐射、传导和对流的方式向外散发热量；当皮肤温度低于环境温度时，则可通过蒸发散热散发热量。

机体可通过对皮肤血流量和发汗来调节机体的散热量。

（三）体温的调节

当外界环境温度改变时，人体可通过行为性体温调节和自主性体温调节来调节机体的产热和散热活动，维持体温的相对稳定。

1. 行为性体温调节 是指在大脑皮层的控制下，人体有意识地改变自身行为活动来调节产热和（或）散热，以保持体温相对恒定。如，搓手、跺脚、增减衣物、蜷缩身体保暖、伸展肢体散热等。

2. 自主性体温调节 是指当环境温度变化时，在体温调节中枢的调控下，对机体的产热过程和散热过程进行调节，以维持体温的相对稳定。

（1）温度感受器 是感受机体各处温度变化的特殊结构。根据分布部位的不同，可将温度感受器分为外周温度感受器和中枢温度感受器。

外周温度感受器是指存在于皮肤、黏膜、内脏等部位对温度敏感的游离神经末梢，包括热感受器和冷感受器。外周温度感受器对机体外周的温度起监测作用。皮肤、内脏、大静脉等处的温度感受器均对冷刺激敏感，防止机体温度的降低。

中枢温度感受器是指存在于脊髓、延髓、脑干网状结构及下丘脑等部位对温度变化敏感的神经元，包括热敏神经元和冷敏神经元。热敏神经元在局部温度升高时活动增强，发放冲动频率增加；冷敏神经元则在局部温度降低时活动增强，发放冲动的频率增加。研究发现，在下丘脑的视前区－下丘脑前部（PO/AH），以热敏神经元居多；在脑干网状结构和下丘脑的弓状核则以冷敏神经元较多。

（2）体温调节中枢 下丘脑PO/AH是机体最重要的体温调节的基本中枢。来自于中枢和外周的温度信息汇聚于此，经过整合后发出信息控制着产热装置（如肝、骨骼肌等）和散热装置（如皮肤血管、汗腺等）的活动，使机体产生相应的体温调节反应。

（3）体温调定点学说 体温调定点学说认为，体温的调节类似于恒温器的工作原理，机体能够根据一个设定的温度值（调定点），对产热和散热过程进行调节，从而使体温稳定在这个所设定的温度值上。体温调节中枢围绕着这个调定点来调控体温。一般认为，人的体温调定点设定的温度值为37.0℃，在此水平上机体的产热和散热活动保持着平衡。若体温超过调定点水平（37.0℃），热敏神经元兴奋，促使散热装置的活动增强，产热装置的活动减弱，使机体散热大于产热，从而将升高的体温降至调定点水平（37.0℃）；反之，当体温低于调定点水平（37.0℃），冷敏神经元兴奋，促使机体产热装置的活动增强，散热装置的活动减弱，导致机体产热大于散热，从而将降低了的体温调回至调定点水平（37.0℃）。

临床上的发热就是因致热原的作用使体温调节中枢的调定点的水平上移（如39℃），此时实际体温（37.0℃）低于调定点水平（39.0℃），使冷敏神经元兴奋性增强，通过增强机体的产热活动，减弱散热活动，使体温升高到调定点水平（39.0℃）。因此，在体温上升期患者常有皮肤苍白、战栗等症状。当体温升高到新的调定点水平（39.0℃）后，产热活动与散热活动达到平衡，体温便在新的调定点水平（39.0℃）保持相对稳定。应用降温措施之后，升高的调定点重新回到正常水平（37.0℃），这时体温高于调定点水平，热敏神经元兴奋，通过增强散热活动，抑制产热活动，使体温下降到调定点水平。因此，在体温下降期患者常有发汗、皮肤血管扩张等现象。

此外，并不是所有的体温的升降都是调定点变化的结果。例如，环境温度过高所致的中暑，是机体散热不良所致，为非调节性的体温升高。

知识拓展 **发热与过热**

发热时体温会升高，但并不是体温升高就是发热。医学中的发热是指在致热原的作用下，因体温调定点上移而引起的调节性的体温升高。过热时也会出现体温升高，但是一种非调节性体温升高，体温升高的水平与调定点水平不相一致。过热可能是体温调节障碍（体温调节中枢损伤）、散热障碍（皮肤鱼鳞病等）或产热器官功能异常（甲状腺功能亢进）所致。

本章小结

新陈代谢是生命活动最基本的特征。在进行新陈代谢过程中，伴随着糖、脂肪和蛋白质代谢的同时有能量的储存、转移和利用。生物氧化所产生的能量主要用于维持体温和机体的生命活动。血浆中葡萄糖主要来源于食物、肝糖原分解及非糖物质转化，它的代谢主要通过三条途径，即分解代谢产生能量、转化为肝糖原及转化为脂肪或氨基酸。体内的血脂分解为甘油和脂肪酸，进而经过β-氧化分解为CO_2和H_2O。食物中的蛋白质可水解为氨基酸，通过脱氨基进行代谢，通过转氨基作用合成新的蛋白质。总之，三大营养物质之间相互联系、相互制约，统一协调，是人体重要的能源物质。

影响能量代谢的主要因素有肌肉活动、精神活动、食物的特殊动力效应、环境温度等。凡是影响能量代谢的因素均可影响体温。体温是人体深部组织的平均温度。体温的稳定是生命活动所必需的，它是在体温调节机制的调控下，机体的产热与散热达到平衡的结果。体温调节中枢对体温的调节常用“调定点”学说来解释。

习题

习 题

一、单项选择题

1.生物氧化是指（　）。

A.生物体内的脱氢反应　　B.生物体内释出电子的反应

C.营养物氧化成H_2O及CO_2的过程　　D.生物体内与氧分子结合的反应

E.生物体内加氧反应

2.葡萄糖在体内最主要的分解途径是（　）。

A.磷酸戊糖途径　　B.糖酵解

C.有氧氧化　　D.糖原合成

E.糖异生

3.与动脉粥样硬化形成有关的血浆脂蛋白有（　）。

A. CM与VLDL　B. LDL与HDL　C. CM与LDL　D. VLDL与HDL　E. VLDL与LDL

4.体内氨的主要去路是（　）。

A.生成非必需氨基酸　　B.随尿排出

C.合成谷氨酰胺　　D.参与合成核苷酸

E.合成尿素

5.临床上测定血脂含量时，餐后采血时间为（　）。

A. 3~6小时　B. 8~10小时　C. 12~14小时　D. 24小时　E. 2小时

6. 人体内嘌呤核苷酸分解代谢的终产物是（　）。

A. 尿素　B. 尿酸　C. 肌酸　D. β－氨基异丁酸　E. β－丙氨酸

7. 体内氨基酸脱氨基的主要方式是（　）。

A. 转氨基作用　B. 嘌呤核苷酸循环

C. 联合脱氨基作用　D. 还原脱氨基作用

E. 氧化脱氨基作用

8. 机体的直接供能物质是（　）。

A. 蛋白质　B. 脂肪　C. 糖　D. 维生素　E. ATP

9. 对能量代谢影响最为显著的因素是（　）。

A. 进食　B. 环境因素　C. 肌肉活动　D. 精神活动　E. 性别

10. 测定基础代谢率的条件，错误的是（　）。

A. 清醒　B. 静卧　C. 室温25℃　D. 餐后6小时　E. 肌肉放松

二、简答题

1. 什么是血糖？正常成人空腹的血糖浓度是多少？血糖的来源和去路有哪些？

2. 脂肪酸的氧化过程中，酮体的生成和利用有什么特点，对机体有什么生理意义？

3. 影响能量代谢的因素主要有哪些？

（何　丹　胥　颖）

第四章　血　液

知识目标

1.掌握　血量；血浆渗透压；血液凝固的基本过程；ABO血型系统；交叉配血试验。

2.熟悉　血液的组成及血液的生理功能；各类血细胞的正常值及生理特性、生理功能。

3.了解　血细胞的生成与调节；抗凝与纤溶；Rh血型系统。

能力目标

1.学会　判断各类血细胞的正常值并会解释其变化的临床意义。

2.具备　判断血型的能力。

血液是在心血管系统中循环流动的流体组织，是内环境中最活跃的部分。血液具有物质运输的功能，为全身组织器官输送O_2和营养物质，并将细胞产生如CO_2和代谢终产物运输到排泄器官而排出体外，对维持机体内环境的稳态发挥重要作用。此外，血液还具有免疫防御和体温调节的功能。因此，当各种原因导致机体的血液循环出现障碍时，都会引起机体组织器官的功能障碍，严重时甚至危及生命。

PPT

第一节　血液的组成和理化特性

一、血液的组成

血液由血细胞和血浆组成。血细胞悬浮在血浆中，由红细胞、白细胞和血小板组成。将抗凝处理后的血液置于血细胞比容管中，经过离心后可见血液分成三层，上层为淡黄色透明液体即血浆，占全血容积的50%~60%；下层为深红色不透明的红细胞，占全血容积的40%~50%；介于二者之间的灰白色薄层为白细胞和血小板（图4–1）。血细胞在全血中所占的容积百分比，称为血细胞比容。血细胞中以红细胞数量为最多，因此血细胞比容也称红细胞比容，它主要反映血液中红细胞的数量。其正常值在成年男性为40%~50%，成年女性为37%~48%，新生儿约为55%。在严重的呕吐和腹泻时，红细胞比容可升高；贫血时，红细胞比容降低。

血浆是血细胞的细胞外液，是一种含有多种溶质的水溶液。其中，水占91%~92%，溶质占8%~9%。溶质以血浆蛋白为主，另外还有无机盐、小分子化合物和气体分子等。

血浆蛋白是血浆中各种蛋白质的总称，正常成人血浆蛋白总量为65~85g/L，其中血浆白蛋白为40~48g/L、球蛋白为15~30g/L、纤维蛋白原为2~4g/L。正常情况下，白蛋白/球蛋白的含量比为1.5~2.5。白蛋白和大多数球蛋白由肝脏产生，因此，当肝功能出现障碍时，白蛋白/球蛋白比值会降低。血浆蛋白的功能包括：①形成血浆胶体渗透压，调节血管内外水的平衡；②缓冲功能，白蛋白及其钠盐组成缓冲对维持血浆正常pH；③运输功能，血浆蛋白可作为载体运输激素、脂质、离子、维生素及代谢废物等小分子物质；④球蛋白具有免疫防御功能；⑤营养功能；⑥参与血液凝固、抗凝和纤溶等生理过程。

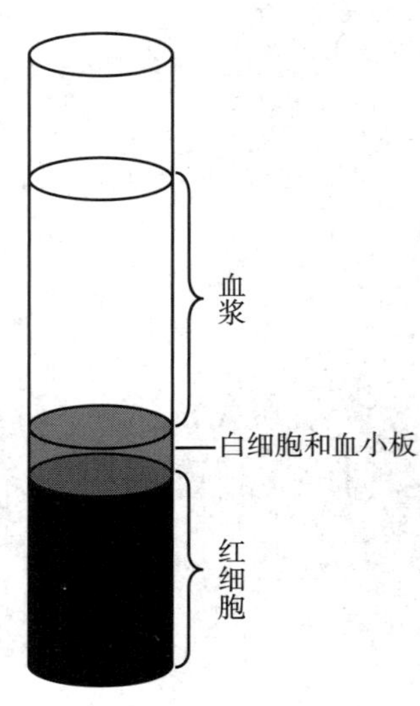

图4–1　血液的组成

血浆中的无机盐绝大部分以离子形式存在，也称为电解质，约

占血浆总量的0.9%，主要包括Na^+、K^+、Ca^{2+}、Mg^{2+}、Cl^-、HCO_3^-、HPO_4^{2-}、SO_4^{2-}等。其主要作用是形成血浆晶体渗透压，维持酸碱平衡和神经肌肉的兴奋性。

血浆中还有少量葡萄糖、脂类（如三酰甘油、胆固醇、磷脂等）、酮体、乳酸、酶、激素、维生素以及O_2和CO_2等。

二、血量

血量指人体内血液的总量。正常成年人血量相当于体重的7%~8%，即每千克体重对应的血量为70~80ml。安静状态下，绝大部分血量在心血管内快速循环流动，称为循环血量；另有小部分血液在肝、脾、肺、腹腔静脉及皮下静脉丛等处缓慢流动，称为储存血量。当机体剧烈运动、大失血等情况造成循环血量不足时，储存血量释放出来以补充循环血量的不足，适应机体需要。血量的相对稳定可使血管保持一定的充盈度以维持血压，保证细胞、组织和器官的血液供应，对机体正常生命活动的进行具有重要意义。一般认为，机体一次失血量不超过总血量的10%时，可通过加强心脏活动、血管收缩、储存血量释放等方式来代偿，而不出现明显的临床症状。丢失的水、电解质可在1~2小时内恢复，红细胞在1个月内得到补充而恢复。若一次失血达总血量的20%，超过机体的代偿能力时，会出现血压下降、四肢湿冷、眩晕、少尿等失血性休克的临床表现；若一次失血达总血量的30%以上时，如不及时抢救，将危及生命。

三、血液的理化特性

（一）血液的比重

正常人全血比重为1.050~1.060，大小主要取决于红细胞的数量。血浆的比重为1.025~1.030，大小主要取决于血浆蛋白的含量。红细胞的比重为1.090~1.092，其大小与红细胞内血红蛋白的含量呈正相关。根据红细胞和血浆蛋白比重的不同，可进行血细胞的分离以及红细胞沉降率的测定。

（二）血液的黏度

血液的黏度来源于血液内部分子或颗粒间的摩擦。若水的黏度为1，则全血的相对黏度为4~5，全血的黏度主要取决于红细胞比容的高低；血浆的相对黏度为1.6~2.4，主要取决于血浆蛋白的含量。血液的黏度是形成血流阻力的重要因素之一。如休克中期，微循环淤血，血浆外渗，使血液黏度升高，血流阻力增加，严重影响组织器官的血液灌流量。

（三）血浆渗透压

渗透压是由溶液中溶质颗粒（分子或离子）所形成的，其大小与溶质颗粒的数目有关，与溶质的种类和溶质颗粒的大小无关。正常人的血浆渗透压约为300mOsm/（kg·H_2O）（相当于5790mmHg），由血浆晶体渗透压和血浆胶体渗透压所构成（表4-1，图4-2）。

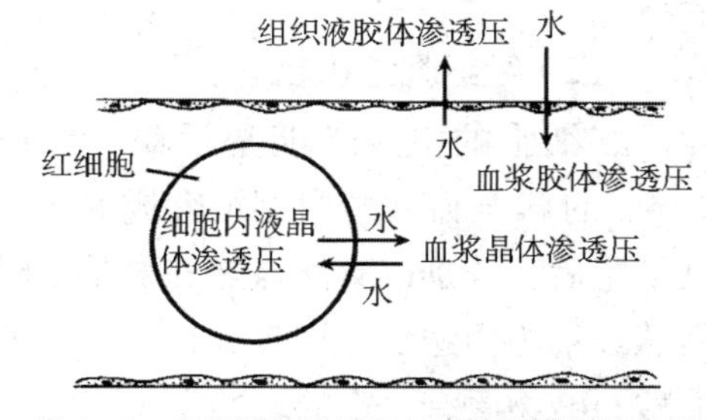

图4-2　血浆晶体渗透压与胶体渗透压的作用

表4-1　血浆晶体渗透压和血浆胶体渗透压的组成及作用

	血浆晶体渗透压	血浆胶体渗透压
形成	血浆中晶体物质（电解质，尤其是Na^+，Cl^-）	血浆蛋白，主要是白蛋白等大分子胶体物质
占血浆总渗透压的比例	99.6%	0.4%
作用	维持血细胞内、外水的平衡；维持血细胞的正常形态和体积	调节血管内、外水的平衡；维持血容量

（四）酸碱度

正常人血浆的pH为7.35~7.45。当血浆pH低于7.35时为酸中毒，高于7.45时为碱中毒。血浆pH的相对恒定有赖于血液中强大的缓冲系统以及肺、肾的正常功能。血浆中最重要的缓冲对是$NaHCO_3/H_2CO_3$，当两者之比为20∶1时，血浆pH为7.4。另外还有Na_2HPO_4/NaH_2PO_4、蛋白质钠盐/蛋白质等缓冲对。在红细胞内还有血红蛋白钾盐/血红蛋白、氧合血红蛋白钾盐/氧合血红蛋白、K_2HPO_4/KH_2PO_4等缓冲对。机体通过缓冲对以及肾、肺的活动不断排泄体内过多的酸碱，维持血浆酸碱平衡。

PPT

第二节　血细胞

案例讨论

案例　患者，女，25岁，因面色苍白、头晕、乏力1年余，加重伴心慌1个月来诊。既往健康，无疾病。月经初潮14岁，7天/27天，近2年月经量多，半年来更明显。体格检查：体温36℃，脉搏104次/分，呼吸18次/分，血压110/70mmHg，一般状态好，贫血面貌，皮肤黏膜无出血点，口唇苍白，心肺无异常，肝脾不大。血液常规检查：RBC 3.0×10^{12}/L，Hb 60g/L。

讨论　1.请给患者一个初步诊断，并试着分析产生的原因。

2.正常健康人红细胞和血红蛋白的正常值是多少？

一、红细胞

微课

（一）红细胞的形态和数量

红细胞是数量最多的血细胞。成熟红细胞直径为7~8μm，呈双凹圆碟形，边缘厚，中央薄，无细胞核和细胞器。正常成年男性红细胞的数量为（4.0~5.5）$\times10^{12}$/L；女性为（3.5~5.0）$\times10^{12}$/L。红细胞内充满血红蛋白（Hb），我国成年男性血红蛋白浓度为120~160g/L，女性为110~150g/L。人体红细胞数量和血红蛋白浓度存在性别、年龄、生活环境和机体功能状态等方面的差异。如久居高原的居民，其红细胞数量高于平原居民；妊娠后期因血浆量增多可致红细胞数量和血红蛋白数量相对减少。临床上，把外周血中红细胞数量和（或）血红蛋白浓度低于正常称为贫血。贫血的临床表现与红细胞数量减少和血红蛋白浓度降低导致的组织器官缺氧有关。

（二）红细胞的功能

红细胞的主要功能是运输O_2和CO_2。这两项功能都是通过血红蛋白来实现的。血液中98.5%的O_2与血红蛋白相结合成氧合血红蛋白在血液运输的。由组织细胞产生的CO_2扩散进入红细胞后，分别以碳酸氢盐和氨基甲酰血红蛋白的形式存在而运输。若红细胞被破坏，血红蛋白从红细胞内逸出，则丧失运输O_2和CO_2的功能。此外，红细胞内含有多种缓冲对，对血液中的酸、碱物质有一定的缓冲作用。

（三）红细胞的生理特性

1.渗透脆性　红细胞的渗透脆性是指红细胞在低渗溶液中发生膨胀破裂的特性。它是反映红细胞对抗低渗溶液能力的指标。若将红细胞置于不同浓度的低渗NaCl溶液中，随着低渗NaCl溶液浓度的降低，红细胞的体积逐渐增大直至破裂溶血。当NaCl浓度降至0.42%时，部分红细胞开始破裂，在0.35%NaCl溶液中全部的红细胞都发生溶血，这一现象说明红细胞对低渗溶液具有一定的抵抗能力。生理情况下，衰老红细胞对低渗盐溶液的抵抗力差，即脆性大，而初成熟的红细胞则脆性小。

2.悬浮稳定性 红细胞能够较稳定的悬浮于血浆中而不易下沉的特性，称为悬浮稳定性。其原因是红细胞呈双凹圆碟形，表面积与容积比值较大，使红细胞与血浆之间产生较大的摩擦力，故红细胞下沉缓慢。红细胞的悬浮稳定性可通过测定其沉降率来表示。红细胞沉降率简称血沉，是将抗凝的静脉血置于血沉管内，垂直静置，以红细胞在第1小时末下沉的距离来表示。男性正常值为0~15mm/h，女性正常值为0~20mm/h（魏氏检测法）。沉降率越大，表明红细胞的悬浮稳定性越小。在某些疾病（如风湿热、活动性肺结核等）血沉加快，原因是红细胞之间彼此以凹面相贴，形成红细胞叠连。这样会使红细胞团块的总表面积与总容积的比值减小，与血浆之间的摩擦力减小，红细胞下沉加快。经研究发现，红细胞悬浮稳定性的大小与血浆成分有关。当血浆中纤维蛋白原、球蛋白及胆固醇含量增多时，红细胞沉降率加快；当血浆中的白蛋白、卵磷脂含量增多时，红细胞沉降率减慢。

3.可塑变形性 是指红细胞在通过直径比它小的毛细血管和血窦孔隙时，可改变其形状，并在通过后又恢复其正常形态的特性，称为可塑变形性。这一特性与红细胞的几何形状、红细胞膜的弹性、红细胞内的黏度有关。可塑变形性是红细胞生存所需的最重要的特性。衰老的红细胞和遗传性球形红细胞增多症的患者，其红细胞的变形能力降低。

（四）红细胞的生成与破坏

1.红细胞的生成

（1）生成部位 人出生后，红骨髓是生成红细胞的唯一场所。红骨髓内的造血干细胞依次分化成红系定向祖细胞、原红细胞、早幼红细胞、中幼红细胞、晚幼红细胞和网织红细胞，最后发育为成熟的红细胞。在正常人的外周血中可见少量的网织红细胞，仅占红细胞总数的0.5%~1.5%。当骨髓造血能力增强时，血液中网织红细胞总数可大幅上升至红细胞总数的30%~50%。因此，临床中可通过检测外周血中网织红细胞的计数来了解骨髓的造血能力。

（2）生成的原料 铁和蛋白质是红细胞生成的主要原料。正常成年人体内铁的含量为3~4g，其中约2/3存在于血红蛋白内。成年人每日需要30mg的铁，仅1mg的铁是来自于食物的补充，其余则是体内铁的再利用。如衰老红细胞被吞噬后释放出的铁就可被再利用。在红细胞生成过程中，若铁摄入不足或吸收障碍时，可使血红蛋白合成减少，导致缺铁性贫血（低色素小细胞性贫血）。

（3）成熟因子 维生素B_{12}、叶酸是促使红细胞成熟的因子。叶酸和维生素B_{12}是合成DNA所需的重要辅酶。二者若缺乏，势必会影响DNA的合成，从而引起细胞核发育异常，导致巨幼细胞贫血。叶酸在体内需要维生素B_{12}的参与才能转化成四氢叶酸参与DNA的合成。正常情况下，食物中不缺乏维生素B_{12}，但维生素B_{12}的吸收需要胃黏膜壁细胞分泌的内因子的参与。内因子与维生素B_{12}结合形成复合物，能保护维生素B_{12}免受消化道内消化酶的破坏，并促进维生素B_{12}在回肠末端的吸收。临床上胃大部切除术后，患者出现巨幼细胞贫血就是因为缺乏了内因子而影响了维生素B_{12}的吸收。

（4）生成的调节 红细胞的生成主要受促红细胞生成素（EPO）和雄激素的调节。

促红细胞生成素是一种含165个氨基酸残基的糖蛋白，其主要作用是：①促使晚期红系祖细胞的增殖；②促进红系祖细胞向原红细胞分化及幼红细胞血红蛋白的合成；③促进红细胞发育和血红蛋白的合成；④促进网织红细胞的成熟与释放。EPO主要在肾生成，在贫血、缺氧或肾血流减少时，均可促进EPO的合成与释放。久居平原的人进入高原低氧环境后，因肾生成EPO增多，可出现外周血中红细胞数量和血红蛋白浓度增多的现象。

雄激素可直接刺激骨髓生成红细胞，也可通过刺激肾生成EPO而促进红细胞的生成。这也是男性红细胞数量和血红蛋白含量均高于女性的原因所在。

此外，还有一些激素，如甲状腺激素、糖皮质激素和生长激素也可促进红细胞的生成。

2.红细胞的破坏 红细胞的平均寿命为120天。90%衰老的红细胞被巨噬细胞吞噬破坏。

血红蛋白经吞噬细胞消化后释放出铁、氨基酸和胆红素。其中，铁和氨基酸可被再利用，而胆红素随血液流经肝脏后再排出体外。其余10%的衰老红细胞因血流的机械冲击而直接被破坏。破损红细胞释出的血红蛋白在血浆中与触珠蛋白结合，进而被肝摄取分解。

二、白细胞

（一）白细胞的分类、数量与主要功能

白细胞（WBC）是一类有核的血细胞，一般呈球形。正常成人白细胞的数量为（4~10）×10^9/L。根据细胞质中有无特殊的嗜色颗粒，将白细胞分为有粒白细胞和无粒白细胞两大类。白细胞的分类、正常值及主要功能见表4–2。

表4–2　白细胞分类、正常值及主要功能

分类名称	所占比例	主要功能
中性粒细胞	50%~70%	吞噬与消化细菌和衰老的红细胞
嗜酸性粒细胞	0.5%~5%	抑制超敏反应物质、参与蠕虫的免疫反应
嗜碱性粒细胞	0~1%	参与超敏反应、释放肝素抗凝
单核细胞	3%~8%	吞噬抗原、诱导特异性免疫应答
淋巴细胞	20%~40%	细胞免疫和体液免疫

（二）白细胞的生成与破坏

各种白细胞均起源于红骨髓的造血干细胞。由造血干细胞依次发育为定向祖细胞、可识别的前体细胞等，最后成为具有多种细胞功能的成熟白细胞。粒细胞的生成受集落刺激因子（CSF）的调节。目前发现，CSF包括粒细胞–巨噬细胞集落刺激因子、粒细胞集落刺激因子和巨噬细胞集落刺激因子等。这些集落刺激因子均能促进各种不同阶段的前体白细胞的增殖和分化。

不同类型的白细胞寿命不同。中性粒细胞在血液中停留6~8小时后进入组织，4~5天后衰老死亡；若吞噬了过量细菌，因释放溶菌酶而发生“自我溶解”，与破坏的组织碎片和细菌共同形成脓液。单核细胞在血液中停留2~3天，然后进入组织称为组织巨噬细胞，可存活3个月左右。衰老的白细胞可被肝、脾等处的巨噬细胞吞噬清除，或经消化道和呼吸道黏膜排出。

三、血小板

（一）血小板的形态和数量

血小板是骨髓巨核细胞的细胞质脱落形成的具有生物活性的细胞碎片，直径为2~3μm，呈双凸圆盘形，体积小，表面有完整的细胞膜，无细胞核。正常成年人血液中血小板的正常值为（100~300）×10^9/L。血小板数量超过1000×10^9/L时，易形成血栓性疾病；血小板数量少于50×10^9/L时，机体容易发生出血倾向。

（二）血小板的功能

1. 参与生理止血　小血管损伤后血液从血管内流出，数分钟后出血自行停止的现象。在生理止血过程中，血小板发挥以下作用：①释放缩血管物质，如5–羟色胺等，使受损的血管收缩，血流减慢，利于止血；②黏着、聚集血小板，形成松软的血小板止血栓，暂时堵塞小的出血口，实现初步的止血；③激活血液凝血系统，迅速出现血液凝固，血小板收缩形成坚实的止血栓子，达到有效的生理止血。

2. 促进凝血　血小板含有许多与凝血过程有关的因子，如纤维蛋白原激活因子、血小板磷脂表面因子（PF_3）、抗肝素因子（PF_4）、抗纤维蛋白溶解因子（PF_6）等，具有较强的促进血液凝固的作用。此外，血小板还可吸附多种凝血因子，促进凝血过程的发生。

3.维持毛细血管壁的完整性　临床中观察到，当血小板数量低于50×10^9/L时，毛细血管壁的脆性增加，微小的创伤或血压升高即可导致血管壁的破裂而出血。在电镜下发现，新鲜的血小板可黏附和融合入毛细血管内皮细胞并修补受损血管，从而维持毛细血管的完整性。

（三）血小板的生理特性

血小板之所以有上述生理功能都与其生理特性密切关系。

1.黏附　血小板与血管壁或异物表面黏着的现象就是血小板的黏附。当血管损伤暴露其内膜下的胶原纤维时，血小板便黏附其上并发挥作用。

2.聚集　血小板与血小板之间的相互黏着的现象称为聚集。血小板的聚集可先后出现两个时相：第一时相，发生迅速，是由受损组织释放的二磷酸腺苷（ADP）所引起，聚集后还可解聚，是可逆聚集；第二时相，发生缓慢，是由血小板本身释放的ADP所引起，一旦发生即为不可逆聚集。ADP、肾上腺素、5-羟色胺、胶原、凝血酶、TXA_2等是生理性致聚剂；病毒、细菌、免疫复合物和药物是病理性致聚剂。

3.释放　释放是血小板受到刺激后，将贮存在其颗粒中的ADP、5-羟色胺、儿茶酚胺等活性物质向外排出的过程。释放出的ADP可使血小板聚集，形成血小板血栓，堵塞损伤血管；5-羟色胺、儿茶酚胺可使小动脉收缩，有助于止血。

4.收缩　血小板内的收缩蛋白可发生收缩作用，使血凝块硬化，止血过程更加牢固。若血小板数量减少或功能下降，则可出现血凝块回缩不良。临床上可根据血凝块的回缩情况判断血小板的数量和功能。

5.吸附　当血管破损时，在血小板的黏着和聚集的同时，血小板还可吸附大量凝血因子，使破损部位凝血因子的浓度显著增高，有利于血液凝固和生理性止血。

知识链接　　血小板减少性紫癜

血小板减少性紫癜是因血小板发生免疫性破坏使外周血中血小板数量减少性疾病。其发生的机制主要与自身产生抗血小板抗体、血小板生存时间缩短有关。急性型以儿童多见，可有全身皮肤黏膜出血（紫癜和血肿）、内脏出血等表现。仅少量患者有颅内出血的发生。大多数患者病程有自限性，一般4~6周可自行缓解。慢性型以青年女性多见，也伴有皮肤黏膜出血，内脏出血少见。实验室检查都可见血小板数量减少，体积增大，分布宽度增加；出、凝血时间延长，束臂试验阳性等。大多数患者可检测到抗血小板抗体。

第三节　血液凝固和纤维蛋白溶解

PPT

一、血液凝固

血液凝固是指血液由流体状态变成不能流动的胶胨状态的过程。它是一系列复杂的酶促反应过程，需要凝血因子和血小板的参与。它的实质是血浆中可溶性的纤维蛋白原转变成不溶性的纤维蛋白的过程。

（一）凝血因子

血浆与组织中直接参与凝血的物质统称为凝血因子。目前，已知的凝血因子有14种，按其发现的先后顺序，用罗马数字依次命名的凝血因子有12种（表4-3），此外还有前激肽释放酶和高分子激肽。

凝血因子具有以下特点：①除因子Ⅳ是Ca^{2+}外，其余均为蛋白质；②多数以无活性的酶原形式存在，需激活才具有活性。被激活的因子，在其代号右下角标“a”表示，如因子Ⅱa、Ⅳa等；③凝血因子Ⅲ是由组织释放的，其余凝血因子均存在于新鲜血浆中；④多数凝血因子

在肝脏合成，其中因子Ⅱ、Ⅶ、Ⅸ、Ⅹ合成时需维生素K参与，因此，当维生素K缺乏或肝功能障碍时，都会导致凝血功能障碍。

表4-3 按罗马数字命名的凝血因子

编号	同义名	合成部位	编号	同义名	合成部位
因子Ⅰ	纤维蛋白原	肝细胞	因子Ⅷ	抗血友病因子	肝细胞
因子Ⅱ	凝血酶原	肝细胞（需维生素K）	因子Ⅸ	血浆凝血激酶	肝细胞（需维生素K）
因子Ⅲ	组织因子	内皮细胞	因子Ⅹ	斯图亚特因子	肝细胞（需维生素K）
因子Ⅳ	钙离子		因子Ⅺ	血浆凝血激酶前质	肝细胞
因子Ⅴ	前加速素	内皮细胞和血小板	因子Ⅻ	接触因子	肝细胞
因子Ⅶ	前转变素	肝细胞（需维生素K）	因子ⅩⅢ	纤维蛋白稳定因子	肝细胞和血小板

注：凝血因子Ⅵ，是因子Ⅴ的激活物，已被取消。

（二）凝血过程

凝血过程分为三个阶段，即凝血酶原激活物的形成，凝血酶的形成和纤维蛋白的形成（图4-3）。

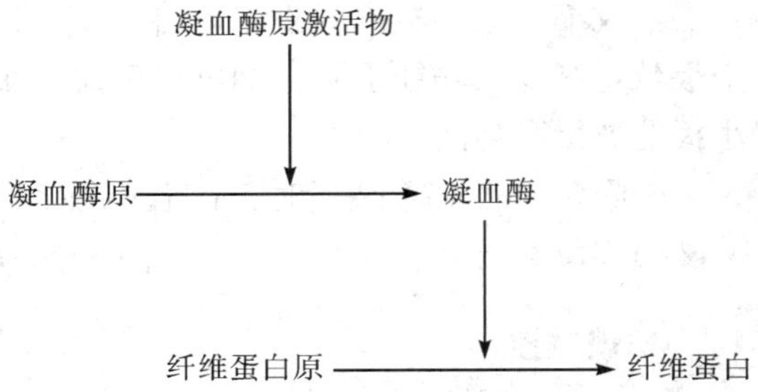

凝血酶原激活物

凝血酶原 → 凝血酶

纤维蛋白原 → 纤维蛋白

图4-3 血液凝固的基本步骤

1.凝血酶原激活物的形成 在凝血酶原激活物形成的过程中，通常根据是否有血液以外的凝血因子参与，分为内源性凝血途径和外源性凝血途径两种（图4-4）。

（1）内源性凝血途径 内源性凝血是指参与凝血过程的凝血因子都存在于血浆中。内源性凝血的启动因子是因子Ⅻ。当血液与带负电荷的异物表面相接触后，激活凝血因子Ⅻ成Ⅻa，Ⅻa再激活因子Ⅺ为Ⅺa，启动内源性凝血途径。在Ca^{2+}的参与下，Ⅺa将因子Ⅸ激活为Ⅸa，Ⅸa再与因子Ⅷ、Ca^{2+}和血小板第三因子（PF_3）组成因子Ⅷ复合物，因子Ⅷ复合物能使因子Ⅹ激活为Ⅹa，因子Ⅹa与因子Ⅴ被Ca^{2+}连接在PF_3血小板磷脂表面上，形成凝血酶原激活物，完成凝血过程的第一阶段，此阶段中因子Ⅷ是一辅助因子，它能使Ⅸa激活Ⅹ的速度加快20万倍。缺乏因子Ⅷ则发生A类血友病，患者会因凝血功能的障碍，即使仅有微小创伤也会出血不止（图4-4）。

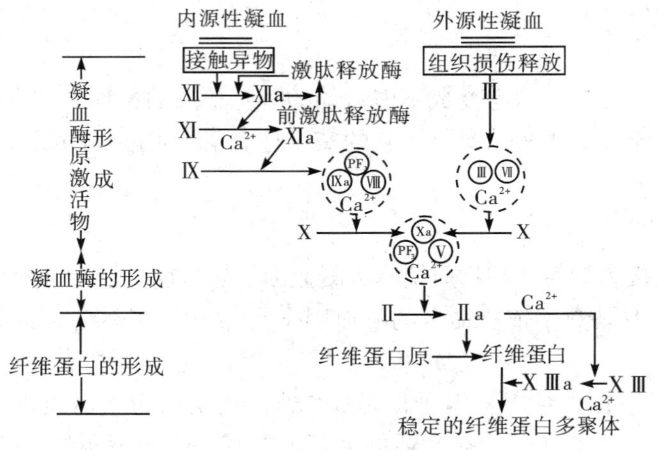

图4-4 凝血过程示意图

PK：前激肽释放酶；K：激肽释放酶；HK：高分子量激肽原

（2）外源性凝血途径　由来自于组织中的组织因子（凝血因子Ⅲ）暴露于血液而启动的凝血过程，称为外源性凝血途径。在组织损伤、血管破裂的情况下，血管外的凝血因子Ⅲ进入血液，启动外源性凝血途径。因子Ⅲ与血浆中的因子Ⅶ、Ca^{2+}形成复合物，激活因子Ⅹ为Ⅹa（图4-4）。

2.凝血酶的形成　凝血酶原激活物形成后，可迅速激活血浆凝血酶原（因子Ⅱ）为凝血酶（Ⅱa）。凝血酶具有多种功能：①使纤维蛋白原（四聚体）转变成纤维蛋白单体；②激活因子ⅩⅢ，使纤维蛋白单体聚合成不溶性的纤维蛋白多聚体；③使血小板活化，为酶复合物提供磷脂表面。

3.纤维蛋白的形成　在凝血酶的作用下，一方面使纤维蛋白原（因子Ⅰ）转变为纤维蛋白单体；另一方面，激活因子ⅩⅢ，使纤维蛋白单体变成纤维蛋白多聚体。不可溶性的纤维蛋白多聚体交织成网，把血细胞网罗其中形成血凝块。

凝血过程是一种正反馈过程，一旦触发，整个反应就会迅速连续进行，每步酶促反应均有放大效应，直至凝血完成，即血液凝固的“瀑布学说”。

知识链接　　血浆与血清的区别

将凝固的血液静置数小时后，从血凝块中析出一种清澈淡黄色液体即血清。血清和血浆的主要区别是血清中没有纤维蛋白原，但增加了少量在凝血过程中血小板释放的物质和激活的凝血因子。

（三）抗凝系统

正常情况下，血管中的血液一般不会发生凝固。在生理性止血时，凝血也仅限于受损伤的一段血管，说明正常人血浆中有很强的抗凝物质，其中最主要的抗凝血物质是抗凝血酶Ⅲ和肝素，其次还有蛋白质C系统和组织因子途径抑制物。

1.抗凝血酶Ⅲ　是由肝脏和血管内皮细胞产生的一种丝氨酸蛋白酶抑制物，它能与凝血酶结合形成复合物而使之失活，还能封闭因子Ⅶ、Ⅸa、Ⅹa、Ⅺa、Ⅻa的活化中心，使之失活从而阻断凝血过程。

2.肝素　主要由肥大细胞和嗜碱性粒细胞产生。生理情况下，血浆中几乎不含肝素。肝素本身的抗凝作用很微弱，但它可与抗凝血酶Ⅲ结合，通过增强抗凝血酶Ⅲ的活性来发挥强大的抗凝作用。此外，肝素还能抑制凝血酶原的激活，抑制血小板的黏附、聚集和释放，促使血管内皮细胞释放凝血抑制物和纤溶酶原激活物。因此，肝素是一种在临床实践中有广泛应用的体内、体外抗凝剂。

3.蛋白质C系统　蛋白质C是由肝脏合成的维生素K依赖性因子。激活的蛋白质C可水解灭活凝血因子Ⅷa、Ⅴa，抑制凝血因子Ⅹ和凝血酶原的激活以及促进纤维蛋白的溶解。

4.组织因子途径抑制物　组织因子途径抑制物是由血管内皮细胞产生的糖蛋白，是外源性凝血途径的特异性抑制物。它的作用是与因子Ⅹa结合，抑制其对其他凝血因子的催化作用。在Ca^{2+}的参与下，灭活因子Ⅶ-Ⅲ复合物，阻断外源性凝血途径。

二、纤维蛋白溶解

纤维蛋白被降解液化的过程称为纤维蛋白溶解，简称纤溶。凡参与纤溶过程的物质统称为纤溶系统，包括纤维蛋白溶解酶原（纤溶酶原）、纤溶酶、纤溶酶原激活物及纤溶抑制物。纤溶的生理作用是溶解生理性止血过程产生的血凝块，防止血栓形成，保证血流通畅。纤溶的基本过程分为两个阶段，即纤溶酶原的激活和纤维蛋白的降解（图4-5）。

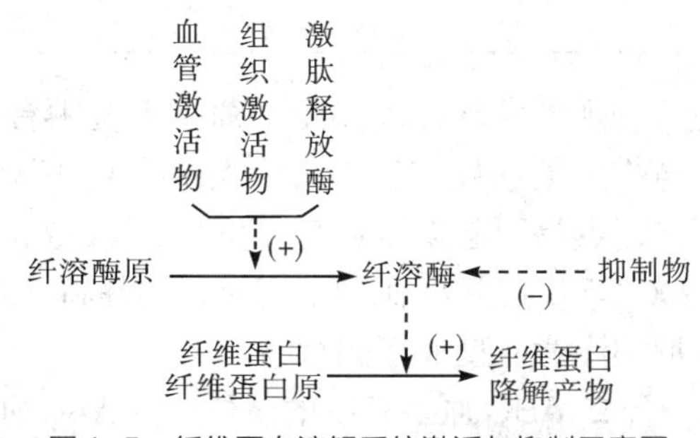

图4-5　纤维蛋白溶解系统激活与抑制示意图

（一）纤溶酶原的激活

纤溶酶原是血浆中的一种无活性的β-球蛋白，在纤溶酶原激活物的作用下转变成纤溶酶后才具有活性。纤溶酶原激活物主要有三种：①血管激活物，主要由小血管内皮细胞合成释放；②组织激活物，广泛分布于子宫、前列腺、肾上腺、甲状腺和肺等器官的组织中。这些器官手术后渗血以及妇女月经血不凝固都与组织激活物有关；③激肽释放酶，来源于前激肽释放酶，也可激活纤溶酶原成纤溶酶。

（二）纤维蛋白降解

在纤溶酶的作用下，纤维蛋白和纤维蛋白原水解为水溶性的纤维蛋白降解产物。这些降解产物通常不再凝固，其中一部分尚有抗凝血作用。

（三）纤溶抑制物及其作用

血浆中的纤溶抑制物主要有两类：一类为抗纤溶酶，它是一种α球蛋白，与纤溶酶结合形成复合物，使纤溶酶失去活性，对抗纤维蛋白溶解；另一类为抗活化素，抑制纤溶酶原的激活，如血浆中的α_2巨球蛋白。

凝血系统与纤溶系统是两个既对立又统一的功能系统，两者之间的动态平衡，使机体在出血时既能有效地止血，又能防止血凝块堵塞血流，使血液维持流动状态。若二者之间的平衡被破坏，将导致血栓的形成或出现出血倾向。

PPT

第四节　血型与输血

血型是红细胞膜上特异性抗原的类型。根据红细胞膜抗原类型的不同，现已确认的红细胞血型系统有三十种。其中，与临床关系最为密切的是ABO血型系统和Rh血型系统。

一、ABO血型系统

1. ABO血型的抗原及分型　ABO血型系统中红细胞膜上的抗原有两种，分别是A凝集原和B凝集原。根据红细胞膜上凝集原分布的不同，可将ABO血型系统分为四种类型，即A型、B型、AB型和O型。凡红细胞膜上只含有A凝集原的为A型；只含有B凝集原的为B型；同时含有A、B凝集原的为AB型；既不含A凝集原也不含B凝集原的为O型。在人类血清中含有与A、B凝集原相对应的凝集素，即抗体。凝集素也有两种，分别称为抗A凝集素和抗B凝集素。ABO血型系统各血型凝集原和凝集素的分布情况见表4-4。

表4-4　ABO血型系统的凝集原和凝集素分布情况

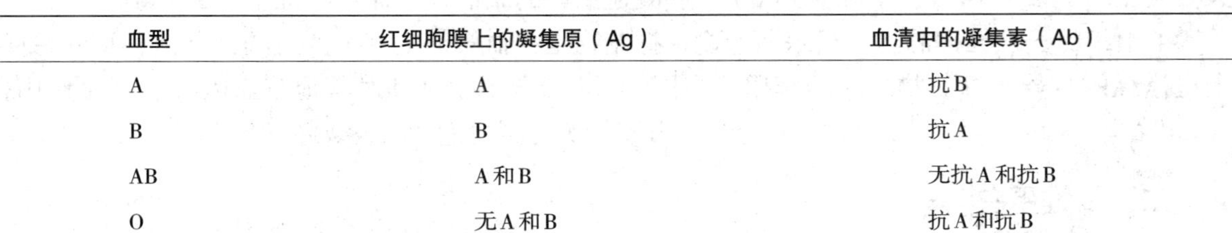

血型	红细胞膜上的凝集原（Ag）	血清中的凝集素（Ab）
A	A	抗B
B	B	抗A
AB	A和B	无抗A和抗B
O	无A和B	抗A和抗B

现已发现，人类ABO血型系统中有多个亚型（表4-5）。其中以A型中的A1和A2两种亚型与临床关系最密切。汉族人中，A1亚型占99%以上，A2亚型极少见。由于ABO血型亚型的存在，容易引起误定血型。例如，A2型和A2B型红细胞膜上A凝集原的抗原性较弱，不易与抗A凝集素反应，在血型鉴定时，容易将A2型和A2B型误定为O型和B型。所以，在临床输血时应特别注意血型亚型的存在。

2. ABO血型系统的抗体　人ABO血型系统的凝集素是一种天然抗体，在出生后2~8个月开始出现。天然抗体属IgM，分子量大，不能通过胎盘。因此，在血型不同的孕妇和胎儿之间不

会出现胎儿的溶血。在同一个体血清中，不会存在抗自身凝集原的凝集素。当凝集原与其相对应的凝集素相遇时将发生红细胞彼此聚集成簇，这一现象称为红细胞凝集。在补体的作用下，凝集的红细胞还可出现溶解，发生溶血。

表4-5　红细胞血型亚型的凝集原与凝集素的分布

血型	亚型	红细胞膜上凝集原（抗原）	血清中凝集素（抗体）
A	A1	A+A1	抗B
	A2	A	抗B+抗A1
B		B	抗A
AB	A1B	A+A1+B	无
	A2B	A+B	抗A1
O		无	抗A+抗B

3. ABO血型的鉴定　临床上ABO血型的鉴定原理，是用已知的抗体来鉴别未知的红细胞膜上的抗原类型。通过已鉴定出的红细胞膜上抗原类型即可确定血型。方法是用标准A型血清（含抗B凝集素）和标准B型血清（含抗A凝集素），分别与被鉴定人的红细胞混悬液相混合，依其发生凝集反应的结果，判定出被鉴定人红细胞膜上所含的凝集原类型，进而确定血型。

二、Rh血型系统

Rh凝集原是人类红细胞膜上存在的另一类凝集原，因最先在恒河猴的红细胞膜发现而得名。与临床关系密切的Rh凝集原有c、D、d、E、e五种。其中D凝集原的抗原性最强，临床意义最为重要。通常将红细胞膜上含有D凝集原者，称为Rh阳性；无D凝集原者，称为Rh阴性。Rh血型有明显的种族差异，我国汉族人口中有99%是Rh阳性，只有1%的人为Rh阴性，而在有些少数民族Rh阴性人口较多，如塔塔尔族为15.8%，苗族为12.3%，维吾尔族为4.7%。

无论Rh阳性还是Rh阴性的人，其血清中均不含有天然的抗体。一旦Rh阴性的人血清中出现抗D抗体，都是后天经致敏获得的。如Rh阴性的人第一次接受Rh阳性血液后，体会内产生后天获得的抗D抗体。当他们再次接受Rh阳性血液时，体内已产生的抗D抗体就会与输入的Rh阳性血液中的红细胞膜上D抗原发生凝集反应，发生溶血而产生严重后果。抗D抗体是一种IgG抗体，分子量小，能通过胎盘进入胎儿体内。Rh阴性的妇女怀孕后，如果胎儿是Rh阳性，胎儿红细胞可因胎盘绒毛脱落等原因进入母体循环，使母体产生抗D抗体，当再次怀有Rh阳性胎儿时，抗D抗体透过胎盘屏障进入胎儿血液，可使胎儿血液中的红细胞发生凝集反应而发生新生儿溶血，严重时导致胎儿死亡。

三、输血原则

输血是临床上抢救急性大失血，治疗某些疾病的有效方法之一。当人体输入血型不同的血液时，凝集的红细胞可堵塞毛细血管，造成组织缺血缺氧；凝集的红细胞发生溶血，血红蛋白进入肾小管导致阻塞，肾小管上皮细胞坏死，出现少尿、无尿等急性肾功能衰竭症状。因此，为了保证输血的安全有效，必须遵守输血原则，严格掌握输血指征，输血中严密观察，保证输血安全。

输血原则：①输血前，必须首先要进行血型鉴定，保证供血者与受血者的ABO血型相一致。对于生育年龄的女性和需要反复多次输血的患者，还要进行Rh血型鉴定，保证Rh血型也要一致；②由于存在多种血型系统和亚型，为确保安全，输血前无论是同型输血还是异型输血，都必须进行交叉配血试验。即用供血者的红细胞混悬液和受血者的血清相混合称主侧实验；受血者的红细胞混悬液和供血者的血清相混合称为次侧实验（图4-6）。分别观察结果，以

两侧均无凝集反应者最为理想，称为配血相合，可以输血（表4-6）；如果主侧实验有凝集反应，不管次侧实验结果如何，绝对不能输血；如果主侧实验不发生凝集反应而次侧发生凝集者，一般不宜进行输血，在紧急情况下必须输血时，应按异型输血的原则处理。交叉配血试验，可以避免由于亚型和血型不合等原因引起的输血凝集反应。

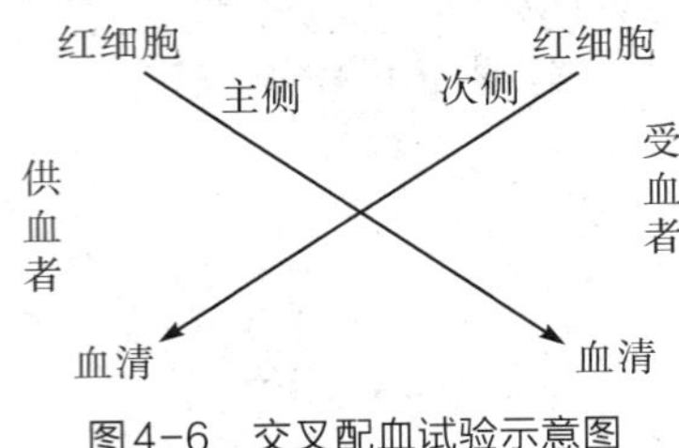

图4-6　交叉配血试验示意图

表4-6　输血原则

	供血者	受血者	结果			
主侧实验	红细胞	血清	-	-	+	+
次侧实验	血清	红细胞	-	+	-	+
输血原则			佳	慎重，少量	不	不

随着医学科学技术的发展，输血疗法已经从原来的单纯输全血发展成为成分输血、按需要输血和自身输血。这样既能提高疗效，减少不良反应，又能节约血源。

**知识链接**　　ABO血型与遗传的关系

血型是先天遗传的。人类ABO血型系统的遗传由9号染色体上的A、B、O三个等位基因控制。研究发现，A与B两个基因是显性的，O基因为隐性。父母与其子女的血型遗传关系概括如下：O+O=O；O+A=O、A；O+B=O、B；A+A=A、O；B+B=B、O；A+B=A、B、AB、O；AB+AB=A、B、AB；AB+A=A、B、AB；AB+B=A、B、AB。

本章小结

血液是在心血管系统里流动的液体组织，主要由血细胞和血浆构成。血细胞主要包括红细胞、白细胞和血小板，其中以红细胞数量为最多。血浆是血液的液体成分，除了水，还包括血浆蛋白等。血液理化性质保持稳定对维持内环境的稳态至关重要。

血液与异物表面接触会发生凝固。血液凝固是凝血因子和血小板被激活而发生的一系列瀑布式酶促反应。其本质是血浆中可溶性纤维蛋白原变成了不溶性的纤维蛋白。完成生理性止血的作用后，纤维蛋白可被纤溶酶水解。

正常人体的血量包括循环血和储存血，多少与体重相关。当机体失血后，需要及时补充血量。在输血前需要进行血型鉴定和交叉配血实验。血型是红细胞膜上抗原的类型。与临床关系密切的血型系统主要有ABO血型系统和Rh血型系统。保证输血安全有效，必须遵守输血原则，即最好同型输血，并且在交叉配血实验中主侧实验阴性。此外，成分输血和自体输血已在临床中广泛应用。

习题

习　题

一、单项选择题

1.影响血管内外水分布，维持正常血浆容量的主要因素是（　　）。

A. 中心静脉压　　B. 血浆晶体渗透压
C. 血浆胶体渗透压　　D. 组织液的静水压
E. 毛细血管血压

2. 血浆晶体渗透压主要来自（　）。

A. 白蛋白　B. 纤维蛋白　C. 球蛋白　D. 葡萄糖　E.NaCl

3. 血浆胶体渗透压主要来自（　）。

A. 白蛋白　B. 纤维蛋白　C. 球蛋白　D. 葡萄糖　E.NaCl

4. 维生素B_{12}和叶酸缺乏引起的贫血是（　）。

A. 再生障碍性贫血　　B. 缺铁性贫血
C. 巨幼细胞贫血　　D. β 型地中海贫血
E. 溶血性贫血

5. 当血液中血小板在多少以下时，可引起出血现象（　）。

A. 150×10^9/L　B. 120×10^9/L　C. 50×10^9/L　D. 100×10^9/L　E. 200×10^9/L

6. 血小板减少的患者，皮肤黏膜常出现自发性出血点和紫癜，主要是由于（　）。

A. 不易形成止血栓　　B. 血管不易收缩
C. 不能维持血管内皮的完整性　　D. 血凝块回缩障碍
E. 血液凝固障碍

7. 具有吞噬病原微生物和清除坏死细胞能力的细胞是（　）。

A. 中性粒细胞　　B. 嗜碱性粒细胞
C. 嗜酸性粒细胞　　D. T 淋巴细胞
E. B 淋巴细胞

8. Rh 阳性是指红细胞膜上含有（　）。

A .C 抗原　B. A 抗原　C. D 抗原　D. E 抗原　E. B 抗原

9. 50kg 的成年男性其血液总量和血浆量分别约为（　）。

A. 2500ml 和 1000ml　　B. 5000ml 和 2500ml
C. 3500ml 和 2000ml　　D. 4500ml 和 2000ml
E. 6000ml 和 3500ml

10. ABO 血型的分型依据是（　）。

A. 血清中的凝集素　　B. 红细胞膜上抗原
C. 血浆中的凝集原　　D. 白细胞膜上抗原
E. 血小板上的凝集原

二、简答题

1. 血浆渗透压分几种？各有何生理意义？
2. 简述交叉配血试验，为何在输同型血时每次输血前还必须进行交叉配血试验？

（高　玲　谢文贤）

第五章　脉管系统

知识目标

1.掌握　体循环和肺循环的途径及意义；心脏各腔的形态结构；心脏传导系统的组成和功能；左右冠状动脉、主动脉的起止，行程和主要分支；身体各部的动脉主干及主要分支、分布；上、下腔静脉的组成和收集概况；心肌细胞生物电现象形成机制；心肌的生理特性；心脏泵血过程；动脉血压的形成及其影响因素；心血管活动的调节。

2.熟悉　心脏的位置、外形；房、室间隔的形态结构；卵圆窝、动脉韧带的位置及未闭合的临床意义；肝门静脉的组成、属支；肝门静脉系与上、下腔静脉系的吻合部位；微循环的组成及功能特点。

3.了解　淋巴系统的组成及功能意义，全身9条淋巴干的组成及收集范围，胸导管的起始、主要行程及收集范围；右淋巴导管的组成和收集范围；脾的形态和位置；静脉血压、静脉回心血量及其影响因素。

技能目标

1.学会　在活体指出心尖搏动的位置；能准确触摸颈总动脉、肱动脉、桡动脉、股动脉和足背动脉的搏动。

2.具备　运用所学的心脏泵血过程及动脉血压形成机制方面的知识解释临床心血管系统疾病的发生原因。

PPT

第一节　概　述

一、脉管系统的组成与主要功能

（一）脉管系统的组成

脉管系统是人体内一套封闭和连续的管道系统，包括心血管系统和淋巴系统两部分。

1.心血管系统　由心、动脉、毛细血管和静脉组成，其内循环流动着血液。心是血液循环的动力器官，被房间隔和室间隔分为左、右心房和左、右心室四个腔。左、右心房之间和左、右心室之间均不相通，同侧的房、室之间借房室口相通。在房室口和动脉口处附有瓣膜，可防止血液逆流。动脉是导血离心的血管，起于心室，在走行过程中，不断分支，越分越细，最终移行为毛细血管。静脉是引血回心的血管，起于毛细血管的静脉端，在向心回流的过程中逐渐汇合变粗，最后注入心房。毛细血管是连于动、静脉之间的细小血管，互相连接成网状，管壁很薄，其内血流缓慢，是血液与组织、细胞进行物质交换的部位。

2.淋巴系统　淋巴系统由淋巴组织、淋巴管道和淋巴器官组成。淋巴组织是含有大量淋巴细胞的网状结缔组织，主要有弥散淋巴组织和淋巴小结两种形态。弥散淋巴组织无固定形态，与周围结缔组织无明显分界，受抗原刺激时，可出现淋巴小结。淋巴小结又称淋巴滤泡，呈圆形或椭圆形，边界清晰，根据存在的形式，可分为孤立淋巴小结和集合淋巴小结两种类型。淋巴管道由毛细淋巴管、淋巴管、淋巴干和淋巴导管组成，淋巴管道内流动着淋巴，最后经左、右淋巴导管汇入静脉。淋巴器官是以淋巴组织为主要成分的器官，根据发生和功能的不同，可分为中枢淋巴器官和周围淋巴器官。中枢淋巴器官包括胸腺和骨髓。外周淋巴器官包括淋巴结、脾和扁桃体等。

（二）脉管系统的功能

心血管系统的主要功能是把消化系统吸收的营养物质、肺摄入的氧以及内分泌器官所产生的激素等物质运送至全身各器官的组织和细胞；同时又将组织和细胞的代谢产物运送到肺、肾和皮肤等排泄器官排出体外，以保证机体新陈代谢的正常进行。

淋巴系统是心血管系统的辅助系统，协助静脉引流组织液回心，回收大分子蛋白质和脂类等物质。淋巴组织和淋巴器官还具有产生淋巴细胞、过滤淋巴液和进行免疫反应等功能。

二、血液循环的概念

血液由心室射出，经动脉、毛细血管和静脉返回心房，如此周而复始循环流动，称血液循环。根据其途径可分为相互连续的两部分，即体循环和肺循环（图5-1）。

1.体循环（大循环） 当左心室收缩时，含有丰富的氧和营养物质的动脉血射入主动脉，经主动脉的各级分支流向全身的毛细血管，血液在此与组织、细胞进行物质交换，释放出氧和营养物质，吸纳组织、细胞在代谢过程中所产生的二氧化碳和其他代谢产物，鲜红色的动脉血变为暗红色的静脉血，经各级静脉汇入上、下腔静脉及冠状窦返回右心房，再入右心室。

2.肺循环（小循环） 当右心室收缩时，含有二氧化碳的静脉血射入肺动脉干，经肺动脉干的各级分支进入肺泡隔毛细血管网，在此进行气体交换后变成动脉血，经肺静脉回流至左心房，再入左心室。

左心室→主动脉及分支→全身毛细血管→上、下腔静脉及属支→右心房
↑　　　　　　　　　　　　　　　　　　　　　　　　　　↓
左心房 ← 肺静脉 ← 肺泡隔毛细血管 ← 肺动脉干及分支 ← 右心室

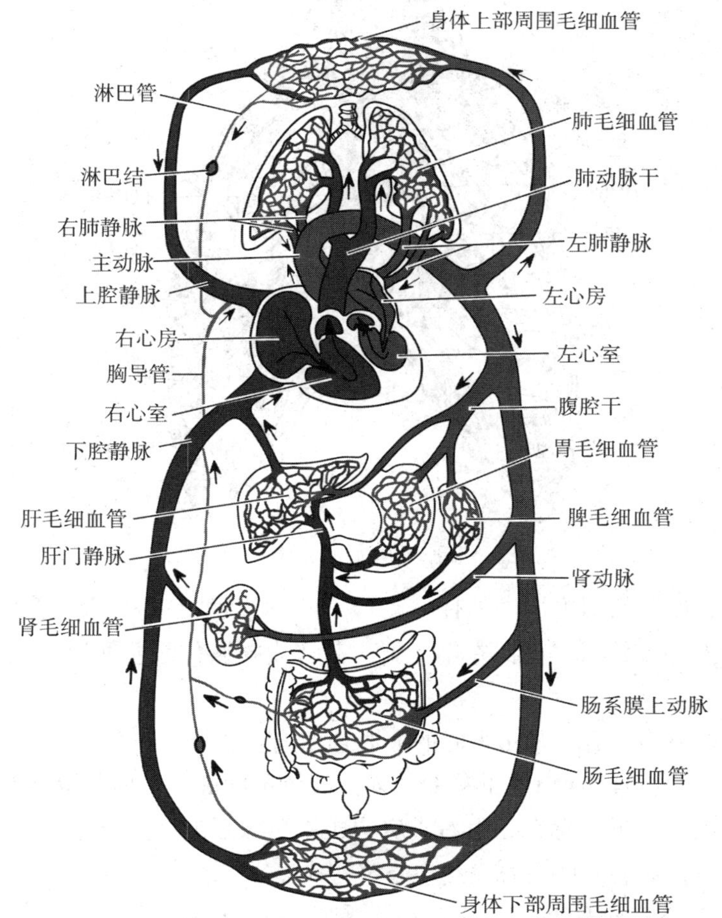

图5-1　血液循环示意图

PPT

第二节　脉管系统的解剖结构

案例讨论

案例　患者男性，40岁，因活动后心悸、气促2个月，伴下肢水肿1天入院。3天前患者因受凉，出现黄绿色脓痰，不能平卧伴尿量减少。既往无高血压病史。体格检查：T 37.8°C，BP 100/80mmHg，双中下肺可闻及湿啰音，心界向左下扩大，心率110次/分，律齐，心尖区可闻及II/VI收缩期吹风样杂音。肝大，肝颈反流征阳性，双下肢水肿。辅助检查：血常规WBC 12.5×10^9/L，N 85%，L 23%，M 2%。

讨论　1. 患者出现活动后气促，不能平卧、双中下肺湿啰音和心界向左下扩大的解剖学基础是什么？

2. 患者出现肝大、肝颈反流征阳性和双下肢水肿的解剖学基础是什么？

一、心血管系统

（一）心

1. 心的位置和外形　心位于胸腔中纵隔内（图5-2），外裹以心包，约2/3位于身体正中线的左侧，1/3位于身体正中线的右侧。心前面大部分被肺和胸膜遮盖；后方平对第5~8胸椎；两侧为纵隔胸膜；上方连有出入心的大血管；下方邻膈。心的长轴由右上斜向左下，与身体正中线呈45°角。

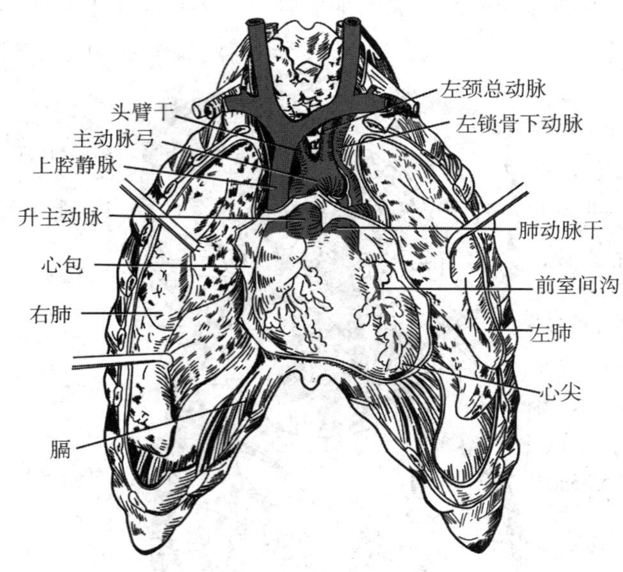

图5-2　心的位置

心呈前后略扁、倒置的圆锥体。具有一尖、一底、两面、三缘以及三条沟（图5-3）。

（1）心尖　由左心室构成，朝向左前下方，其体表投影位于左侧第5肋间隙，左锁骨中线内侧1~2cm处。

微课

（2）心底　朝向右后上方，与出入心的大血管相连。

（3）两面　前面与胸骨体和4~6肋软骨相对，又称胸肋面。下面与膈相对，又称膈面。

（4）三缘　心的右缘近似垂直，由右心房构成；左缘圆钝，大部分为左心室，小部分为左心耳；下缘近水平位较锐利，由右心室和左心室构成。

（5）三条沟　在心表面靠近心底处有一几乎成环形的冠状沟，是心房与心室在心表面的

分界。在心的胸肋面和膈面各有一条自冠状沟向心尖延伸的浅沟，分别称为前室间沟和后室间沟。两沟是左右心室在心表面的分界。

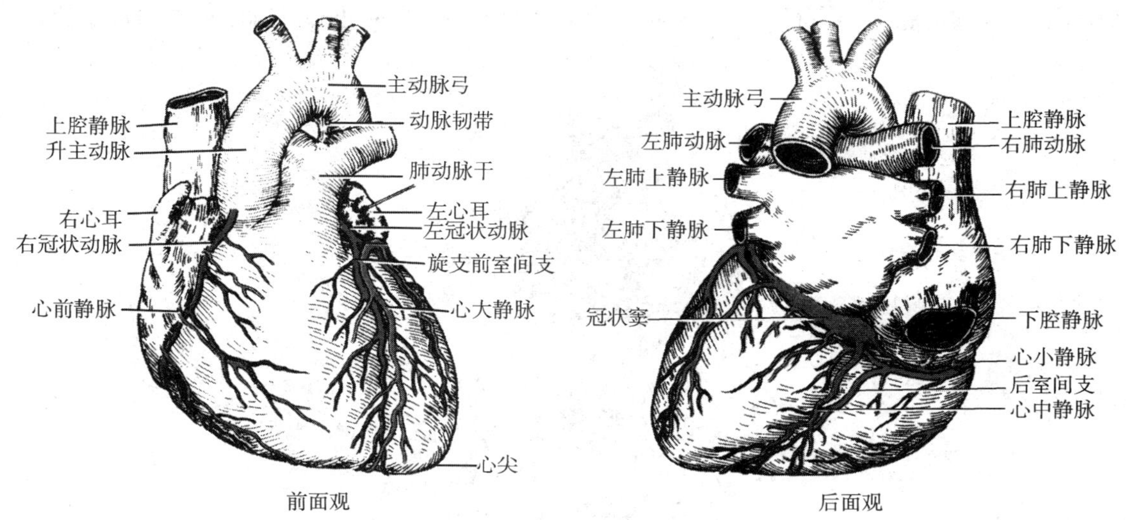

图5-3　心的外形和血管

2. 心各腔的结构

（1）右心房　腔大壁薄，其向左前方突出的部分称右心耳。右心房有三个入口：上腔静脉口、下腔静脉口和冠状窦口（图5-4）。右心房的出口为右房室口。在右心房一侧，房间隔下部有一卵圆形的凹陷，称卵圆窝，是胚胎时期卵圆孔闭锁的遗迹。

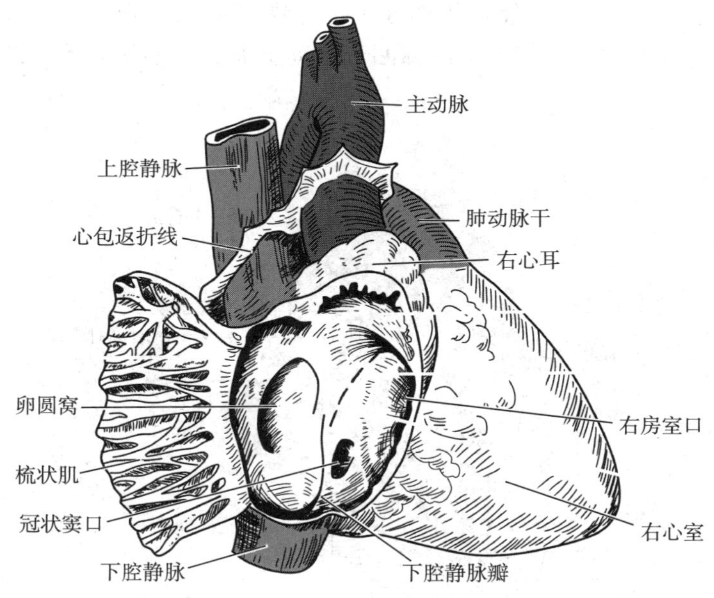

图5-4　右心房内部结构

（2）右心室　构成心前面的大部分，其入口是右房室口，出口为肺动脉口，两口之间有一肌性隆起，称室上嵴，将右心室腔分为流入道和流出道两部分（图5-5）。

流入道：（窦部）入口为右房室口，口周围有三尖瓣环围绕，三尖瓣环附有三个近似三角形的瓣叶，称右房室瓣（三尖瓣），分前尖、后尖和隔侧尖三个瓣，瓣膜的游离缘借腱索连于乳头肌，乳头肌的基底部附着于室壁。右心室收缩射血时，三尖瓣关闭，可防止右心室内的血液逆流到右心房。

右心室流入道的室壁有许多纵横交错的肌性隆起，称肉柱。前乳头肌根部至室间隔下部有一条肌束，称为隔缘肉柱（节制索），内含心传导系的右束支，有防止心室过度扩张的作用。

流出道:（动脉圆锥、漏斗部）是右心室腔向左上延伸的部分，其上端的出口为肺动脉口，口周围的纤维环上附有三个袋口朝上的半月形瓣膜，称肺动脉瓣。当右心室收缩时，血液冲开瓣膜进入肺动脉干；当右心室舒张时，肺动脉瓣关闭，可防止肺动脉干内的血液逆流回右心室。

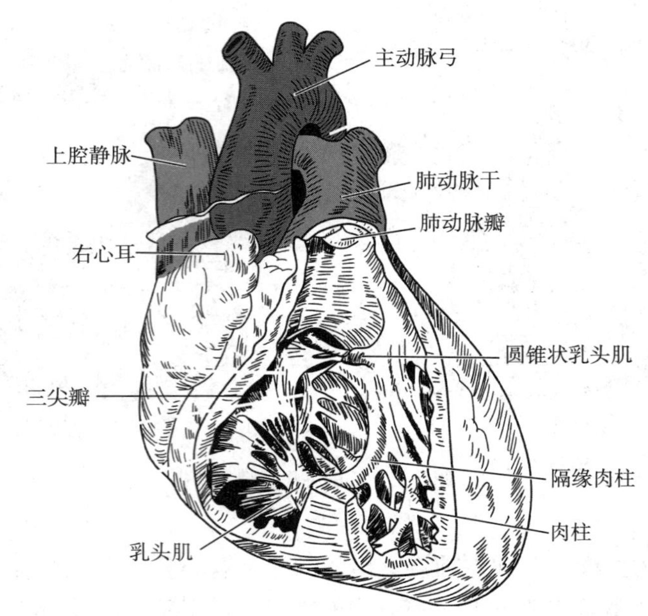

图5-5　右心室的内部结构

（3）左心房　是4个心腔中最靠后的部分，向右前方突出的部分称左心耳。左心房后部的两侧各有两个入口，称肺静脉口，导入由肺回流的动脉血。左心房前下方的出口为左房室口，通左心室（图5-6）。

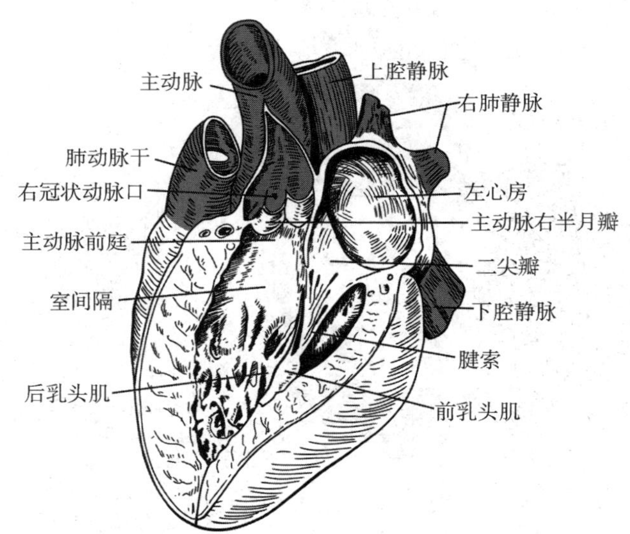

图5-6　左心房和左心室的内部结构

（4）左心室　左心室腔以二尖瓣前尖为界分为流入道和流出道两部分（图5-6）。

流入道:（窦部）是左心室腔后外侧的部分，其入口为左房室口，口周围有二尖瓣环，环上有两片近似三角形瓣膜，称左房室瓣（二尖瓣）。二尖瓣分前尖和后尖两个瓣，各瓣都通过腱索连于前、后壁上的前、后乳头肌上。左心室收缩射血时，二尖瓣关闭，可防止左心室内的血液逆流到左心房。

流出道:（主动脉前庭）是左心室腔前内侧的部分，其出口为主动脉口，口周围纤维环附有三个袋口朝上的半月形瓣膜，称主动脉瓣。当左心室舒张时，主动脉瓣关闭，可防止主动脉内的血液逆流回左心室。每个瓣膜与相对的主动脉壁之间的袋状间隙称主动脉窦，分左、右、后三个窦。左、右冠状动脉分别开口于主动脉左、右窦。

心如同一个“血泵”，瓣膜类似泵的闸门，保证心内血液的定向流动。左、右心房和左、右心室的收缩与舒张是同步的，心室收缩射血时，二尖瓣和三尖瓣关闭，主动脉瓣和肺动脉瓣开放，血液由心室射入动脉；心室舒张充盈时，二尖瓣和三尖瓣开放，主动脉瓣和肺动脉瓣关闭，心室通过心房从大静脉抽吸血液。

3.心壁的微细结构

（1）心壁　由心内膜、心肌层和心外膜三层构成。

心内膜是衬于心房和心室壁内面的一层光滑的薄膜，由内向外分为三层：①内皮：与出入心的大血管内皮相延续。②内皮下层：由薄层细密的结缔组织构成。③心内膜下层：由疏松结缔组织构成，其内含血管、神经及心传导系。在房室口和动脉口处心内膜褶叠形成心瓣膜。心肌层是构成心壁的主体，主要由心肌纤维构成。心外膜被覆于心肌层的表面，为一层透明光滑的浆膜，即浆膜性心包的脏层。

致密结缔组织在房室口、主动脉口和肺动脉口形成四个纤维环和左、右纤维三角，构成心壁的纤维支架，又称心纤维骨骼。心纤维骨骼是心瓣膜、心房肌和心室肌的附着处。

（2）房间隔与室间隔　房间隔位于左、右心房之间，由两层心内膜夹少量心肌纤维和结缔组织构成，卵圆窝处最薄。室间隔位于左、右心室之间，可分为肌部和膜部两部分。肌部较厚，位于室间隔下部，主要由心肌构成。膜部位于心房和心室交界处，此处无心肌，主要由结缔组织构成，是室间隔缺损的常见部位。

4.心的传导系统　位于心壁内，由特殊分化的心肌纤维构成。具有产生兴奋、传导冲动，维持心正常节律性收缩的功能。心传导系统包括窦房结、房室结、房室束、左右束支和浦肯野纤维网（图5-7）。

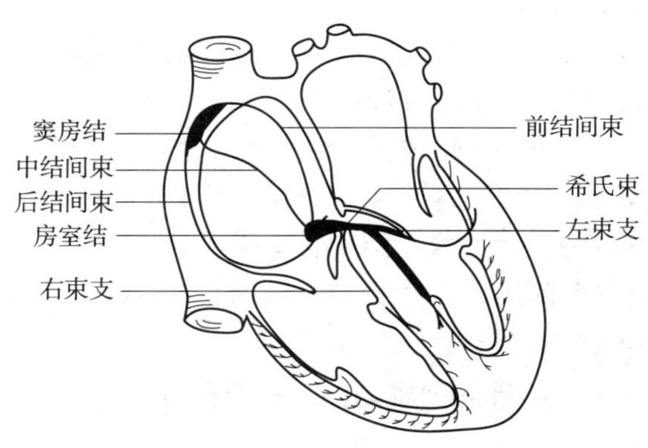

图5-7　心传导系

（1）窦房结　位于上腔静脉与右心房交界处的心外膜深面，是心的正常起搏点。

（2）房室结　位于房间隔下部右侧，冠状窦口前上方的心内膜的深面，其作用是将窦房结传来的冲动延搁下传至心室。

（3）房室束　又称His束，起于房室结前端，沿室间隔膜部后下缘至肌部上缘分为左、右束支。

（4）左、右束支　左束支沿室间隔左侧心内膜深面下行。在室间隔肌部上、中1/3交界处分为两支，分别行至前、后乳头肌根部，并交织形成Purkinje纤维网，分布于左心室壁。右束支沿室间隔右侧心内膜深面向前下行，经隔缘肉柱至右心室分支形成Purkinje纤维网，分布于右心室壁。

（5）浦肯野（Purkinje）纤维网　左、右束支的分支在心内膜下交织形成心内膜下浦肯野纤维网并深入心室肌内形成心肌内浦肯野纤维网。

由窦房结产生和发出的冲动，传至心房肌，引起心房肌收缩，此时冲动也传至房室结，冲动在房室结内产生延搁作用，再沿房室束，左、右束支及浦肯野纤维网传至心室肌，引起心室肌收缩。因此，心房肌收缩后再开始心室肌的收缩。

5.心的血管

（1）心的动脉　营养心壁的动脉是左、右冠状动脉（图5-3）。左冠状动脉起于主动脉左窦，经左心耳与肺动脉根部之间左行至冠状沟分为前室间支和旋支。前室间支（前降支）沿前室间沟下行；旋支沿冠状沟向左行至心的膈面。右冠状动脉起于主动脉右窦，经右心耳和肺动脉干之间，沿冠状沟向右下绕过心的右缘至心的膈面。

知识拓展　　**冠状动脉旁路移植手术**

冠状动脉旁路移植术（coronary artery bypass grafting，CABG）简称冠脉搭桥术，其方法为用移植的血管，即桥血管（常为大隐静脉或胸廓内动脉），在升主动脉根部与病变冠状动脉梗阻部位以远建立一条血管通路，使心脏搏出的血液从主动脉经过所架的血管桥，到达梗阻部位的远端，从而达到治疗目的。

（2）心的静脉　心的静脉多与动脉伴行，绝大部分汇入冠状窦，再经冠状窦口注入右心房。冠状窦位于心的膈面，左心房与左心室之间的冠状沟内。

6.心包　为包裹心及大血管根部的纤维浆膜囊，分为纤维心包和浆膜心包。

（1）纤维心包　厚而坚韧，由致密结缔组织构成，其上方与出入心的大血管外膜相续，下方附着于膈的中心腱。

（2）浆膜心包　薄而光滑，分为脏、壁两层。脏层被覆于心肌层的表面，又称心外膜；壁层紧贴于纤维心包的内面。脏层与壁层在出入心的大血管根部相互移行，两层之间的潜在性腔隙称心包腔，内含少量浆液，起润滑作用。

心包的功能：一是可减少心搏动时的摩擦；二是防止心过度扩张，以保持血容量的相对恒定；同时作为一种屏障，可防止临近部位的感染波及心。

7.心的体表投影　心的边界可在胸前壁用下列四点连线来表示。

（1）左上点　在左侧第2肋软骨下缘，距胸骨左缘约1.2cm处。

（2）右上点　在右侧第3肋软骨上缘，距胸骨右缘约1cm。

（3）左下点　在左侧第5肋间隙，左锁骨中线内侧1~2cm。

（4）右下点　在右侧第6胸肋关节处。

用弧线连接以上四点，即为心在胸前壁的体表投影位置。

（二）血管

1.血管壁的一般结构　根据管径的大小，动脉和静脉可分为大、中、小、微4级，管壁由内向外依次分为内膜、中膜和外膜三层。毛细血管管壁极薄，仅由内皮和基膜组成。

（1）内膜　是管壁的最内层，又可分为三层，即内皮、内皮下层和内弹性膜。内皮为衬贴于血管腔面的单层扁平上皮，内皮下层位于内皮的外侧，由薄层结缔组织构成。内弹性膜位于内皮下层的外侧，由弹性蛋白构成。

（2）中膜　位于内、外膜之间，主要由平滑肌和结缔组织构成。其厚度和组成成分因血管的种类而异。

（3）外膜　位于最外层，由疏松结缔组织构成，内含胶原纤维和弹性纤维。

2.各段血管的结构特点

（1）大动脉　管径在10mm以上的动脉属大动脉，又称弹性动脉，其管壁的结构特点是：

①内皮下层之外的内弹性膜与中膜的弹性膜相连，故内膜与中膜没有明显的分界；②中膜最厚，由40~70层的弹性膜组成；③外膜较薄，由结缔组织构成，内有营养血管壁的小血管以及淋巴管和神经。心室射血时，大动脉管壁扩张，容积增大，储存血液；心室舒张时，大动脉管壁弹性回缩，推动血液继续流向外周。大动脉的这种作用称弹性储器作用。

（2）中动脉 管径在1~10mm的动脉属中动脉，又称肌性动脉。其管壁的结构特点是：①内弹性膜明显，故管壁分界清楚；②中膜较厚，由10~40层环形排列的平滑肌组成，平滑肌的舒缩使血管管径扩大或缩小，可调节分配到身体各器官的血流量，所以中动脉又称分配动脉；③外膜厚度与中膜相近，由结缔组织构成，内有营养血管壁的小血管以及淋巴管和神经。

（3）小动脉 管径在0.3~1mm之间，结构与中动脉相似，但各层均变薄，中膜由数层平滑肌组成，故也属于肌性动脉。微动脉管径在0.3mm以下，中膜仅有1~2层平滑肌。正常血压的维持在一定程度上取决于外周血流的阻力，而外周阻力的变化主要取决于小动脉和微动脉平滑肌的舒缩程度，因此又称小、微动脉为外周阻力血管。

静脉与相应的动脉相比，静脉数量多、管径大、管壁薄、弹性小，故切片上静脉管壁大多塌陷。静脉管壁也分为内膜、中膜和外膜三层，其中外膜最厚，三层膜常无明显分界。

（4）毛细血管 平均直径为8~10μm，其内皮细胞无胞核部极薄，此种特点有利于血液与组织细胞的物质交换。根据内皮细胞的结构特点，毛细血管可分为三类。①连续毛细血管：其特点是内皮细胞借紧密连接形成一层连续性内皮，内皮外有薄层连续的基膜。②有孔毛细血管：其内皮细胞不含核的部分有许多贯通胞质的环形窗孔，有的孔有一层隔膜封闭，内皮外有连续的基膜。③血窦：其特点是形态不规则，内皮细胞之间有较大的空隙，细胞有窗孔，基膜可以是连续的或不完整的甚至缺如，物质交换通过内皮的窗孔及细胞间隙进行。

3.肺循环的血管 肺循环的动脉主干为肺动脉干。肺动脉干短粗，起始于右心室的肺动脉口，向左后上斜行至主动脉弓的下方，分为左、右肺动脉，分别经左、右肺门进入左、右肺。左肺动脉较短，水平向左至左肺门，分上、下两支进入左肺上、下叶。右肺动脉较长，水平向右达右肺门，分上、中、下三支进入右肺上、中、下叶。肺动脉在肺内经多次分支，最后在肺泡隔形成毛细血管网。在肺动脉分叉处稍左侧与主动脉弓下缘之间有一结缔组织索，称动脉韧带，是胚胎时期动脉导管闭锁后的遗迹。

肺静脉起自肺门，左、右各两条，分别为左、右肺上静脉和左、右肺下静脉，注入左心房。

知识拓展 动脉导管未闭

出生前，胎儿的肺循环尚未建立，血液回到右心房后，部分血液经卵圆孔进入左心房，部分血液经右心室进入肺动脉干，再经动脉导管进入降主动脉。出生后随肺呼吸功能的发展和肺血管的扩张，肺动脉压力迅速下降，动脉导管发生收缩，并逐渐闭锁形成动脉韧带。95%的婴儿于出生后1年内闭锁（其中80%婴儿于出生后第3个月闭锁），如此时仍未闭锁，则为动脉导管未闭。

4.体循环的动脉 体循环的主干是主动脉，起自左心室，先向右上斜行至第2胸肋关节后方，再弯向左后方，至第4胸椎体下缘左侧，沿脊柱下行，穿膈的主动脉裂孔入腹腔，继续下行，在第4腰椎体下缘分为左、右髂总动脉。主动脉按行程可分为升主动脉、主动脉弓和降主动脉（图5-8、图5-9）。①升主动脉是主动脉发出后向右上行的一段，在右侧第2胸肋关节后方，移行为主动脉弓。升主动脉根部发出左、右冠状动脉。②主动脉弓位于胸骨柄后方，呈弓

状弯曲，弓的凸侧自右向左发出头臂干、左颈总动脉和左锁骨下动脉。头臂干粗短，向右上斜行，至右胸锁关节的后方分为右颈总动脉和右锁骨下动脉。在主动脉弓壁内含有压力感受器，具有调节血压的作用，在主动脉弓稍下方有2~3个粟粒状小体，称主动脉小球，属化学感受器，参与呼吸的调节。③降主动脉为主动脉弓的延续，它以膈的主动脉裂孔为界分为胸腔内的胸主动脉和腹腔内的腹主动脉。

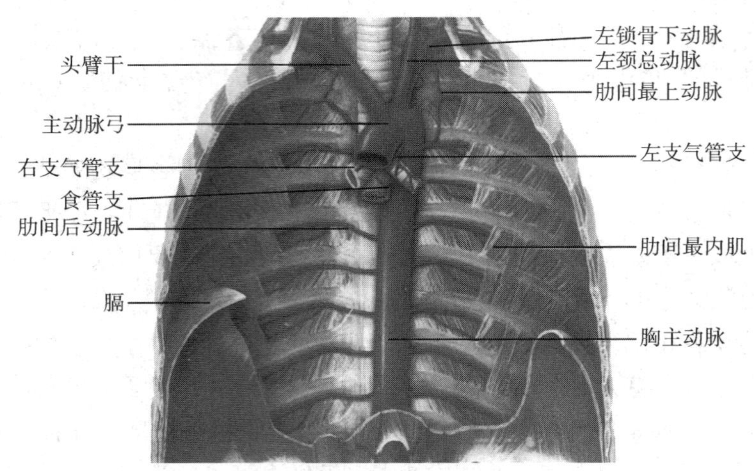

图5-8　胸主动脉及其分支

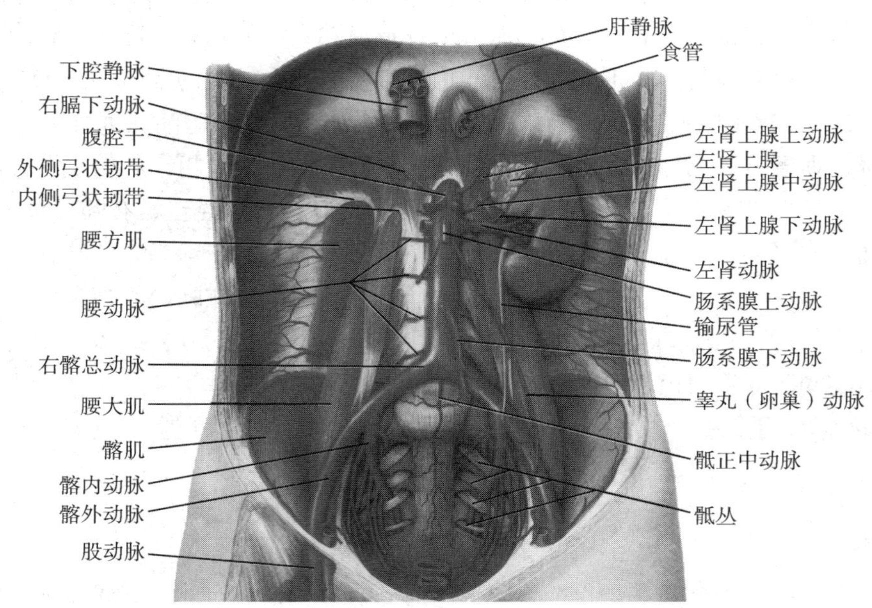

图5-9　腹主动脉及其分支

（1）头颈部的动脉　颈总动脉是头颈部的动脉主干，左侧起于主动脉弓，右侧发自头臂干。在颈部，颈总动脉沿气管和食管的外侧上行，在平甲状软骨上缘处分为颈内动脉和颈外动脉（图5–10）。

在颈总动脉分叉处有两个重要的结构：①颈动脉窦，是颈总动脉末端和颈内动脉起始处管径稍膨大的部分，窦壁内有压力感受器，可以感受血压变化的刺激。②颈动脉小球，是位于颈总动脉分叉处后壁的一个扁椭圆形小体，其属化学感受器，能感受血液中二氧化碳浓度的变化，反射性地调节呼吸运动。

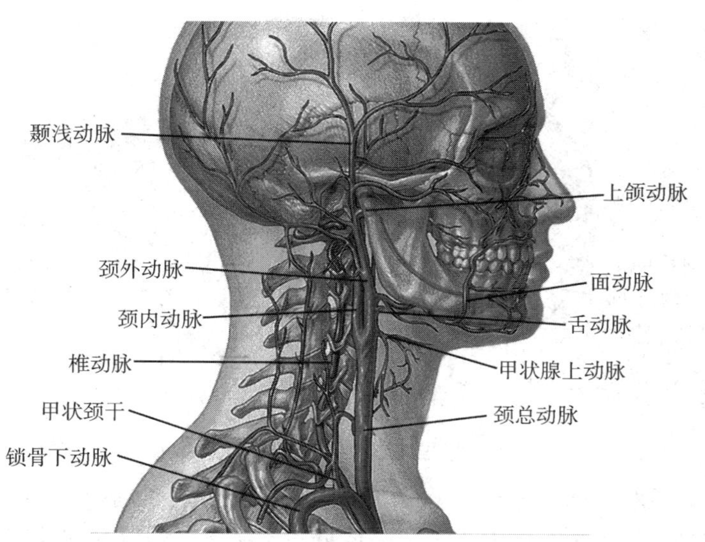

图5-10　头颈部动脉（侧面观）

颈外动脉自颈总动脉发出后，上行穿腮腺，分出颞浅动脉和上颌动脉两个终支。颈外动脉的主要分支有甲状腺上动脉、舌动脉、面动脉、颞浅动脉和上颌动脉。面动脉自颈外动脉发出后经咬肌前缘绕过下颌骨下缘到达面部，继而经口角和鼻翼的外侧至眼裂的内侧缘，移行为内眦动脉。上颌动脉分布于硬脑膜的分支称脑膜中动脉，分前、后两支，前支经翼点内面，颞部骨折时，易伤及此动脉造成硬膜外血肿。

颈内动脉自颈总动脉分出后垂直上行至颅底，经颈动脉管入颅腔，分支分布于脑和视器等处（详见中枢神经系统和视器）。

（2）锁骨下动脉和上肢的动脉　左侧锁骨下动脉直接起自主动脉弓，右侧发自头臂干，而后弓形向外，至第一肋外侧缘，移行为腋动脉。锁骨下动脉的主要分支有：椎动脉、胸廓内动脉和甲状颈干。椎动脉自锁骨下动脉发出后，向上经第6~1颈椎的横突孔和枕骨大孔入颅腔。

腋动脉位于腋窝内，至大圆肌下缘，移行为肱动脉。肱动脉沿肱二头肌内侧下行至肘窝，在平桡骨颈的高度分为桡动脉和尺动脉。肱动脉在肘窝的内上方，肱二头肌腱的内侧位置表浅，可触及其搏动，是临床测量血压听诊的部位。

桡动脉自肱动脉发出后沿前臂前面肱桡肌内侧下行，达桡骨茎突远端弯向手背，然后在第一掌骨间隙穿向手掌，其末端在手掌深部与尺动脉掌深支吻合成掌深弓。桡动脉在腕掌侧面的上方，桡侧腕屈肌腱的外侧，位置表浅，可触及其搏动，是临床诊脉常用的部位。尺动脉自肱动脉发出后在尺侧腕屈肌和指浅屈肌之间下行，经腕部进入手掌，延续为终末端，尺动脉在腕部发出掌深支。

（3）胸部的动脉　胸部的动脉主干是胸主动脉，位于脊柱的左前方，分支有壁支和脏支。壁支包括有9对肋间后动脉和1对肋下动脉，肋间后动脉位于第3~11肋间隙内（图5-8）；肋下动脉位于第12肋的下方。脏支较细小，主要有支气管支、食管支和心包支，分别分布于支气管、食管和心包等处。

（4）腹部的动脉　腹部动脉的主干是腹主动脉，位于脊柱的前方，其右侧与下腔静脉相邻。腹主动脉发出壁支和脏支，壁支主要为4对腰动脉，脏支分为成对和不成对两种。成对的脏支有肾上腺中动脉、肾动脉和睾丸动脉（男性）或卵巢动脉（女性）。不成对脏支有3支，分别是腹腔干、肠系膜上动脉和肠系膜下动脉（图5-9）。

腹腔干粗而短，在主动脉裂孔稍下方，发自腹主动脉前壁，并立即分为胃左动脉、肝总动脉和脾动脉（图5-11），主要分支分布于食管腹部、胃、肝、胆囊、胰和脾等腹腔器官。

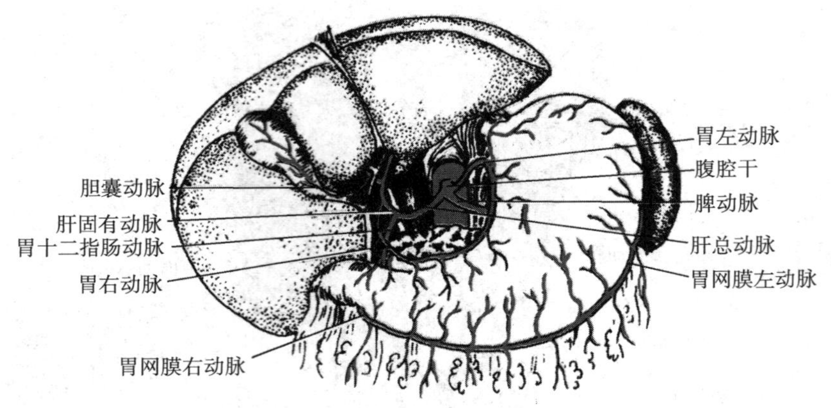

图5-11　腹腔干及其分支（胃前面观）

肠系膜上动脉在腹腔干的稍下方起于腹主动脉前壁，向下行经胰头和十二指肠水平部前面之间，进入肠系膜根部，呈弓形行向右下方，主要分布于结肠左曲以前的消化管（图5-12）。肠系膜上动脉的主要分支有胰十二指肠下动脉、空肠动脉、回肠动脉、回结肠动脉和右结肠动脉。

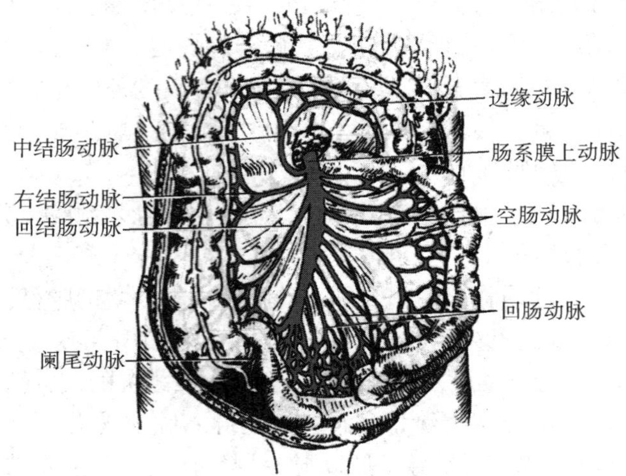

图5-12　肠系膜上动脉及其分支

肠系膜下动脉约平第3腰椎高度，发自腹主动脉前壁，沿腹后壁行向左下方，主要分布于结肠左曲以后的消化管（图5-13）。肠系膜下动脉的主要分支有左结肠动脉、乙状结肠动脉和直肠上动脉。直肠上动脉为肠系膜下动脉的直接延续，下行至直肠后方分为两支沿直肠两侧下降，分布于直肠上部并与直肠下动脉和肛动脉的分支吻合。

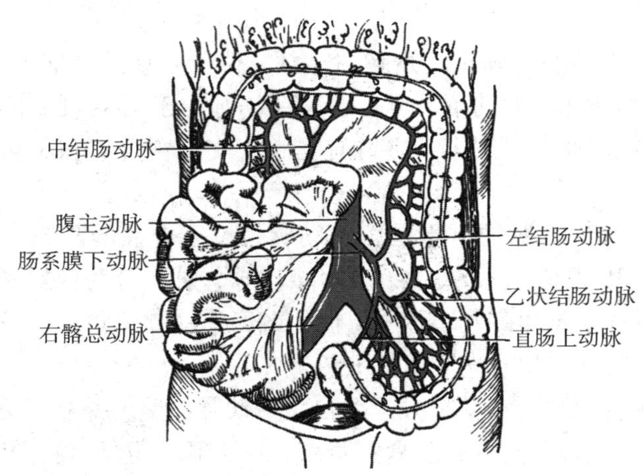

图5-13　肠系膜下动脉及其分支

（5）盆部和下肢的动脉　髂总动脉在第4腰椎体下缘由腹主动脉分出后，向外下方斜行，至骶髂关节前方分为髂内动脉和髂外动脉。髂内动脉为一短干，沿盆腔侧壁下行，发出脏支和壁支。脏支主要有膀胱下动脉、直肠下动脉、子宫动脉和阴部内动脉等。髂外动脉沿腰大肌内侧缘下行，经腹股沟韧带中点的深面进入股前部，移行为股动脉（图5-14）。

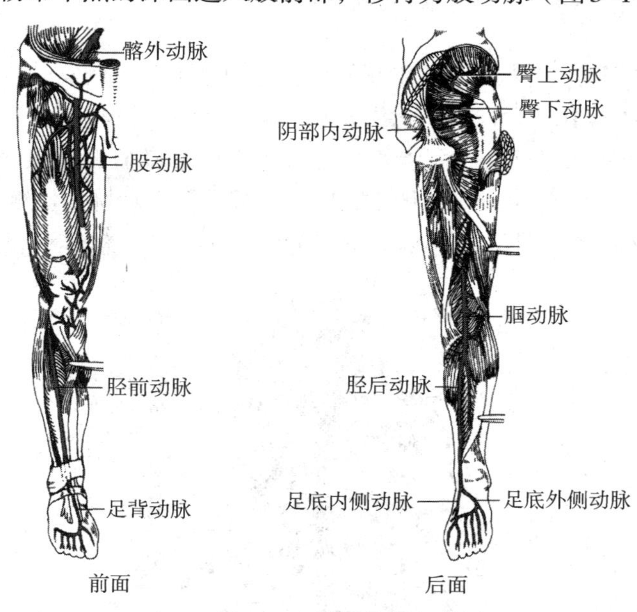

图5-14　下肢的动脉

股动脉在股三角内行于股静脉和股神经之间，继而向下穿收肌管，进入腘窝，移行为腘动脉。在腹股沟韧带中点稍下方，股动脉位置表浅，可触及其搏动。腘动脉沿腘窝深部下行，在腘窝下部，分为胫前动脉和胫后动脉（图5-15）。胫前动脉向前穿小腿骨间膜，沿小腿前群肌之间下行，继而经踝关节前面达足背，移行为足背动脉。足背动脉位置表浅，在内、外踝连线的中点处易摸到其搏动。胫后动脉自腘动脉发出后，沿小腿后群浅、深两层肌之间下行，至内踝后下方分为足底内侧动脉和足底外侧动脉。

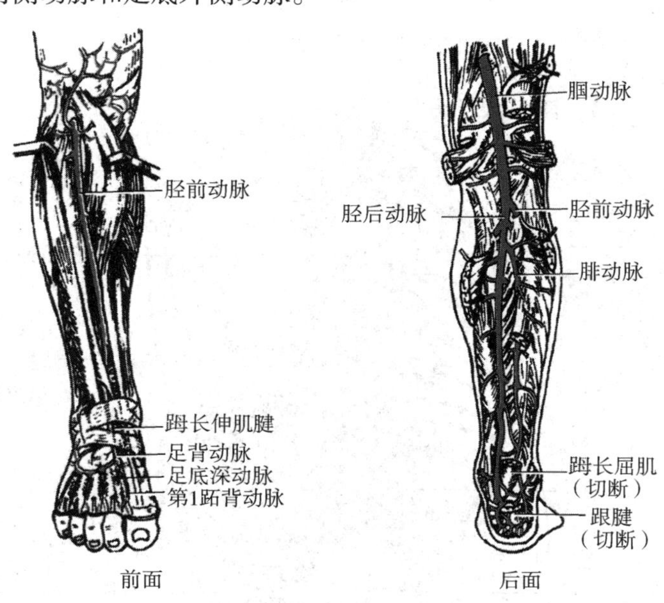

图5-15　小腿的动脉

5.体循环的静脉　静脉在结构和配布上与动脉有许多相似之处，但二者的功能不同，故具有以下特点：①静脉起自毛细血管，血压较低，血流缓慢，因要保持和动脉内血流量的平衡，故静脉数量多，管径大，管壁薄。②体循环静脉分浅静脉和深静脉两种。浅静脉位于皮下

浅筋膜内，又称皮下静脉。深静脉位于深筋膜的深面或体腔内，多与同名动脉伴行，又称伴行静脉。③静脉之间的吻合较丰富。浅静脉一般吻合成静脉网，深静脉则在某些器官周围或器官的壁内吻合成静脉丛，浅静脉最后注入深静脉。④管径在2mm以上的静脉管腔内有静脉瓣，静脉瓣为静脉壁的内膜返折重叠形成，瓣膜多成对，呈半月形，游离缘向心开放，可阻止血液逆流。

体循环的静脉包括上腔静脉系、下腔静脉系和心静脉系。上腔静脉由左、右头臂静脉（无名静脉）汇合而成（图5–16），而后沿升主动脉右侧下降注入右心房，注入右心房前，有奇静脉汇入。上腔静脉系收集头颈、上肢、胸部（心除外）的静脉血。下腔静脉由左、右髂总静脉在第4~5腰椎体的右前方汇合而成图（图5–17），继而沿腹主动脉的右侧上行，经肝的腔静脉沟，穿膈的腔静脉孔入胸腔，注入右心房。下腔静脉收集下肢、盆部和腹部的静脉血。

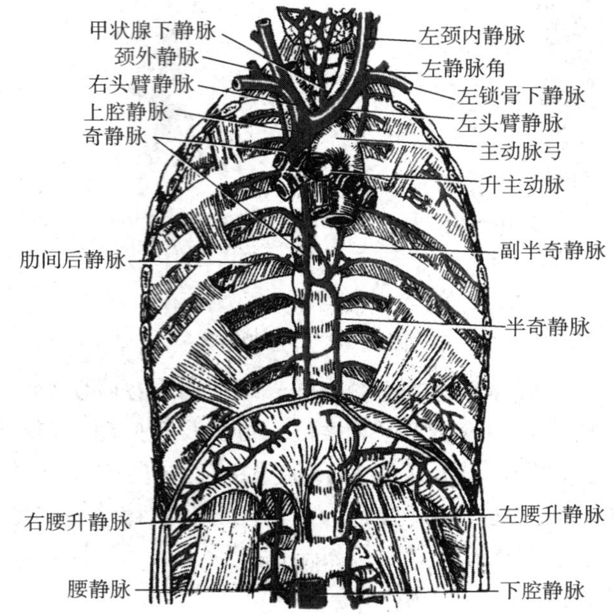

图5–16　上腔静脉及其属支

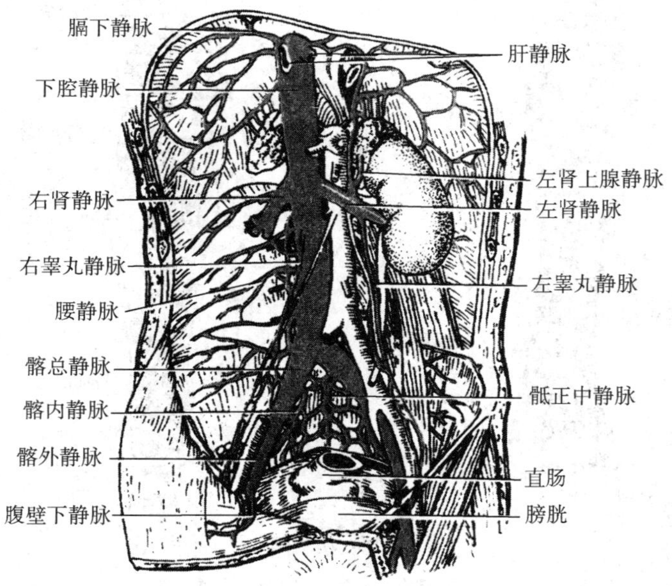

图5–17　下腔静脉及其属支

（1）头颈部静脉　最主要的是颈内静脉和颈外静脉。颈内静脉在颅底颈静脉孔处续于乙状

窦，而后伴颈内动脉和颈总动脉下行，至胸锁关节后方与锁骨下静脉汇合成头臂静脉，汇合处所形成的夹角称静脉角。颈内静脉收集脑、视器、面部、颈部、咽和甲状腺等处的静脉血，其主要属支为面静脉。

面静脉起自内眦静脉，与面动脉伴行，在下颌角下方与下颌后静脉的前支汇合后注入颈内静脉。面静脉通过内眦静脉与颅内海绵窦相交通。面静脉口角平面以上的部分缺少静脉瓣，当口角以上部分，尤其是鼻根至两侧口角之间的三角区内，发生感染时，若处理不当（如挤压）则有导致颅内感染的可能，因此临床上称此区为危险三角。

颈外静脉为颈部最大的浅静脉，由下颌后静脉后支、耳后静脉及枕静脉汇合而成，沿胸锁乳突肌表面下行，穿深筋膜注入锁骨下静脉。

（2）锁骨下静脉和上肢的静脉　锁骨下静脉续于腋静脉，伴同名动脉走行，在胸锁关节的后方与颈内静脉汇合成头臂静脉。上肢的静脉分为浅静脉和深静脉。深静脉与同名动脉伴行，并收集同名动脉分布区域的静脉血。浅静脉位于皮下，起于指背浅静脉网，主要有头静脉、贵要静脉、肘正中静脉。

（3）胸部的静脉　主干为奇静脉，奇静脉起自右腰升静脉，收纳肋间后静脉、食管静脉、支气管静脉的静脉血，最终呈弓形绕右肺根，从后方注入上腔静脉。

（4）盆部的静脉　主干为髂内静脉，髂内静脉收集盆腔脏器和会阴等处的静脉血，在骶髂关节前方与同侧的髂外静脉汇合成髂总静脉。髂外静脉为股静脉的延续，主要收集同名动脉分布区域的静脉血。

（5）下肢的静脉　分浅静脉和深静脉。深静脉与同名动脉伴行，并收集同名动脉分布区域的静脉血。浅静脉主要有大隐静脉和小隐静脉。大隐静脉起自足背静脉弓的内侧，经内踝前方沿小腿内侧上行至膝关节内后方，继而沿大腿内侧面上行，穿隐静脉裂孔注入股静脉。大隐静脉经内踝前方时位置表浅恒定，是静脉切开和输液的常用部位。大隐静脉也是下肢静脉曲张的好发血管。小隐静脉起自足背静脉弓的外侧，经外踝后方，沿小腿后面上行至腘窝，穿深筋膜，注入腘静脉。

知识拓展　　**下肢深静脉血栓形成**

下肢深静脉血栓形成是指血液在下肢深静脉内不正常的凝结。静脉内膜损伤、血流缓慢、血液高凝状态被公认为导致下肢深静脉血栓形成的三大因素。

疼痛是最早出现的症状，主要因为血栓激发静脉壁炎症反应和血栓远端静脉急剧扩张，刺激血管壁内感觉神经末梢引起；下肢肿胀是最主要或者是唯一的症状，肿胀的程度依静脉闭塞的程度和范围而定，如位于主干静脉，可出现明显肿胀；下肢浅静脉曲张是下肢深静脉血栓形成后的继发性代偿反应。

（6）腹部的静脉　分壁支和脏支，多与同名动脉伴行。成对的脏支直接或间接注入下腔静脉，不成对的脏支（肝静脉除外）汇合成肝门静脉。

腹部静脉成对的脏支包括：肾静脉、肾上腺静脉和睾丸（或卵巢）静脉。①肾静脉起自肾门，与肾动脉伴行注入下腔静脉，其中左肾静接受左睾丸静脉和左肾上腺静脉后，跨越腹主动脉前方注入下腔静脉。②右肾上腺静脉直接注入下腔静脉，左肾上腺静脉注入左肾静脉。③右睾丸静脉以锐角注入下腔静脉，左睾丸静脉以直角注入左肾静脉，在女性为卵巢静脉，注入部位与男性相同。

腹部静脉不成对的脏支（肝静脉除外）先汇合成肝门静脉入肝，经肝的血液循环后，形成肝左静脉、肝中静脉和肝右静脉，在腔静脉沟处注入下腔静脉。

（7）肝门静脉系　由肝门静脉及其属支组成。收集腹腔内不成对器官（肝除外）的静脉血，如，胃、小肠、大肠（直肠下段除外）、胰、脾及胆囊等处的静脉血。

1）肝门静脉的组成　肝门静脉由肠系膜上静脉和脾静脉在胰头后方汇合而成（图5-18）。

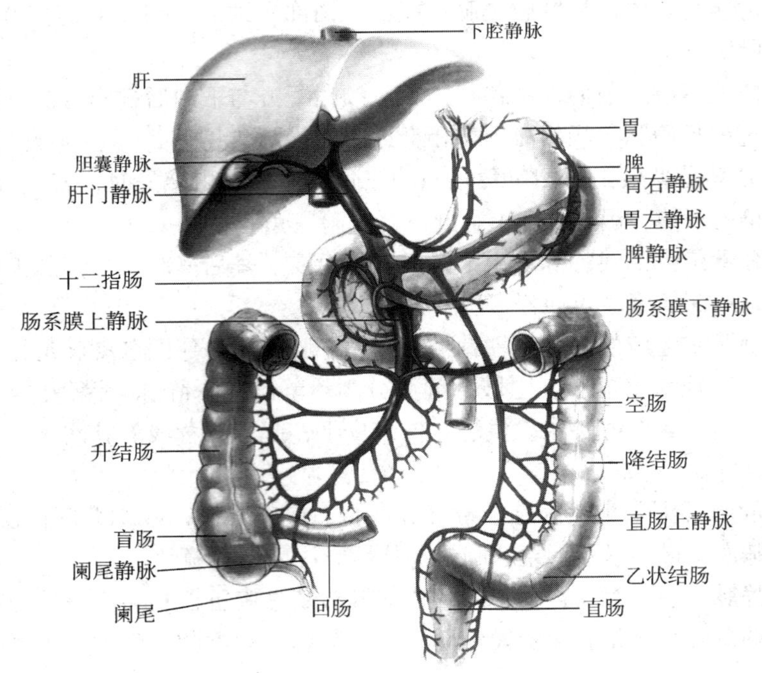

图5-18　肝门静脉及其属支

2）肝门静脉的主要属支　肝门静脉的属支绝大多数都与同名动脉伴行。包括：肠系膜上静脉、脾静脉、肠系膜下静脉、胃左静脉、胃右静脉、附脐静脉和胆囊静脉。

3）肝门静脉系的特点　肝门静脉的起端和止端均为毛细血管，并且无静脉瓣。故当肝门静脉内压升高时，血液易发生逆流。

4）肝门静脉的属支与上、下腔静脉系之间有丰富的吻合，最重要的有三处：食管静脉丛、直肠静脉丛和脐周静脉网。正常情况下，肝门静脉系与上、下腔静脉系之间的吻合支细小，血流量少。当肝门静脉血流受阻（如肝硬化门脉高压症）时，肝门静脉系的血流可通过上述途径形成侧支循环，经上、下腔静脉回流入心，引起食管静脉丛、直肠静脉丛和脐周静脉网的静脉迂曲扩张，如果迂曲扩张的静脉破裂，则出现呕血或便血。

二、淋巴系统

当血液经动脉运行到毛细血管时，其中部分液体物质透过毛细血管壁进入组织间隙，形成组织液。组织液与细胞进行物质交换后，大部分经毛细血管静脉端被吸收入静脉，小部分进入毛细淋巴管成为淋巴。淋巴为无色透明的液体，小肠的淋巴因含有自小肠绒毛吸收来的脂肪滴，所以呈乳糜状。淋巴沿淋巴管向心流动，途中经过若干淋巴结的过滤，最后汇入静脉（图5-19）。

（一）淋巴管道

淋巴管道包括毛细淋巴管、淋巴管、淋巴干、淋巴导管。

1.毛细淋巴管　是淋巴管道的起始部分，以膨大的盲端起始于组织间隙，彼此吻合成网。毛细淋巴管分布广泛，常与毛细血管伴行，但管径较毛细血管粗，管壁薄，内皮连接疏松、间隙较大，无基膜，故通透性大于毛细血管，一些大分子物质如蛋白质、细菌、癌细胞等可进入毛细淋巴管。

2.淋巴管　由毛细淋巴管汇合而成，其管壁结构与静脉相似，管壁较薄，管腔较细，多数腔内有瓣膜，瓣膜附近管腔扩张呈窦状，故淋巴管外观呈串珠状或藕节状。淋巴管在向心行程中，通常经过一个或多个淋巴结。依据淋巴管所在的位置分为浅、深两种。浅淋巴管行于皮下，深淋巴管走行在深筋膜的深面或肌间隙内，多与深部血管、神经伴行。浅、深淋巴管之间有交通支相互连通。

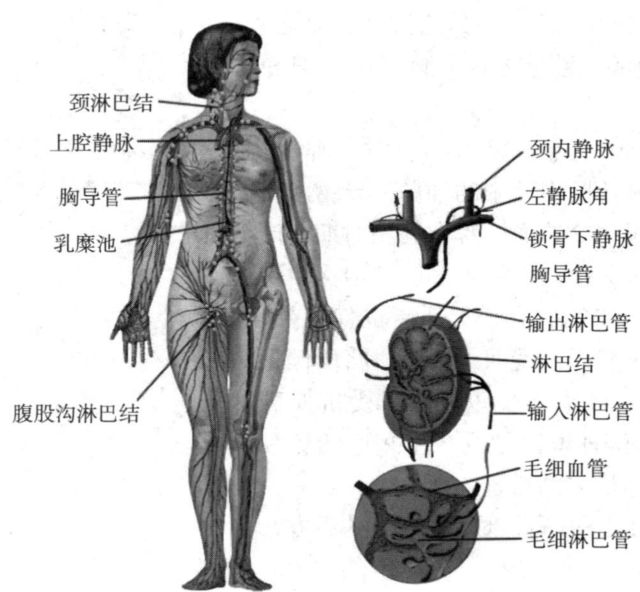

图5-19　全身淋巴系统示意图

3.淋巴干　全身各部的浅、深淋巴管经过一系列的淋巴结群后，其最后经过的淋巴结的输出管汇合成较粗大的淋巴干。全身淋巴干共9条，即左、右颈干；左、右锁骨下干；左、右支气管纵隔干；左、右腰干和单一的肠干。

4.淋巴导管　全身9条淋巴干分别汇合成2条淋巴导管，即胸导管和右淋巴导管，分别注入左、右静脉角。

（1）胸导管　是人体最大的淋巴导管，长30~40cm，起于第1腰椎体前方的乳糜池，乳糜池为左右腰干和肠干汇合而成的囊状膨大。胸导管起始后穿膈的主动脉裂孔入胸腔，沿脊柱右前方上行至第5胸椎高度向左侧斜行，再沿脊柱左前方上行出胸廓上口达颈根部，呈弓状注入左静脉角。注入左静脉角前，接纳左颈干、左锁骨下干和左支气管纵隔干。胸导管通过上述6条淋巴干收集左侧上半身和人体下半身的淋巴，即人体3/4的淋巴。

（2）右淋巴导管　为一短干，长约1.5cm。由右颈干、右锁骨下干和右支气管纵隔干汇合而成，注入右静脉角。右淋巴导管收集右侧上半身的淋巴，即人体1/4的淋巴。

（二）淋巴器官

1.淋巴结　为大小不等的圆形或扁椭圆形的灰红色小体，质软，其一侧隆凸，有数条输入淋巴管进入；另一侧凹陷，称淋巴结门，有1~2条输出淋巴管和血管、神经出入。在淋巴回流的行程中，淋巴结的输出管成为下一个淋巴结的输入管。

以深筋膜为界，可将淋巴结分为浅、深两种。浅淋巴结位于浅筋膜内，在活体易触及；深淋巴结位于深筋膜的深面。四肢淋巴结常位于关节屈侧或肌围成的沟、窝内。内脏淋巴结多位于脏器的门附近或腹、盆部大血管周围。

抗原物质、病菌等较容易透过毛细淋巴管进入淋巴循环。当淋巴流经淋巴窦时，其内的巨噬细胞可将抗原物质、病菌等及时吞噬加以清除，起到过滤淋巴的作用。病菌等抗原物质进入淋巴结后，被巨噬细胞捕获和处理，处理后的抗原物质分别激活B淋巴细胞和T淋巴细胞，前者增殖发育为浆细胞，产生抗体，参与体液免疫应答。后者经分裂、增生形成效应性T细胞，参与细胞免疫应答。

2.脾 脾是人体最大的淋巴器官，位于左季肋区，与第9~11肋相对，其长轴与第10肋一致（图5-20）。脾呈暗红色，扁椭圆形，质软而脆，遭受暴力打击时，易发生破裂出血。脾可分为膈、脏两面，上、下两缘和前后两端。膈面平滑隆凸，与膈相贴。脏面凹陷，近中央处为脾门，是血管、神经出入的部位。脾的上缘有2~3个脾切迹，脾肿大时，是触诊脾的标志。

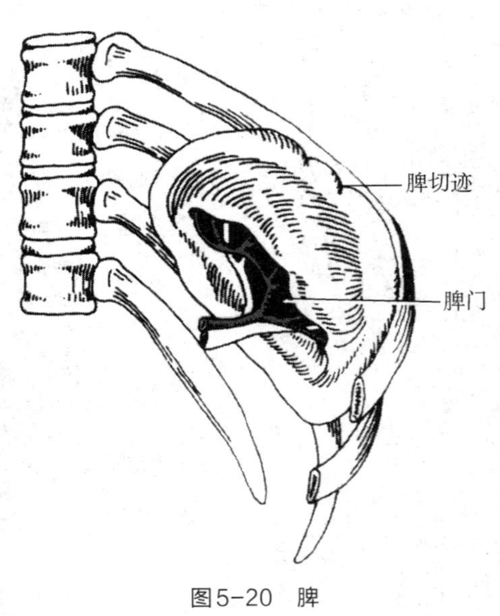

图5-20 脾

脾的功能：①滤血，当血液流经脾时，脾窦内、外的巨噬细胞可吞噬和清除血液中的细菌、异物、衰老死亡的红细胞和血小板；②造血，脾在胚胎时期能产生各种血细胞，出生后脾只能产生淋巴细胞，但保留着产生多种血细胞的能力；③储血，脾是重要的储血器官，当机体需要时，可借被膜内平滑肌的收缩，将所储存的血液释放入血液循环；④参与免疫应答，受抗原刺激时，可引起脾内T、B两种淋巴细胞产生相应的免疫应答，脾是体内产生抗体最多的器官。

3.胸腺 胸腺位于上纵隔前部，胸骨柄的后方，分为左、右不对称的两叶（图5-21），灰红色，质软。新生儿及幼儿时期胸腺较大，重10~15g，性成熟后胸腺发育达最高峰，重达25~40g，此后逐渐萎缩退化被脂肪组织代替。

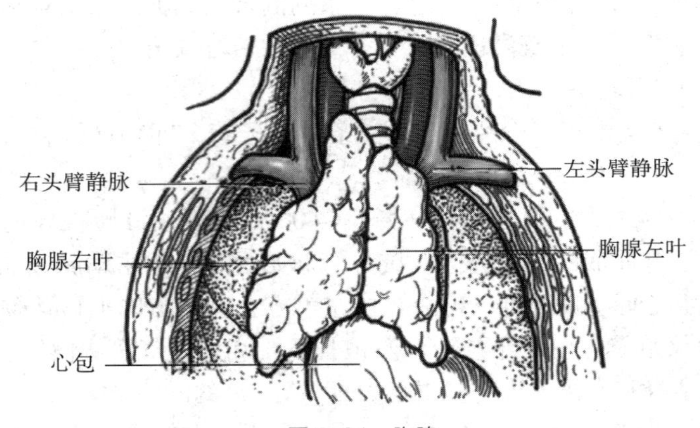

图5-21 胸腺

胸腺是淋巴器官，兼有内分泌功能。可产生T淋巴细胞并分泌胸腺激素。T淋巴细胞随血液循环离开胸腺，输送到全身淋巴结和脾内。胸腺激素可影响T淋巴细胞的分化、成熟和增殖，使无免疫功能的T淋巴细胞变为有免疫功能的T淋巴细胞。

PPT

第三节 心脏生理

案例讨论

案例 患者女性，60岁，头痛、头晕20年，加重半年伴视物模糊一天就诊。体格检查：血压260/120mmHg，呼吸20次/分，眼底检查：动脉呈银丝状，动静脉交叉压迹明显，左眼底可见散在出血及渗出物。心尖搏动位于第5肋间左锁骨中线外1.5cm处。心界向左下方扩大，心音有力，心率100次/分，律齐，心尖处可闻及吹风样收缩期杂音，主动脉瓣区第二心音增强。

讨论 1. 患者头晕的原因是什么？

2. 人体正常的血压是多少？

3. 血压升高对心功能有何影响？

心肌通过节律性的收缩和舒张以及心脏瓣膜有规律的开闭，实现心脏的泵血功能。心肌节律性的舒缩活动是在心肌细胞生物电基础上产生的。

一、心肌细胞的生物电现象及产生机制

心肌细胞的生物电与神经、骨骼肌细胞相比，其整个动作电位的时程长，形态复杂。虽然各部分心肌细胞的特点及形成动作电位的离子流不同，但却具有基本相似的共性。

心肌细胞按其功能分为非自律细胞和自律细胞。非自律细胞（亦称工作细胞）包括心房肌和心室肌的细胞，它们主要执行收缩和舒张功能；自律细胞包括窦房结、房室交界（结区除外）、房室束、左右束支、浦肯野纤维等处的细胞，它们组成心脏内特殊传导系统，其主要功能是自动产生并且传导节律性兴奋，并指挥和控制非自律细胞的兴奋及舒缩活动。

下面以心室肌细胞和窦房结的P细胞为例来阐述非自律细胞和自律细胞的生物电现象。

（一）非自律细胞的生物电现象及其产生机制

1. 静息电位 心室肌细胞的静息电位稳定，约为-90mV，其产生机制主要是由于细胞膜在静息状态下对K^+有较高的通透性，细胞内的K^+比细胞外K^+浓度高很多，所以在浓度梯度的驱动下出现K^+外流，形成K^+平衡电位。血K^+浓度及心肌细胞膜对K^+的通透性均可影响心室肌细胞静息电位。

2. 动作电位 心室肌细胞受刺激后，在其静息电位的基础上产生了可传播的动作电位。心室肌细胞动作电位全过程分为5个时期，即0期（快速去极期）、1期（快速复极初期）、2期（平台期）、3期（快速复极末期）和4期（完全复极期，或静息期）（图5-22）。

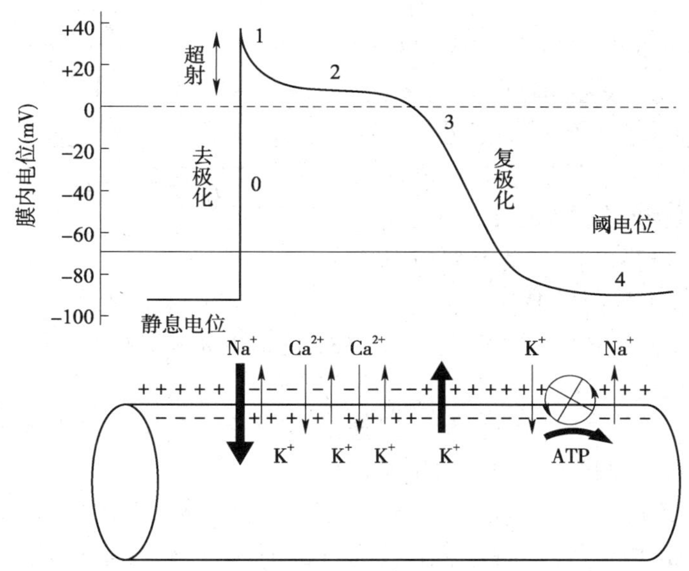

图5-22 心室肌细胞动作电位和主要离子流示意图

0期（快速去极期） 心室肌细胞受到刺激后，膜内电位由静息状态时的-90mV在1~2毫秒内迅速上升到+30mV，其幅度约为120mV，形成动作电位的上升支。0期去极化主要由Na^+内流而引起。介导Na^+内流的是快钠通道，其激活快，失活也快，其作用可被河豚毒所阻断。

1期（快速复极化初期） 心室肌细胞去极化达顶点后，膜上快钠通道已失活，一过性K^+电流被激活，使膜电位由+30mV迅速降至0mV左右，形成复极1期。此期历时约10毫秒。因0期和1期膜电位变化速度快，在记录图形上呈尖峰状，故常把这两部分合称为锋电位。

2期（平台期） 膜电位复极化至0mV水平后，其复极化过程变得非常缓慢，持续100~150毫秒，动作电位曲线此时变得比较平坦，故称为平台期。平台期是心室肌细胞动作电位时间长的主要原因，也是心室肌细胞动作电位区别于神经细胞和骨骼肌细胞动作电位的显著特征。其产生机制是此期间同时存在Ca^{2+}内流以及K^+外流，使进出细胞的正电荷数量大致相等，因此膜两侧的电位差变化幅度不大。介导Ca^{2+}内流的是一种电压门控性的慢钙通道。平台期的长短会影响进入心肌细胞内的Ca^{2+}量，从而影响心肌的收缩能力。钙通道阻断剂（如维拉帕米）通过影响Ca^{2+}内流而影响动作电位的平台期，进而影响动作电位时程和心肌收缩力。

在2期早期，Ca^{2+}内流和K^+外流处于平衡状态，膜电位保持在0mV左右。随着时间的推移，Ca^{2+}通道逐渐失活，K^+外流逐渐增加，逐渐转入复极化3期。

3期（快速复极化末期） 由于Ca^{2+}通道关闭，K^+通道持续开放，K^+外流随时间而递增，直到复极到原来的膜电位。此期，膜电位由0mV较快地下降到–90mV，持续100~150毫秒。它是复极化的主要部分。

从0期去极化开始到3期复极化完毕的这段时间，称为动作电位时程。心室肌细胞的动作电位时程为200~300毫秒。

4期（完全复极期、静息期） 虽然膜电位恢复至静息电位水平，但膜内外离子浓度分布尚未恢复正常，通过膜上Na^+–K^+泵、Ca^{2+}泵和Na^+–Ca^{2+}交换体的活动将动作电位形成过程中的跨膜离子恢复到静息状态下的分布。

（二）自律细胞的生物电现象及其产生机制

心脏的特殊传导系统的细胞是自律细胞，其生物电现象的产生机制及特点如下。

1.窦房结P细胞的跨膜电位 窦房结P细胞的最大复极电位和动作电位幅度均较小，动作电位仅有0期、3期和4期（图5–23）。而4期电位不稳定，在3期复极完毕后会自动去极化，使膜电位逐渐减少，即发生4期自动去极化，当去极化达到阈电位水平时便可引起另一个动作电位。4期膜电位不稳定而发生自动去极化，是自律细胞产生自律性兴奋的基础。

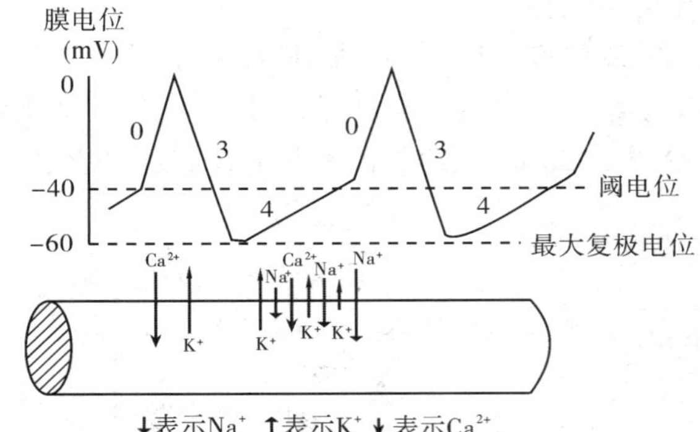

图5–23 窦房结P细胞动作电位示意图

0期（去极化）当膜电位由最大复极电位自动去极化达阈电位水平时，激活膜上Ca^{2+}通道，引起Ca^{2+}缓慢内流，形成0期缓慢去极化，这也是窦房结细胞动作电位的主要特征。介导Ca^{2+}内流的是L型慢钙通道，可被Ca^{2+}通道阻断剂（维拉帕米）所阻断。

3期（复极化） Ca^{2+}通道逐渐失活，K^+通道被激活，K^+外流，膜逐渐复极化形成3期。3期复极末所达到的最大复极电位约为–60mV。

4期（自动去极期） 膜电位复极化至最大复极电位水平后，窦房结细胞膜出现时间依从性的衰减性K^+外流和Na^+内流的进行性增强，同时Ca^{2+}通道激活，Ca^{2+}内流。三种跨膜电流的共同作用下，膜自动去极化达到阈电位水平，引起0期去极，产生下一个动作电位。

2.窦房结P细胞动作电位的特点

（1）窦房结细胞的最大复极电位约为–60mV左右，其阈电位约为–40mV。

（2）0期去极化速度慢，幅度较低。

（3）无明显的复极1期和2期。

（4）4期膜电位不稳定，能自动去极化。

二、心肌的生理特性

心肌细胞具有兴奋性、自律性、传导性和收缩性四种生理特性。其中，兴奋性、传导性和自律性是以心肌细胞的生物电活动为基础的，属于电生理特性；而心肌细胞的收缩特性则以细胞内的收缩蛋白的功能活动为基础，属于心肌细胞的机械特性。心脏的收缩功能是心脏泵血的重要基础，此特性受心肌细胞电生理特性影响。因此，心脏的电生理特性和机械特性是紧密联系的。

（一）兴奋性

心肌对刺激发生反应的能力或特性称为心肌的兴奋性，其高低可用阈值的大小来衡量。心肌细胞每产生一次兴奋，其膜电位都将发生一系列规律性变化，兴奋性也随之发生相应的周期性变化（图5–24）。

1.心肌兴奋性的周期性变化

（1）有效不应期　从0期去极化开始到复极3期–55mV这段时期，无论给予多大的刺激，心肌细胞都不会再次发生反应（因为此时Na^+通道处于失活状态）的时期，称为绝对不应期。此后，膜电位由–55mV恢复到–60mV的时期内，给予阈上刺激，可引起局部反应，但不能引发动作电位（此时Na^+通道刚刚开始复活），此期为局部反应期。上述两段时期合称为有效不应期。在有效不应期内，心肌细胞的兴奋性为零或极度下降。

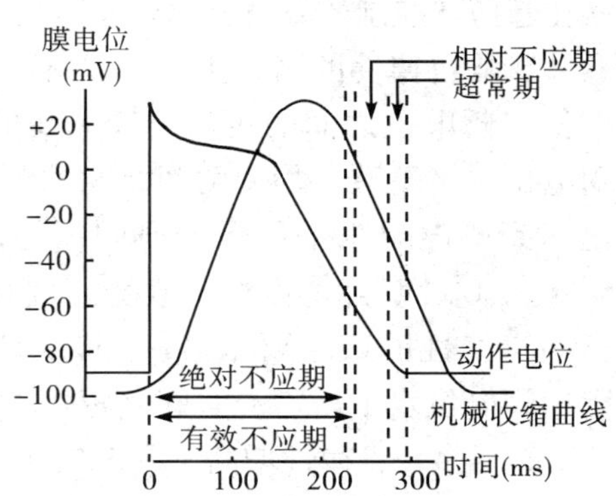

图5–24　心室肌细胞动作电位兴奋性的变化及其与机械收缩的关系

（2）相对不应期　从复极–60mV到–80mV这段时期内，若给予阈上刺激可引起心肌细胞产生动作电位而兴奋，故称相对不应期，此期内心肌细胞的兴奋性低于正常。

（3）超常期　从复极–80mV到–90mV这段时期内，膜电位已经基本恢复，但膜电位绝对值尚低于静息电位，膜电位与阈电位的距离较近，心肌兴奋性增高，给予阈下刺激即可引起心肌细胞产生动作电位而兴奋，此期内兴奋性高于正常，故称为超常期。最后，复极完毕，膜电位恢复到静息电位，兴奋性也随之恢复至正常水平。

静息电位水平和（或）阈电位水平的改变及Na^+通道的性状都能够影响兴奋性。

2.兴奋性的周期性变化与收缩活动的关系　心肌细胞兴奋性周期中的有效不应期特别长，覆盖心肌收缩活动的整个收缩期和舒张早期。因此，心肌不会像骨骼肌那样发生完全强直收缩，从而保证心脏泵血活动的正常进行。在生理状态下，心脏是按照窦房结的节律进行活动的。如果在心室肌的有效不应期后，下一次窦房结兴奋到达之前，心室受到窦房结以外的刺激，则可提前产生一次心肌的兴奋和收缩称为期前收缩。

期前收缩也有其有效不应期，当在期前收缩之后的窦房结兴奋传到心室肌时，若正好落在期前收缩的有效不应期内，则此次正常下传的窦房结的兴奋将不能引起心室肌细胞兴奋和收缩，形成一次“脱失”，必须要等待下一次窦房结的兴奋传到心室时才能引起心室收缩。这样，在一次期前收缩之后往往出现一段较长的心室舒张期，称为代偿间歇（图5–25）。

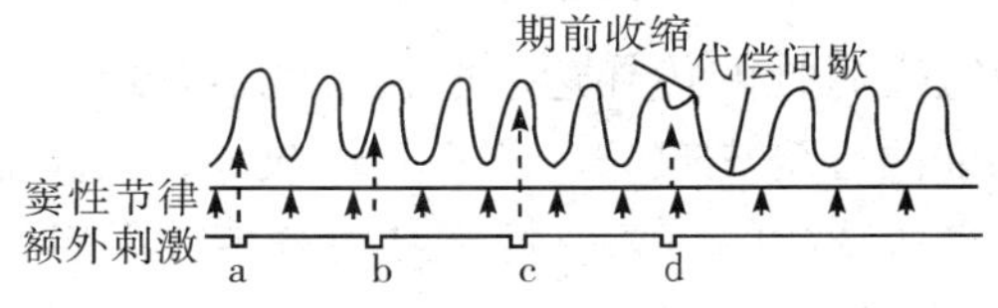

图5–25　期前收缩与代偿间歇

（二）自律性

心肌细胞在没有外来刺激的条件下，能自动地产生节律性兴奋的能力或特性，称为自律性。

心脏的特殊传导系统是自律组织，是产生心脏自律性的结构基础，它们包括窦房结、房室交界、房室束和浦肯野细胞等，其自律性的高低依次为100次/分、50次/分、40次/分和25次/分。窦房结因其4期自动去极化速度最快，所以自律性最高，是心脏的正常起搏点，由窦房结控制的心跳节律称为窦性心律。窦房结以外的自律组织在正常情况下仅起到兴奋传导作用，而不表现出其自身的节律性，因此称为潜在起搏点。由潜在起搏点控制的心跳节律称为异位心律。

影响自律性的因素主要有以下两方面。①最大复极电位与阈电位之间的距离：最大复极电位减小和（或）阈电位水平下移，均使两者之间的距离减小，自动去极化达到阈电位水平所需的时间缩短，自律性增高（图5-26）。②4期自动去极化速度：4期自动去极化速度是影响自律性的最主要因素。若4期自动去极速度增快，则达阈电位水平所需的时间缩短，单位时间内产生兴奋的次数增多，自律性增高（图5-26）。

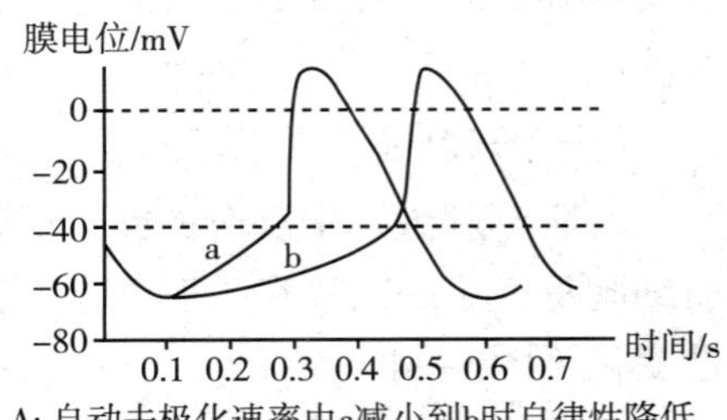

A: 自动去极化速率由a减小到b时自律性降低

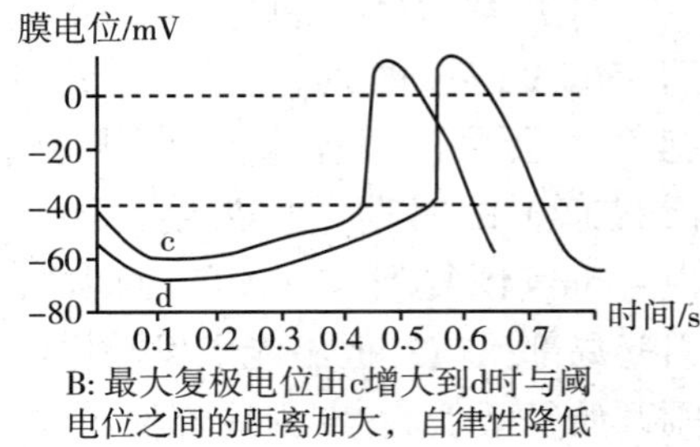

B: 最大复极电位由c增大到d时与阈电位之间的距离加大，自律性降低

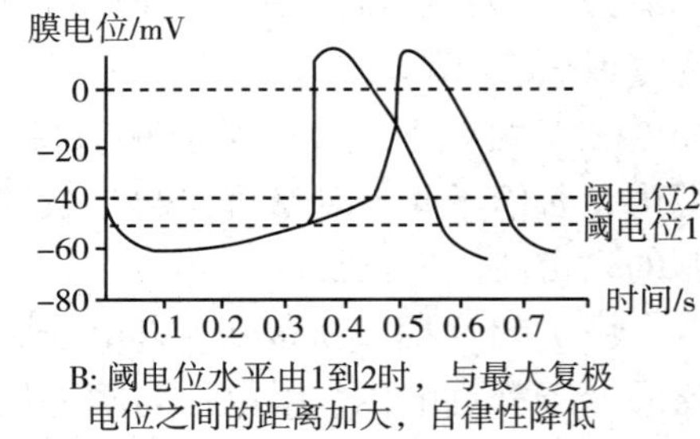

B: 阈电位水平由1到2时，与最大复极电位之间的距离加大，自律性降低

图5-26 影响自律性的因素

（三）传导性

心肌传导兴奋的能力或特性称为心肌传导性。兴奋可在同一个心肌细胞上和细胞之间进行传导。相邻心肌细胞之间可通过闰盘将兴奋传播到其他心肌细胞，从而使整块心肌兴奋和收缩。

1.心内兴奋传导途径 各类心肌细胞都能传导动作电位，但能力和速度不同。心脏内的特殊传导系统包括窦房结、房室结、房室束、左右束支和浦肯野纤维。其中，以浦肯野纤维传导速度最快，房室结最慢。

正常情况下，起源于窦房结的兴奋能直接传给左、右心房，同时沿心房肌细胞组成的“优势传导通路”，迅速传到房室结交界区，再经房室束、左右束支、浦肯野纤维传导到心室肌，使两心室兴奋收缩（图5-27）。

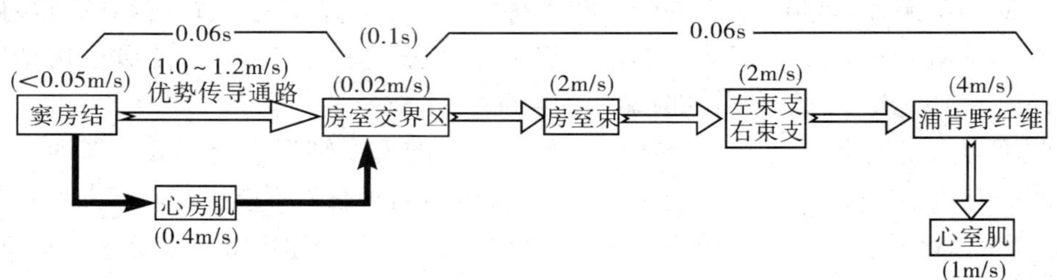

图5-27 兴奋在心脏内传导途径示意图

2.传导特点 兴奋在房室交界处的传导速度极慢（约需0.1秒），出现一个时间延搁，称为房室延搁，其生理意义是保证两心房先收缩，两心室后收缩，防止心房和心室收缩的重叠，从而保证了心室血液的充盈及泵血功能的完成。房室结也是传导阻滞的好发部位。

（四）收缩性

收缩性是心房肌和心室肌细胞所具有的特性，其收缩具有以下特点：①心肌收缩对细胞外液的Ca^{2+}有明显的依赖性。心肌细胞的终池不发达，其自身贮存的Ca^{2+}少，其兴奋收缩-耦联过程高度依赖于细胞外Ca^{2+}内流。②同步收缩。由于每个心肌细胞之间通过缝隙连接进行电传递，从而使心脏成为一个功能上的合胞体。窦房结产生的兴奋通过局部电流的传导很快使左、右心房同步兴奋、收缩，继而通过房室交界传导给左、右心室，使之同步兴奋、收缩。③不产生强直收缩。这一特征使心脏的活动总是保持节律性的收缩和舒张，有利于心脏的充盈和泵血功能。

三、心脏的泵血过程

心脏的泵血是以心动周期为单位进行的，无数个心动周期串联在一起，使血液在密闭的心血管系统中周而复始的循环。心脏收缩将血液射入动脉，并通过动脉系统将血液分配到全身各组织和器官；心脏舒张时，通过静脉系统使血液回流到心脏，为下一次射血做准备。

（一）心动周期

1. 心率 每分钟心跳的次数称为心率。正常成人安静时心率为60~100次/分。成年人安静时心率超过100次/分，为心动过速；低于60次/分，为心动过缓。

2. 心动周期 心房或心室每收缩和舒张一次，构成的一个机械活动周期，称为心动周期。在一个心动周期中，心房和心室的机械活动都可分为收缩期和舒张期。心动周期的持续时间与心率成反变关系。按平均心率75次/分计算，每个心动周期持续0.8秒。两心房先收缩，持续约0.1秒，继而心房舒张，持续约0.7秒；心房收缩时，心室处于舒张期，心房收缩结束后，两心室开始收缩，持续约0.3秒，随后进入舒张期，持续约0.5秒。心室舒张的前0.4秒内，心房也处于舒张状态，这一时期称为全心舒张期（图5-28）。

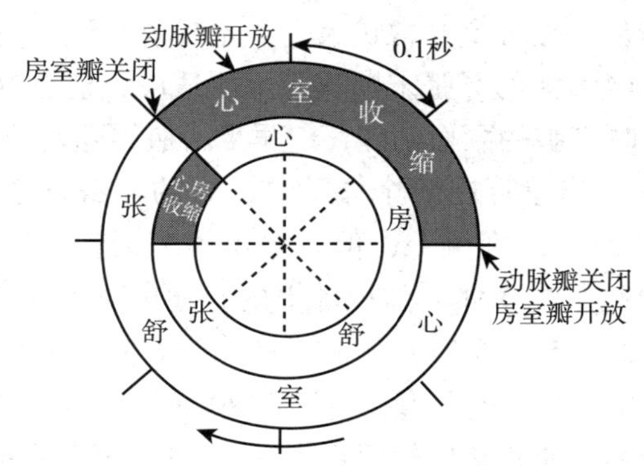

图5-28　心动周期中心房和心室的活动顺序及时间分配

（二）心脏的泵血过程

在心脏的泵血过程中，心室起主要作用，而左、右心室的泵血过程相似，且几乎同时进行。现以左心室为例讨论心脏的泵血过程。

1. 心室收缩期 心室开始收缩，心室内压力开始持续升高，当超过房内压时，推动房室瓣关闭；此时，室内压仍然低于动脉压，半月瓣仍然处于关闭状态，心室暂时成为一个密闭的腔，随着心室的继续收缩，心室内压力继续升高，当超过动脉压时，半月瓣开放，心室内血液射入主动脉内。

2. 心室舒张期 心室肌收缩后开始舒张，室内压下降，主动脉内血液向心室方向反流，推动半月瓣关闭。此时房室瓣仍然处于关闭状态，心室又暂时成为密闭的腔。心室肌继续舒张，室内压继续下降，当低于心房内压时，心房内的血液冲开房室瓣进入心室，使心室容积迅速增大。随着心室内血液充盈量的增加，房、室间的压力梯度逐渐减小，血液以较慢的速度继续流入心室。在心室舒张期的最后0.1秒，心房开始收缩。心房收缩开始后，房内压升高，心房内血液被挤入已经充盈了血液但仍然处于舒张状态的心室，使心室的血液充盈量进一步增加。心房收缩持续约0.1秒，随后进入舒张期。

总之，左心室的收缩和舒张造成左心室内压力的变化，使心房和心室之间以及心室和主动脉之间形成压力梯度，它是推动血液在心房、心室以及主动脉之间流动的主要动力。在心室收缩期，心室肌收缩产生的压力增高和血液惯性是心脏射血的动力；在心室舒张期，心室主动舒张是心室充盈的主要动力。由于心脏瓣膜的结构特点和启闭活动，使血液只能按照一定的方向流动。

（三）心脏泵血功能的评价

心脏的主要功能是不断射出血液以适应机体新陈代谢的需要。评价心功能的指标有很多，在临床工作中，应对多种指标进行综合分析，才能得出正确的评价。现将应用较为广泛的评价指标介绍如下。

1. 心输出量

（1）每搏输出量　一侧心室一次收缩所射出的血液量，称为每搏输出量，简称搏出量。正常成人在安静状态下，搏出量为60~80ml，平均约70ml。

（2）每分输出量　每分钟由一侧心室射入动脉内的血液量，称为每分输出量，简称心输出量，心输出量=搏出量×心率。左、右两心室的心输出量相等。安静和空腹情况下心输出量为5~6L/min。心输出量在剧烈运动时可高达25~35L/min，麻醉情况下则可降低到2.5L/min。

2. 射血分数　正常成年人在安静状态下的心室舒张末期容量约125ml，每搏输出量为70ml（60~80ml），故心室在每次射血时，并未将心室内的血液全部射出，在收缩期末，心室内仍剩余有一部分血液（55ml）。搏出量占心室舒张末期容积的百分比，称为射血分数（EF）。健康成年人射血分数为55%~65%，即正常心脏其搏出量与充盈量之间要保持一个定比关系，当充盈量增加时，搏出量要相应增加。在心室异常扩大、心室功能减退的情况下，搏出量可能与正常人没有明显差别，但它与已经增大的舒张末期容积不相适应，射血分数明显下降。因此，射血分数比搏出量更能准确地反映心脏的泵血功能，对早期心脏泵血功能异常更具有临床意义。

3. 心指数　正常人群心输出量存在着个体差异，有的人身材矮小而有的人身材高大，单纯用心输出量评价心脏功能时会出现偏差，但以单位体表面积（m^2）计算的心输出量却几乎相等。空腹或安静状态下以每平方米体表面积计算的心输出量称为心指数（cardiac index）。正常成年人的静息心指数为3.0~3.5L/（min·m^2）。一般10岁左右儿童的心指数最大，可以达到4L/（min·m^2），随着年龄的增长心指数逐渐下降，到80岁时心指数已降至2L/（min·m^2）左右。心指数是分析比较不同个体心功能时常用的评定指标。

4. 心脏做功量　心脏向动脉内射血要克服动脉血压所形成的阻力才能完成。在不同动脉血压的条件下，心脏射出相同的血量所消耗的能量或者做功是不同的。心室收缩射血一次所做的功，称为搏出功（stroke work）。搏出功单位为g·m。搏出功乘以心率即为每分功，即心室完成每分心输出量所做的机械功，单位为kg·m/min。计算左室搏出功和每分功的简式如下：

搏出功（g·m）=搏出量（cm^3）×（1/1000）×（平均动脉压－平均左房压mmHg）×（13.6g/cm^3）

每分功（kg·m/min）=搏出功（g·m）×心率×（1/1000）

当动脉血压升高时，心脏射血阻力增加，若想保持搏出量不变，心肌必须增加其收缩强度和做更大的功。可见，与单纯的心输出量相比，用心脏做功来评价心脏泵血功能将更加全面，尤其在动脉血压水平不同的个体之间，或在同一个体动脉血压发生改变前后，用心脏做功来比较心脏泵血功能更具有优越性。

在正常情况下，右心室搏出量与左心室基本相等，但肺动脉平均压仅为主动脉平均压的1/6左右，故右心室做功量也只有左心室的1/6。

知识拓展　　心　音

在心动周期中，心肌收缩、瓣膜启闭、血液流动撞击心腔及大动脉管壁等引起的机械振动，通过周围组织可传导到胸壁，用听诊器在胸壁可以听到的声音称为心音。正常的心脏有第一、二、三、四心音。多数情况下用听诊器只能听到第一和第二心音。第一心音是由房室瓣关闭及血流冲击房室瓣、动脉壁引起的振动声音，它是心室收缩的标志；第二心音是动脉瓣关闭、血液冲击大动脉根部和心室内壁引起的振动，它是心室舒张的标志。

第四节　血管生理

PPT

一、血流动力学的相关概念

（一）血流量

血流量是单位时间通过血管某一截面的血液量，是血流的容积速度，通常以ml/min或L/min来表示。血流速度是指血液中的一个质点在血管内移动的速度。

血流量（Q）与血管两端的压力差（ΔP）成正比，与血流阻力（R）成反比。

$$Q=\Delta P/R$$

血液在血管内流动有层流和湍流两种形式。层流是指液体中的每个质点虽流速不同，但它们的流动方向都与血管长轴平行，在血管轴心处流速最快，越靠近血管壁流速越慢。当血液的流速加快到一定程度后，此时血液中各个质点的流动方向不再保持一致，出现湍流。在正常情况下，人体的血液流动方式以层流为主。但在血流速度快的部位，如心室腔和主动脉内血流方式为湍流。

（二）血流阻力

血液在血管内流动所遇到的阻力称为血流阻力，它包括血液分子之间的摩擦力，血液与血管壁之间的摩擦力。血流阻力（R）与血管半径（r）、血液黏滞度（η）及血管长度（L）有关，它们之间的关系可用下面的公式表达：

$$R=\frac{8\eta L}{\pi r^4}$$

生理情况下，血液黏滞度与血管长度变化很小，血流阻力的大小主要取决于血管口径。由于血流阻力与血管口径的四次方成反比，因此血管口径的微小变化即可引起血流阻力的明显改变。小动脉、微动脉管壁含有丰富的平滑肌，能够在神经因素和体液因素的作用下产生收缩或舒张，使血管口径发生改变，因此小动脉、微动脉是产生血流阻力的主要部位，在此处的血流阻力通常称为外周阻力。生理状态下，机体组织器官的血流量很大程度是由小动脉、微动脉收缩和舒张来调节的。

（三）血压

血压（blood pressure）是指流动的血液对单位面积血管壁的侧压力，即侧压强。血压数值通常用kPa或mmHg来表示（1mmHg=0.133 kPa）。

人体内各段血管内的血压并不相同，血液在主动脉内的血压最高，流经外周血管时血压逐渐减低，在大静脉和心房内的血压最低。

二、动脉血压和脉搏

（一）动脉血压的形成及影响因素

1.动脉血压的概念和正常值 动脉内血液对血管壁的侧压力称为动脉血压。心室收缩时，动脉内的压力逐渐升高，所达到的最高值称为收缩压，正常值为13.3~16.0kPa（100~120mmHg）；心室舒张时，动脉内的压力逐渐下降，所达到的最低值，称为舒张压，正常值为8.0~10.6kPa（60~80mmHg）；收缩压和舒张压的差值称为脉搏压，简称脉压，正常值为4.0~5.3kPa（30~40mmHg）；一个心动周期中，动脉血压的平均值称为平均动脉压，平均动脉压≈舒张压+1/3脉压，正常值为13.3kPa（100mmHg）。临床上，成年人安静状态下，如果收缩压持续≥18.7kPa（140mmHg），或舒张压持续≥12.0kPa（90mmHg），称为高血压；如果收缩压持续<12.0kPa（90mmHg）或舒张压<8.0kPa（60mmHg），则称为低血压。

动脉血压存在个体、年龄、性别差异。随年龄的增长，动脉血压逐渐升高，且收缩压升高更为明显。血压还具有昼夜节律性变化。在凌晨2~3时最低，上午6~10时及下午4~8时各有一个高峰，晚8点以后血压呈缓慢下降的趋势。

2.动脉血压的形成 动脉血压通常是指主动脉压力。循环系统中有足够的血液充盈是形成动脉血压的前提条件；心室射血和外周阻力（小动脉和微动脉所形成的阻力）是形成动脉血压的两个重要因素。

心室的射血是间断性的。左心室一次收缩所射出的血液，因外周阻力的存在，大约只有1/3流至外周，其余约2/3被暂时储存于主动脉和大动脉（弹性贮器血管）内，使主动脉和大动脉扩张，此时大动脉内的压力即为收缩压。这样，心室做功所释放的能量，一部分用于推动血液在血管中流动（形成动能），另一部分用于使主动脉和大动脉扩张（形成势能）；心室舒张时，被扩张的主动脉和大动脉管壁弹性回缩，将在心缩期贮存的血液（约2/3的搏出量）继续推向外周（图5-29）。可见，由于弹性贮器血管的作用，使左心室的间断射血变为动脉内的连续血流，同时，还能缓冲血压的波动，使每个心动周期中动脉血压的变化幅度远小于心室内压的变化幅度。

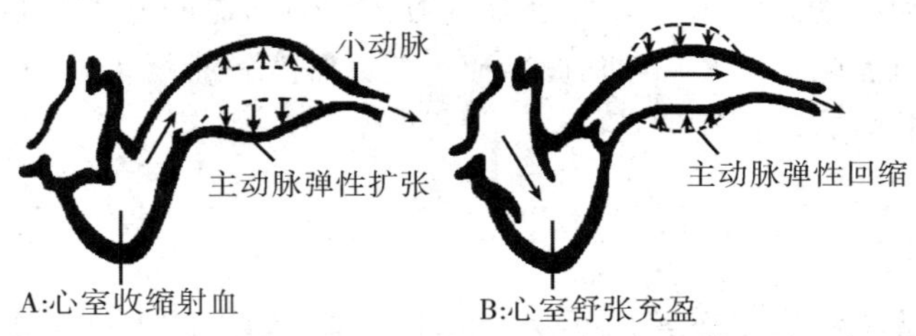

图5-29 大动脉管壁弹性的作用示意图

动脉血压是人体基本生命体征之一。由于大动脉的血压落差很小，故通常将上臂测得的肱动脉血压用来代表动脉血压。通过对动脉血压的测定可以帮助临床医生正确评估患者的病情和危重程度。

3.影响动脉血压的因素

（1）心脏每搏输出量 每搏输出量增大会使心缩期中射入主动脉和大动脉内的血量增多，管壁所受的压力也会变大，故收缩压明显升高。由于动脉血压升高，血流速度加快，如果外周阻力和心率的变化不大，则大动脉内增多的血量仍可在心舒期流至外周，到舒张期末，大动脉内存留的血量增加幅度不大，舒张压的升高不明显。因此，当每搏输出量增加而外周阻力和心率变化不大时，动脉血压的升高主要表现为收缩压升高明显，舒张压升高不明显，故脉压增大。反之，亦然。可见，搏出量的变化主要影响收缩压；而收缩压的高低可反映搏出量的多少。

（2）心率　其他因素不变的情况下，若心率加快，会导致心舒期缩短，在心舒期内流至外周的血液就会减少，故心舒期末主动脉内存留的血量会增多，舒张压明显升高。由于动脉血压升高可使血流速度加快，因此在心缩期内可有较多的血液流至外周，收缩压的升高不如舒张压的升高显著，脉压减小。故心率变化主要影响舒张压。

（3）外周阻力　如果心输出量不变而外周阻力加大，则心舒期中，血液向外周流动的速度减慢，心舒期末存留在主动脉中的血量增多，故舒张压明显升高。在心缩期，由于动脉血压升高使血流速度加快，故收缩压的升高不如舒张压升高得明显，脉压减小。外周阻力是影响舒张压最主要的因素；舒张压的高低也反映外周阻力的大小。临床上原发性高血压的发病，主要是由于阻力血管口径变小而造成外周阻力过高。所以，有些降压药就是通过舒张阻力血管，降低外周阻力而降低血压的。

（4）主动脉和大动脉的弹性贮器作用　主动脉和大动脉的管壁弹性好，可以缓冲动脉血压的变化，即在心室收缩射血时使收缩压不致明显升高，在心室舒张时舒张压不致明显降低。老年人由于其动脉管壁硬化，大动脉的弹性贮器作用减弱，缓冲能力降低，故收缩压明显升高，同时老年人小动脉和微动脉也发生硬化，外周阻力增大，所以舒张压也升高。

（5）循环血量与血管系统容量的比例　动脉血压的高低与循环血量/血管容量比成正相关。因此，对于失血性休克的患者，可通过补充血容量（如输血、输液）和使用缩血管药物，提高循环血量/血管容量比值来使患者血压升高；而对高血压患者，则可通过使用利尿剂来减少循环血量以及使用扩血管药物增大血管容积，以降低循环血量/血管容量比来降低血压。

上述影响动脉血压的各种因素，都是在假设其他因素不变的前提下，分析某一因素发生变化时对动脉血压可能产生的影响。实际上，在各种不同的生理情况下，动脉血压的变化往往是各种因素相互作用的综合结果。

（二）动脉脉搏

在每个心动周期中，由于动脉内的压力发生周期性的波动，引起动脉血管发生搏动，称为动脉脉搏。起于主动脉的脉搏沿动脉血管壁向外周传播，其速度比血流速度快。临床上最常用的检测部位是腕部桡动脉处的动脉搏动。

三、静脉血压和静脉回心血量

静脉管壁薄，管径较大，弹性较小，可容纳血量较多，故又称为容量血管，起着血液储存库的作用。静脉亦是运输血液回流到心脏的血管，静脉血管的舒缩可有效地改变回心血量和心输出量，以适应机体在不同生理条件下的需要。

（一）静脉血压

当血液经动脉、毛细血管到达静脉时，血压已经降至15~20mmHg，至下腔静脉时只有3~4mmHg。

1. 中心静脉压　血液到达右心房时，血压几乎为零。通常将右心房和胸腔大静脉内的血压称为中心静脉压。中心静脉压较低，正常值为4~12cmH_2O（1cm$H_2O \approx$ 98Pa）。中心静脉压的高低可反映心脏射血能力与静脉回流之间的关系。正常情况下，心肌收缩时能及时地将回流入心室的血液射入动脉，中心静脉压就能够维持在正常水平；若心肌收缩力弱，不能及时地将回流入心室的血液射入动脉，右心房和胸腔大静脉内血液淤积，中心静脉压升高；另外，若静脉回流增加，中心静脉压也会升高；若静脉回流减小，中心静脉压降低。因此，临床上对于某些危重患者可通过监测中心静脉压的变化来反映输液的情况以及心脏的泵血功能。若中心静脉压偏低或有下降趋势，常提示是否存在输液量不足；如果中心静脉压高于正常并有进行性升高的趋势，则提示输液过快或存在心脏泵功能不全。

2. 外周静脉压　是指各器官的静脉血压。通常以测量平卧时肘的静脉压为代表，正常值为

5~14cmH$_2$O。心功能衰竭、腹腔肿瘤、妊娠、大量腹腔积液时，可导致外周静脉压升高。

（二）影响静脉回流的因素

单位时间内的静脉回心血量主要取决于外周静脉压与中心静脉压之差，以及静脉内的血流阻力。故凡能影响外周静脉压、中心静脉压以及静脉血流阻力的因素，都能影响静脉回心血量。

1.体循环平均充盈压 是反映血管系统血液充盈程度的指标。体循环血液充盈度越高，静脉回心血量越多。当循环血量增加或容量血管收缩时，均可使体循环平均充盈压升高，故静脉回心血量增加。反之，循环血量减少或容量血管舒张时，可使体循环平均充盈压降低，故静脉回心血量亦减少。

2.心肌收缩力 是影响静脉回流最重要的因素。如果心脏收缩力强，射血时心室排空较完全，在心舒期心室内压较低，静脉、心房、心室之间的压力梯度变大，对心房和大静脉内血液的抽吸力量变大，静脉回心血量增多。反之，亦然。当右心功能不全时，右心室心肌收缩力明显减弱，右心输出量明显减少，使心舒期室内压增高，静脉、心房、心室之间的压力梯度减小，回心血量减少，血液淤积在右心房和大静脉内，中心静脉压升高；由于静脉回心血量减少，体循环静脉内血量增多，患者可出现颈外静脉怒张、肝淤血肿大、双下肢水肿等体循环淤血水肿的表现；而左心功能不全时，左心房和肺静脉压力明显升高，患者可出现呼吸困难、咳粉红色泡沫痰等肺循环淤血水肿的表现。

3.体位改变 血液由于受地球重力场的作用，可对血管壁产生静水压。静水压与人体的体位有关。当人体由平卧位转变为直立位时，身体低垂部分的静脉因跨壁压增大而扩张，容纳的血量增多，故回心血量减少。例如，长期卧床的患者，由平卧位突然站起来时，可因大量血液积滞在下肢，导致回心血量减少和脑供血不足而引起头晕甚至昏厥。

4.骨骼肌的挤压作用 肌肉收缩时可挤压肌肉内和肌肉间的静脉，增多静脉回心血量。因静脉内有静脉瓣膜的存在，使静脉内的血液只能向心脏方向流动而不能倒流。这样，在骨骼肌和静脉瓣膜共同作用下，对静脉回流起着促进作用，称为“肌肉泵”或“静脉泵”。当肌肉收缩时，可将静脉内的血液挤向心脏，当肌肉舒张时，静脉内压力降低，有利于微静脉和毛细血管内的血液流入静脉，使静脉充盈。肌肉泵的这种作用，对于在直立位时降低下肢静脉压和减少血液在下肢静脉内潴留具有十分重要的生理意义。跑步时，双下肢肌肉泵每分钟挤出的回心血液可达数升，对心脏的泵血起辅助的作用。

5.呼吸运动 吸气时，胸腔容积加大，胸膜腔负压增大，使胸腔内的大静脉和右心房更加扩张，压力也进一步降低，有利于外周静脉内的血液回流至右心房；呼气时，胸膜腔负压减小，由静脉回流入右心房的血量也相应减少。因此，呼吸运动对静脉回流也发挥着一定的“泵”功能。

四、微循环

微循环是指微动脉和微静脉之间的血液循环。其最根本的功能是实现血液和组织细胞之间的物质交换。因此，微循环对维持组织细胞的新陈代谢和内环境的稳定起着至关重要的作用。

（一）微循环的血流通路及作用

1.微循环的组成 机体各器官、组织的结构和功能不同，微循环的组成也不尽相同。典型的微循环由七个部分组成，即微动脉、后微动脉、毛细血管前括约肌、真毛细血管、通血毛细血管、动–静脉吻合支和微静脉（图5–30）。

微循环的起点是微动脉，其管壁有完整的环形平滑肌，在神经和体液因素作用下，通过影响平滑肌的收缩或舒张而改变微动脉管径的大小，调节外周阻力并控制微循环血流量，在微循环中起“总阀门”的作用。在真毛细血管起始端的毛细血管前括约肌通常有1~2个平滑肌细胞构成，其收缩状态控制着进入真毛细血管的血流量，在微循环中起“分阀门”的作用。较大的微静脉亦有平滑肌，属于毛细血管的后阻力血管，起“后阀门”的作用，其活动还受体液因素的影响。

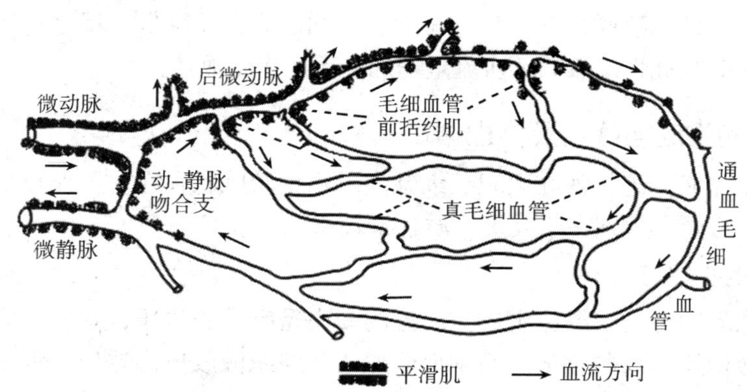

图5-30　肠系膜微循环模式图

2.微循环的血流通路及作用　从微动脉到微静脉，微循环有以下三条结构和功能不同的通路。

（1）迂回通路　血液由微动脉经后微动脉、毛细血管前括约肌、真毛细血管汇集入微静脉，这一血流通路迂回曲折，交织成网，称为迂回通路。血液在迂回通路中流动缓慢，真毛细血管的通透性大，这些均有益于血液和组织细胞进行物质交换。因此，迂回通路又被称为“营养通路”。

（2）直捷通路　是指血液经微动脉、后微动脉和通血毛细血管进入微静脉的血流通路。通血毛细血管管径较粗，阻力小，且直捷通路经常处于开放状态，血流速度较快，所以其物质交换的意义不大，其作用主要是使流入微循环中的一部分血液迅速回流到静脉，保证有足够的回心血量；另外，血液在此通路中也可与组织液进行少量的物质交换。

（3）动－静脉短路　血液从微动脉经过动－静脉吻合支直接流回微静脉，这一血流通路称动－静脉短路。皮肤微循环的动－静脉短路较多，环境温度升高时，动－静脉短路开放，皮肤血流量增多，皮肤温度升高，有利于机体散热；环境温度降低时，则动－静脉短路关闭，皮肤血流量减少，有利于保存体温，所以动－静脉短路的生理作用是参与调节体温。

（二）微循环血流量的调节

微循环血管舒缩活动主要受局部组织代谢产物的影响。真毛细血管关闭时，该毛细血管周围组织中舒血管代谢产物积聚（如CO_2、H^+、腺苷、ATP、K^+），氧分压降低。这些代谢产物和低氧均可导致局部的后微动脉和毛细血管前括约肌舒张，使真毛细血管开放，血流量增多，这样可使局部组织得到更多的氧和营养物质，并将代谢产物带走；因代谢产物被血流清除，毛细血管前括约肌又开始收缩，使真毛细血管关闭（图5-31），如此周而复始，真毛细血管交替开放和关闭。在安静状态下，骨骼肌组织中在同一时间内只有20%~35%的真毛细血管处于开放状态。当组织代谢活动加强时，更多的微动脉和毛细血管前括约肌舒张，使开放的毛细血管数目增多，从而使血液和组织细胞之间发生交换的面积增大，交换的距离缩短，从而适应机体不同代谢状态的需要。因此，微循环的血流量和组织的代谢活动水平保持一致。

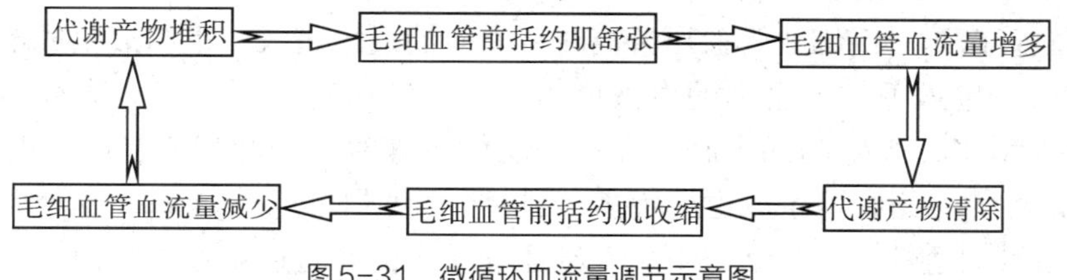

图5-31　微循环血流量调节示意图

此外，微动脉和微静脉均受神经和体液因素的调节。微动脉的神经纤维支配密度和对儿茶酚胺类神经递质的敏感性均大于微静脉，因此在交感－肾上腺髓质系统兴奋时，微动脉比微静脉的收缩更为明显，结果致微循环血流量减少，毛细血管血压降低。反之，当交感神经的活动被抑制时，血管平滑肌舒张，微循环血流量增加，毛细血管血压升高。

五、组织液的生成与回流及淋巴循环

组织液来源于血浆。组织液在组织、细胞间隙中呈胶胨状存在，不能自由流动。组织液中的离子成分与血浆相同，差别在于其蛋白质含量较低。

（一）组织液的生成与回流

1.组织液生成的动力 组织液生成与回流的动力是有效滤过压，它等于促使组织液生成的力量与促进组织液回流力量的差值。毛细血管血压和组织液胶体渗透压是促使组织液生成的力量，而血浆胶体渗透压和组织液静水压是促进组织液回流的力量。所以，有效滤过压＝（毛细血管血压＋组织液胶体渗透压）－（血浆胶体渗透压＋组织液静水压）。在毛细血管动脉端，有效滤过压为＋10mmHg，即促使组织液生成的力量大于促进组织液回流的力量，液体从毛细血管内滤过到组织间隙生成组织液；而在毛细血管静脉端，有效滤过压为－8mmHg，即促进组织液回流的力量大于促使组织液生成的力量，组织液回流到毛细血管内。在毛细血管动脉端滤出的液体，约有90%在毛细血管静脉端回流到血液，其余的10%进入毛细淋巴管，成为淋巴液，这样使组织液的生成和回流达到平衡（图5－32）。

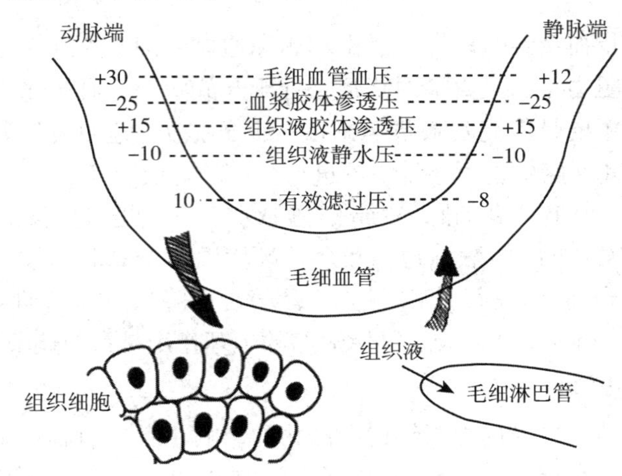

图5－32　组织液生成与回流示意图

“+”代表使液体滤出毛细血管的力量

“−”代表使液体吸收回毛细血管的力量

1mmHg=0.133kPa

2.影响组织液生成与回流的因素 在正常情况下，组织液在毛细血管的动脉端不断地生成，又在毛细血管的静脉端不断地回流，保持着动态平衡。如果这种动态平衡遭到破坏，组织液生成过多或回流减少，过多的组织液就会在组织间隙中积聚而形成水肿。凡能影响有效滤过压的因素，都可影响组织液的生成和回流。

（1）毛细血管血压　毛细血管血压升高时，有效滤过压增大，组织液生成增多。例如，炎症时微动脉扩张，进入毛细血管内的血液增多而使毛细血管血压升高，从而使有效滤过压增大，组织液生成增多，产生局部水肿；在右心功能衰竭时，静脉回流受阻，毛细血管血压升高，有效滤过压增大，组织液生成也会增多，引起全身水肿。

（2）毛细血管通透性　生理状态下，毛细血管壁不能滤过血浆蛋白，而在毛细血管壁通透性增高时则可滤出到组织间隙，增加了组织液的胶体渗透压。例如，在烧伤、过敏反应时，由于局部血管活性物质的大量产生，导致毛细血管壁通透性增高，这样部分血浆蛋白滤出血管，使组织液胶体渗透压升高，有效滤过压升高，组织液生成增多，引起水肿。

（3）血浆胶体渗透压　血浆胶体渗透压是促进组织液回流的力量。当血浆胶体渗透压降低时，可使组织液的生成超过它的回流而导致水肿。血浆胶体渗透压主要由血浆白蛋白构成。若血浆白蛋白的生成减少或丢失过多，均可导致血浆白蛋白的降低。如某些肾脏疾病时的蛋白质丢失过多、长期营养不良时的蛋白质摄入不足、肝脏疾病时的蛋白质合成减少等情况，均可使血浆蛋白浓度降低，血浆胶体渗透压下降，使有效滤过压升高，出现水肿。

（4）淋巴液回流　由于有10%的组织液经毛细淋巴管回流入血液，如果淋巴回流受阻，则使部分组织液滞留在组织间隙内而引起水肿，如丝虫病、肿瘤组织等阻塞或压迫淋巴管时，可使这些部位出现水肿。

（二）淋巴液的生成及淋巴循环的主要功能

少量的组织液进入毛细淋巴管，即成为淋巴液。在毛细淋巴管起始端的管壁由单层内皮细胞构成，内皮细胞的边缘如瓦片般互相覆盖，形成向管腔内开启的单向活瓣，通透性非常大，组织液中的蛋白质、细菌、脂类、异物、红细胞等均可由此进入毛细淋巴管。正常成人每天生成的淋巴液总量为2~4L，大致相当于全身血浆总量。

淋巴液回流的生理意义是：①回收蛋白质：这是淋巴液回流最重要的生理意义。组织液中的蛋白质只能通过毛细淋巴管进入淋巴循环，然后再回到血液。每天由淋巴液回流带到血液的蛋白质多达75~200g。②运输脂肪及其他营养物质：肠道吸收的脂肪80%~90%是经过毛细淋巴管这一途吸收入血液的。③调节体液平衡：在毛细血管动脉端滤出的少量组织液，进入毛细淋巴管生成淋巴液，这样会使组织液的生成和回流达到平衡。④防御和免疫功能：组织液中的红细胞、异物和细菌等，进入淋巴液后，随淋巴循环在经过淋巴结时，可被巨噬细胞清除掉。

第五节　心血管活动的调节

PPT

心血管的活动受神经和体液的调节，它不仅能保持正常心率、心输出量、动脉血压和各组织器官血流量的相对稳定，并且当内环境发生变化时，通过神经和体液调节机制，使心血管活动发生相应的变化，从而使各组织、器官的血流量与机体活动相适应。

一、神经调节

机体对心血管活动的神经调节是通过各种心血管反射实现的。反射活动的效应器主要是心脏和血管。

（一）心脏和血管的神经支配

支配心脏和血管的神经从神经中枢发出后，在神经节处换神经元，然后发出神经纤维支配效应器（心脏和血管）。

1.心脏的神经支配　支配心脏的神经主要是心交感神经和心迷走神经（表5-1）。心交感神经兴奋时其节后纤维释放的神经递质是去甲肾上腺素。去甲肾上腺素与心肌细胞膜上的β_1受体结合，使心脏的活动增强，表现为心肌收缩力增强、心率加快、传导速度也加快、心输出量增加。心迷走神经兴奋时其节后纤维释放的神经递质是乙酰胆碱。乙酰胆碱与心肌细胞膜上的M受体结合，使心脏活动减弱，表现为心肌收缩力减弱、心率减慢、传导速度也减慢，心输出量减少。心交感神经和心迷走神经二者共同调节心输出量以适应不同状态下机体的需要。如运动时，以心交感神经的兴奋性占优势，所以会出现心率加快、心肌收缩力加强、心输出量增加；而安静和休息时，则以迷走神经的兴奋性占优势，会有心率减慢、心肌收缩力减弱、心输出量减少等表现。

2. 血管的神经支配 全身的血管除真毛细血管外，都有平滑肌的分布。支配血管平滑肌的神经纤维可分为缩血管神经纤维和舒血管神经纤维两类（表5-1）。

缩血管神经纤维都是交感缩血管神经纤维。其节前纤维位于脊髓胸、腰段的中间外侧柱内。其节后纤维释放的神经递质是去甲肾上腺素。在血管平滑肌上主要有 α 和 β_2两种肾上腺素受体。去甲肾上腺素与血管平滑肌上的 α 受体结合，导致血管平滑肌收缩；与 β_2受体结合，则引起血管舒张。通常去甲肾上腺素与 α 受体结合的能力比与 β_2受体结合的能力强，所以交感缩血管神经纤维兴奋时，主要引起血管的收缩。体内几乎所有的血管都受交感缩血管神经纤维的支配，不同部位血管的交感缩血管神经纤维的分布密度是不同的。其中以皮肤的交感缩血管神经纤维的分布最密，骨骼肌和内脏次之，冠状血管和脑血管最少。在同一器官中，动脉的缩血管神经纤维的密度高于静脉，动脉中又以微动脉的分布密度最高，毛细血管前括约肌中缩血管神经纤维分布很少。

人体绝大多数血管仅接受交感缩血管神经纤维的支配，还有一部分血管既接受交感缩血管纤维的支配外，还接受舒血管神经纤维的支配（如骨骼肌）。

舒血管神经纤维主要有交感舒血管神经纤维和副交感舒血管神经纤维。交感舒血管纤维在平时无紧张性活动，当情绪激动或发生防御反应时才发放冲动，其末梢释放乙酰胆碱，与血管平滑肌的M受体结合后引起血管舒张。支配骨骼肌的舒血管神经纤维就是交感舒血管神经纤维。副交感舒血管神经纤维的节后纤维释放的神经递质是乙酰胆碱，与脑膜、唾液腺、胃肠外分泌腺和外生殖器等部位的血管平滑肌的M受体结合，可引起这些部位的血管舒张，但仅增加局部血流量，对循环系统总外周阻力和血压影响非常小。

表5-1 心脏和血管的神经支配

部位	神经	神经递质	受体	作用
心脏	交感神经	去甲肾上腺素	β_1	心率加快、心肌收缩力加强、传导的速度加快
	迷走神经	乙酰胆碱	M	心率减慢、心肌收缩力减弱、传导速度减慢
血管	交感缩神经纤维	去甲肾上腺素	α	血管平滑肌收缩
	交感舒血管神经	乙酰胆碱	M	血管平滑肌舒张
	副交感舒血管神经纤维	乙酰胆碱	M	血管平滑肌舒张，不参与血压调节

（二）心血管中枢

在中枢神经系统中控制和调节心血管活动的神经细胞群为心血管中枢。这些神经元广泛分布于从脊髓到大脑皮层的各个水平，功能虽各不相同，但存在密切的纤维联系，共同协调整个心血管系统的活动，以适应整个机体的活动。心血管活动的最基本中枢位于延髓，包括心交感中枢、心迷走中枢、交感缩血管中枢。

（三）颈动脉窦和主动脉弓压力感受性反射

微课

当机体的内、外环境发生变化时，心血管活动能随机体的状态不同而发生相适应的变化，主要是通过颈动脉窦和主动脉弓压力感受性反射（降压反射）来实现的。

1. 感受器 压力感受器是位于颈动脉窦和主动脉弓血管外膜下的感觉神经末梢。动脉压力感受器不能直接感受血压的变化，而是感受血管壁的机械牵张程度（图5-33）。当动脉血压升高时，对动脉血管壁的牵张程度升高，压力感受器发放的神经冲动增多。动脉血压在60~180mmHg范围内波动时，动脉壁的牵张程度与血压成正相关。

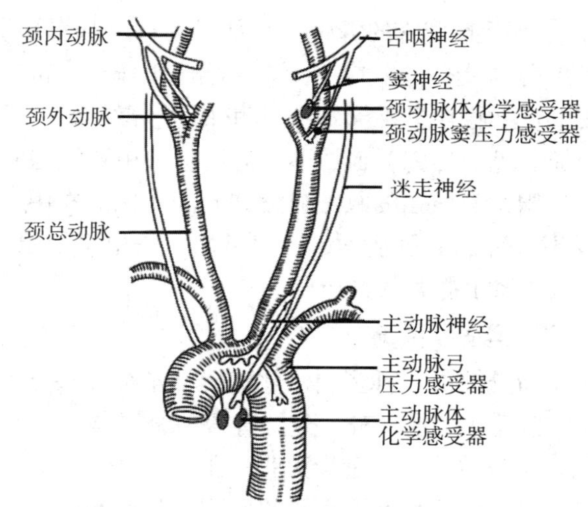

图5-33　颈动脉窦、主动脉弓压力感受器和化学感受器

2.传入神经　颈动脉窦压力感受器的传入神经是窦神经，汇入舌咽神经；主动脉弓压力感受器的传入神经是迷走神经。

3.反射效应　当动脉血压升高时，压力感受器传入冲动增多，经窦神经和迷走神经传入的冲动也相应增多，通过中枢机制，使心迷走紧张加强，心交感紧张和交感缩血管紧张减弱，导致心率减慢和心肌收缩力减弱，心输出量减少，外周血管舒张，外周阻力降低，所以动脉血压下降；反之，当动脉血压降低时，压力感受器传入冲动减少，使心迷走紧张减弱，心交感紧张和交感缩血管紧张加强，导致心率加快，心肌收缩力增强，心输出量增加，外周阻力增高，故血压回升。可见，压力感受性反射对动脉血压的调节具有双向性。

4.生理意义　压力感受器反射是一种负反馈调节，对突然波动的血压具有快速的调节作用，其意义是使动脉血压维持稳定。该反射在心输出量、循环血量和外周阻力等发生变化时，能够对动脉血压进行及时、准确和快速的调节，使动脉血压保持相对稳定。

（四）化学感受性反射

化学感受性反射的感受器是位于颈动脉体和主动脉体的化学感受器（图5-33）。当动脉血CO_2分压升高、O_2分压降低或H^+浓度升高时，可刺激颈动脉体和主动脉体的化学感受器，使之发放的神经冲动增多，沿舌咽神经和迷走神经传至延髓的呼吸中枢，使呼吸加深加快。呼吸的增强，可反射性地引起心率加快、心输出量增加。此反射在平时对心血管活动并不起作用，但在缺氧、窒息、酸中毒等情况下才发挥作用。

二、体液调节

心血管系统的活动除接受神经调节之外，还接受血液和组织液中的一些化学物质（激素）的调节。

（一）肾上腺素和去甲肾上腺素

肾上腺素和去甲肾上腺素都是由肾上腺髓质分泌的儿茶酚胺类物质，其中肾上腺素约占80%，去甲肾上腺素约占20%。去甲肾上腺素还有一部分来源于肾上腺素能神经末梢所释放。血液中的肾上腺素和去甲肾上腺素因与肾上腺素受体结合力不同而对心脏和血管的作用不尽相同。

1.肾上腺素　肾上腺素可与心肌细胞膜上的β_1受体结合，使心脏活动增强，表现为心率加快、心肌收缩力增强、心肌兴奋传导速度加快，使心输出量增多。肾上腺素对血管的作用取决于血管平滑肌上肾上腺素受体的分布情况。皮肤、肾、胃肠道血管平滑肌以α受体分布密度高，肾上腺素与之结合可引起这些部位的血管收缩。骨骼肌和肝脏血管平滑肌以β_2受体分布

占优势，肾上腺素与之结合则引起血管的舒张。小剂量的肾上腺素常以兴奋 β_2 受体的效应为主。大剂量的肾上腺素以兴奋 α 受体的效应为主。在临床工作中，常把肾上腺素作为强心药。

2. 去甲肾上腺素　去甲肾上腺素主要与 α 受体和 β_1 受体结合，可引起全身血管广泛收缩，使外周阻力增加，同时心肌收缩力增强，血压明显升高。去甲肾上腺素对在体心脏不表现出强心效应。这是因为去甲肾上腺素有较强的收缩血管和升高血压的作用，而血压升高又会使压力感受器反射活动加强，反射性抑制心脏活动，结果抵消了去甲肾上腺素与 β_1 受体结合产生的强心作用。故临床上常用去甲肾上腺素为升压药。

（二）肾素－血管紧张素－醛固酮系统

肾素是由肾的近球细胞所分泌的一种蛋白水解酶。交感神经兴奋、动脉血压降低以及小管液中的 Na^+ 浓度降低都可引起近球细胞兴奋，分泌肾素。肾素能水解血浆中由肝细胞合成的血管紧张素原，生成十肽的血管紧张素Ⅰ；血管紧张素Ⅰ又在血浆和组织中（尤其是肺组织）的血管紧张素转换酶（ACE）的作用下水解为八肽的血管紧张素Ⅱ；血管紧张素Ⅱ在血浆和组织中的血管紧张素酶A（氨基肽酶）的作用下，生成七肽的血管紧张素Ⅲ；血管紧张素Ⅱ和Ⅲ均可刺激肾上腺皮质球状带分泌醛固酮。醛固酮具有保钠、保水、排钾的作用。肾素、血管紧张素和醛固酮三者关系密切，故称为肾素－血管紧张素－醛固酮系统（图5-34），这一系统对动脉血压的长期调节有重要意义。

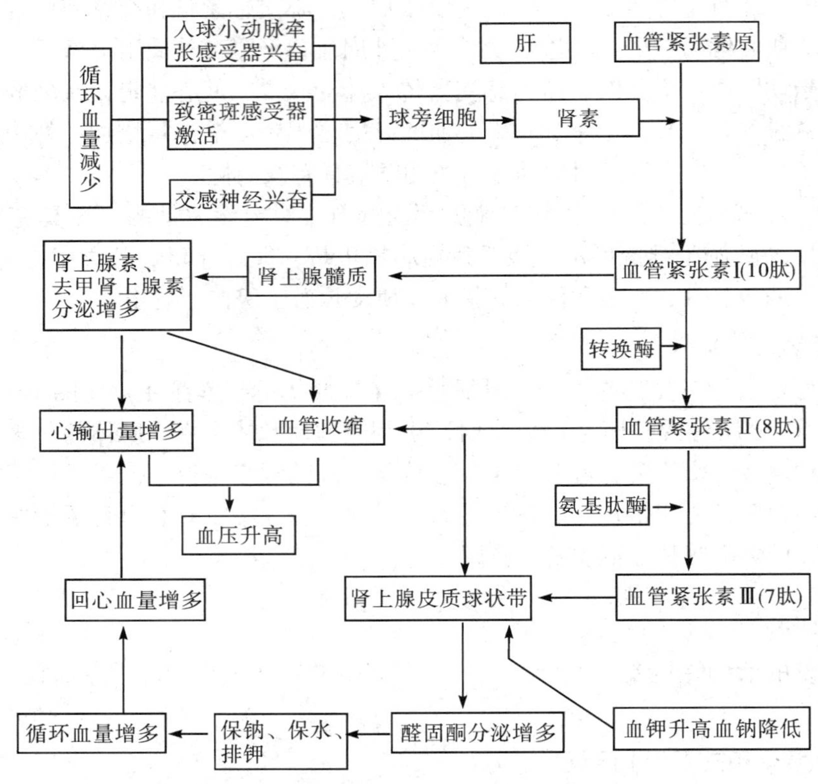

图5-34　肾素－血管紧张素－醛固酮系统生成和作用示意图

血管紧张素中最重要的是血管紧张素Ⅱ，其生理作用主要有：①强烈的缩血管作用，使全身小动脉、微动脉收缩，外周阻力增大，血压升高；也可使静脉收缩，增加回心血量；②作用于交感神经末梢上的血管紧张素受体，促进去甲肾上腺素释放；③强烈刺激肾上腺皮质球状带细胞合成和分泌醛固酮，增加细胞外液量；④增强交感缩血管中枢的紧张性，引起渴觉，导致饮水行为。

在正常生理情况下，循环血液中的血管紧张素的浓度较低。在失血、失液导致循环血量明显减少时，可激活肾素－血管紧张素－醛固酮系统，产生大量血管紧张素和醛固酮，升高血压。

(三)血管升压素

血管升压素亦称为抗利尿激素,是下丘脑视上核和室旁核的神经元合成的,在神经垂体储存并释放入血。生理剂量的血管升压素可作用于肾集合管上皮细胞膜上的V_2受体,增加对水的重吸收,使尿量减少,故称为抗利尿激素(ADH)。大剂量的血管升压素作用于血管平滑肌的V_1受体,引起广泛的血管(除脑血管)平滑肌收缩。血管升压素是已知的最强的缩血管物质之一。在禁水、失水、失血等情况下,血管升压素释放增加,对调节体内液体量和维持动脉血压,都起着重要的作用。

本章小结

脉管系统包括心血管系统和淋巴系统两部分,是以心为中心分布于全身的连续而封闭的管道系统。心血管系统由心和血管组成,心是血液循环的动力器官,血管是血液运行的管道。血液循环的途径包括肺循环和体循环。肺循环的动脉主干是肺动脉,体循环的动脉主干是主动脉,体循环的静脉包括上腔静脉系、下腔静脉系和心静脉系。淋巴系统由淋巴管道、淋巴器官和淋巴组织构成。淋巴沿淋巴管道向心流动,最后注入静脉,故淋巴管道通常被看作静脉的辅助管道。

心脏依靠有节律的收缩和舒张推动血液在脉管里按单一的方向流动。而心脏的收缩和舒张都是在心肌细胞生物电的基础之上进行的。心肌细胞具有自律性、兴奋性、传导性和收缩性四个方面的生理特性。心脏在心室收缩时泵血,在舒张时血液回流入心脏。微循环是在微动脉和微静脉之间的血流。主要包括3条血流通路,在此进行物质交换和体温调节。心血管的活动主要受神经和体液因素的调节。神经调节主要有压力感受性反射和化学感受性反射。调节心输出量的体液因素主要有肾上腺素、去甲肾上腺素、肾素–血管紧张素–醛固酮系统和血管生压素等。

习 题

习题

一、单项选择题

1. 下列关于肺循环叙述正确的是( )。

A. 起自左心室　　B. 将血液射入主动脉
C. 与肺泡进行气体交换　　D. 将静脉血带回到左心房
E. 将动脉血带回到右心房

2. 心位于( )。

A. 上纵隔内　B. 前纵隔内　C. 中纵隔内　D. 后纵隔内　E. 心包腔内

3. 主动脉弓凸侧发出的分支由右向左依次是( )。

A. 头臂干、右颈总动脉、右锁骨下动脉
B. 右锁骨下动脉、右颈总动脉、头臂干
C. 头臂干、右颈总动脉、左锁骨下动脉
D. 左颈总动脉、左锁骨下动脉、头臂干
E. 头臂干、左颈总动脉、左锁骨下动脉

4. 椎动脉起自( )。

A. 颈内动脉　B. 颈外动脉　C. 颈总动脉　D. 锁骨下动脉　E. 头臂干

5. 下肢深静脉血栓脱落的栓子沿血流最后会栓塞于( )。

A. 心　B. 脑　C. 肺　D. 肝　E. 肠系膜

6.心室肌细胞平台期的主要跨膜离子流是（　）。

A. Na^+内流和K^+外流　　B. Na^+内流和Ca^{2+}外流

C. Ca^{2+}外流和K^+内流　　D. Ca^{2+}内流和K^+外流

E. K^+内流和Na^+外流

7.心脏内兴奋传导速度最慢、最容易发生阻滞的部位是（　）。

A.心室肌　B.浦肯野纤维　C.房室交界　D.左、右束支　E.心房肌

8.收缩压的高低，主要反映（　）。

A.心率的快慢　　B.外周阻力的大小

C.每搏输出的多少　　D.大动脉弹性

E.循环血量的变化

9.在组织液回流中，淋巴回流的功能主要是重吸收（　）。

A. H_2O　B.蛋白质　C. NaCl　D.葡萄糖　E.氨基酸

10.房室延搁的生理意义是（　）。

A.使心肌不发生强直收缩　　B.增强心肌收缩力

C.使心肌有效不应期延长　　D.使心室肌动作电位幅度增加

E.使心房、心室不同时收缩

二、简答题

1.简述心脏瓣膜的名称、位置和作用。

2.简述从右侧桡动脉入路行经皮冠状动脉支架植入术时，将支架送入右冠状动脉的途径。

3.动脉血压的形成机制及影响因素是什么？

（袁　鹏　高　玲）

第六章　呼吸系统

知识目标

1.掌握　鼻旁窦的位置及开口部位；气管、主支气管的形态结构及临床意义；肺的形态和位置；呼吸的基本环节；肺通气的动力和弹性阻力；胸膜腔负压的生理意义；胸膜腔、肋膈隐窝、肺活量、用力肺活量、肺泡通气量的概念。

2.熟悉　呼吸系统的组成及上、下呼吸道的概念；喉的位置、喉的软骨及连结、喉腔的分部；肺的微细结构；支气管肺段的概念；纵隔的境界及分部；影响肺换气的因素；呼吸反射。

3.了解　鼻腔的分部；氧和二氧化碳在血液中运输的形式；各级呼吸中枢。

技能目标

1.学会　人体肺活量的测量方法，识别呼吸系统器官标本、模型的主要结构。

2.具备　基础与临床知识转化应用的思维能力。

机体与环境之间进行的气体交换过程称为呼吸。呼吸全过程包括外呼吸、气体在血液中的运输和内呼吸3个环节，这3个环节既相互衔接又同步进行（图6-1）。①外呼吸：是指肺毛细血管血液与外界环境之间的气体交换，包括肺通气和肺换气。肺通气是指肺与外界环境之间的气体交换过程。肺换气是指肺泡与肺毛细血管血液之间的气体交换过程。②气体在血液中的运输：是连接内呼吸与外呼吸的重要环节。③内呼吸（组织换气）：是指组织毛细血管血液与组织细胞之间的气体交换过程。

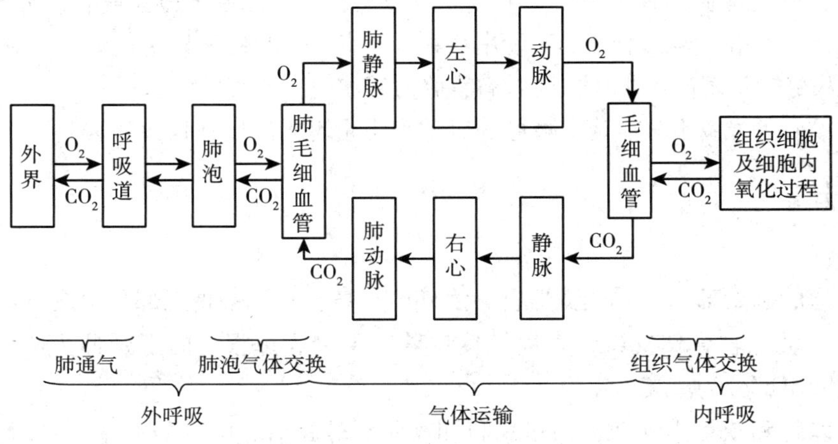

图6-1　呼吸全过程示意图

呼吸系统由呼吸道和肺组成（图6-2）。呼吸道是传送气体的管道，包括鼻、咽、喉、气管和各级支气管。临床上通常将鼻、咽、喉称为上呼吸道，将气管和气管的各级分支称为下呼吸道。肺是气体交换的器官。

呼吸的生理意义是维持机体内环境O_2和CO_2含量的相对恒定，以保证生命活动的正常进行。呼吸过程中的任一环节发生障碍，均可引起组织缺O_2和CO_2蓄积，导致内环境紊乱，严重时将危及生命。

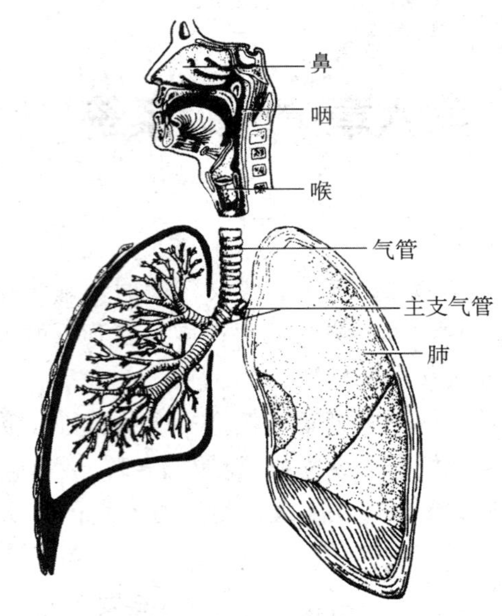

图6-2 呼吸系统全貌

PPT

第一节 呼吸道、肺、胸膜与纵隔

案例讨论

案例 张某，男，19岁。该患者于两天前剧烈活动后出现右侧胸痛，随之出现气短、呼吸困难，活动后明显，无喘息，病程中患者有轻咳、无咳痰、无咯血，为求明确诊治来我院。体格检查：瘦高体型，体温36.7°C，脉搏100次/分，呼吸25次/分，血压110/64mmHg，神志清楚，表情痛苦，呼吸略促，口唇无明显发绀。叩诊左肺清音，右上肺呈鼓音，听诊右肺呼吸音减弱，未闻及干湿啰音。辅助检查：X线片示右肺外带见无肺纹理区。诊断：气胸。

讨论 1.从解剖学角度分析气体进入胸膜腔的可能途径有哪些？

2.本例患者右上肺叩诊呈鼓音和右肺外带出现无肺纹理区的原因是什么？

一、呼吸道

（一）鼻

鼻是呼吸道的起始部，又是嗅觉器官，由外鼻、鼻腔和鼻旁窦三部分组成。

1.外鼻 以骨和软骨作支架，表面被覆皮肤。上端为鼻根，向下延伸为鼻背，末端为鼻尖，鼻尖两侧膨出部分为鼻翼。

2.鼻腔 以骨和软骨为支架，内衬黏膜和皮肤。鼻腔借鼻中隔分为左、右2腔，向前经鼻孔通外界，向后借鼻后孔通鼻咽。每侧鼻腔可以分为鼻前庭和固有鼻腔两部分。

鼻前庭位于鼻腔的前下部，是鼻翼内面宽大的部分，内衬皮肤，生有鼻毛，可滤过空气阻挡异物。固有鼻腔位于鼻腔的后上部，由骨性鼻腔内衬黏膜形成，其外侧壁自上而下有3个鼻甲，依次为上鼻甲、中鼻甲和下鼻甲，各鼻甲下方的裂隙，分别称上鼻道、中鼻道和下鼻道（图6-3）。

固有鼻腔的黏膜按功能可分为嗅区和呼吸区两部分。上鼻甲以上及其相对的鼻中隔部分称嗅区，内有嗅细胞，能感受气味的刺激。嗅区以外的部分为呼吸区，对吸入的空气有加温、加湿和净化的作用。鼻中隔前下方的黏膜内毛细血管丰富且位置表浅，是鼻腔出血的好发部位。

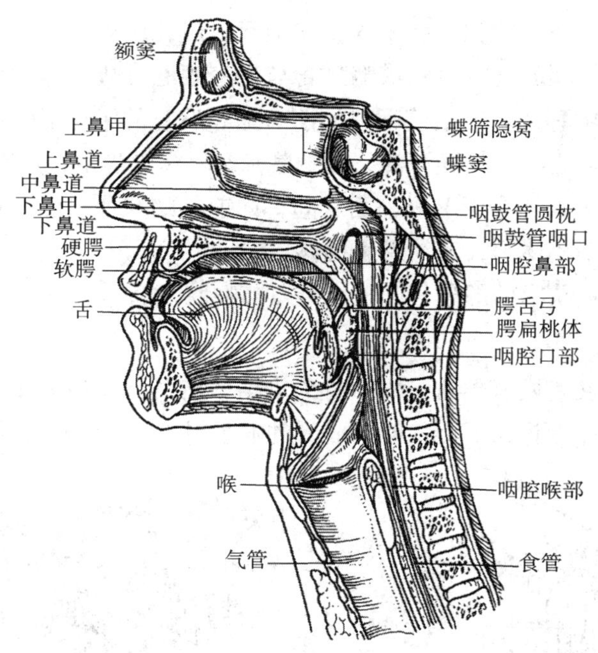

图6-3　头颈部正中矢状切面

3.鼻旁窦　是鼻腔周围同名颅骨内开口于鼻腔的含气骨腔，内衬黏膜，并与鼻黏膜相延续，故鼻腔的炎症，可蔓延至鼻旁窦，引起鼻窦炎。鼻旁窦共有4对，即额窦、筛窦、蝶窦和上颌窦（图6-4），可调节吸入空气的温度和湿度，同时对发音能起共鸣作用。

（1）额窦　位于额骨内，两侧眉弓深面，开口于中鼻道。

（2）筛窦　位于筛骨迷路内，由大小不一、排列不规则的含气小房组成，分为前、中、后三群。前、中群开口于中鼻道，后群开口于上鼻道。

（3）蝶窦　位于蝶骨体内，垂体窝下方，开口于蝶筛隐窝。

（4）上颌窦　是鼻旁窦中最大的一对，位于上颌骨体内。上颌窦开口于中鼻道，且窦口位置明显高于窦底，故上颌窦炎症化脓时，引流不畅，常导致慢性上颌窦炎。

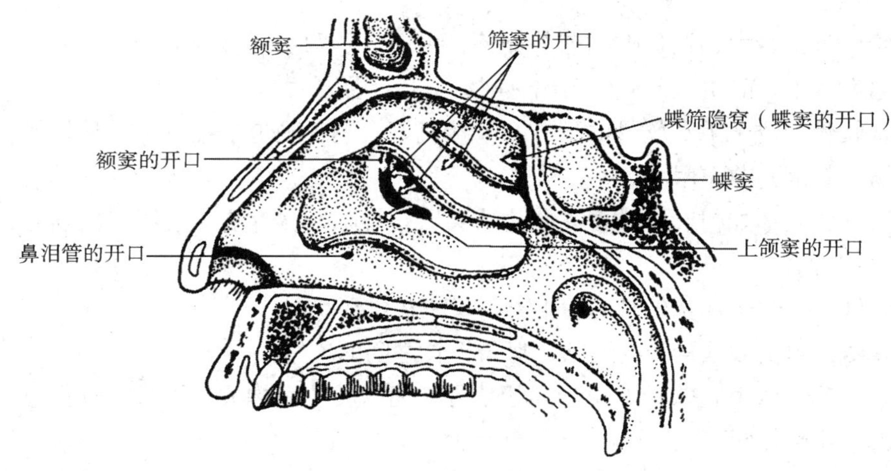

图6-4　鼻旁窦的开口

（二）咽

咽既是呼吸道，又是消化道，为上宽下窄、前后略扁的肌性管道，位于第1~6颈椎前方，上起于颅底，下端在平第6颈椎下缘处延续为食管。咽前壁不完整，自上而下分别与鼻腔、口腔和喉腔相通，故咽可相应地分为鼻咽、口咽和喉咽三部分（图6-3）。

1.鼻咽 上达颅底，下至软腭下缘平面，向前经鼻后孔通鼻腔。在其两侧壁上，正对下鼻甲后方约1cm处，各有一咽鼓管咽口，借咽鼓管与鼓室相通。故当鼻咽部感染时，细菌可经此通道蔓延到中耳，引起中耳炎。咽鼓管咽口的前、上和后方的半环形隆起，称咽鼓管圆枕。咽鼓管圆枕后上方与咽后壁之间纵行的深窝，称咽隐窝，是鼻咽癌的好发部位。

2.口咽 位于软腭下缘和会厌上缘平面之间，向前经咽峡通口腔。在其外侧壁，腭舌弓和腭咽弓之间的凹陷，称扁桃体窝，容纳腭扁桃体。

3.喉咽 为咽下部最狭窄的部分，向前借喉口与喉腔相通，向下延续为食管。

（三）喉

喉既是呼吸通道，又是发音器官，以软骨为支架，借关节、韧带和喉肌相连（图6–5）。喉位于颈前区的中部，上连舌骨，下接气管，成人的喉平对第4~6颈椎高度。

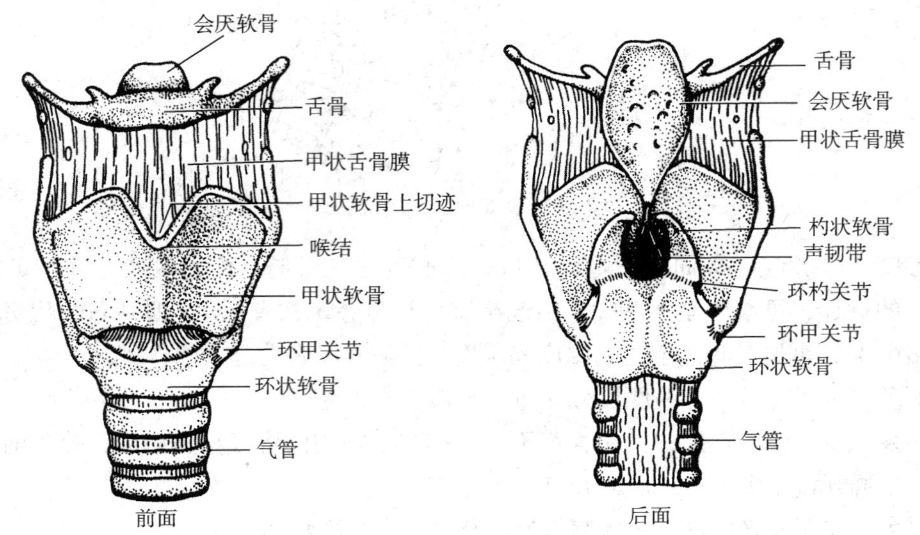

图6–5 喉软骨及其连接

1.喉的软骨 喉软骨主要有不成对的甲状软骨、会厌软骨、环状软骨和成对的杓状软骨（图6–5）。

（1）甲状软骨 最大，构成喉的前外侧壁，由左、右两块近似方形的软骨板在前方愈着而成，愈着处称为前角。前角上部向前突出称喉结，成年男子尤为明显。

（2）环状软骨 位于甲状软骨的下方，下接气管，是呼吸道中唯一完整的软骨环，对保持呼吸道的通畅起着重要的作用。

（3）会厌软骨 形如树叶，被覆黏膜构成会厌。吞咽时喉上提，会厌封闭喉口，可防止食物误入喉腔。

（4）杓状软骨 位于环状软骨的后上方，呈三棱锥形。

2.喉的连结 包括喉软骨间的连结，喉与舌骨之间的连结。

（1）环甲关节 由甲状软骨下角与环状软骨外面的关节面构成。甲状软骨在冠状轴上做前倾和复位运动，使声带紧张或松弛。

（2）环杓关节 由杓状软骨底与环状软骨板上缘的关节面构成。杓状软骨在垂直轴上做旋转运动，使声门裂开大或缩小。

（3）弹性圆锥 为弹性纤维组成的膜状结构，自甲状软骨前角的后面，向下、向后附着于环状软骨上缘和杓状软骨的声带突。此膜上端游离，紧张于甲状软骨前角与杓状软骨声带突之间，称声韧带，是构成声带的基础。

弹性圆锥前部较厚，张于甲状软骨下缘与环状软骨弓上缘之间，称环甲正中韧带。当急性喉阻塞来不及进行气管切开术时，可在此做穿刺或切开，建立暂时性的呼吸通道道，以抢救患者生命。

（4）甲状舌骨膜　是连于甲状软骨上缘与舌骨之间的结缔组织膜。

3.喉肌　为数块短小的骨骼肌（图6-6），附着于喉软骨内面和外面。按其功能分为两群：一群作用于环杓关节，使声门裂开大或缩小，以调节音量的大小；另一群作用于环甲关节，使声带紧张或松弛，以调节音调的高低。

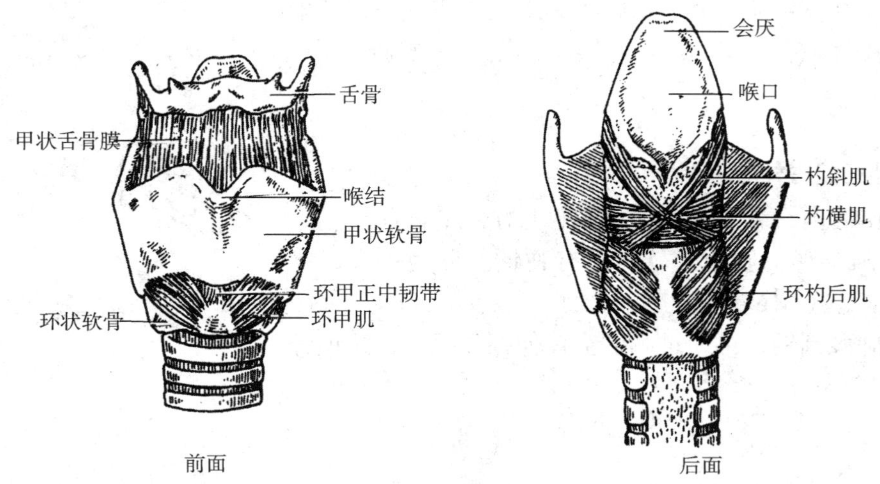

图6-6　喉肌

4.喉腔　为喉的内腔。喉腔侧壁可见两对前后方向的黏膜皱襞（图6-7），上方的一对称前庭襞，其间的裂隙称前庭裂，下方的一对称声襞，其间的裂隙称声门裂，声门裂是喉腔最狭窄的部位。声襞和其覆盖的声韧带、声带肌三者共同组成声带，与发音有关。

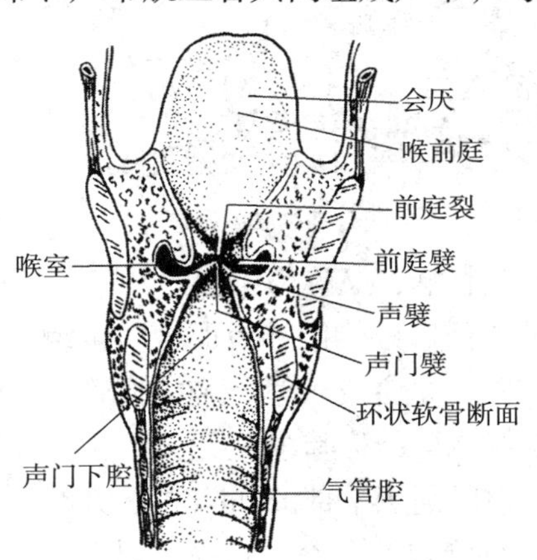

图6-7　喉的冠状切面

喉腔以前庭裂、声门裂为界分三部分。

（1）喉前庭　为喉口至前庭裂之间的部分。

（2）喉中间腔　为前庭裂与声门裂之间的部分，喉中间腔向两侧突出的间隙称喉室。

（3）声门下腔　为声门裂以下的部分，此区黏膜下组织较疏松，炎症时易引起水肿。婴幼儿喉腔较小，常因水肿而引起喉阻塞，出现呼吸困难。

（四）气管和主支气管

气管和主支气管是连接喉与肺之间的气体通道，均以C形软骨为支架，以保持其持续张开状态，软骨环的缺口朝后，由结缔组织和平滑肌形成的膜壁封闭（图6-8）。

1. 气管 位于食管前方，上接环状软骨下缘，经颈部正中下行入胸腔，在胸骨角平面分为左、右主支气管。

2. 主支气管 左、右各一，经肺门入肺。左主支气管细长，长4~5cm，走向较斜。右主支气管粗短，长2~3cm，走向较陡直，故气管异物易坠入右主支气管。

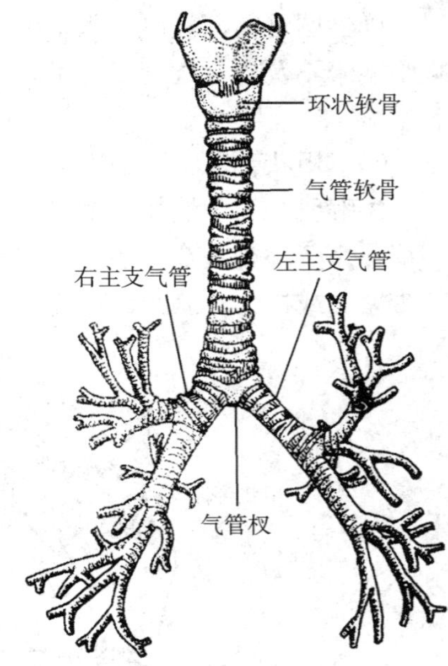

图6-8 气管与主支气管

气管与主支气管的管壁由内向外依次由黏膜、黏膜下层和外膜构成。黏膜由假复层纤毛柱状上皮和固有层构成，上皮内含有大量杯状细胞，其分泌物可黏附吸入空气中的灰尘颗粒，经上皮纤毛有节律的向咽部摆动，将黏附物排出。

二、肺

微课

（一）肺的位置和形态

肺位于胸腔内，纵隔的两侧，膈的上方，左、右各一。

肺呈半圆锥形，质地柔软，富有弹性。分为一尖、一底、两面和三缘（图6-9）。

一尖：肺尖圆钝，可通过胸廓上口伸入颈根部，达锁骨内侧1/3上方2~3cm。

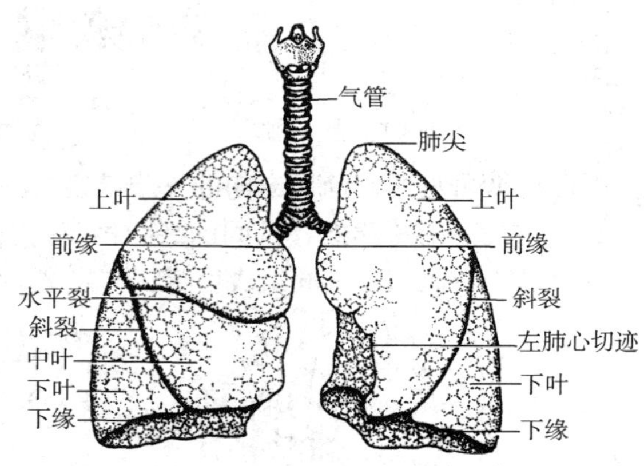

图6-9 肺的形态

一底：肺底向上方凹陷，与膈相贴，又称为膈面。

两面：肋面与纵隔面。肺的前面、外侧面和后面被肋包绕，合称为肋面。肺的内侧面邻纵隔，称纵隔面。纵隔面中部的凹陷处是主支气管、肺的血管、神经和淋巴管出入的门户，称为肺门。出入肺门的结构被结缔组织包裹，称肺根。

三缘：前缘、后缘和下缘。左肺前缘下部的凹陷称心切迹。

左肺较狭长，右肺略宽短。每侧肺都有深入肺内的裂隙，是肺叶的分界，左肺被左肺斜裂分为上、下两叶，右肺被右肺水平裂和右肺斜裂分为上、中、下 3 叶。

（二）肺的微细结构

肺组织由肺实质和肺间质组成。肺间质包括血管、神经和淋巴管等，肺实质即肺内各级支气管及终端的大量肺泡。

左、右主支气管在肺门处入肺后，顺序分为肺叶支气管、肺段支气管、小支气管、细支气管、终末细支气管、呼吸性细支气管、肺泡管、肺泡囊和肺泡。因支气管在肺内的反复分支呈树状，故称支气管树。

每一肺段支气管及其分支和它所属的肺组织构成一个肺段，又称支气管肺段。一般左、右肺各分为十个肺段（图6-10），临床上常以肺段为单位进行定位诊断及肺段切除。

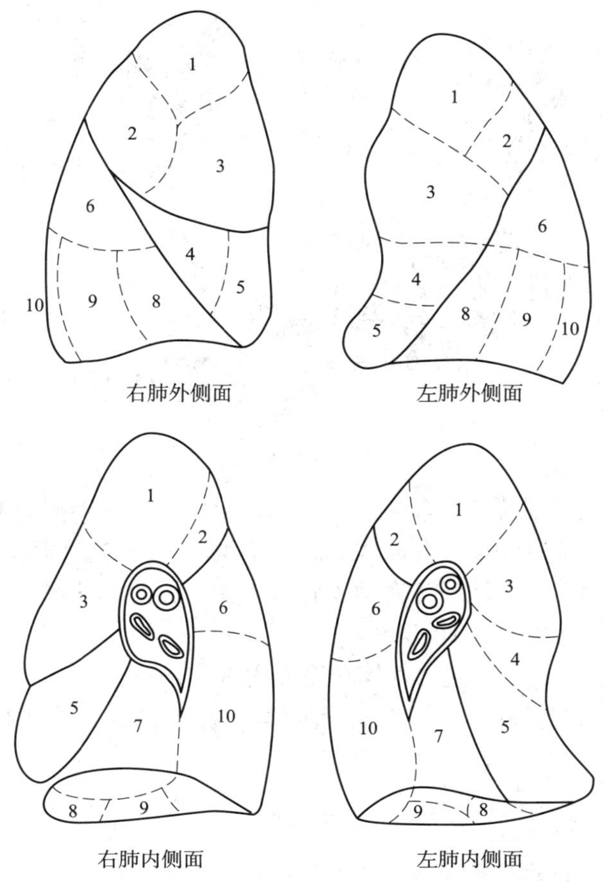

图6-10　肺的内侧面及其肺段

每一个细支气管及其分支和所属的肺组织，构成一个肺小叶（图6-11）。肺小叶呈圆锥形，尖端朝向肺门，底朝向肺的表面，在肺的表面透过脏胸膜可观察到许多多边形的小区，即肺小叶的底。

肺实质根据其功能不同，分为导气部和呼吸部。

1.导气部　自肺叶支气管到终末细支气管，仅有通气作用，称导气部。导气部支气管随着管径的逐渐变小，软骨逐渐消失，而平滑肌逐渐增多，平滑肌的收缩和舒张影响着支气管管径的大小。哮喘患者出现呼吸困难，主要是由于细支气管的平滑肌痉挛性收缩所致。

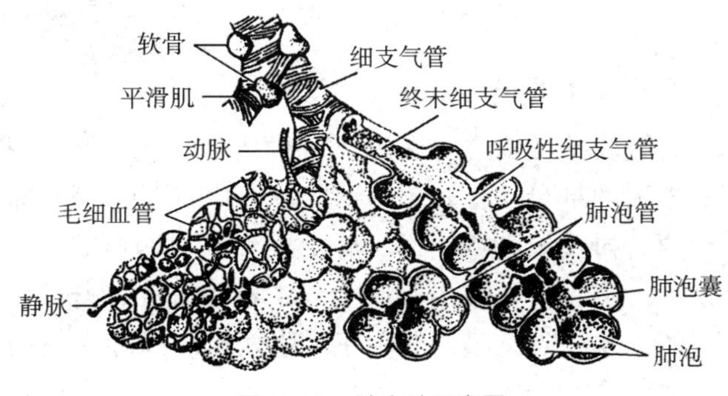

图6-11　肺小叶示意图

2.呼吸部　呼吸性细支气管及以下的各段分支，管壁不完整，有肺泡开口，称呼吸部。

肺泡是半球形的小囊，开口于呼吸性细支气管、肺泡管和肺泡囊，是气体交换的场所，构成肺的主要结构。肺泡壁由肺泡上皮和基膜组成，肺泡上皮包括Ⅰ型肺泡细胞和Ⅱ型肺泡细胞（图6-12）。Ⅰ型肺泡细胞呈扁平状，覆盖肺泡约95%的表面积，是进行气体交换的部位。Ⅱ型肺泡细胞呈圆形或立方形，散在于Ⅰ型肺泡细胞之间，覆盖肺泡约5%的表面积。Ⅱ型肺泡细胞可分泌表面活性物质，起到降低肺泡表面张力，稳定肺泡的作用。Ⅱ型肺泡细胞还可增殖分化为Ⅰ型肺泡细胞，补充Ⅰ型肺泡细胞的损失。

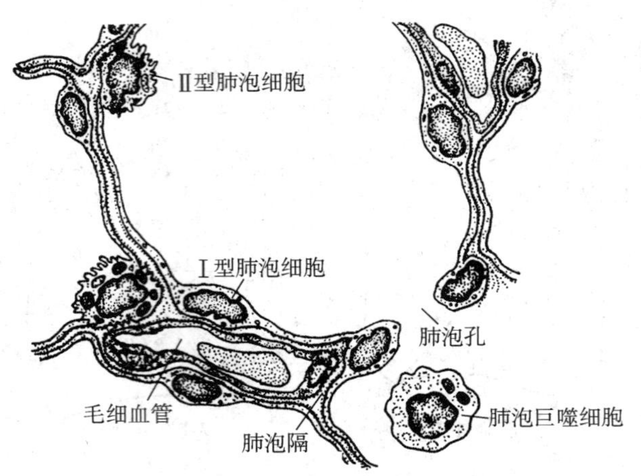

图6-12 肺泡结构模式图

肺泡隔是相邻肺泡之间的薄层结缔组织，属于肺间质，内含丰富的毛细血管网，大量的弹性纤维以及成纤维细胞、肺巨噬细胞和肥大细胞等细胞。毛细血管网对于保证血液和肺泡中气体的广泛交换具有重要意义；弹性纤维有助于肺泡扩张之后的弹性回缩；肺巨噬细胞能吞噬吸入的粉尘、细菌等异物，又称为尘细胞。

呼吸膜又称气-血屏障，是肺泡内气体和血液内气体进行交换时所通过的结构，包括肺泡表面液体层、Ⅰ型肺泡细胞及基膜、毛细血管基膜及内皮。气-血屏障很薄，有利于气体迅速交换。

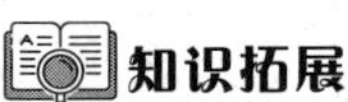

肺 炎

肺炎（Pneumonia）指包括终末气道、肺泡腔及肺间质等在内的肺实质炎症。临床可按解剖、病因和患病环境对肺炎进行分类。其中按解剖可将肺炎分为大叶性肺炎、小叶性肺炎和间质性肺炎。大叶性肺炎又称肺泡性肺炎，病变起始于肺泡，沿肺泡孔播散，累计一个或数个肺段，甚至一个肺大叶。小叶性肺炎又称支气管肺炎，病原体通过支气管侵入，累及若干个肺小叶。间质性肺炎是以肺间质为主要病变的肺炎，累计支气管壁和支气管周围，有肺泡壁增生及间质水肿。

X线检查是诊断肺炎的重要依据。CT对揭示病变性质，隐匿部位病变和其他伴随改变很有帮助。

三、胸膜与纵隔

胸膜是覆盖在肺表面、胸廓内面、膈上面及纵隔侧面的薄而光滑的浆膜，可分为脏胸膜和壁胸膜两部分（图6-13）。紧贴于肺表面的胸膜称脏胸膜，亦称肺胸膜，脏胸膜可深入肺叶间裂内。衬贴于胸壁内面、膈上面和纵隔两侧的胸膜称壁胸膜。壁胸膜按贴附部位不同分为四部分：①胸膜顶，突出胸廓上口，覆盖肺尖；②肋胸膜，衬于胸壁内表面；③膈胸膜，贴于膈的上面；④纵隔胸膜，贴附于纵隔两侧。纵隔胸膜中部向外侧包被肺根并移行为脏胸膜。

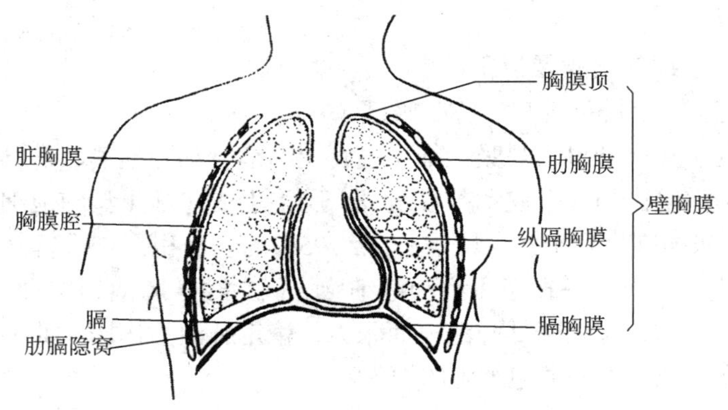

图6-13 胸膜和胸膜腔示意图

胸膜腔是脏、壁两层胸膜在肺根处相互移行共同围成的密闭的潜在腔隙，腔内含少量浆液，为负压，可减少呼吸运动时脏、壁胸膜间的摩擦。两侧胸膜腔互不相通。

壁胸膜各部相互移行转折处的胸膜腔，即使在深吸气时，肺缘也不能充满其间，这部分胸膜腔称胸膜隐窝，其中最重要的是肋膈隐窝（肋膈窦）。肋膈隐窝是肋胸膜与膈胸膜相互移行转折处形成一个半环形间隙，为胸膜腔位置最低的部位，当胸膜发生炎症时，渗出液首先积聚于此处，是临床上行胸膜腔穿刺抽液的常选部位。

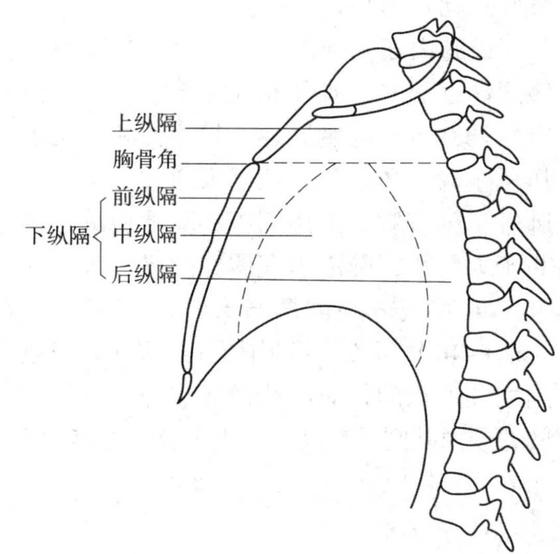

图6-14 纵隔的分部示意图

纵隔是两侧纵隔胸膜之间所有器官和结构的总称，以胸骨角平面为界分为上纵隔和下纵隔。下纵隔以心包为界分为前纵隔、中纵隔和后纵隔（图6-14）。

上纵隔内主要有胸腺，左、右头臂静脉及上腔静脉，左、右膈神经，迷走神经，主动脉及其三个分支，食管，气管和胸导管等。前纵隔内有少量淋巴结及疏松结缔组织。中纵隔内有心包、心和出入心的大血管的根部、膈神经、奇静脉弓、淋巴结等。后纵隔内有主支气管、食管、胸导管、奇静脉、半奇静脉、迷走神经、胸交感干和淋巴结等。

PPT

第二节 呼吸的过程

一、肺通气

肺通气是指肺与外界环境之间的气体交换。实现肺通气的结构包括呼吸道、肺泡、胸廓等。呼吸道是气体进出肺泡的通道，同时还具有对吸入气体加温、加湿、过滤清洁的作用；肺泡是吸入气体与肺毛细血管血液之间进行气体交换的场所；胸廓的节律性扩大和缩小则是实现肺通气的动力。只有当肺通气的动力能够克服肺通气的阻力时才能实现肺通气。

（一）肺通气的动力

实现肺通气的直接动力是肺内压与大气压之差。通常情况下，大气压为一常数，故气体能否进出肺取决于肺内压的变化，而肺内压的变化又取决于肺容积的变化。肺是一个弹性器官，但肺本身不具有主动扩张和回缩的能力，肺容积的变化完全是被动地随着胸廓的扩大与缩小而产生的；胸廓的扩大与缩小是由呼吸肌的收缩与舒张引起的，即由呼吸肌的收缩和舒张引起的呼吸运动是肺通气的原动力。

1.呼吸运动 由呼吸肌的收缩与舒张引起的胸廓运动称为呼吸运动。呼吸运动包括吸气运动和呼气运动。平静呼吸时，吸气和呼气主要由膈肌和肋间外肌收缩和舒张引起。当膈肌收缩时膈穹隆下移增大胸腔上下径；当肋间外肌收缩时使肋骨上提增大胸腔前后径和左右径。因此，膈肌和肋间外肌收缩共同使胸廓容积增大，继而带动肺扩张而使肺容积增大，肺内压下降并低于大气压，外界气体进入肺，吸气运动得以实现；反之，当膈肌和肋间外肌舒张时，使胸廓和肺的容积减小，肺内压升高到大于大气压，肺内气体被排出，呼气运动得以实现（图6-15）。

按着呼吸的频率和深度的不同可将呼吸分为平静呼吸和用力呼吸，按参与呼吸的呼吸肌不同又可将呼吸分为胸式呼吸和腹式呼吸。人在安静状态下平稳而均匀的呼吸运动称为平静呼吸，正常成人安静状态下的呼吸频率为12~18次/分。人体活动增强时加深加快的呼吸称为用力

呼吸，又称深呼吸。以膈肌舒缩活动为主的呼吸运动称为腹式呼吸。以肋间外肌舒缩活动为主的呼吸运动称为胸式呼吸。

2.肺内压 肺泡内的压力称为肺内压。在呼吸运动过程中，肺内压随胸腔容积的变化而变化，吸气初肺容积随胸廓逐渐扩大而相应增加，肺内压低于大气压，空气经呼吸道进入肺泡。呼气初肺容积随着胸廓的逐渐缩小而相应减小，肺内压高于大气压，肺泡内气体经呼吸道呼出体外。吸气末或呼气末肺内压与大气压相等，气流停止（图6-16）。可见，肺内压在呼吸运动过程中是呈周期性变化的，而由此形成的肺内压和大气压之间的压力差则是推动气体进出肺的直接动力。

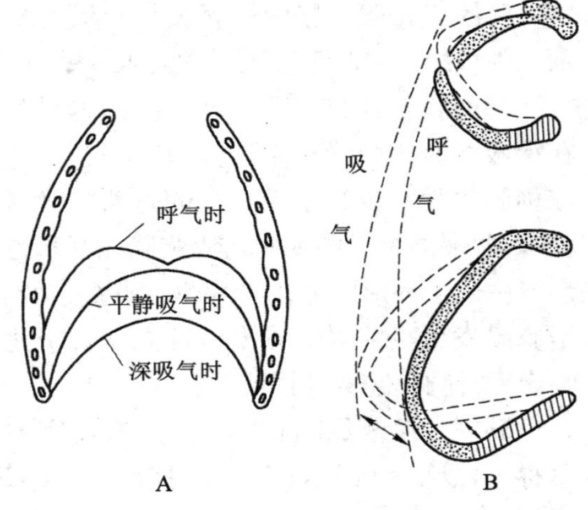

图6-15　呼吸肌活动引起胸腔容积变化示意图

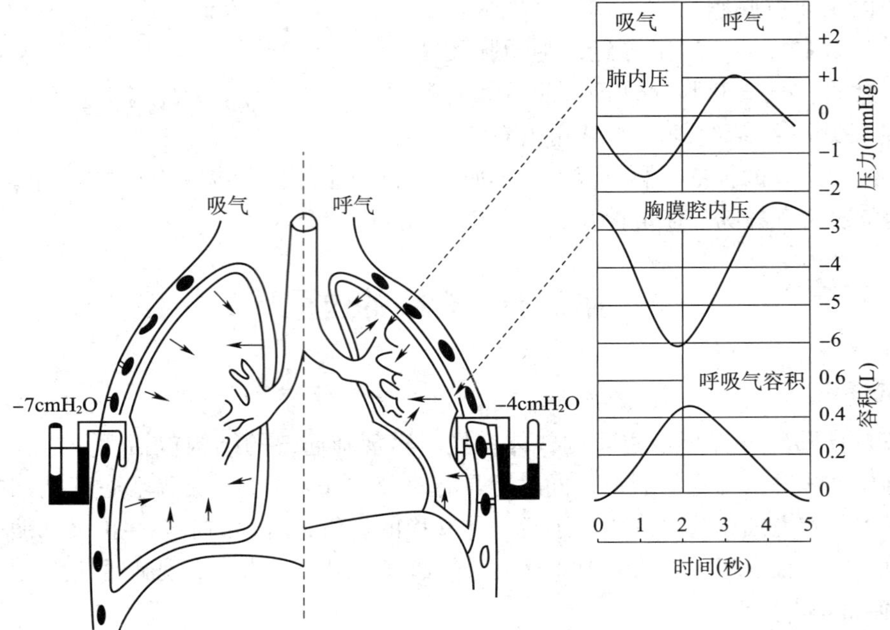

图6-16　呼吸时肺内压、胸膜腔内压及呼吸气量的变化

知识链接

人工呼吸

人工呼吸是抢救呼吸停止患者的常用方法。它是用人工的方法改变肺内压，在肺与大气之间造成压力差，以维持肺通气。人工呼吸可分为两类：一类是正压法，通过加压送气到肺内，使肺内压高于大气压使肺和胸廓扩张，产生吸气；排出压力后，胸廓回位产生呼气，如用人工呼吸机和口对口人工呼吸。另一类是负压法，即人为地使胸廓扩张，使肺内压低于大气压从而产生吸气，如举臂压胸法。

3.胸膜腔内压 胸膜腔内的压力称为胸膜腔内压。胸膜腔是密闭而潜在的腔隙，其内有少量浆液。胸膜腔内浆液的作用：一是在两层胸膜之间起润滑作用，可减少呼吸运动时两层胸膜间的摩擦；二是由于液体分子的内聚力，使两层胸膜互相紧贴，从而保证肺能随胸廓的容积变化而扩大和缩小。

胸膜腔内压的测定可采用直接法和间接法。直接法是将与检压计相连接的针头刺入胸膜腔内直接测定胸膜腔内的压力。间接法是用测定食管内压来代表胸膜腔内压。在平静呼吸过程中，由于胸膜腔内压始终低于大气压，故又称为胸膜腔负压，简称胸内负压。

胸膜腔负压的形成与肺和胸廓自然容积的不同有关。在人的生长发育过程中，由于胸廓的发育比肺快，胸廓的自然容积远大于肺的自然容积，而脏层和壁层胸膜又紧贴在一起，因此肺总是处于一定程度的被动扩张状态。此外，由于肺具有弹性，被扩张的肺所产生的弹性回缩力使肺趋于缩小，以恢复其自然容积。因此，胸膜腔受到两种方向相反的力的作用：一是使肺泡扩张的肺内压；二是使肺泡缩小的肺回缩力，即胸膜腔内承受的实际压力为胸膜腔内压=肺内压–肺回缩力。

正常人在吸气末或呼气末，肺内压都等于大气压，因此胸膜腔内压＝大气压–肺回缩力。

若以大气压为0，则胸膜腔内压=–肺回缩力

可见胸膜腔负压实际上是由肺回缩力所决定的，故其数值也随呼吸过程的变化而变化。吸气时，肺扩张，肺的回缩力增大，胸内负压增大；呼气时，肺缩小，肺的回缩力减小，胸内负压也减小。呼吸越强，胸内负压变化越大。

胸内负压的存在具有重要的生理意义：①胸膜腔负压的牵拉作用可使肺总是处于扩张状态而不萎陷，并使肺能随胸廓的扩大而扩张。②胸膜腔负压还加大了胸膜腔内一些管壁薄、压力低的管道（如腔静脉、胸导管等）内、外压力差，从而有利于静脉血和淋巴液的回流。由于胸膜腔的密闭性是胸膜腔负压形成的前提，因此，如果胸膜受损气体将顺压力差进入胸膜腔而造成气胸。

（二）肺通气的阻力

在肺通气过程中遇到的阻力称为肺通气阻力，分为弹性阻力和非弹性阻力。弹性阻力包括肺弹性阻力和胸廓弹性阻力，约占总通气阻力的70%。非弹性阻力包括气道阻力、惯性阻力和黏滞阻力，约占总通气阻力的30%，其中又以气道阻力为主。

1.弹性阻力和顺应性 弹性阻力是指肺和胸廓的弹性回缩力，即抗变形的力。弹性阻力的大小可用顺应性来表示，即指弹性组织在外力的作用下可扩张的难易程度。弹性组织容易扩张，则顺应性大，表明弹性阻力小；反之，不易扩张，则顺应性小，其弹性阻力大。可见，顺应性与弹性阻力呈反变关系。

（1）肺弹性阻力　肺弹性阻力来自于肺组织本身的弹性成分所产生的弹性阻力和肺泡内液–气界面的表面张力所产生的回缩力，前者约占肺总弹性阻力中1/3，后者约占2/3。

肺泡的内表面覆盖着一薄层液体，它与肺泡内的气体之间形成液–气界面。由于液体分子之间相互吸引，因而产生了使液体表面趋于缩小的力，即肺泡表面张力。肺泡表面张力是使肺泡回缩的力，具有使肺泡回缩至最小面积的作用。但正常情况下，肺泡并未萎缩，这是因为有肺泡表面活性物质存在的缘故。

肺泡表面活性物质由肺泡Ⅱ型细胞合成并分泌，主要成分是二棕榈酰卵磷脂。由于肺泡表面活性物质可减弱液体分子之间的相互吸引力，从而降低肺泡表面张力，使肺泡表面张力下降至原来的1/7~1/4。

肺泡表面活性物质具有重要的生理意义：①降低肺泡表面张力，减小吸气阻力，增加肺的顺应性，有利于肺的扩张；②调节大小肺泡内压，维持大小肺泡容积稳定（图6–17）；③降低肺泡表面张力对肺毛细血管中液体的吸引作用，减少肺部组织液的生成，防止肺水肿。

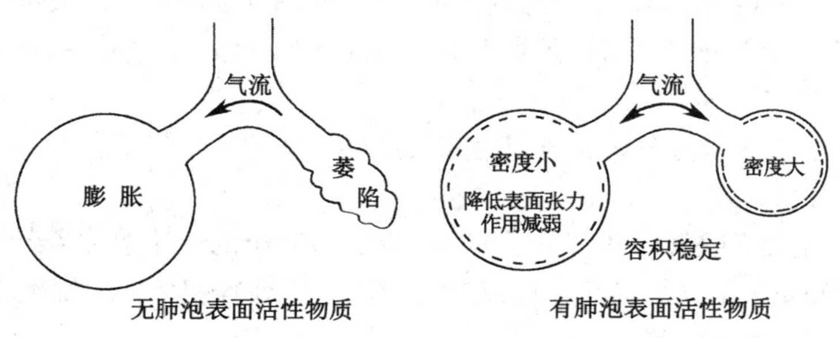

图6–17　肺泡表面活性物质稳定肺泡容积示意图

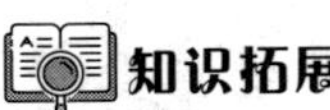

肺泡表面活性物质与新生儿呼吸窘迫综合征

肺泡表面活性物质在妊娠6~7个月左右才分泌到肺泡的表面，随后分泌量逐渐增多，分娩时达高峰。故早产儿常因肺泡Ⅱ型细胞发育尚未成熟，缺乏肺表面活性物质，导致肺泡表面张力增大，易发生肺不张，出现新生儿呼吸窘迫综合征，甚至导致死亡。临床工作中可通过检测羊水中肺泡表面活性物质的含量，预测新生儿发生这种疾病的可能性，从而采取预防措施。

（2）胸廓弹性阻力　胸廓弹性阻力来自胸廓的弹性成分。在平静吸气末，胸廓处于自然位置（肺容量约占肺总量的67%），胸廓的弹性阻力为零。在平静呼气末，此时肺容量小于肺总量的67%，胸廓缩小，其弹性阻力向外，是吸气的动力、呼气的阻力；而在深吸气末，肺容量大于肺总量的67%时，胸廓扩大，其弹性阻力向内，是吸气的阻力、呼气的动力。所以胸廓的弹性阻力对呼吸所起的作用要视其位置而定。但临床上单纯因胸廓因素引起肺通气障碍的情况较少见。

2.非弹性阻力　包括气道阻力、惯性阻力和黏滞阻力。正常情况下，后两种阻力较小，可忽略不计。气道阻力占非弹性阻力的80%~90%，它是指气体流经呼吸道时气体分子之间和气体分子与气道壁之间的摩擦力。影响气道阻力的因素主要有呼吸道的半径、气流速度和气流形式等，其中气道半径是影响气道阻力的最重要的因素。气道阻力（R）与气道半径（r）的4次方成反比，即$R \propto 1/r^4$。气道阻力增加是临床上通气障碍的最常见的病因。

（三）肺通气功能的评价

肺容量和肺通气量衡量能够比较客观地反映肺的通气功能，故常作为衡量肺通气功能的指标。用肺量计可测其组成，如（图6-18）所示。

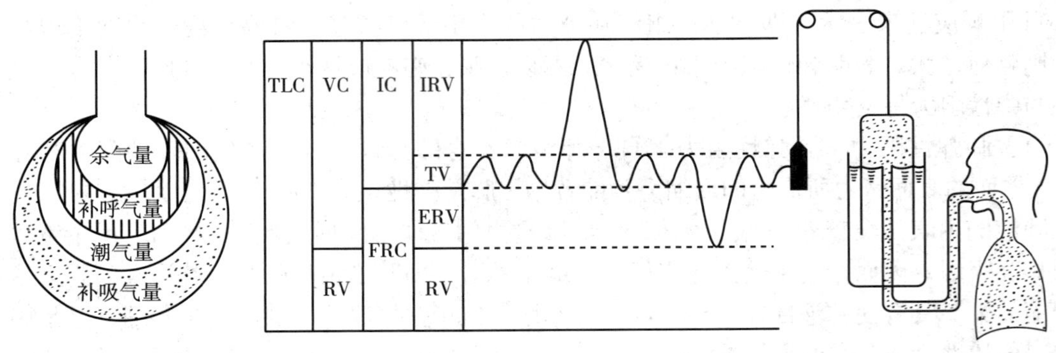

图6-18　肺容积和肺容量图解

TV：潮气量；IRV：补吸气量；ERV：补呼气量；RV：余气量；FRC：功能余气量；IC：深吸气量；VC：肺活量；TLC：肺总量

1.肺容积　肺容积是指肺内气体的容积，包括潮气量、补吸气量、补呼气量及残气量，它们互不重叠，相加之和等于肺总量。

（1）潮气量　每次呼吸时吸入或呼出的气量称为潮气量。潮气量可随呼吸强弱而变化，正常成人平静呼吸时为400~600ml，平均约500ml。运动时潮气量增大，最大可达肺活量的大小。

（2）补吸气量　在平静吸气末，再尽力吸气所能增加的吸入气量，称为补吸气量。正常成人的补吸气量为1500~2000ml。

（3）补呼气量　在平静呼气末，再尽力呼气所能增加的呼出气量，称补呼气量。正常成人的补呼气量为900~1200ml。

（4）余气量　在最大呼气末尚存留于肺内不能再被呼出的气体量称为余气量。正常成人的余气量为1000~1500ml。余气量的存在可以避免肺泡在低肺容积条件下发生塌陷。支气管哮喘和肺气肿患者的余气量增加。

2.肺容量 是指肺容积中两项或两项以上的联合气体量。

（1）深吸气量 从平静呼气末做最大吸气时所能吸入的气体总量称为深吸气量。深吸气量等于潮气量与补吸气量之和，是衡量最大通气潜力的一个重要指标。

（2）功能余气量 平静呼气末尚留存于肺内的气体量称为功能余气量。功能余气量等于补呼气量与余气量之和，正常成人约为2500ml。肺气肿患者的功能余气量增加，肺纤维变性时功能余气量减小。

（3）肺活量 最大吸气后再做最大呼气，所能呼出的气量称为肺活量。肺活量是潮气量、补吸气量和补呼气量三者之和，其大小有较大的个体差异。正常成年男性平均约3500ml，女性约2500ml。肺活量测定方法简单，可反映一次通气的最大能力，是检测和衡量肺静态通气功能的一项重要指标。

（4）用力呼气量 尽力最大吸气后再尽力尽快地呼气，在一定时间内所能呼出的气量称为用力呼气量，又称时间肺活量。正常成人第1、2和3秒末呼出气量分别占肺活量的83%、96%和99%，其中第1秒末的用力呼气量意义最大。用力呼气量是衡量肺通气功能的一项较理想的指标。

（5）肺总量 肺所能容纳的最大气体量称为肺总量，等于肺活量与残气量之和。正常成年男性平均约为5000ml，女性约为3500ml。

3.肺通气量和肺泡通气量

（1）肺通气量 每分钟吸入或呼出肺的气体量称为肺通气量，它等于潮气量和呼吸频率的乘积，即：每分肺通气量=潮气量（L）×呼吸频率（次/分）

平静呼吸时，正常成人潮气量平均约为500ml，呼吸频率为12~18次/分，每分通气量为6~9L。每分通气量随年龄、性别、身材和机体的功能状态不同而异。以最大的呼吸深度和频率呼吸时，每分钟吸入或呼出的最大气量称为每分最大通气量，可达70~150L/min。

（2）肺泡通气量 在通气过程中，每次吸入的新鲜空气有一部分留在呼吸性细支气管以上的气道内，不能到达肺泡与血液进行交换，故这部分气体容积称为解剖无效腔气量，正常成人约为150ml。因此，肺泡通气量是指每分钟吸入肺泡的有效气量，即：

肺泡通气量=（潮气量-无效腔气量）×呼吸频率

潮气量和呼吸频率的变化对每分肺通气量与每分肺泡通气量的影响是不同的。当潮气量减半而呼吸频率加倍，或潮气量加倍而呼吸频率减半时，肺通气量虽保持不变，但肺泡通气量却发生明显变化（表6-1）。因此，从肺泡气更新效率的角度看，适度的深而慢的呼吸比浅而快的呼吸更有利于气体交换。

表6-1 不同呼吸形式时的肺通气量

呼吸形式	呼吸频率（次/分钟）	潮气量（ml）	每分通气量（ml/min）	肺泡通气量（ml/min）
平静呼吸	16	500	8000	5600
浅快呼吸	32	250	8000	3200
深呼吸	8	1000	8000	6800

二、肺换气和组织换气

（一）气体交换的原理

气体分子从分压高处向分压低处净转移的过程，称为气体扩散。在混合气体中，每种气体所产生的压力，称为分压。某种气体的分压=混合气体总压力×该气体占混合气的容积百分比。某气体在两个区域之间的压力差称为分压差。气体扩散的动力是气体分压差，扩散的方向总是从分压高处向分压低处进行。

由于空气、肺泡气、血液和组织细胞的O_2和CO_2的分压不同（表6-2），即存在分压差，因此，O_2和CO_2在体内扩散是一种严格的定向运动。O_2从外界环境进入肺泡，然后扩散入血液，最后到组织细胞；CO_2则从组织细胞扩散进入血液，然后到肺泡，最后被排到外界空气中。

表6-2 海平面空气、肺泡气、血液和组织内O_2和CO_2的分压［mmHg（kPa）］

	海平面大气	肺泡气	动脉血	静脉血	组织
PO_2	159（21.2）	104（13.9）	100（13.3）	40（5.3）	30（4.0）
PCO_2	0.3（0.04）	40（5.3）	40（5.3）	46（6.1）	50（6.7）

（二）气体交换过程

1.肺换气 如表6-2所示，肺泡气的PO_2大于静脉血中的PO_2，而肺泡气的PCO_2小于静脉血中的PCO_2。所以，当静脉血流经肺泡周围毛细血管时，肺泡气中的O_2便在分压差的作用下扩散进入肺泡周围的毛细血管；与此同时，静脉血中的CO_2则在分压差的作用下扩散进入肺泡（图6-19）。毛细血管血液从静脉端向动脉端流动的过程中，血液中的PO_2逐渐升高，而PCO_2则逐渐降低，完成肺换气，结果使静脉血变成了动脉血。

2.组织换气 由于组织细胞代谢不断消耗O_2并产生CO_2，因此，组织细胞内的PO_2远低于毛细血管中血液的PO_2，而PCO_2远高于毛细血管中血液的PCO_2。当动脉血流经组织中毛细血管时，O_2顺其分压差从血液向组织液和细胞扩散，CO_2则由组织液和细胞向血液扩散（图6-19）。毛细血管血液从动脉端向静脉端流动的过程中，血液中的PO_2逐渐降低，而PCO_2则逐渐升高，完成组织换气，结果使动脉血变成了静脉血。

（三）影响肺换气的因素

1.呼吸膜的面积和厚度 呼吸膜是指肺泡与血液之间进行气体交换所经过的组织结构（图6-20），它是肺换气的结构基础。正常成人呼吸膜的有效面积约70m²，平均厚度约0.6μm，具有很好的通透性，O_2和CO_2易于扩散通过。

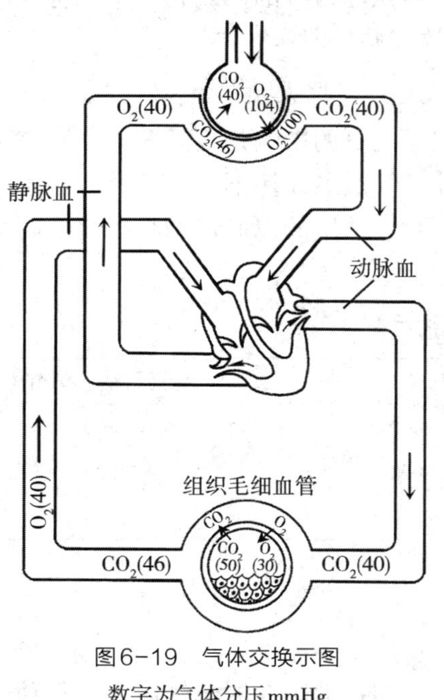

图6-19 气体交换示图

数字为气体分压mmHg

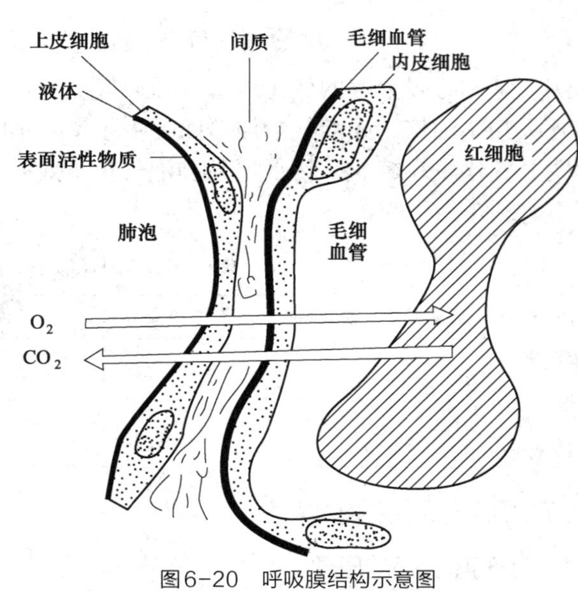

图6-20 呼吸膜结构示意图

气体扩散速度与呼吸膜面积成正比，与呼吸膜的厚度成反比。肺纤维化、肺水肿等可使呼吸膜的厚度增加，肺不张、肺实变、肺气肿、肺叶切除等则可使呼吸膜面积减小，这些情况都会降低气体的扩散速率，减少气体扩散量，影响肺换气而导致呼吸困难。

2.肺通气/血流（V/Q）比值 每分肺泡通气量（V）与每分肺血流量（Q）之间的比值，称为通气/血流比值。正常成人在安静状态下，肺泡通气量约为4.2L/min，每分钟肺血流量相当于每分钟心输出量，约为5.0L/min，V/Q约为0.84。此时，通气与血流匹配最适当，气体交换速率最高。当V/Q比值增大或减小时都可以使气体交换速率下降，造成缺O_2或CO_2潴留，导致呼吸困难。

三、气体在血液中的运输

O_2和CO_2在血液中的运输有两种形式，即物理溶解和化学结合。由于O_2和CO_2的溶解度都很低，所以物理溶解的量很少，但却非常重要，是实现化学结合所必需的中间环节。因为进入血液中的O_2和CO_2必须首先溶解在血浆中以提高其分压，才能再进行化学结合；而O_2和CO_2从血液释放时，也是溶解的先逸出，分压下降，然后化学结合的O_2和CO_2再分离出来，溶解到血浆中。物理溶解和化学结合之间总是处于动态平衡。

（一）O_2的运输

1.物理溶解 正常情况下，血液中物理溶解的O_2约占血液O_2总含量的1.5%。物理溶解的量与PO_2成正比。

2.化学结合 O_2在血液中的化学结合形式是与红细胞中的血红蛋白（Hb）结合，形成氧合血红蛋白（HbO_2）。在结合过程中，血红蛋白分子中的Fe^{2+}仍然是二价，因此，O_2与血红蛋白的结合过程是氧合而不是氧化。O_2与血红蛋白可以结合，也可以解离，即反应是可逆的。该反应过程非常迅速，不需酶的催化，反应的方向取决于PO_2的高低。当血液流经PO_2高的肺部时，血红蛋白与O_2结合，形成氧合血红蛋白；当血液流经PO_2低的组织时，氧合血红蛋白与O_2迅速解离，释放出O_2形成去氧血红蛋白。此过程可表示为：

$$Hb + O_2 \underset{PO_2\text{低（组织）}}{\overset{PO_2\text{高（肺）}}{\rightleftharpoons}} HbO_2$$

动脉血中因含氧合血红蛋白较多而呈红色，静脉血中因含去氧血红蛋白较多而呈暗紫色。当血液中去氧血红蛋白含量达50g/L时，皮肤、黏膜、指甲床等可呈青紫色，这种现象称为发绀。发绀一般是缺氧的标志之一。但也有例外，例如严重贫血患者，血液中去氧血红蛋白很难达到50g/L，虽有缺O_2，但不一定出现发绀；CO与血红蛋白的亲和力是O_2的200多倍，因此CO中毒时，形成大量的一氧化碳血红蛋白（HbCO），使血液呈樱桃色，机体可以有严重缺O_2，但并不出现发绀。相反，在高原性红细胞增多症时，由于血红蛋白总量较多，血液中去氧血红蛋白可达50g/L以上而出现发绀，但机体并不一定缺O_2。

（二）CO_2的运输

1.物理溶解 以物理溶解的方式运输的CO_2大约占CO_2总运输量的5%。

2.化学结合 化学结合的形式主要是碳酸氢盐和氨基甲酸血红蛋白，二者分别占CO_2总运输量的88%和7%。

（1）结合成碳酸氢盐（HCO_3^-） 从组织扩散入血液的CO_2首先溶解于血浆。其中一小部分CO_2在血浆中生成HCO_3^-，并与Na^+结合生成$NaHCO_3$。绝大部分CO_2扩散进入红细胞内，在红细胞高浓度的碳酸酐酶的催化下，发生以下反应：

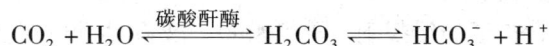

$$CO_2 + H_2O \xrightleftharpoons{\text{碳酸酐酶}} H_2CO_3 \rightleftharpoons HCO_3^- + H^+$$

细胞内生成的HCO_3^-，小部分与K^+结合形成$KHCO_3$，大部分扩散入血浆与Na^+结合生成$NaHCO_3$。与此同时，Cl^-由血浆扩散进入红细胞，以维持红细胞内外电荷平衡，这一现象称为氯转移（图6-21）。

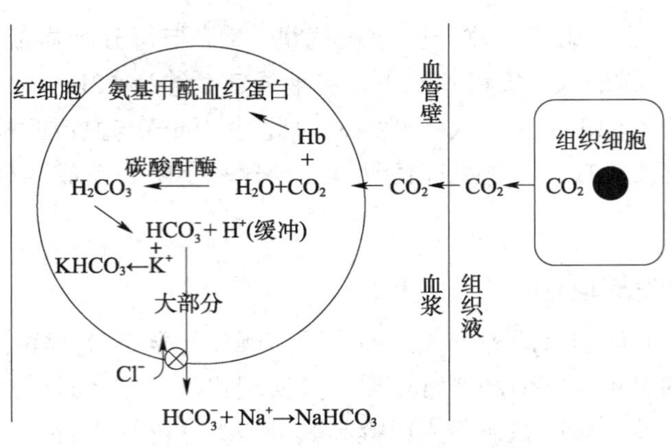

图6-21 CO_2在血液中运输示意图

以上反应是可逆的，在肺部，由于肺泡气的PCO_2比静脉血的要低，上述所有反应向相反方向进行。

（2）结合成氨基甲酸血红蛋白 进入红细胞的CO_2，一部分与Hb的氨基结合生成氨基甲酸血红蛋白（HHbNHCOOH）。在肺部，该反应向相反的方向进行。这一反应迅速、可逆、不需酶的催化，其反应方向取决于PCO_2，可用下式表示：

$$HbNH_2O_2 + H^+ + CO_2 \underset{（肺）}{\overset{（组织）}{\rightleftharpoons}} HHbNHCOOH + O_2$$

PPT

第三节 呼吸的调节

呼吸运动是呼吸肌的节律性活动，其深度和频率随体内、外环境的改变而改变，从而使肺通气量与人体代谢水平相适应，保持内环境中O_2和CO_2含量的相对稳定。呼吸节律的形成和这种适应性改变都是通过呼吸功能的调节来实现的。

一、呼吸中枢

中枢神经系统内产生和调节呼吸运动的神经细胞群称为呼吸中枢。它分布在大脑皮质、脑桥、延髓和脊髓等部位。大量的动物实验和临床资料证明，不同部位的呼吸中枢对呼吸的调节作用不同。正常的节律性呼吸是各级呼吸中枢相互协调和相互配合的结果。

（一）脊髓呼吸中枢的功能

支配呼吸肌的运动神经元位于第3~5颈段（支配膈肌）和胸段（支配肋间肌和腹肌）脊髓灰质前角。动物实验时，若在延髓和脊髓之间横断，则呼吸立即停止，说明节律性呼吸运动不是在脊髓产生的。脊髓只是起着联系上位脑和呼吸肌的中继站作用，也是整合某些呼吸反射的初级中枢。

（二）延髓呼吸中枢及其调节功能

大量实验资料证明，延髓是呼吸的基本中枢。在延髓，呼吸神经元主要集中在背侧和腹侧两组神经核团内，分别称为背侧呼吸组和腹侧呼吸组。背侧呼吸组主要含吸气神经元，下行神经纤维投射至脊髓颈、胸段，支配膈肌和肋间外肌运动神经元，兴奋时产生吸气。腹侧呼吸组主要含吸气神经元，下行神经纤维投射至脊髓胸段，支配肋间内肌和腹壁肌运动神经元，兴奋时引起主动呼气。用分段横切脑干的方法证明，保留延髓的动物呼吸并不停止，但呼吸运动的节律很不规则。延髓是呼吸的基本中枢。

（三）脑桥对呼吸运动的调节

在脑桥上部存在呼吸调整中枢，它可抑制延髓吸气中枢的活动，促使吸气向呼气转化，防

止吸气过长过深。动物实验证明，保留延髓和脑桥的正常联系，动物可维持正常的呼吸节律，说明脑桥也是维持节律性呼吸的重要部位。

（四）高级中枢对呼吸运动的调节

大脑皮层、边缘系统、下丘脑等对呼吸运动均有调节作用，尤其是大脑皮质可在一定限度内随意控制呼吸深度和频率，并能通过条件反射改变呼吸的深度和频率。

二、呼吸反射

呼吸节律虽然产生于脑，但可受来自呼吸器官本身以及循环系统感受器传入冲动的反射性调节。这些反射可分为机械感受性反射和化学感受性反射。

（一）机械感受性反射

1.肺牵张反射 由肺扩张或肺萎陷引起的吸气抑制或吸气兴奋的反射称为肺牵张反射或黑–伯反射。肺牵张反射包括肺扩张反射和肺缩小反射两种形式。

（1）肺扩张反射 是肺充气或扩张时抑制吸气的反射。感受器位于气管至细支气管的平滑肌中，是一种牵张感受器，阈值低，属于慢适应感受器。当吸气时，肺扩张牵拉呼吸道使之扩张时，肺牵张感受器兴奋，冲动经迷走神经中的粗纤维传入延髓。在延髓内通过一定的神经联系使吸气切断机制兴奋，使吸气转为呼气。

肺扩张反射的意义是能及时抑制吸气，加速吸气和呼气的交替，使呼吸深度减小，呼吸频率增加，即呼吸变浅变快。当切断迷走神经后，吸气延长、加深，呼吸变慢。

（2）肺缩小反射 是肺强烈缩小时引起吸气的反射。感受器同样位于气道平滑肌内，传入神经也在迷走神经干中。肺缩小反射在较强的缩肺时才出现，其在平静呼吸调节中意义不大，但对阻止呼气过深和肺不张等可能起一定作用。还可能与气胸时发生的呼吸增强有关。

2.呼吸肌本体感受性反射 呼吸肌是骨骼肌，其本体感受器是肌梭。当肌梭受到牵张刺激而兴奋时，冲动经背根传入脊髓中枢，反射性地引起受牵拉的肌肉收缩，呼吸运动增强，称为呼吸肌本体感受性反射。该反射在维持正常呼吸运动中起一定的作用，尤其在运动状态或气道阻力加大时，可反射性地加强呼吸肌的收缩力，克服气道阻力，以维持正常肺通气功能。

（二）化学感受性反射

化学因素对呼吸的调节也是一种呼吸的反射性调节。当动脉血或脑脊液中的PCO_2、PO_2和H^+浓度变化时，通过化学感受器反射性地改变呼吸运动，称为化学感受性反射。这一反射对保持血液CO_2与O_2含量及pH的相对稳定起着十分重要的作用。

1.化学感受器 按其所在部位分为外周化学感受器和中枢化学感受器两种。

（1）外周化学感受器 主要指的是颈动脉体和主动脉体。它们可以感受血液中PO_2、PCO_2和H^+浓度的变化。当血液中PO_2降低、PCO_2升高或H^+浓度升高时，外周化学感受器产生兴奋，传入冲动经由神经传入延髓呼吸中枢，反射性地引起呼吸运动加深加快和血液循环的变化。

（2）中枢化学感受器 位于延髓腹外侧浅表部位。中枢化学感受器的有效刺激是脑脊液和局部细胞外液中H^+浓度，而不是CO_2。血液中的CO_2迅速通过血–脑屏障，在脑脊液中碳酸酐酶的作用下，CO_2与H_2O结合成H_2CO_3，继而解离出H^+和HCO_3^-，中枢化学感受器对H^+浓度非常敏感，H^+刺激中枢化学感受器，引起呼吸中枢兴奋。血液中的H^+不易通过血–脑屏障，故血液pH的变化对中枢化学感受器的直接作用较弱、也较缓慢。中枢化学感受器不感受缺O_2的刺激，但对H^+的敏感性比外周化学感受器高。

2. CO_2、H^+和低O_2对呼吸的影响

（1）CO_2对呼吸的影响 CO_2对呼吸有很强的刺激作用，它是维持呼吸中枢兴奋所必需的生理性刺激。人在过度通气后，由于呼出较多的CO_2，使动脉血中的PCO_2下降，减弱了对化学

感受器的刺激，使呼吸中枢的兴奋减弱，可出现呼吸运动的下降或暂停，直到机体代谢产生的CO_2使动脉血液中PCO_2升高至正常水平，才会恢复正常呼吸。

适当增加吸入气中的CO_2浓度（不超过4%），可使呼吸加深加快。吸入气中的CO_2浓度过大，对中枢有毒性作用，出现头昏、头痛甚至昏迷等CO_2麻醉症状。

CO_2刺激呼吸是通过两条途径实现的：一是通过刺激中枢化学感受器，二是刺激外周化学感受器。这两条途径中以前者为主，约占总效应的80%。因为CO_2能自由通过血－脑屏障进入脑脊液，CO_2与H_2O结合生成H_2CO_3，后者解离出的H^+对中枢化学感受器起刺激作用。

（2）H^+对呼吸的影响　当动脉血中H^+增加时，可引起呼吸加深加快；反之则抑制呼吸。对呼吸的影响主要是通过刺激外周化学感受器实现的，其次是刺激中枢化学感受器。由于H^+不易透过血－脑屏障，因此限制了血液中的H^+对中枢化学感受器的作用。

（3）低O_2对呼吸的影响　低O_2对呼吸的刺激作用主要是通过外周化学感受器实现的，它可反射性地使呼吸运动加强。低O_2对呼吸中枢的直接作用是抑制性的，并且这种抑制作用可随低O_2程度加重而加强。通常在轻、中度低O_2的情况下，来自于外周化学感受器的传入冲动对呼吸中枢的兴奋作用，在一定程度上能抵消低O_2对呼吸中枢的抑制作用，使呼吸中枢兴奋，呼吸运动加强，肺通气量增加。但在严重低O_2时，来自外周化学感受器的兴奋作用不足以抵消低O_2对呼吸中枢的抑制作用时，则导致呼吸减弱甚至停止。

只改变CO_2、H^+和O_2三个因素中一个因素，而其他两个因素保持不变时，它们各自对肺泡通气反应的影响都是很明显的。但在自然呼吸情况下，不可能只有一个因素改变而其他因素不变，往往一个因素发生变化时会引起另外一种或两种因素相继改变或几种因素同时改变，此时的肺泡通气反应是它们综合影响的结果。所以要做全面的动态观察、分析，才能得到正确的结论。

本章小结

呼吸系统由呼吸道和肺组成。呼吸道是传送气体的管道，包括鼻、咽、喉、气管和各级支气管。临床上通常将鼻、咽、喉称为上呼吸道，将气管和气管的各级分支称为下呼吸道。肺是气体交换的器官，肺的微细结构由肺实质和肺间质组成，肺间质包括血管、神经和淋巴管等；肺实质即肺内各级支气管及终端的大量肺泡组成的支气管树，分为导气部和呼吸部。胸膜是一层薄而光滑的浆膜，可分为脏胸膜与壁胸膜两部分，脏、壁胸膜之间两个潜在、密闭的腔隙称胸膜腔。纵隔是两侧纵隔胸膜之间所有器官和结构的总称，以胸骨角平面为界分为上纵隔和下纵隔。

机体与环境之间进行的气体交换过程称为呼吸。包括外呼吸、气体运输和内呼吸三个环节。肺通气的原动力是呼吸运动，直接动力是大气压与肺内压之差。胸膜腔内压由肺回缩力决定。肺通气的阻力包括弹性阻力和非弹性阻力，以前者为主。肺泡表面活性物质降低肺泡表面张力。肺容积包括潮气量、补吸气量、补呼气量和余气量。肺泡通气量=（潮气量－无效腔气量）×呼吸频率。评价肺通气功能的常用指标是肺活量和时间肺活量。呼吸膜又称气－血屏障，是肺泡内气体和血液内气体进行交换所通过的结构。影响肺换气的主要因素有呼吸膜的面积和厚度、通气/血流比值。血浆中溶解的氧气量极少，扩散进入血液的氧气绝大部分（98.5%）在红细胞内与血红蛋白结合运输。二氧化碳运输的主要形式是碳酸氢盐。维持呼吸中枢兴奋性的最重要的体液物质是一定浓度的CO_2，呼吸反射的基本中枢位于延髓，中枢化学感受器主要感受脑脊液中H^+浓度的变化。

习 题

一、单项选择题

1. 上呼吸道是指（　）。
A. 鼻、咽　B. 鼻、咽、喉、气管
C. 鼻、咽、喉　D. 气管、主支气管
E. 主支气管以上的呼吸道

2. 窦口高于窦底，直立位时不易引流的鼻旁窦是（　）。
A. 额窦　B. 筛窦后群　C. 上颌窦　D. 蝶窦　E. 筛窦前、中群

3. 咽鼓管咽口位于（　）。
A. 鼻咽部　B. 口咽部　C. 喉咽部　D. 中鼻道　E. 下鼻道

4. 喉腔炎症时，易发生水肿的部位在（　）。
A. 喉前庭　B. 喉中间腔　C. 喉室　D. 声门下腔　E. 喉口

5. 下列关于肺的叙述正确的是（　）。
A. 位于胸膜腔内　B. 右肺窄而长
C. 左肺宽而短　D. 右肺有明显的心切迹
E. 肺尖向上经胸廓上口突入颈根部

6. 支气管哮喘时，与何处平滑肌发生痉挛有关（　）。
A. 支气管和小支气管　B. 小支气管和细支气管
C. 细支气管和终末细支气管　D. 呼吸性细支气管和肺泡管
E. 终末细支气管和呼吸性细支气管

7. 肺通气是指（　）。
A. 肺与血液间的气体交换　B. 外界环境与气道间的气体交换
C. 肺与外界环境间的气体交换　D. 肺与气道间的气体交换
E. 外界O_2进入肺的过程

8. 肺表面活性物质的生理作用是（　）。
A. 降低肺泡表面张力　B. 降低肺的顺应性
C. 增强肺的回缩力　D. 增加吸气阻力，增加吸气做功
E. 促进肺泡和肺间质组织液的生成

9. 反映肺一次通气最大能力的是（　）。
A. 潮气量　B. 补吸气量　C. 肺活量　D. 用力呼出量　E. 功能残气量

10. 肺有效的通气量是（　）。
A. 潮气量　B. 肺活量　C. 用力呼气量　D. 肺泡通气量　E. 用力肺活量

二、简答题

1. 简述肺的位置和左、右肺的区分。
2. 什么是通气/血流比值？其增大或减小会造成哪些后果？
3. 血中CO_2增多、低O_2和pH降低对呼吸有何影响？作用途径及机制如何？

（袁　鹏　季　华）

第七章　消化系统

知识目标

1.掌握　消化系统的组成；消化系统器官的形态、位置和结构；胃液、胰液和胆汁的主要成分和作用；胃的运动形式；小肠内主要营养物质的吸收。

2.熟悉　口腔内的消化；小肠内的消化；消化反射；腹膜的分部和功能。

3.了解　消化道管壁的一般结构、胸腹部的标志线及分区；消化道平滑肌的一般生理特性；消化与吸收的概念；大肠的功能。

技能目标

1.学会　指出消化系统主要器官和重要结构的体表投影；将消化器官的形态结构与消化及吸收的生理功能结合起来，分析其辩证关系。

2.具备　认识生命、关爱生命和守护生命的意识。

人体在新陈代谢过程中，不仅要从外界环境中摄取氧气，还必须摄取足够的营养物质，作为新陈代谢的物质和能量的来源。营养物质主要来自于食物，包括蛋白质、脂肪、糖类、维生素、水和无机盐等。其中水、无机盐和维生素可以直接被吸收利用，而蛋白质、脂肪和糖类属于结构复杂的大分子物质，必须先在消化管内加工、分解为结构简单的小分子物质，才能被机体吸收利用。食物在消化管内被分解成可吸收的小分子物质的过程称为消化。消化方式有两种，一种是机械性消化，即通过消化管的运动将食物磨碎并使之与消化液充分混合，同时将食糜不断向消化管的远端推进的过程；另一种是化学性消化，即通过消化液中的各种消化酶的化学作用将食物中的大分子物质分解为可吸收的小分子物质的过程。食物经消化后，小分子物质透过消化管黏膜的上皮细胞进入血液和淋巴液的过程称为吸收。消化与吸收是两个相辅相成、紧密联系的过程。

消化与吸收是消化系统的主要功能。此外，消化器官还能分泌多种胃肠激素，具有重要的内分泌功能以及免疫功能。

PPT

第一节　概　述

一、消化系统的组成

消化系统由消化管和消化腺两部分组成（图7-1）。消化管是指从口腔到肛门的管道，其各部分的功能不同，形态各异，可分为口腔、咽、食管、胃、小肠（十二指肠、空肠和回肠）和大肠（盲肠、阑尾、结肠、直肠和肛管）。临床上通常将从口腔到十二指肠的这部分管道称上消化道，空肠及以下的部分称下消化道。

消化腺按体积的大小和位置不同，可分为大消化腺和小消化腺两种。大消化腺位于消化道的管壁之外，为独立的器官，如大唾液腺、肝和胰。小消化腺分布于消化道的管壁之内，位于黏膜层或黏膜下层，如唇腺、颊腺、舌腺、食管腺、胃腺和肠腺等。

二、消化管壁的一般结构

除口腔外，消化管壁由内向外一般可分为黏膜层、黏膜下层、肌层和外膜四层（图7-2）。

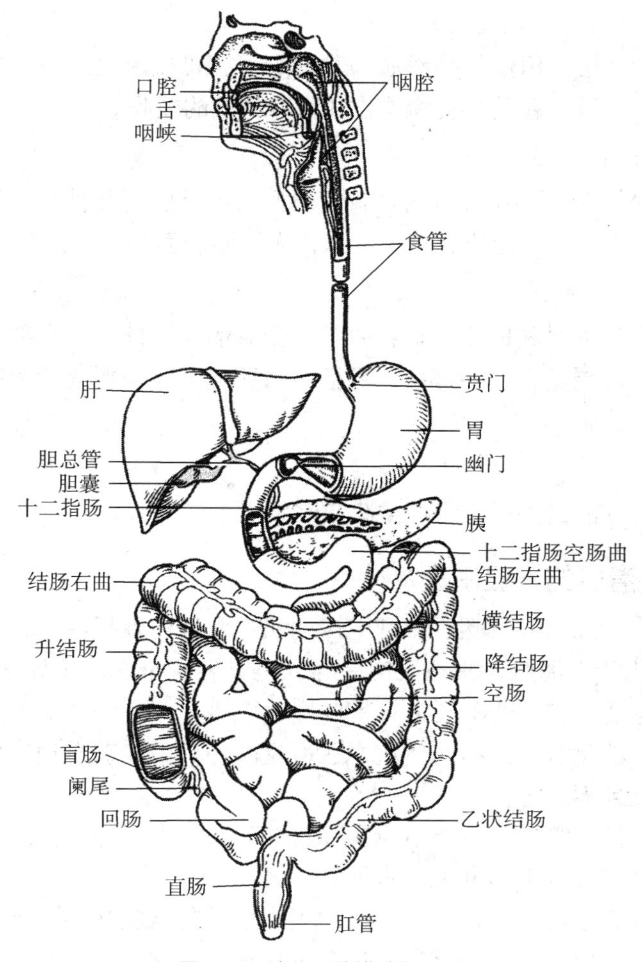

图7-1 消化系统模式图

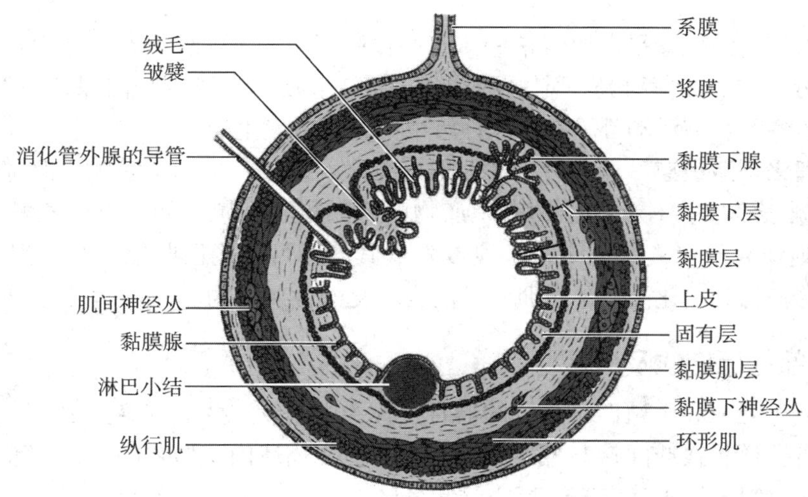

图7-2 消化管一般结构模式图

（一）黏膜

黏膜位于管壁的最内层，自内向外由上皮、固有层和黏膜肌层组成。

1.上皮 衬于消化管的腔面，上皮的类型因其所在位置不同而存在差异。口腔、咽、食管和肛管齿状线以下为复层扁平上皮，主要起保护作用。胃、小肠、大肠和肛管齿状线以上为单层柱状上皮，主要参与食物的消化和吸收。

2.固有层 位于上皮深层，由结缔组织构成。其内含小消化腺、血管、淋巴管和淋巴

组织。

3. 黏膜肌层　为薄层平滑肌。平滑肌的收缩和舒张可以改变黏膜的形态，促进腺分泌物的排出和血液、淋巴的运行，有助于食物消化和营养物质的吸收。

（二）黏膜下层

黏膜下层由疏松结缔组织构成，内含较大的血管、淋巴管和黏膜下神经丛。某些部位黏膜和黏膜下层共同向腔内突出，形成皱襞，可以扩大黏膜表面积。

（三）肌层

除口腔、咽、食管上段和肛门外括约肌等处为骨骼肌以外，其余部分均为平滑肌，一般可分为内环行和外纵行两层。在某些部位，环行肌层明显增厚，形成括约肌，如贲门括约肌、幽门括约肌和肛门内括约肌。

（四）外膜

外膜位于消化管壁的最外层，为纤维膜或浆膜。

三、消化管平滑肌的一般生理特性

在整个消化管中，除口腔、咽、食管上段的肌肉和肛门外括约肌为骨骼肌外，其余大部分由平滑肌组成。消化管平滑肌与其他肌肉一样，也具有兴奋性、传导性、收缩性和伸展性等，但由于结构、生物电活动和功能不同又有其自身的特性。

1. 自动节律性　消化管平滑肌离体后，在适宜的环境中能够自动产生节律性收缩，但与心肌相比，其节律性慢且不稳定。

2. 富有伸展性　消化管平滑肌能适应实际需要而做较大的伸展。生理意义在于使中空的容量器官容纳较多的食物时也不发生明显的压力变化。

3. 兴奋性低，舒缩缓慢　消化管平滑肌的兴奋性较骨骼肌和心肌低，收缩的潜伏期、收缩期和舒张期时间比骨骼肌长得多。该特性适合于食物在消化管内停留较长时间，以利于消化和吸收。

4. 具有紧张性　消化管平滑肌经常保持着一种微弱的持续收缩状态，称为紧张性。紧张性使消化管各部分如胃、肠等维持一定的形状和位置，并使消化管管腔内保持一定的基础压力，消化管平滑肌的各种收缩活动都是在紧张性收缩的基础上发生的。

5. 对某些理化刺激敏感　消化管平滑肌对电刺激、切割、烧灼不敏感，但对牵张、温度变化和化学性刺激较敏感，对一些生物组织产物的刺激特别敏感。如微量的乙酰胆碱可使它收缩，肾上腺素则使它舒张；又如牵拉肠段或降低其温度可使肠段收缩，升高温度则可使之舒张。消化管内的食物和消化液是平滑肌活动的自然化学性刺激物。

四、胸腹部的标志线及分区

消化、呼吸、泌尿和生殖四个系统的器官合称为内脏。这些器官绝大部分位于胸腔、腹腔和盆腔内，并借孔道直接或间接与外界相通。为了便于描述内脏器官的正常位置、毗邻和体表投影，通常在胸、腹部体表确定若干标志线和分区。

（一）胸部的标志线

1. 前正中线　沿身体前面正中所做的垂直线。

2. 锁骨中线　通过锁骨中点所做的垂直线，在男性一般与通过乳头的垂直线相当。

3. 腋前线　通过腋前襞所做的垂直线。

4. 腋后线　通过腋后襞所做的垂直线。

5. 腋中线　通过腋前、后线之间中点所做的垂直线。

6. 肩胛线 通过肩胛骨下角所做的垂直线。

7. 后正中线 沿身体后面正中所做的垂直线。

（二）腹部的分区

在腹部前面，通常用两条横线和两条纵线将腹部分成九个区（图7–3）。上横线为通过两侧肋弓最低点的连线，下横线为通过两侧髂结节的连线。两条纵线为通过两侧腹股沟韧带中点所做的垂直线。上横线以上分为中间的腹上区和两侧的左、右季肋区；上下横线之间分为中间的脐区和两侧的左、右腹外侧区（腰区）；下横线以下分为中间的腹下区（耻区）和两侧的左、右腹股沟区（髂区）。

临床工作中，又常以通过脐的水平线和垂直线，将腹部分为右上腹、左上腹、右下腹和左下腹四个区。

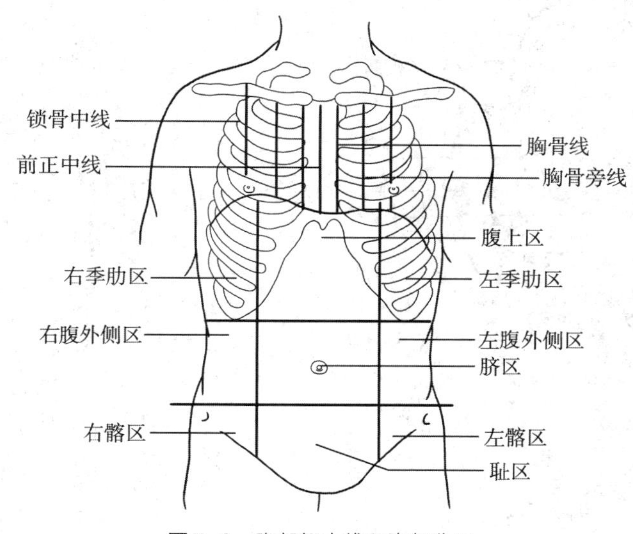

图7–3 胸部标志线和腹部分区

第二节 消化管与消化腺

案例讨论

案例 患者，男，47岁，3年前出现无明显诱因的间断性上腹部胀痛，餐后半小时明显，持续2~3小时，可自行缓解。2周来加重，6小时前突觉上腹胀、恶心、头晕，呕吐咖啡样液1次，先后两次解柏油样便，急诊来我院。体格检查见贫血貌，全身皮肤较苍白。血常规：Hb 77g/L。便隐血实验：强阳性。胃镜示胃小弯可见一椭圆形溃疡，直径约1.5cm，边缘光整，底部充满白色渗出物，周围黏膜充血水肿。诊断：胃溃疡合并上消化道出血。

讨论 1. 胃壁分几层？胃黏膜的保护性因素和损害性因素各有哪些？

2. 胃的形态分哪几部分？胃溃疡好发于何处？

3. 胃镜检查时，胃镜前端自口腔到达幽门部，需经过哪些狭窄？

一、消化管

（一）口腔

口腔是消化管的起始部，前壁为上、下唇，两侧壁为颊，上壁为腭，下壁为封闭口腔底的软组织。口腔向前经口裂通向外界，向后经咽峡与咽相通（图7–4）。

1. 腭 构成口腔的顶，分隔鼻腔与口腔，分为前2/3的硬腭和后1/3的软腭。硬腭主要由骨

腭被覆黏膜而成。软腭由骨骼肌和黏膜构成，软腭的后缘游离，中央有一向下的乳头状突起，称腭垂。腭垂两侧各有两条弯向下的弓状黏膜皱襞，前皱襞向下连于舌根，称腭舌弓，后皱襞向下延至咽侧壁，称腭咽弓。两弓间的凹陷称扁桃体窝，容纳腭扁桃体。腭垂、两侧的腭舌弓及舌根共同围成的狭窄部称为咽峡，是口腔和咽的分界。

2. 牙 是人体最坚硬的器官，镶嵌在上、下颌骨的牙槽内，有切割、磨碎食物和辅助发音等功能。

（1）牙的形态和构造 牙分三部分（7–5），牙冠，露于口腔内；牙根，嵌于牙槽内；牙颈，介于牙冠和牙根之间。

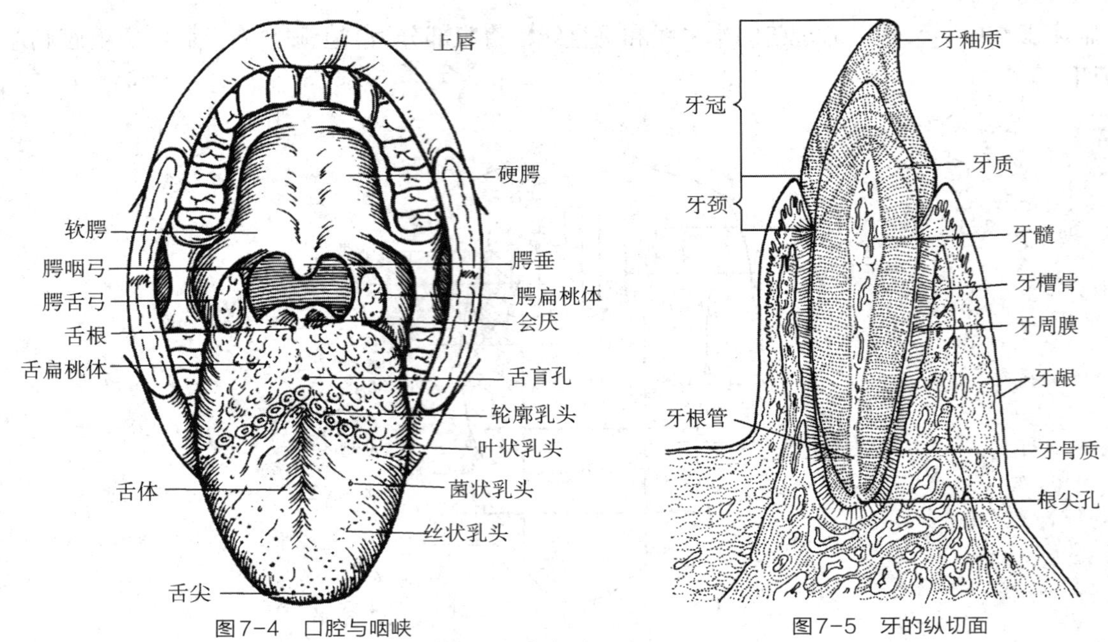

图7–4 口腔与咽峡

图7–5 牙的纵切面

牙冠内的腔隙称牙冠腔，牙根内的细管称牙根管。牙根尖端的小孔，称根尖孔。牙的血管和神经通过根尖孔和牙根管进入牙冠腔。牙根管与牙冠腔合称为牙腔，容纳牙髓。

牙主要由釉质、牙质、牙骨质和牙髓构成。牙质构成牙的主体。在牙冠部牙质的表面覆有釉质，在牙颈和牙根部牙质的表面包有牙骨质。牙周膜、牙龈和牙槽骨共同构成牙周组织。牙槽骨与牙骨质间的结缔组织膜，称牙周膜，使牙根固定于牙槽内。牙龈是覆盖在牙槽弓和牙颈表面的口腔黏膜，富含血管。牙槽骨为构成牙槽的骨质。牙周组织对牙具有保护、支持和固定的作用。

（2）牙的名称和排列 人的一生中有两套牙发生，按萌出先后分乳牙和恒牙。乳牙一般在出生后6个月开始萌出，3岁出全，6岁开始脱落。恒牙在6~7岁开始萌出，逐渐替换全部的乳牙，在12~14岁出全。其中第三磨牙又称迟牙，萌出较晚，有些人到成年后才萌出，甚至终生不萌出。

乳牙共20个，分为切牙、尖牙和磨牙。恒牙可分为切牙、尖牙、前磨牙和磨牙，共32个。

3. 舌 位于口腔底部，由骨骼肌被覆黏膜形成，前2/3为舌体，其前端突出称舌尖，后1/3为舌根。舌具有协助咀嚼、搅拌、吞咽食物、感受味觉和辅助发音的功能。

（1）舌的黏膜 舌的背面和侧缘有许多舌乳头，按形态可分为四种：①丝状乳头，数量最多，体积小、色白如丝绒状，具有一般感觉功能；②菌状乳头，体积较大，呈红色钝圆形，散在于丝状乳头之间；③轮廓乳头，体积最大，呈圆形；④叶状乳头，位于舌体侧缘后部，在人类不发达。菌状乳头、轮廓乳头和叶状乳头内均含有味蕾，味蕾为味觉感受器，可感受酸、甜、苦、咸等味觉刺激。

（2）舌肌　为骨骼肌，分舌内肌和舌外肌两种。舌内肌的起止点均在舌内，构成舌的主体，肌束呈纵、横、垂直三个方向排列，收缩时可改变舌的外形。舌外肌起自舌外，止于舌内，收缩时可改变舌的位置。舌外肌每侧有4块，其中最重要的是颏舌肌，颏舌肌起自下颌骨体内面，肌束向后上呈扇形进入舌内，止于舌中线两侧。两侧颏舌肌同时收缩，舌向前伸，一侧收缩时，舌尖伸向对侧。一侧颏舌肌瘫痪，伸舌时舌尖偏向瘫痪侧。

（二）咽

咽是呼吸和消化的共同管道（详见呼吸系统）。

（三）食管

1.食管的位置和形态　食管为前后略扁的肌性管道，上端续于喉咽，下端穿膈的食管裂孔进入腹腔连于胃的贲门（图7–6），全长约25cm。

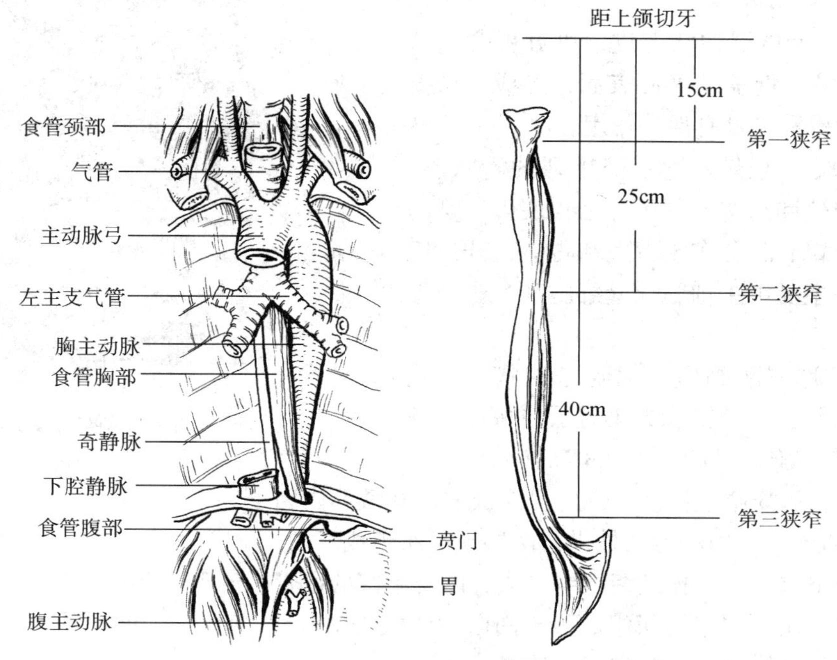

图7–6　食管的位置及狭窄

食管全长有3个生理性狭窄：第一狭窄位于食管起始处，距中切牙约15cm；第二狭窄在食管与左主支气管交叉处，距中切牙约25cm；第三狭窄在食管穿膈的食管裂孔处，距中切牙约40cm。这些狭窄是异物容易滞留的部位，也是肿瘤好发的部位。

2.食管的微细结构　食管壁具有消化管壁典型的四层结构。食管的黏膜上皮为复层扁平上皮，具有保护功能。黏膜下层含有食管腺，食管腺分泌的黏液经导管排入食管腔，具有湿润食团和润滑管壁的作用。食管肌层上段为骨骼肌，下段为平滑肌，中段由骨骼肌和平滑肌混合构成。外膜为纤维膜。

微课

（四）胃

1.胃的位置和形态　胃是消化管的膨大部分，上接食管，下连十二指肠。中度充盈时，胃大部分位于左季肋区，小部分位于腹上区。

胃有入、出两口，上、下两缘，前、后两壁，并分为四部（图7–7）。胃的入口称贲门，与食管相接；出口称幽门，与

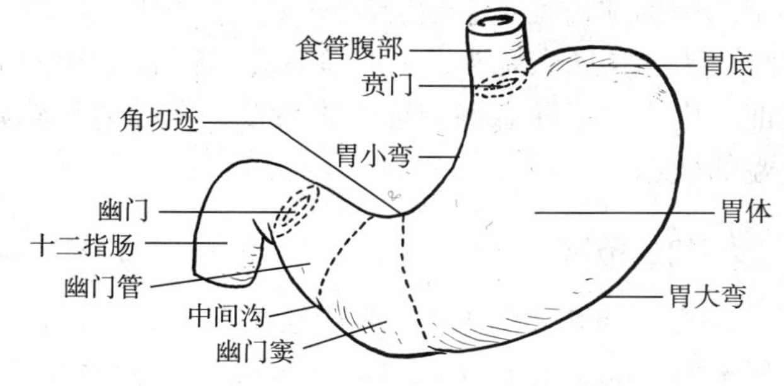

图7–7　胃的形态及分部

十二指肠相连。胃的上缘短而凹称胃小弯，其最低处形成一凹陷，称角切迹，是胃体与幽门部在胃小弯的分界；胃的下缘长而凸，称胃大弯。胃在空虚时有明确的前后壁，充盈时不明显。

胃可分为贲门部、胃底、胃体和幽门部四部。贲门部为贲门周围的部分；胃底是指贲门左上方膨出的部分，临床上称为胃穹窿，其内为空气，X线片上表现为低密度气影，称胃泡；胃体为胃底与角切迹平面之间的部分；幽门部为角切迹平面与幽门之间的部分，可分为左侧膨大的幽门窦和右侧缩窄的幽门管两部分。胃小弯，尤其是角切迹是溃疡和胃癌的好发部位。

2.胃壁的微细结构 胃壁由内向外分为黏膜层、黏膜下层、肌层和外膜4层（图7–8）。

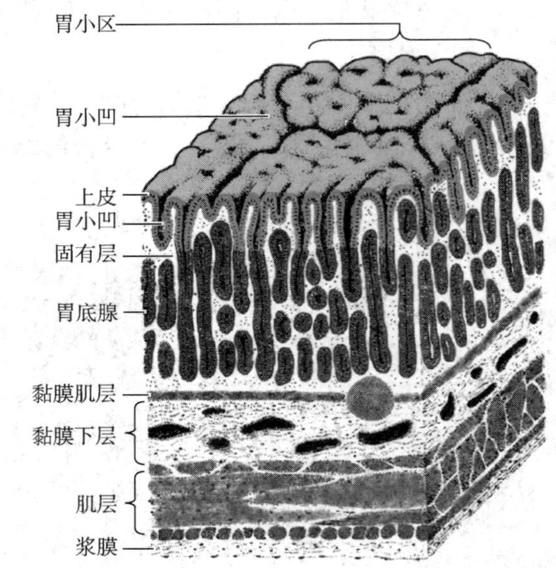

图7–8 胃底和胃体立体结构模式图

（1）黏膜层 分上皮、固有层和黏膜肌层3层。胃黏膜表面遍布许多不规则的小孔，称胃小凹。

1）上皮 为单层柱状上皮，可分泌含高浓度HCO_3^-的黏液，覆盖于上皮表面，形成一层凝胶保护层，对胃黏膜具有保护作用。

2）固有层 内有大量紧密排列的管状腺，根据所在的部位和结构不同可分为胃底腺、贲门腺和幽门腺。胃底腺分布于胃底和胃体，开口于胃小凹底部，主要由主细胞、壁细胞和颈黏液细胞组成。

主细胞又称胃酶细胞，细胞呈柱状，核圆形，位于基底部。主细胞能分泌胃蛋白酶原。壁细胞又称泌酸细胞，呈圆形或锥体形，核圆形，位于细胞中央，胞质嗜酸性。壁细胞可合成分泌盐酸和内因子。

3）黏膜肌层 由内环行与外纵行两层平滑肌组成。

（2）黏膜下层 由疏松结缔组织构成，内有丰富的血管、淋巴管和神经丛。

（3）肌层 由三层平滑肌组成，自内向外依次为斜行肌、环行肌和纵行肌，其中环行肌层最发达，在幽门处增厚，形成幽门括约肌。

（4）外膜 为浆膜。

（五）小肠

小肠为消化管最长的部分，盘曲于腹腔内，成人全长5~7m，是食物消化与吸收的主要场所，上续于幽门，下接盲肠，自上而下分为十二指肠、空肠和回肠三部分。

1.十二指肠 是小肠的起始段，介于胃与空肠之间，成人长约25cm，呈“C”形包绕胰头，可分为上部、降部、水平部和升部四部分（图7–9）。十二指肠上部近幽门的一段肠管称十二指肠球，是十二指肠溃疡及穿孔的好发部位。十二指肠降部的后内侧壁有一圆形的隆起，称为十二指肠大乳头，是胆总管和胰管的共同开口处。十二指肠与空肠移行处称十二指肠空肠曲，由十二指肠悬韧带连于腹后壁，十二指肠悬韧带又称Treitz韧带，是手术时确认空肠起始端的标志。

知识拓展 消化性溃疡

消化性溃疡主要是指发生在胃和十二指肠的慢性溃疡，即胃溃疡（gastric，GU）和十二指肠溃疡（duodenal ulcer，DU）。溃疡的形成与胃酸和胃蛋白酶的消化有关，溃疡是指黏膜的破溃或缺损达到黏膜肌层，未达到黏膜肌层者称为糜烂。

十二指肠溃疡和胃溃疡的发病率之比为（2~3）∶1。胃溃疡疼痛位置在剑突下正中或偏左，十二指肠溃疡疼痛的位置在上腹部正中或偏右。胃溃疡疼痛的特点为餐后痛，进食后1小时左右开始疼痛，胃排空后缓解；十二指肠溃疡的特点为空腹痛，进餐后缓解。

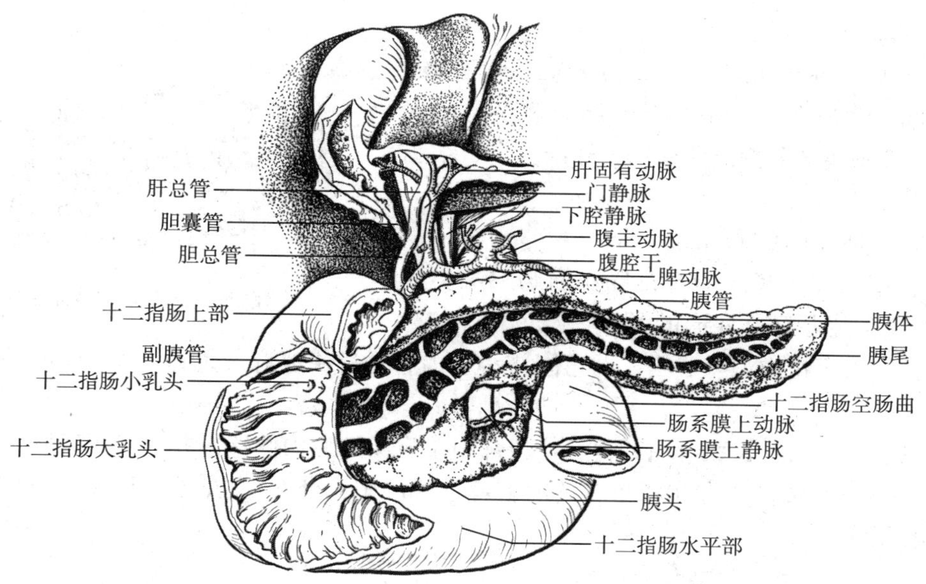

图7-9　十二指肠和胰

2.空肠和回肠　空肠和回肠之间并无明显的分界，一般而言，空肠居腹腔的左上部，占空、回肠近端2/5，管腔较大、管壁较厚、血管较多，在活体呈淡红色，腔内有高而密的环形皱襞，黏膜内有散在的孤立淋巴小结。

回肠居腹腔右下部，部分位于盆腔内，占空、回肠远端3/5，管腔较小、管壁较薄、血管不如空肠丰富，颜色较浅，黏膜皱襞低而疏，黏膜内除孤立淋巴小结外，还有椭圆形的集合淋巴小结。

3.小肠壁的微细结构　小肠壁由黏膜、黏膜下层、肌层和外膜构成（图7-10）。小肠的结构特点是黏膜和黏膜下层向肠腔突出，形成许多环行皱襞。黏膜上皮和固有层向肠腔内突出形成肠绒毛。黏膜的柱状上皮细胞游离面有微细突起，称微绒毛。皱襞、绒毛和微绒毛使小肠的吸收面积增加了约600倍。

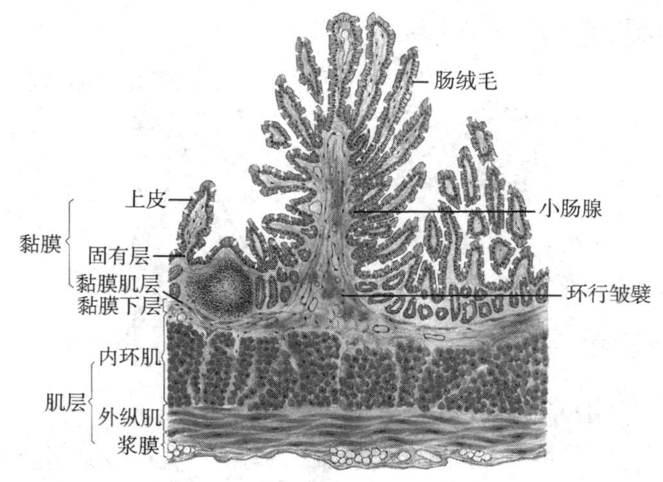

图7-10　空肠壁的微细结构

绒毛上皮主要由吸收细胞和杯状细胞组成。吸收细胞数量较多，呈高柱状，其游离面有密集的微绒毛；杯状细胞数量较少，夹在吸收细胞之间，能分泌黏液，润滑和保护肠黏膜。

绒毛的中轴为疏松结缔组织，含有毛细淋巴管（中央乳糜管）、丰富的毛细血管和散在的平滑肌纤维。小肠吸收的氨基酸和葡萄糖进入毛细血管，乳糜微粒则进入中央乳糜管。平滑肌纤维的收缩能促使绒毛进行伸缩活动，有利于营养物质的吸收和运送。

（六）大肠

起自盲肠，终于肛门，全长约1.5m，分盲肠、阑尾、结肠、直肠和肛管五部分。结肠和盲肠的表面有区别于小肠的3个特征性结构，即结肠带、结肠袋和肠脂垂（图7-11）。

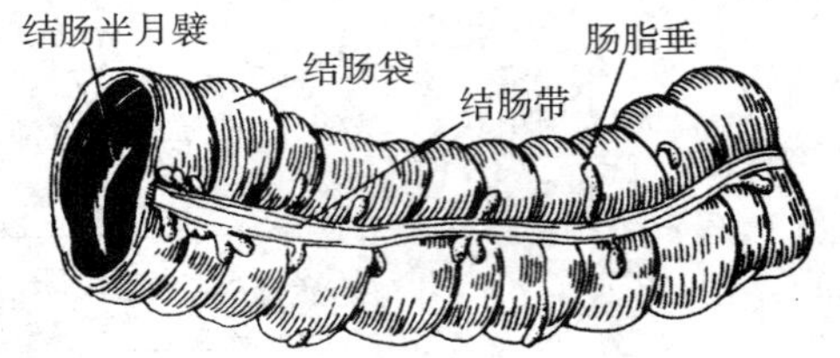

图7-11 结肠的特征性结构

1.盲肠 是大肠的起始部，位于右髂窝内，向左与回肠相接，向上延续为升结肠。回肠末端突入盲肠腔内，形成两个半月形的黏膜皱襞称回盲瓣，可防止大肠的内容物逆流入小肠，并可阻止小肠内容物过快地流入大肠，以便食物在小肠内充分消化吸收。

2.阑尾 为一条细长而弯曲的盲管，根部附于盲肠的后内侧壁，并开口于盲肠（图7-12）。阑尾根部的体表投影，通常在脐与右髂前上棘连线的中、外1/3交点处，称麦氏点，阑尾炎症时此处常有压痛。

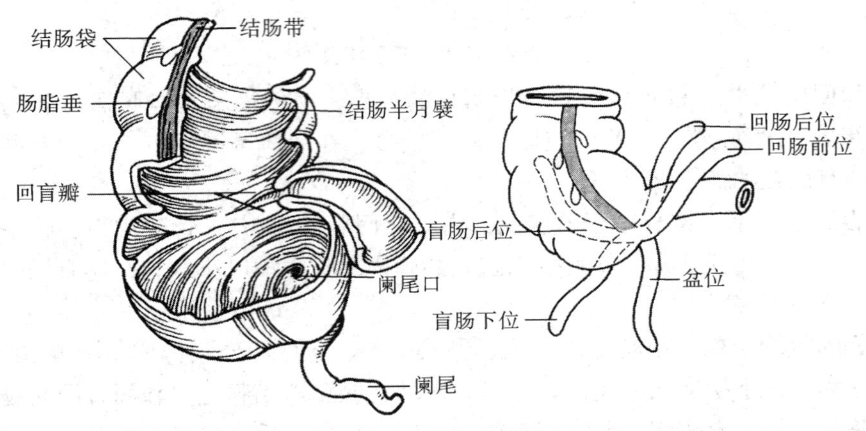

图7-12 阑尾与盲肠

3.结肠 按位置和形态，可分为升结肠、横结肠、降结肠和乙状结肠四部分，呈“门”字形围绕于空肠和回肠的周围（图7-13）。

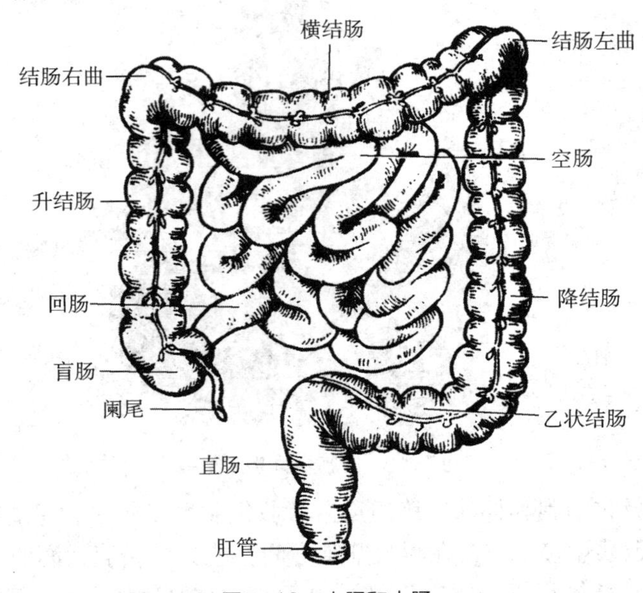

图7-13 小肠和大肠

（1）升结肠　起自盲肠，沿腹后壁右侧上升，至肝右叶下方向左弯曲形成结肠右曲（肝曲）。升结肠后壁借结缔组织连于腹后壁，活动度较小。

（2）横结肠　起自结肠右曲，向左至脾下方向下弯曲形成结肠左曲（脾曲）。横结肠借横结肠系膜连于腹后壁，活动度大。

（3）降结肠　起自结肠左曲，沿腹后壁左侧下行，至左髂嵴处移行为乙状结肠。降结肠后壁借结缔组织连于腹后壁，活动度也较小。

（4）乙状结肠　起自降结肠，沿左髂窝转入盆内，呈“乙”字形弯曲，至第3骶椎平面与直肠相续。乙状结肠借乙状结肠系膜连于骨盆侧壁，活动度大。

4.直肠　在第3骶椎平面接续乙状结肠，沿骶骨与尾骨前面下行，穿盆膈移行为肛管。直肠并不直，在矢状面上有两个弯曲，上段为凸向后的骶曲，下段为凸向前的会阴曲（图7-14）。直肠下部肠腔膨大，称直肠壶腹，内面有3个直肠横襞，以位于直肠右前壁者最大且位置恒定，在直肠镜检或给药时应注意这些弯曲和横襞，以免损伤肠壁。

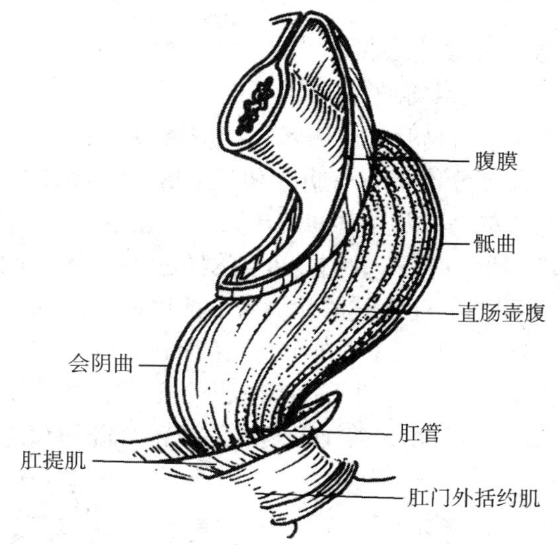

图7-14　直肠与肛管的外形

5.肛管　为盆膈以下至肛门之间的大肠末端。肛管上段的纵行黏膜皱襞称肛柱（图7-15）。在相邻肛柱的下端之间有半月形的黏膜皱襞相连称肛瓣。肛柱下端和肛瓣边缘共同围成的锯齿状环行线称齿状线，是皮肤与黏膜的分界线，也是临床上区分内、外痔的分界线。

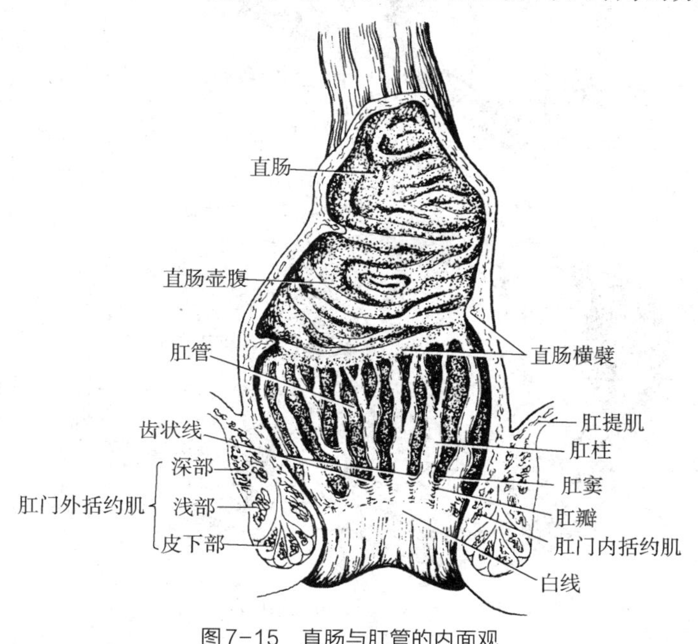

图7-15　直肠与肛管的内面观

肛管壁的环行平滑肌增厚形成肛门内括约肌，有协助排便的作用；在肛门内括约肌的外面有肛门外括约肌围绕，肛门外括约肌为骨骼肌，有控制排便的功能。

二、消化腺

（一）口腔腺

口腔腺主要有腮腺、下颌下腺和舌下腺3对大唾液腺（图7–16）。腮腺位于外耳道的前下方，其导管开口于平对上颌第二磨牙的颊黏膜上。下颌下腺位于下颌骨体的内面，舌下腺位于口底黏膜深面。下颌下腺和舌下腺的导管均开口于口腔底部。

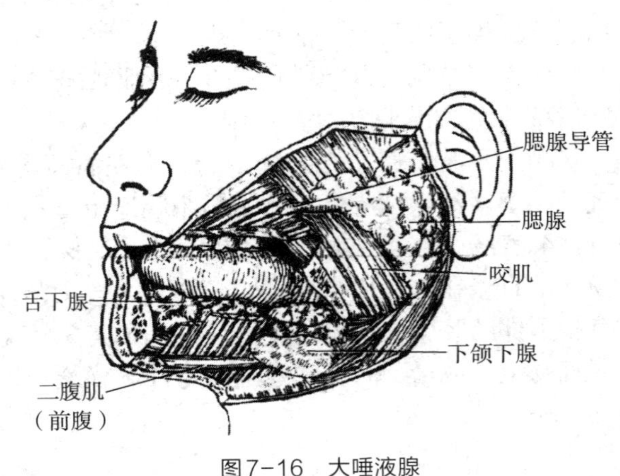

图7–16　大唾液腺

（二）肝

肝是人体最大的消化腺。具有分泌胆汁、参与蛋白质、脂类、糖类和维生素等物质的合成、转化与分解，以及激素、药物等物质的转化与解毒等功能。

1.肝的位置和形态　肝大部分位于右季肋区和腹上区，小部分位于左季肋区。肝的前面大部分被胸廓掩盖，仅在腹上区左、右肋弓之间露出，并直接接触腹前壁。

肝的血液供应十分丰富，质软而脆，活体上呈红褐色。肝呈不规则的楔形，上面膨隆并与膈相接触，称膈面（图7–17），膈面的前部被镰状韧带分成厚而大的肝右叶和薄而小的肝左叶；下面凹凸不平，与腹腔器官相邻，称脏面（图7–17）。脏面正中的横沟称肝门，有肝左、右管，肝固有动脉左、右支，肝门静脉左、右支，肝的神经及淋巴管等出入。出入肝门的结构被结缔组织包绕，称肝蒂。横沟的右前部称胆囊窝，容纳胆囊；右后部称腔静脉沟，有下腔静脉穿行。

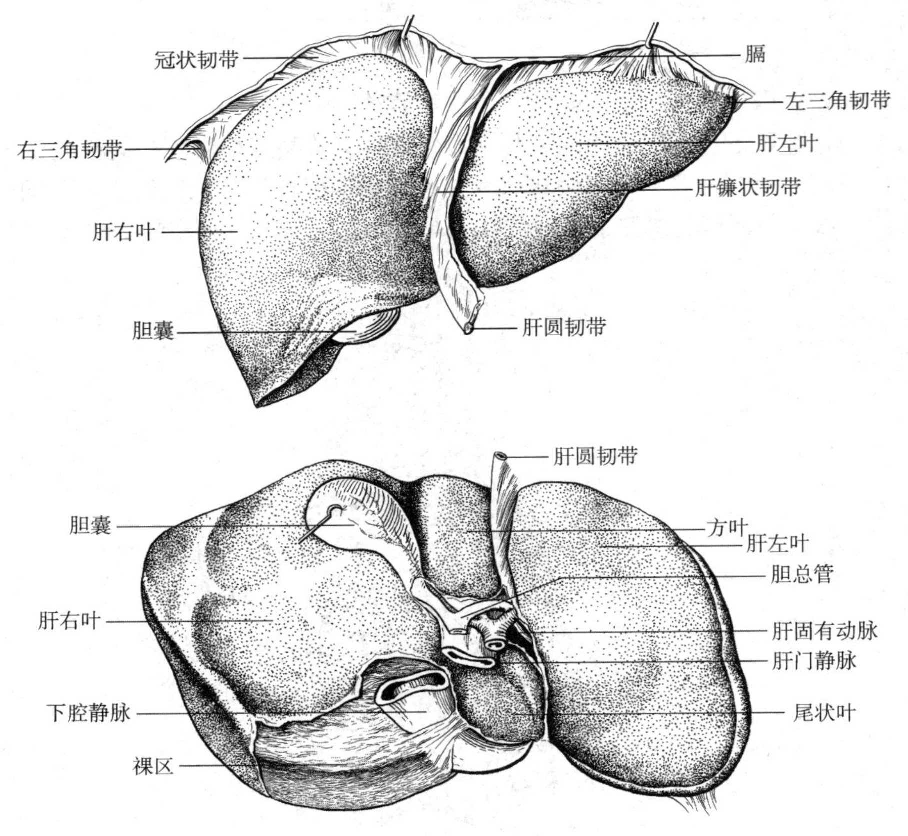

图7–17　肝的膈面和脏面

2.肝的微细结构 肝表面包有一层致密的结缔组织被膜，被膜在肝门处随肝管、血管和神经等进入肝实质，将肝实质分割成50万~100万个肝小叶（图7-18）。肝小叶是肝基本的结构和功能单位，呈棱柱体状，中央是1条沿其长轴走行的中央静脉，管壁仅有一层内皮围成，有肝血窦的开口。中央静脉周围有呈放射状排列的肝板（图7-19），肝板是单排肝细胞组成的立体板状结构，凹凸不平，有孔。在切片中，肝板的断面呈索状，称肝索。肝板之间有肝血窦，经肝板上的孔互相连通。

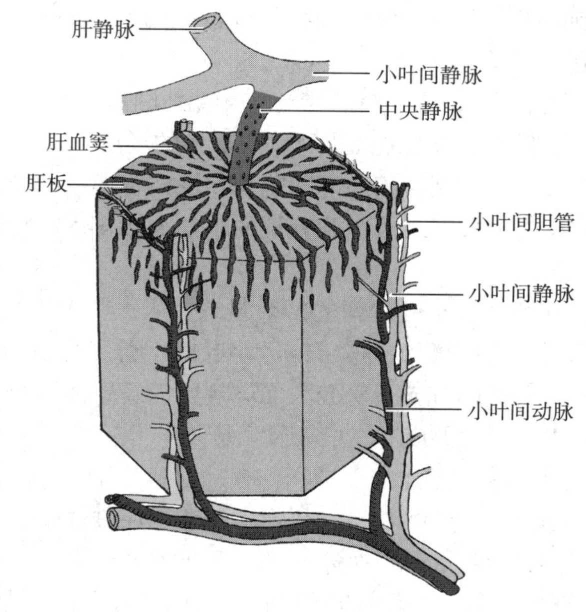

图7-18 肝小叶模式图

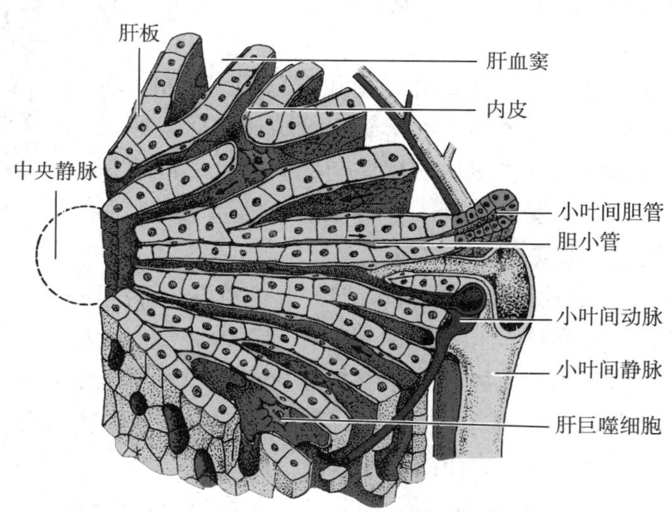

图7-19 肝板、肝血窦和胆小管模式图

（1）肝细胞 占肝内细胞总数的80%，是构成肝小叶的主要成分。肝细胞呈多边形，体积较大，细胞核圆形，位于细胞的中央，有时可见双核。胞质内有丰富的线粒体、内质网和溶酶体等细胞器。线粒体为肝细胞的功能活动提供能量。粗面内质网能合成血浆白蛋白、纤维蛋白原、凝血酶原等多种蛋白质。滑面内质网具有合成胆汁，参与脂肪代谢、固醇类激素的灭活及解毒等多方面的功能。溶酶体能消化分解肝细胞吞饮的物质、退化的细胞器等，对肝细胞结构的更新和细胞正常功能的维持起着重要的作用。

（2）肝血窦 位于肝板之间，窦腔大而不规则，互相吻合成网，形成肝小叶内的毛细血管网。含氧的肝固有动脉血液和含各种肠道吸收物质的门静脉血液分别经小叶间动脉和小叶间静脉注入肝血窦。

肝血窦的窦壁由内皮细胞围成，其上有许多窗孔，窗孔上无隔膜。内皮细胞之间有间隙，内皮外无基膜，仅附着少量网状纤维。因此肝血窦的通透性非常高，有利于肝细胞与血液间的物质交换。

窦腔内含有肝巨噬细胞和大颗粒淋巴细胞。肝巨噬细胞又称肝库普弗细胞（Kupffer cell），有活跃的吞噬能力，能吞噬血液中的细菌、异物和衰老的红细胞等。此细胞来源于血液的单核细胞，属单核–吞噬细胞系统。大颗粒淋巴细胞是肝特有的NK细胞，对病毒感染的肝细胞和肿瘤细胞有直接杀伤作用。

内皮细胞与肝细胞之间的狭窄间隙称窦周隙，充满由肝血窦进入的血浆，肝细胞的微绒毛浸于其间。因此，窦周隙是肝细胞与血液间进行物质交换的场所。

（3）胆小管　是相邻肝细胞的细胞膜局部凹陷并相互嵌合形成的微细管道。以盲端起于中央静脉周围的肝板内，互相吻合成网。肝细胞分泌的胆汁直接排入胆小管，胆小管走向肝小叶周边，汇入小叶间胆管。

（4）肝门管区　为相邻几个肝小叶之间的结缔组织小区，其中可见3种伴行的管道，即小叶间动脉、小叶间静脉和小叶间胆管（图7–19）。小叶间动脉是肝固有动脉的分支，管腔小，管壁厚；小叶间静脉是肝门静脉的分支，管腔大而不规则，管壁薄；小叶间胆管由胆小管汇集而成，它们向肝门方向汇集，最后形成肝左、右管出肝。

3.肝外胆道　包括胆囊和输胆管道。

（1）胆囊　位于肝下面的胆囊窝内，呈梨形，容量40~60ml，有浓缩和储存胆汁的功能。胆囊分为底、体、颈、管四部分（图7–20）。胆囊底微露出于肝前缘，与腹前壁相贴，其体表投影在右锁骨中线与右肋弓交点处稍下方，胆囊炎时，此处常有明显的压痛。

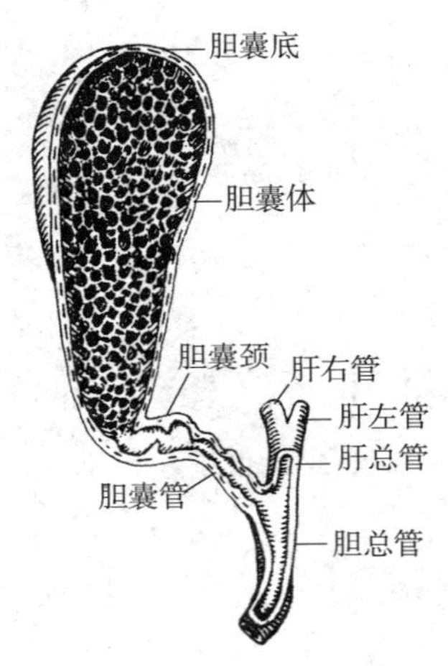

图7–20　胆囊和输胆管道

（2）输胆管道　包括肝左、右管，肝总管和胆总管。肝左、右管出肝门后汇合成肝总管，肝总管再与胆囊管汇合成胆总管。胆总管下行斜穿十二指肠降部的后内侧壁，在壁内与胰管汇合形成略膨大的肝胰壶腹，开口于十二指肠大乳头。在肝胰壶腹的周围有环形的平滑肌，称肝胰壶腹括约肌（Oddi括约肌）。

非消化期间，肝胰壶括约肌保持收缩状态，肝细胞分泌的胆汁进入胆囊贮存。进食后，在神经和体液因素的作用下，胆囊底收缩，肝胰壶腹括约肌舒张，胆囊中贮存、浓缩的胆汁经胆总管排入十二指肠。输胆管道可因结石，胆道蛔虫或肿瘤压迫等因素造成阻塞，使胆汁排出受阻，并发胆囊炎或阻塞性黄疸。胆汁排出的途径如下：

肝细胞分泌胆汁→胆小管→小叶间胆管→肝左、右管→肝总管→胆总管→十二指肠
↓↑
胆囊

4.肝的血液循环　肝受肝门静脉和肝固有动脉双重血供。肝门静脉是肝的功能性血管，入肝后反复分支形成小叶间静脉，通入肝血窦。肝固有动脉是肝的营养性血管，入肝后分支为小叶间动脉，也通入肝血窦。肝血窦的血液与肝细胞进行物质交换后，汇入中央静脉，中央静脉再汇合成小叶下静脉，进而汇合成2~3条肝静脉，出肝后注入下腔静脉。肝的血液循环如下：

肝门静脉→小叶间静脉→
　　　　　　　　　　　}肝血窦→中央静脉→小叶下静脉→肝静脉→下腔静脉
肝固有动脉→小叶间动脉→

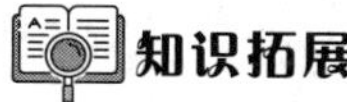知识拓展　　内镜下逆行胰胆管造影

内镜下逆行胰胆管造影是通过口腔将十二指肠镜插入到十二指肠降部，经十二指肠乳头插入导管，注射造影剂，从而显示胰胆管的造影技术。

通过内镜下逆行胰胆管造影能全面了解胆道的情况，例如胆道结石的大小、数量、位置及胆道梗阻、扩张的情况，对处于胆总管内的小结石及泥沙样的结石可以通过网篮或者球囊进行取石。在内镜下逆行胰胆管造影的基础上，还可进行十二指肠乳头括约肌切开术和鼻胆管引流术等介入诊断和治疗。

（三）胰

1.胰的位置和形态　胰是人体的第2大消化腺，呈长棱柱状，位于胃的后方，横贴于腹后壁，相当于第1~2腰椎的水平。分为头、体和尾三部。胰头是胰右侧的膨大部分，被十二指肠环绕（图7–9）。胰头的后面与胆总管、肝门静脉相邻，胰头癌时，癌肿可压迫胆总管，出现阻塞性黄疸；亦可压迫肝门静脉，造成胃肠道和脾的静脉回流受阻，引起腹水和脾肿大。胰体为胰中间的大部分，左侧端较细为胰尾，与脾门相近。在胰的实质内，有一条自胰尾沿胰长轴右行的胰管，与胆总管汇合后，共同开口于十二指肠大乳头。

2.胰的微细结构　胰外包有薄层结缔组织，后者伸入实质内将胰分为许多小叶。胰实质由外分泌部和内分泌部组成（图7–21）。

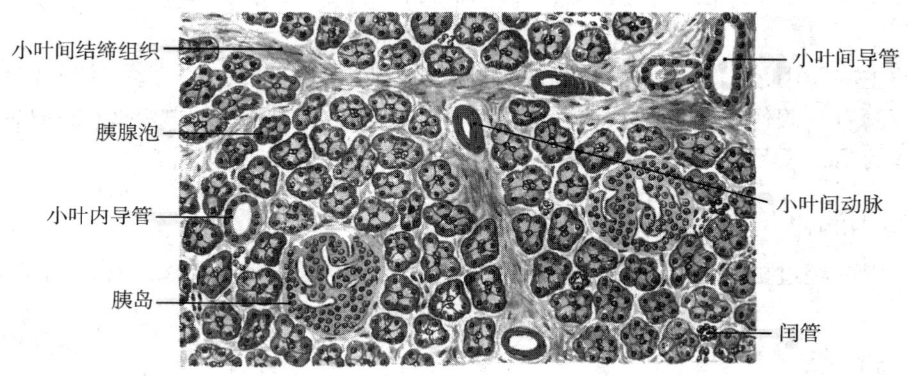

图7–21　胰的微细结构

（1）外分泌部　占胰的大部分，包括腺泡和导管。

1）腺泡　由浆液细胞组成，腺细胞呈锥体形，核圆形，位于基底部，细胞顶部的胞质内含有许多嗜酸性的酶原颗粒。腺泡腔内有着色浅淡的扁平细胞，称泡心细胞，它是闰管上皮延伸入腺泡腔内的细胞。

2）导管　腺泡以泡心细胞与闰管相连，闰管较长，通连较短的小叶内导管，后者汇合成小叶间导管，小叶间导管汇合成胰管。

（2）内分泌部　即胰岛，是散在外分泌部之间的大、小不等，形态不规则的内分泌细胞团。用特殊染色，可见胰岛主要有A、B、D三种内分泌细胞。

1）A细胞　约占胰岛细胞总数的20%，多位于胰岛外周部，细胞较大，分泌胰高血糖素。

2）B细胞　数量较多，约占胰岛细胞总数的75%，多位于胰岛中央部，细胞较小，分泌胰岛素。

3）D细胞　数量较少，约占胰岛细胞总数的5%，分泌抑生长素，可调节A、B细胞的分泌功能。

PPT

第三节 消 化

一、口腔内消化

消化是从口腔开始。食物在口腔内经过咀嚼被粉碎，并与唾液混合，形成食团，便于吞咽。

（一）咀嚼和吞咽

咀嚼是咀嚼肌收缩和舒张引起的随意运动。咀嚼的作用是切割和磨碎食物，使食物与唾液充分混合形成食团，便于吞咽，为下一步消化做好准备。

吞咽是口腔内的食团经咽和食管进入胃的过程。食团由口腔被送到咽的过程是在大脑皮质控制下的随意动作；食团到咽后，整个吞咽动作就成为自动的过程。食团进入食管后，引起食管蠕动，将食团推送入胃。

蠕动是整个消化管平滑肌按顺序收缩和舒张形成的一种向前推进的波形运动。它是各段消化管平滑肌共有的运动形式。

（二）唾液及其作用

唾液为无色无味、近于中性（pH 6.6~7.1）的低渗液体，成人每天分泌量为1.0~1.5L，其中水分约占99%，有机物主要为黏蛋白、唾液淀粉酶及溶菌酶，无机物主要有钠、钾、钙、氨等。

唾液的主要作用是：①湿润和溶解食物，以引起味觉并便于吞咽；②清洁和保护口腔，唾液中的溶菌酶有杀菌作用；③唾液淀粉酶可将淀粉分解为麦芽糖，此酶的最适pH为6.8；④排泄进入人体的铅、汞及某些病毒（如狂犬病毒）等。

二、胃内消化

食物在胃内经过机械性和化学性消化后，成为半流体状的食糜，然后逐次通过幽门向十二指肠输送。

（一）胃的运动

胃的运动功能主要有：①容纳大量的食物；②使食物与胃液充分混合；③以适合小肠消化和吸收的速度向小肠输送食糜，使消化过程得以继续进行。

1. 胃的运动形式

（1）紧张性收缩　是指胃壁平滑肌经常处于轻度而持续的收缩状态。其作用是：①使胃保持一定的位置、形态和内压；②有助于胃液渗入食物并促进食物进入十二指肠；③在此基础上进行胃蠕动。空胃收缩时可伴有饥饿感，故称其为饥饿收缩。

（2）容受性舒张　咀嚼和吞咽时，食物对咽、食管等处感受器的刺激可反射性地引起胃底和胃体的平滑肌舒张，称容受性舒张。其作用是使胃能容受较多的食物而胃内压升高不多，有利于胃容纳和贮存食物，并保持胃内压相对稳定。

（3）蠕动　食物进入胃后约5分钟。蠕动波从胃体中部开始，逐渐向幽门推进。蠕动的主要作用是：①使食物进一步磨碎变软，并与胃液充分混合形成食糜，以利于化学性消化；②使胃内压力升高，推送食糜通过幽门进入十二指肠。

2. 胃排空　食糜由胃排入十二指肠的过程称胃排空，一般在食物入胃后5分钟开始，间断进行。胃紧张性收缩和蠕动产生的胃内压是胃排空的动力。当胃内压高于十二指肠内压时，食糜就排入十二指肠。每次蠕动波可将1~3ml食糜送入十二指肠。在3种主要营养物中，糖类排空最快，蛋白质次之，脂类排空最慢；液体食物排空要快于固体食物。混合食物完全排空通常需要4~6小时。胃排空受神经、体液调节。

3.呕吐 是指胃及肠内容物从口腔强力驱出的过程。引起呕吐的原因很多，机械性或化学性刺激作用于消化管、泌尿生殖器官等处的感受器，都可以引起呕吐；视觉、味觉、嗅觉和前庭器官受到异常刺激也可引起呕吐。颅内压增高时，可直接作用于呕吐中枢引起呕吐。

呕吐是机体具有保护意义的防御性反射，可以把胃内的有害物质排出体外。但剧烈、频繁的呕吐会影响进食和正常的消化活动，使大量的消化液丢失，造成机体水、电解质和酸碱平衡紊乱。在延髓呕吐中枢附近有特殊的化学感受区，某些中枢性催吐药如阿扑吗啡可通过刺激该化学感受区而兴奋呕吐中枢，引起呕吐。

（二）胃液及其作用

胃液是由胃腺分泌的一种无色、酸性液体，pH为0.9~1.5，成人每日分泌量为1.5~2.5L。胃液的主要成分有盐酸、胃蛋白酶原、黏液和内因子等。

1.盐酸 也称胃酸，由胃底腺壁细胞分泌。其主要生理作用有：①激活胃蛋白酶原成为胃蛋白酶，并提供胃蛋白酶作用的适宜酸性环境；②使食物中的蛋白质变性易于消化；③抑制和杀灭进入胃内的细菌；④进入小肠可促进胰液、小肠液和胆汁的分泌；⑤有助于小肠对铁和钙的吸收。

胃酸分泌过少时会出现消化不良和胃内细菌的生长繁殖，但分泌过多则对胃和十二指肠黏膜有侵蚀作用，是消化性溃疡发病的原因之一。

2.胃蛋白酶原 由胃底腺主细胞合成并分泌，不具有活性，要在盐酸的作用下才能转变为有活性的胃蛋白酶，其主要作用是初步消化蛋白质。胃蛋白酶作用的适宜pH为2。临床上常用的助消化药胃酶合剂即由胃蛋白酶和盐酸等配制而成。

3.黏液和碳酸氢盐 黏液由胃黏膜上皮和胃腺黏液细胞分泌，其主要成分为糖蛋白。黏液呈胶胨状，紧密覆盖于胃黏膜的表面，有润滑作用，并能减少粗糙食物对胃黏膜的机械损伤及盐酸对黏膜的侵蚀。黏液中的HCO_3^-主要由胃黏膜的非泌酸细胞分泌，少量从组织间液渗入胃内。黏液和碳酸氢盐共同构成黏液–碳酸氢盐屏障，能有效地阻挡H^+从胃腔向黏膜弥散，保护胃黏膜免受H^+和胃蛋白酶的侵蚀。长期大量服用乙酰水杨酸类药物或过量饮酒，会破坏该屏障，损伤胃黏膜。

4.内因子 是由胃底腺壁细胞分泌的一种糖蛋白。该因子能与食物中的维生素B_{12}结合形成复合物，使维生素B_{12}免遭肠内水解酶的破坏，并促进维生素B_{12}在回肠末端被主动吸收。内因子缺乏会影响维生素B_{12}的吸收，引起巨幼细胞贫血。

三、小肠内消化

小肠内消化是最重要的消化阶段，因为食物经过口腔和胃以后，食糜在小肠经过胰液、胆汁和小肠液的化学性消化以及小肠运动的机械性消化，消化过程基本完成；绝大部分消化产物被吸收入血，剩余的食物残渣由小肠进入大肠。食糜在小肠内停留的时间通常为3~8小时。

（一）小肠的运动

1.紧张性收缩 是小肠其他运动形式的基础，它可使小肠保持一定的形状，并维持一定的肠腔内压，有助于肠内容物的混合，使食糜能与小肠黏膜密切接触，以利于吸收的进行。

2.分节运动 是一种以小肠环行肌收缩和舒张为主的节律性运动。在食糜所在的一段肠管上，环行肌在许多点同时收缩，把食糜分割成许多节段。随后，原来收缩处舒张，而原来舒张处收缩，使原来的食糜节段分为两半，相邻的两半则合拢再形成一个新的节段，如此反复进行（图7–22）。

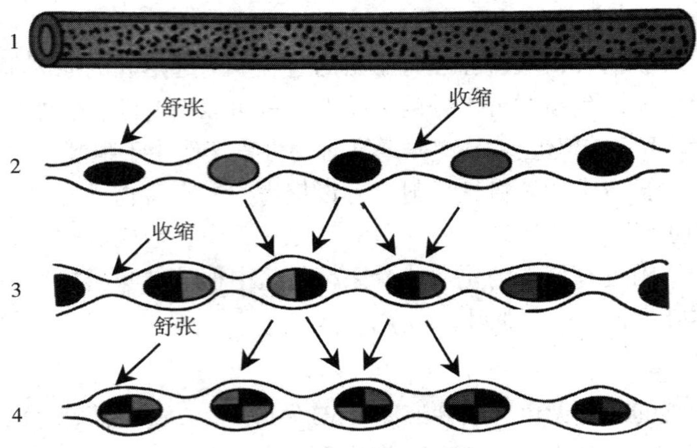

图7-22　小肠分节运动模式图

分节运动的主要作用是：①使食糜与消化液充分混合，有利于化学性消化；②使食糜和肠黏膜紧密接触，有利于吸收；③挤压肠壁，有助于血液和淋巴的回流，及时运送吸收的营养物质。

3.蠕动　是小肠通过环行肌和纵行肌交替收缩引起的波形运动。蠕动把食糜自十二指肠向回肠末端推进，最后通过回盲口进入结肠。小肠蠕动的意义在于使经过分节运动消化吸收后的食糜向前推进一段，再开始新的分节运动或是将小肠内的食糜推送到大肠。

小肠的蠕动可发生于小肠的任何部位，并向肠的远端传播。食糜从幽门到回盲口需3~5小时。

此外，小肠还有一种进行速度很快而传播较远的蠕动，称蠕动冲。它可将食糜从十二指肠一直推送到小肠末端，甚至进入大肠。蠕动冲常见于进食过程中，可能是由吞咽动作或食物进入十二指肠引起的。

（二）小肠内的化学性消化

1.胰液及其作用　胰液由胰腺的外分泌部分泌，是无色、透明的碱性液体，pH为7.8~8.4，成人每天分泌量为1.0~2.0L。胰液含有碳酸氢盐及多种消化酶，具有很强的消化作用。

（1）碳酸氢盐　由胰腺的小导管管壁细胞分泌，其主要作用是：①中和进入十二指肠的胃酸，使肠黏膜免受强酸的侵蚀；②为小肠内的多种消化酶提供适宜的pH环境。

（2）胰蛋白酶和糜蛋白酶　两者均以酶原的形式存在，小肠液中的肠激酶是激活胰蛋白酶原的特异性酶。胰蛋白酶一旦形成，便以正反馈的形式进行自我激活，同时还可激活糜蛋白酶原成为糜蛋白酶。胰蛋白酶和糜蛋白酶同时作用时，可将蛋白质消化为小分子多肽和氨基酸。

（3）胰淀粉酶　能将淀粉水解为麦芽糖和部分三糖，其最适pH为6.7~7.0。

（4）胰脂肪酶　能将脂肪分解为甘油、脂肪酸、甘油一酯等。其最适pH为7.5~8.5。胰脂肪酶是消化脂肪的主要消化酶，如果缺乏此酶，将引起脂肪消化不良，导致脂肪性腹泻。

胰液中含有水解三大营养物质的消化酶，是所有消化液中消化力最强和最重要的。临床和实验均证明，当胰液分泌缺乏时，即使其他消化液的分泌都正常，也会出现蛋白质和脂肪的消化和吸收障碍；脂肪吸收障碍又会影响脂溶性维生素的吸收，但糖的消化一般不受影响。

知识链接　　**暴饮暴食与急性胰腺炎**

在正常情况下，胰液中的消化酶不会消化胰腺本身，因为它们通常是以酶原的形式存在于腺泡细胞及通过导管的。另外，胰腺的腺泡细胞还同时分泌胰蛋白酶抑制物，可以阻止腺细胞、腺泡及导管内的胰酶原激活。暴饮暴食使胰液分泌旺盛，胰管内压增大，严重者导致胰腺导管或腺泡破裂，胰液溢出；同时引起十二指肠乳头水肿和括约肌痉挛，造成胆汁反流进入胰管。使胰液中胰蛋白酶原及磷脂酶A迅速激活，导致胰腺发生自身消化而发生急性胰腺炎。主要表现是腹部剧痛难忍、恶心呕吐和发热等症状。

2.胆汁及其作用 胆汁是浓稠的、具有苦味的液体，成人每日分泌量为0.8~1.0L。肝胆汁呈金黄色，pH为7.4，胆囊胆汁因被浓缩而颜色变深，pH为6.8。胆汁的成分十分复杂，除水分和无机盐外，主要有胆盐、胆色素、胆固醇等有机成分。胆汁中没有消化酶，与消化有关的物质主要是胆盐。

胆汁中的胆盐、胆固醇和卵磷脂保持适当的比例，是维持胆固醇呈溶解状态的必要条件。当胆固醇过多或胆盐、卵磷脂减少时，胆固醇容易在胆道中沉积，这是形成胆道结石的原因之一。

胆汁的作用主要有：①降低脂肪的表面张力，使脂肪乳化成微滴，增加胰脂肪酶的作用面积而有利于脂肪的消化；②与脂肪分解产物（脂肪酸、甘油一酯等）结合形成水溶性复合物而有利于脂肪的吸收；③通过促进脂肪分解产物的吸收，对脂溶性维生素的吸收也有促进作用；④通过胆盐的肠-肝循环，促进胆汁的分泌。胆汁排入小肠后，到达回肠末端时，绝大部分被吸收入血，通过肝门静脉重新运回到肝脏，促进胆汁的分泌，这一过程称胆盐的肠肝循环。所以，胆盐可作为利胆剂。

3.小肠液及其作用 小肠液是一种弱碱性液体，pH约为7.6。分泌量变动较大，成人每天分泌1.0~3.0L。小肠液的主要作用是稀释消化产物，有利于吸收；保护肠黏膜免受机械性损伤和胃酸的侵蚀。

小肠液中含有肠激酶，可激活胰蛋白酶原，有利于蛋白质的消化。另外，小肠上皮细胞还能分泌一些消化酶，包括氨基肽酶、二糖酶，以及少量的小肠脂肪酶，可对营养物质进行最后的消化。

四、大肠内消化

大肠没有重要的消化功能。大肠的主要功能是吸收水分和无机盐；对食物残渣进行加工，形成、贮存并排出粪便；结肠内正常菌群产生的B族维生素和维生素K等对人体正常生理功能的发挥有重要意义。

（一）大肠的运动

大肠也具有与小肠类似的分节运动和蠕动，其特点是少而缓慢，对刺激的反应也较迟缓，这与大肠形成和贮存粪便的功能相适应。

大肠还有一种行进很快、传播很远且很有力的蠕动，称为集团蠕动。它通常开始于横结肠，可将一部分大肠内容物推送至降结肠或乙状结肠甚至直肠，引起便意。集团蠕动常见于清晨和饭后，可能是由于胃内食物进入十二指肠，引起十二指肠-结肠反射的结果。

（二）大肠液及其作用

大肠液主要是黏液和碳酸氢盐，故为碱性，pH为8.3~8.4，成人每天分泌量为0.6~0.8L。大肠液的主要作用是保护肠黏膜，润滑粪便而有利于粪便的排出。

（三）大肠内细菌的活动

大肠内的细菌主要来自空气和食物。大肠内细菌中含有的酶能分解食物残渣；还能利用肠内较为简单的物质合成B族维生素和维生素K，并被肠黏膜吸收。若长期使用肠道抗菌药物，肠道内的细菌被抑制或杀灭，可引起B族维生素和维生素K缺乏。此外，在机体抵抗力低下时，肠道内的常居菌可离开肠道，侵袭身体其他部位，成为感染致病的原因，如急性逆行性尿路感染。

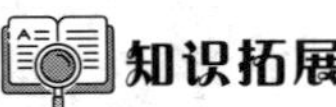

肠道微生态

人体是一个共生微生物的载体，有超过人体细胞总数十倍的微生物，广泛分布在人体表面的皮肤、口腔、消化道、呼吸道、生殖道等部位，在肠道中就有上千种微生物定植或过路，消化道居住的大量微生物被称为肠道微生物群。正常的肠道微生物群以及其所处的宿主人类的微环境共同构成了肠道微生态。人类与肠道微生物通过协同进化形成互相依赖的共生复合体，能直接或间接地影响人体的多种生理功能。同时，肠道微生态的稳定对人类保持肠道上皮的完整性、抵抗肠道病原菌引起的感染性疾病是极其重要的。

（四）排便反射

食物残渣在大肠内停留10小时以上，其中部分水分被吸收，同时经过细菌的发酵和腐败作用，形成粪便。

排便是一种反射动作。直肠内通常没有粪便，当肠的蠕动将粪便推入直肠时，刺激了直肠壁内的感受器，冲动经盆神经和腹下神经传至脊髓腰骶段的初级排便中枢，同时上传到大脑皮质，引起便意和排便反射。其过程如下：

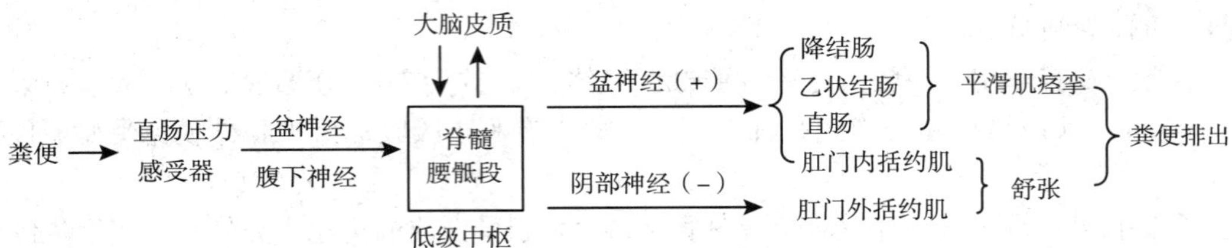

排便时，由于支配腹肌和膈肌的神经兴奋，腹肌和膈肌也发生收缩，使腹压增加，促进粪便的排出。

排便反射受大脑皮质的控制，若经常有意识地抑制排便，会逐渐使直肠壁压力感受器对粪便刺激的敏感性降低，加之粪便在大肠内停留过久，水分被吸收而使粪便变得干硬，堵塞直肠和肛管，出现排便困难，这是导致便秘的原因之一。婴幼儿大脑皮质尚未发育完全，不能有意识地控制排便。如排便反射的反射弧某一环节受损，排便反射不能进行，称为大便潴留；如初级排便中枢与高级排便中枢联系发生障碍，排便反射失去大脑皮质的控制，称为大便失禁。

第四节　吸　收

PPT

一、吸收的部位

消化管不同部位的吸收能力存在很大差异，这主要取决于消化管各部位的组织结构、食物在各部位消化的程度及停留的时间。口腔和食管基本上没有吸收功能，但有些药物如硝酸甘油通过舌下给药，可经黏膜吸收。胃黏膜只能吸收少量的水分、乙醇和某些易溶于水的药物（如阿司匹林）。小肠是营养物质吸收的主要部位，绝大部分糖、脂肪和蛋白质的消化产物以及水、维生素和无机盐等在小肠被吸收。大肠主要吸收食物残渣中的水分和盐类（图7-23）。

小肠是吸收的主要部位，这是因为：①小肠的吸收面积大：成年人的小肠长4~5m，其黏膜形成许多环行皱襞和大量绒毛伸向肠腔，绒毛表面的柱状上皮细胞顶端的细胞膜又形成许多突起，称微绒毛（图7-10）；环行皱襞、绒毛和微绒毛的存在使小肠黏膜的吸收面积增加约600倍，可达200~250m^2。②绒毛内有丰富的毛细血管和毛细淋巴管：由于绒毛的伸缩和摆动，可促进血液和淋巴的回流，有利于食物的吸收。③在小肠内，糖类、蛋白质、脂类已消化为可吸收的小分子物质。④食物在小肠内停留时间较长，能被充分吸收。

吸收主要在上段小肠进行。钙、镁、铁等主要在十二指肠内被吸收；糖、蛋白质和脂肪

的消化产物及维生素、水和无机盐主要在十二指肠和空肠内吸收；回肠能主动吸收胆盐和维生素B_{12}等。

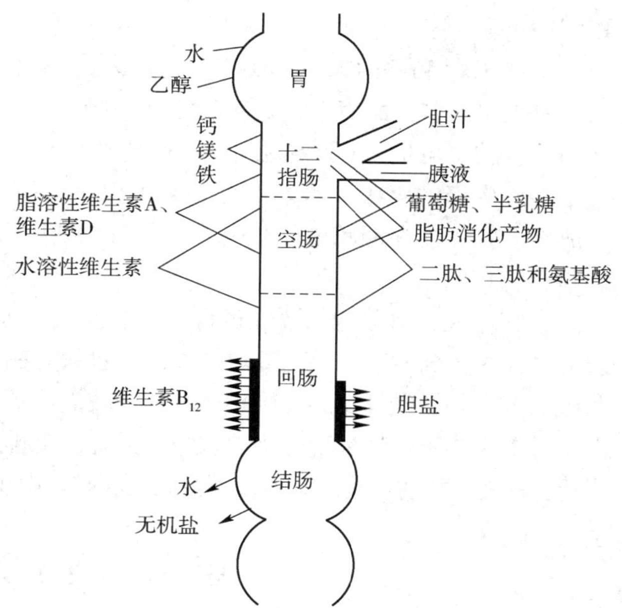

图7-23　各种物质在小肠吸收部位示意图

二、小肠内主要营养物质的吸收

（一）糖的吸收

糖类吸收的形式是单糖。其中葡萄糖和半乳糖的吸收属于继发性主动转运，需要消耗能量；果糖和甘露糖等属于被动吸收。糖的吸收途径是进入血液。各种单糖的吸收率相差很大，葡萄糖和半乳糖的吸收最快，果糖次之，甘露糖和木糖则很慢。

葡萄糖的主动转运需要Na^+的配合，两者的吸收存在耦联作用，而Na^+的吸收又可带动Cl^-和水的吸收，所以临床上口服含葡萄糖、NaCl、$NaHCO_3$和KCl的等渗溶液可以获到较好的补液效果。

某些药物，如毒毛花苷G（哇巴因）可抑制钠泵功能，根皮苷可竞争性地与载体结合，都能抑制糖的主动转运。

（二）蛋白质的吸收

蛋白质在小肠内分解成氨基酸被吸收。小肠对中性氨基酸比对酸性或碱性氨基酸的吸收能力强。一般情况下，小肠转运左旋氨基酸比右旋的要快。

蛋白质吸收的主要形式是氨基酸。氨基酸的吸收过程与葡萄糖相似，也属继发性主动转运。另外，一些二肽和三肽可完整地被小肠上皮细胞吸收，吸收后被胞质内的酶水解成氨基酸后再进入血液。

（三）脂肪的吸收

脂肪的消化产物主要有甘油、游离脂肪酸和甘油一酯；此外，还有少量的甘油二酯。脂肪的消化产物必须与胆盐结合形成水溶性混合微胶粒，才能通过肠绒毛表面的静水层到达微绒毛。混合微胶粒到达微绒毛后，脂肪水解产物从混合微胶粒中释放出来，进入上皮细胞，胆盐则被留在肠腔，运送到回肠后被吸收。

脂肪的吸收有血液和淋巴两条途径。长链脂肪酸在肠上皮细胞内酯化并形成乳糜微粒，然后经组织间隙进入淋巴管，短链脂肪酸可直接扩散进入毛细血管。由于膳食中含长链脂肪酸较多，所以脂肪吸收的途径以淋巴为主。

（四）水、无机盐和维生素的吸收

1.水的吸收　成人每日摄入的水约1.5L，消化腺分泌约7.0L液体，而随粪便排出的水分仅约0.15L，所以胃肠每日吸收的水分高达8L左右。消化管内的水分主要依靠滤过和渗透作用被吸收。小肠收缩时，肠腔内流体静压力增高，有促进液体滤过、加速吸收的作用。小肠吸收各种溶质时所产生的渗透压，特别是NaCl的主动吸收所产生的渗透压梯度是水分吸收的主要动力。

2.无机盐的吸收　只有在溶解状态下盐类才能被吸收。小肠对不同盐类的吸收率不同，氯化钠吸收最快，乳酸盐次之，Mg^{2+}和SO_4^{2-}的吸收很缓慢，它们在肠腔内可阻止水分的吸收。如15g硫酸镁可在肠腔内保留300~400ml的水分，刺激肠蠕动和引起水样泻，这就是盐类泻药的

作用原理。

Na^+、Ca^{2+}和铁的吸收都属于主动转运。Na^+的吸收在小肠吸收功能中具有非常重要的意义。Cl^-、HCO_3^-、水、葡萄糖、氨基酸等在小肠的吸收都与Na^+的主动转运有关。肠内的酸性环境、脂肪、乳酸等可促进Ca^{2+}的吸收。Fe^{2+}比Fe^{3+}更容易被吸收，维生素C、胃酸能促进铁的吸收。

3.维生素的吸收 水溶性维生素主要以扩散的方式被吸收，但维生素B_{12}必须与内因子结合成复合物才能在回肠末段被吸收。脂溶性维生素A、维生素D、维生素E、维生素K的吸收机制与脂肪相似。

在临床上，口服药物要经过胃肠道吸收后再进入血液，胃、肠内的pH对药物的吸收有较大影响。大多数药物为弱酸性或弱碱性，一般只有在胃肠道内呈分子状态不解离的药物才易于被胃肠道吸收。如弱酸性药物（阿司匹林、磺胺类等）在胃内吸收良好，而弱碱性药物（氨茶碱、奎尼丁等）在小肠碱性环境中吸收较快。另外，胃排空和肠蠕动的快慢也影响药物的吸收。小肠吸收药物的能力比胃大得多，这是因为肠道吸收表面积大、血供丰富及药物在肠内溶解较好的原因。

PPT

第五节　消化活动的调节

在人体的整体功能中，消化系统各器官之间的活动是密切配合的。消化系统的功能活动还可根据人体所处的状态而发生适应性的变化，此外，消化系统与人体其他系统的活动也是密切相关的，消化系统与各相关系统相互配合、协调一致。

一、消化反射

调节消化器官活动的神经中枢位于延髓、下丘脑、边缘叶及大脑皮质等处。当刺激作用于消化器官内、外的某些感受器时，传入神经将冲动传至上述有关中枢，再通过传出神经到达消化管壁的平滑肌腺体，使腺体的活动发生改变。这些反射性调节包括非条件反射与条件反射。

（一）非条件反射

食物直接刺激消化管壁的机械感受器和化学感受器引起的反射。

1.食物刺激口腔内感受器 食物在口腔内刺激舌、口腔黏膜和咽部感受器，冲动沿第Ⅴ、Ⅶ、Ⅸ、Ⅹ对脑神经传入延髓后，再上传到下丘脑及大脑皮质。神经冲动通过副交感神经和交感神经到达消化腺和胃肠平滑肌，反射性地引起唾液分泌，同时胃液、胰液、胆汁等消化液的分泌也增加，使胃容受性舒张，以便于为食物进行胃肠内的消化创造条件。

2.食物刺激胃内感受器 食物入胃后，对胃的机械性和化学性刺激引起胃液分泌。

（1）食物机械性扩张刺激胃底、胃体部感受器，通过迷走–迷走神经长反射引起的胃的运动加强，胃液、胰液和胆汁等消化液分泌增加。

（2）通过壁内神经丛短反射引起胃运动增强和胃液分泌增加。

（3）蛋白质消化产物肽和氨基酸直接作用于G细胞，引起促胃液素分泌，增强胃肠运动，促进胃液、胰液、胆汁和小肠液分泌。

3.食物刺激小肠内感受器 食糜的扩张刺激和化学刺激直接作用于十二指肠和空肠上部，可引起以下三种神经反射。

（1）通过迷走–迷走神经长反射引起胃液、胰液、胆汁等消化液分泌增加，促进小肠的化学性消化。

（2）通过壁内神经丛短反射引起小肠运动增强，有利于小肠内机械消化。

（3）通过肠–胃反射抑制胃的运动，延缓胃的排空。

（二）条件反射

食物的性状、颜色、气味、与食物特性有关的语言和文字、进食的环境以及进食的信号等

通过视、听、嗅觉感受器引起消化器官活动的改变，属于条件反射性调节。“望梅止渴”就是条件反射性唾液分泌的典型例子。条件反射使消化器官的活动更加协调，并为食物的消化做好充分准备。

二、胃肠激素

由消化道内分泌细胞合成和释放的生物活性物质统称为胃肠激素。这类激素都属于肽类激素，故又称为胃肠肽，目前已发现有30多种。胃肠激素的作用主要有三个方面：①调节消化管的运动和消化腺的分泌；②影响其他激素的释放；③促进消化管组织代谢、生长的营养作用。其中最主要的4种胃肠激素的主要生理作用见表7-1。

表7-1　胃肠激素的生理作用

	分泌部位及细胞	引起释放的因素	主要生理作用
促胃液素	胃窦、小肠黏膜上皮G细胞	迷走神经、蛋白质分解产物	促进胃液分泌和胃的运动、促进胆汁和胰液的分泌
促胰液素	小肠黏膜上皮S细胞	盐酸、蛋白质分解产物	促进胰液和胆汁的分泌，抑制胃液分泌和胃的运动
缩胆囊素	小肠黏膜上皮I细胞	盐酸、蛋白质分解产物、脂肪分泌及其分解产物	促进胆囊收缩、促进胰酶、加强促胰液素作用
抑胃肽	小肠黏膜上皮K细胞	脂肪 葡萄糖 氨基酸	促进胃的运动和分泌，促进胰岛素的释放

第六节　腹　膜

PPT

一、腹膜和腹膜腔

腹膜是覆盖于腹、盆壁内面和腹、盆腔脏器表面的一层薄而光滑的浆膜，由间皮和少量结缔组织构成。按分布的部位不同，腹膜可分为壁腹膜和脏腹膜两部分（图7-24）。衬于腹、盆壁内表面的腹膜称壁腹膜，覆盖在腹、盆腔各脏器表面的腹膜称脏腹膜。壁腹膜和脏腹膜相互移行，共同围成的不规则潜在腔隙称腹膜腔。男性腹膜腔为一封闭的腔隙，女性腹膜腔借输卵管、子宫、阴道与外界相通。脏层和壁层腹膜的移行连接处还形成网膜、系膜、韧带等结构。

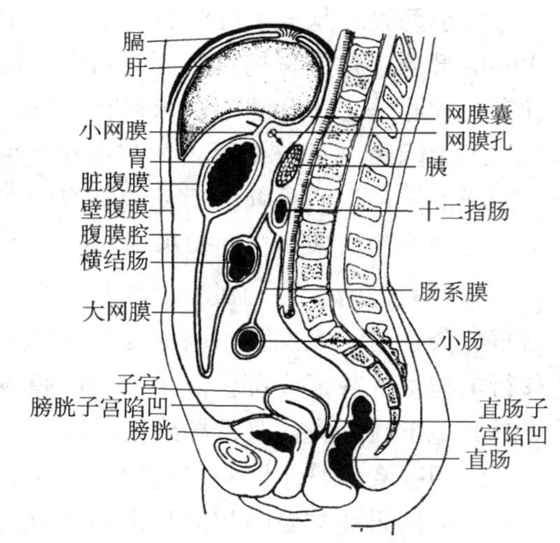

图7-24　女性腹膜腔正中矢状切面模式图

腹膜主要有以下作用：①分泌少量浆液，有润滑作用，可减少脏器之间的摩擦。②有一定的吸收功能，而且上部吸收能力较下部强。因此，腹膜炎或腹、盆部手术后的患者多采取半卧位，以减少腹膜对毒素的吸收。③有很强的修复和再生能力。④腹膜形成的韧带、系膜等结构对脏器有支持、固定和保护作用。

二、腹膜与脏器的关系

根据腹、盆腔脏器表面覆盖腹膜的多少，将其分为三种类型。

（一）腹膜内位器官

器官表面几乎全被腹膜包裹。这些器官的活动性大，如胃、十二指肠上部、空肠、回肠、盲肠、阑尾、横结肠、乙状结肠、脾、卵巢和输卵管等。

（二）腹膜间位器官

器官三面或大部分被腹膜包被。如肝、胆、升结肠、降结肠、膀胱和子宫等。

（三）腹膜外位器官

器官仅一面或小部分被腹膜覆盖。如肾、肾上腺、输尿管、十二指肠降部及水平部和胰等。

三、腹膜形成的结构

腹膜在腹、盆壁与脏器之间移行时或在脏器之间移行时，常形成网膜、系膜、韧带以及陷凹等结构。

（一）网膜

网膜是连于胃小弯和胃大弯的腹膜皱襞，包括小网膜和大网膜（图7–25）。

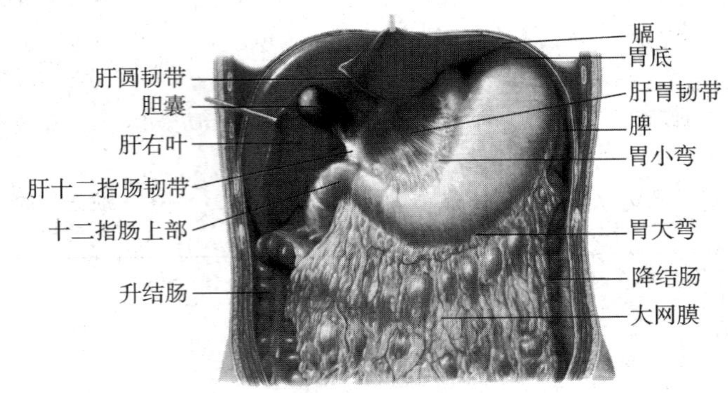

图7–25　网膜

1. 小网膜　是连于肝门和胃小弯及十二指肠上部之间的双层腹膜结构，其中肝门与胃小弯之间的部分，称肝胃韧带。肝门与十二指肠上部之间的部分，称肝十二指肠韧带。肝十二指肠韧带内含胆总管、肝固有动脉和肝门静脉，后方为网膜孔。

2. 大网膜　是连于胃大弯与横结肠间的四层腹膜结构。似围裙悬垂于小肠和横结肠前面，大网膜的前两层由胃前、后壁的脏腹膜在胃大弯下缘汇合而成，下垂至脐平面稍下方转折向上形成大网膜的后两层，并包裹横结肠，移行为横结肠系膜。

大网膜内含丰富的血管、脂肪组织、淋巴管及巨噬细胞等，具有重要的防御功能。当腹腔器官有炎症时，大网膜可向病变处移动并包裹炎症，防止炎症扩散，临床手术时可根据大网膜移行的位置探查病变部位。小儿大网膜较短，一般在脐平面以上，不易发挥上述作用，故阑尾炎或其他下腹部炎症时常导致弥漫性腹膜炎。

3. 网膜囊　是小网膜和胃后方与腹后壁腹膜间的扁窄间隙，又称小腹膜腔，是腹膜腔的一部分，借网膜孔与腹膜腔的其余部分相通，当胃后壁穿孔时，胃内容物常积聚在网膜囊内。

（二）系膜

系膜是指将肠管连于腹、盆壁的双层腹膜结构，两层间有血管、神经、淋巴管、淋巴结和脂肪等。

1. 肠系膜　呈扇形，将空、回肠连于腹后壁，其根部约从第2腰椎体左侧斜向右下，至右侧骶髂关节前方。由于肠系膜较长，因而空、回肠活动性较大，有助于食物的消化和吸收，但也容易发生肠扭转。

2. 阑尾系膜　是连于阑尾与回肠末端间的双层腹膜结构。

3. 横结肠系膜　是连于横结肠与腹后壁间的双层腹膜结构。

4. 乙状结肠系膜 是连于乙状结肠与盆壁间的双层腹膜结构。该系膜较长，故乙状结肠活动性较大，易发生肠管扭转。

（三）韧带

韧带是指连于腹、盆壁与脏器之间或连于相邻脏器之间的腹膜结构。对器官有固定、支持等作用。

（四）腹膜陷凹

陷凹为腹膜在盆腔器官之间移行时形成的结构。男性在膀胱与直肠之间有直肠膀胱陷凹。女性在膀胱与子宫之间有膀胱子宫陷凹，直肠与子宫间有直肠子宫陷凹。后者较深，与阴道穹后部仅隔一层薄的阴道后壁和腹膜，因此临床上常在阴道穹后部进行穿刺以抽取腹膜腔积液或注射药物。

本章小结

消化系统由消化管和消化腺两部分组成。消化管是指从口腔到肛门的管道，包括口腔、咽、食管、胃、小肠（十二指肠、空肠和回肠）和大肠（盲肠、阑尾、结肠、直肠和肛管）。临床上通常把从口腔到十二指肠的这部分管道称上消化道，空肠及以下的部分称下消化道。消化腺按体积的大小和位置不同，可分为大消化腺和小消化腺两种。大消化腺位于消化管壁之外，成为一个独立的器官，如大唾液腺、肝和胰。

腹膜是覆盖于腹、盆壁内面和腹、盆腔脏器表面一层薄而光滑的浆膜，可分为壁腹膜和脏腹膜两部分。衬于腹、盆壁内表面的腹膜称壁腹膜，覆盖在腹、盆腔各脏器表面的腹膜称脏腹膜。壁腹膜和脏腹膜围成的不规则潜在腔隙称腹膜腔。

消化包括机械性消化和化学性消化两种方式。食物在口腔内通过咀嚼被磨碎，同时在唾液淀粉酶的作用下，淀粉开始分解。胃液是由胃黏膜外分泌细胞分泌的混合液，主要成分有盐酸、胃蛋白酶原、黏液和内因子等。胰液由胰腺外分泌部的腺泡细胞和小导管上皮细胞所分泌。胰液中的消化酶包括胰淀粉酶、胰蛋白酶原、糜蛋白酶原、胰脂肪酶等，胰液中含有水解三大营养物质的消化酶，是所有消化液中消化力最强和最重要的。小肠是机体吸收的主要部位。绝大部分消化产物在十二指肠和空肠吸收。

习 题

习题

一、单项选择题

1. 上消化道是指（　）。

A. 膈肌食管裂孔以上的消化道　　B. 从口腔到胃
C. 从口腔到十二指肠　　D. 从口腔到空肠
E. 从口腔到回肠

2. 食管的第二处狭窄位于（　）。

A. 距中切牙40cm处　　B. 第10胸椎水平
C. 食管与左主气管交叉处　　D. 颈静脉切迹最低点平面
E. 食管穿膈的食管裂孔处

3. 十二指肠大乳头位于十二指肠（　）。

A. 上部　　B. 降部　　C. 水平部　　D. 升部　　E. 球部

4. 十二指肠溃疡最好发的部位是（　）。

A. 十二指肠降部上段　　B. 十二指肠降部下段
C. 十二指肠水平部　　D. 十二指肠升部
E. 十二指肠球部

5. 阑尾根部的体表投影位于（　）。
A. 脐与右髂前上棘连线的中、外 1/3 交点处
B. 脐与右髂前上棘连线的中、内 1/3 交点处
C. 脐与左髂前上棘连线的中、外 1/3 交点处
D. 脐与髂结节连线的中、外 1/3 交点处
E. 脐与右髂嵴最高点连线的中、内 1/3 交点处

6. 能使胰脂肪酶作用增强的物质是（　）。
A. 胆盐　　B. 胆固醇
C. 进入十二指肠的胃酸　　D. HCO_3^-
E. 肠激酶

7. 大肠内的细菌利用肠内的简单物质可合成（　）。
A. 维生素 A　　B. 维生素 K　　C. 维生素 D　　D. 叶酸　　E. 维生素 E

8. 消化能力最强最重要的消化液是（　）。
A. 唾液　　B. 胰液　　C. 胆汁　　D. 胃液　　E. 小肠液

9. 消化道中能对胆盐和维生素 B_{12} 主动吸收的部位是（　）。
A. 十二指肠　　B. 空肠　　C. 胃　　D. 回肠　　E. 大肠

10. 胃大部切除患者出现严重贫血的主要原因是（　）。
A. 盐酸减少　　B. 内因子减少
C. 胃蛋白酶原减少　　D. 黏液减少
E. HCO_3^-减少

二、简答题

1. 食管的生理性狭窄有哪些，各位于何处？
2. 简述中等充盈时胃的位置和分部。
3. 简述胰液的主要成分及其生理作用。

（李　盈　袁　鹏）

第八章　泌尿系统

知识目标

1.掌握　肾的位置、形态、结构和主要毗邻；输尿管的分部和狭窄；膀胱的位置、形态和分部；肾血流量的自身调节；尿生成的过程和调节。

2.熟悉　泌尿系统的基本组成和功能；肾门的体表投影和肾的被膜组成；膀胱三角的概念；女性尿道的形态特点；尿量、尿液的理化性质及其排放。

3.了解　肾的微细结构、滤过屏障的概念；球旁器的主要组成和功能；尿的浓缩和稀释；血浆清除率。

技能目标

1.学会　识别泌尿系统标本、模型的主要结构；能运用生理学知识对影响尿生成的因素进行分析。

2.具备　综合判断、思维表达、分析问题和解决问题的能力。

泌尿系统由肾、输尿管、膀胱和尿道组成（图8-1）。肾是产生尿液的器官，尿液产生后由输尿管输送至膀胱储存，当膀胱内的尿液达到一定量时，会反射性地引起排尿，将储存在膀胱内的尿液经尿道排出体外。

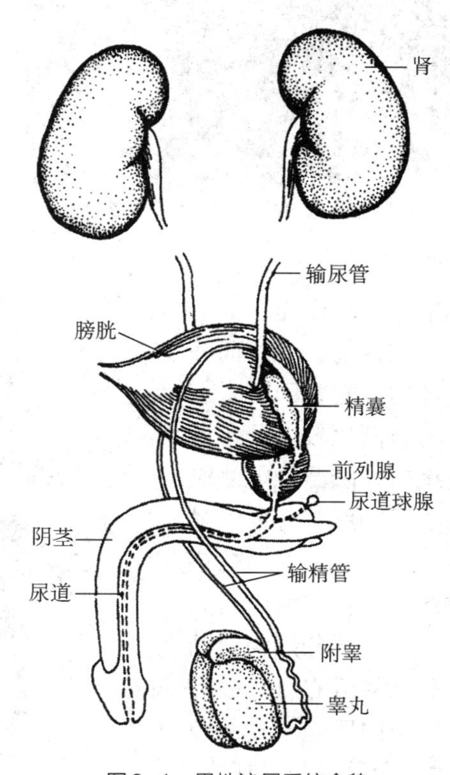

图8-1　男性泌尿系统全貌

第一节　肾的形态结构和血液循环

机体将代谢产物、过剩的物质及异物经血液循环，由排泄器官（肾、皮肤、呼吸道、消化道等）排出体外的过程称为排泄。肾是机体最重要的排泄器官。肾通过尿的生成和排出，调节

PPT

体内的水、电解质和酸碱平衡，从而维持机体内环境的稳态。肾还具有内分泌功能，可分泌肾素、促红细胞生成素等，参与机体的体液调节。

一、肾的位置、形态和被膜

（一）肾的位置

肾是实质性器官，位于脊柱两侧，紧贴腹后壁上部，肾的前面被腹膜覆盖，属于腹膜外位器官（图8-2）。左、右肾的位置受腹腔器官的影响各有差异，右肾受肝脏的影响位置一般比左肾低半个椎体。左肾上端约平第11胸椎下缘，下端约平对第2腰椎下缘，后方有第12肋斜过其后中部；右肾上端约平对第12胸椎上缘，下端约平对第3腰椎上缘，后方有12肋斜过其后上部。肾门约平对第1腰椎的高度，肾门在腰背部的体表投影称为肾区，位于竖脊肌外侧缘与第12肋的夹角处。某些肾疾病患者，此处可出现触痛和叩击痛，有助于临床上诊断肾的病变。

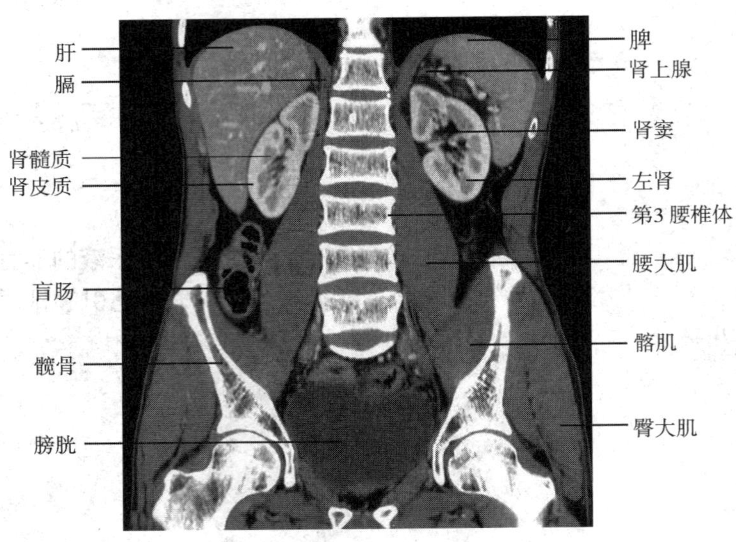

图8-2　肾的位置（CT冠状影像）

（二）肾的形态

新鲜的肾呈红褐色，质地柔软，表面光滑。肾的外形似蚕豆，可分为上、下两端，前、后两面和内、外侧两缘（图8-3）。一般肾的上端宽而薄，有肾上腺附着；下端窄而厚。肾的前面比较隆凸，后面平坦紧贴腹后壁。肾的外侧缘向外隆凸，内侧缘中央凹陷，称肾门，是肾静脉、肾动脉、肾盂、淋巴管和神经等结构出入的部位。进出肾门的结构被结缔组织包被，称肾蒂，其内部的结构自前向后分别为肾静脉、肾动脉和肾盂；自上向下分别为肾动脉、肾静脉和肾盂。由于下腔静脉靠近右肾，故右肾的肾蒂较左侧短。肾门向肾实质内凹陷形成的腔隙称肾窦，内有肾小盏、肾大盏、肾静脉及其属支、肾动脉及其分支、神经、淋巴管和脂肪组织等结构。

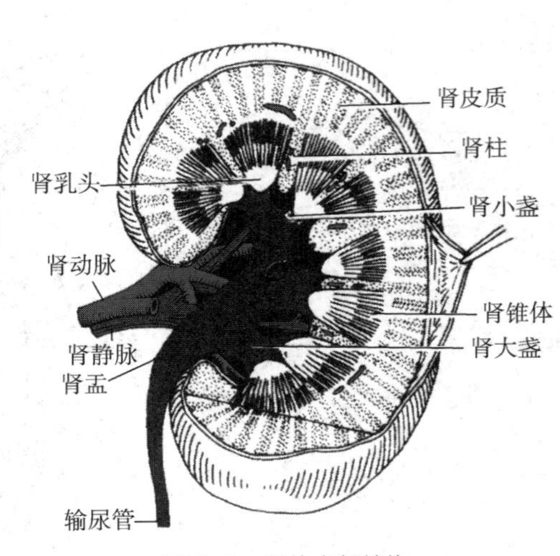

图8-3　肾的内部结构

（三）肾的被膜

肾表面由三层被膜覆盖，由内向外依次为纤维囊、脂肪囊和肾筋膜（图8-4）。

1.纤维囊　紧贴于肾实质表面，由薄层致密结缔组织构成，内含丰富的胶原纤维和弹性纤维。正常情况下，此层易与肾实质剥离，某些病理情况下，与肾实质粘连，不易剥离。当肾损伤修复或肾部分切除时，需缝合此囊，防止肾下垂或肾实质撕裂。

2.脂肪囊 位于纤维囊外面，由脂肪组织构成，并从肾门伸入肾窦与其脂肪组织延续。脂肪囊对肾起到弹性垫样的保护作用，临床上做肾囊封闭，药物即注入此层。

3.肾筋膜 位于脂肪囊外面，由致密结缔组织构成，分前、后两层，在肾上腺上方和外侧，前后两层相互融合；在肾下方，前、后两层相分离，其间由输尿管通过。在两肾的内侧，两侧肾筋膜前层相互移行，后层与腰大肌筋膜融合。

肾的正常位置靠多种因素维持，如肾被膜、肾血管、肾的邻近器官、腹膜和腹内压等。当肾的固定结构薄弱时，如腹壁肌力弱、肾周脂肪少等因素，都可导致肾下垂或游走肾。

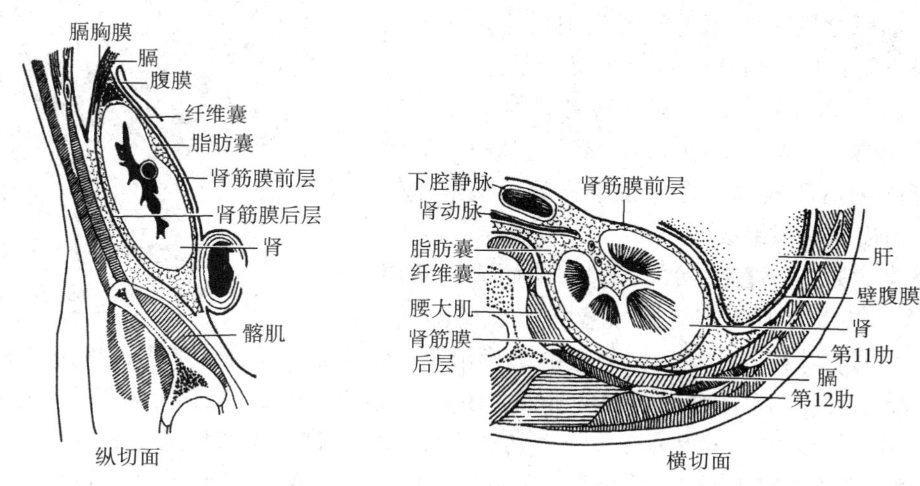

图8-4 肾的被膜

二、肾的结构

（一）肾的一般结构

肾的冠状位切面上，可见肾实质和肾髓质两部分，浅层称为肾皮质，深层称为肾髓质（图8-3）。

1.肾皮质 主要位于肾实质的浅层，富含血管，新鲜时呈红褐色，主要由肾小体构成。肾皮质深入肾髓质之间的部分，称肾柱。

2.肾髓质 位于肾实质的深层，新鲜时呈淡红色，主要由15~20个肾锥体构成，肾锥体底部朝向肾皮质，尖端钝圆，突入肾小盏内呈乳头状，称肾乳头。

每个肾乳头顶端有许多乳头孔，是乳头管向肾小盏的开口。

每侧肾的肾窦内含有7~8个肾小盏，相邻2~3个肾小盏合成一个肾大盏。每侧肾窦内有2~3个肾大盏，肾大盏汇合成扁漏斗状的肾盂。肾盂出肾门后逐渐缩窄变细，移行为输尿管。

（二）肾的组织结构

肾实质由大量的肾单位和集合管构成（图8-5），其间有少量的结缔组织、血管、神经等

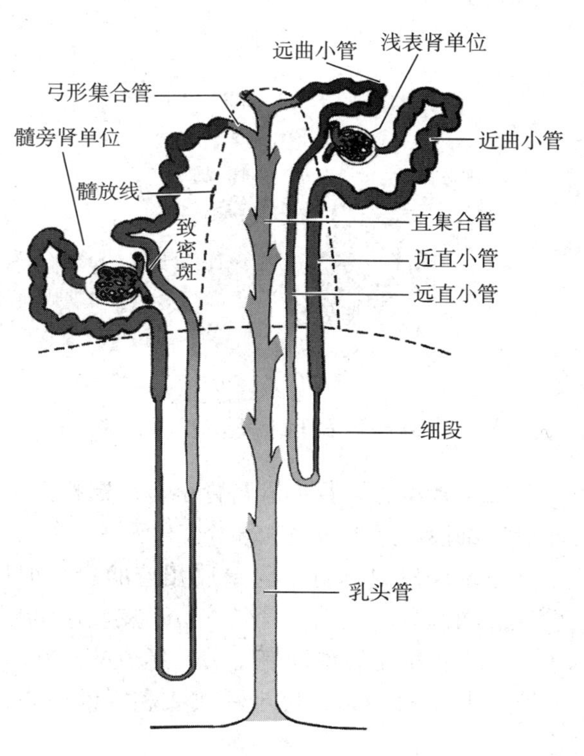

图8-5 肾单位和集合管的模式图

构成肾间质。

1.肾单位　肾单位是尿液形成的基本结构和功能单位，可分为肾小体和肾小管两部分，每侧肾约有150万个肾单位。

（1）肾小体　位于肾皮质，呈球形，由血管球和肾小囊组成（图8-6）。每个肾小体有两极，微动脉出入的一端称血管极，与肾小管相连的一端称尿极。

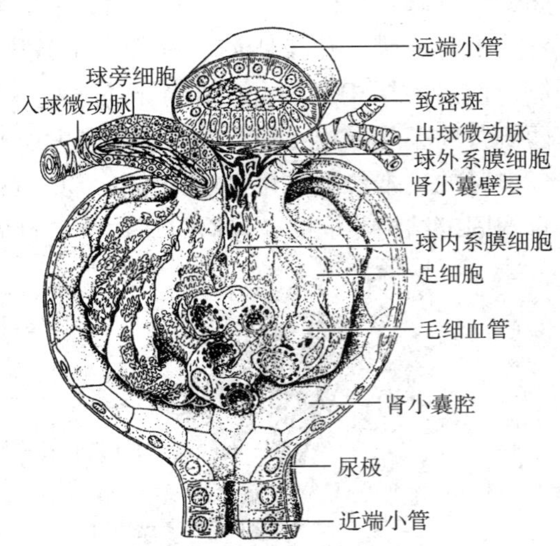

图8-6　肾小体的结构模式图

血管球位于肾小囊内，是连接入球微动脉和出球微动脉之间的一团盘曲的毛细血管。入球微动脉经血管极进入肾小体后，分出若干细小分支，盘曲成团，最后汇合成一条出球微动脉从血管极离开肾小囊。入球微动脉较出球微动脉粗，故毛细血管内的血压较高。在电镜下，球内毛细血管由有孔内皮和基膜组成。

肾小囊是肾小管起始部膨大凹陷而成的双层杯形囊，包绕着血管球。肾小囊分脏、壁两层，两层之间的腔隙称肾小囊腔，与近端小管相通。壁层为单层扁平上皮，在血管极移行为脏层。脏层紧贴血管球的毛细血管基膜的外面，由单层足细胞构成。电镜下可见足细胞体积较大，从胞体伸出几个较大的初级突起，每个初级突起又发出许多次级突起。相邻足细胞的次级突起相互交错，突起之间有微小的裂隙，称裂孔，裂孔上覆盖一层薄膜，称为裂孔膜（图8-7、图8-8）。裂孔膜与肾小球毛细血管内皮以及基膜构成的三层结构称为滤过屏障。当血液经过肾小球时，血浆中除了血细胞和蛋白质之外的成分可经过此滤过屏障，过滤至肾小囊内的成分为原尿。病理情况下，滤过膜受损伤，则血液中蛋白质甚至血细胞都可能滤出肾小囊腔内，形成蛋白尿或血尿。

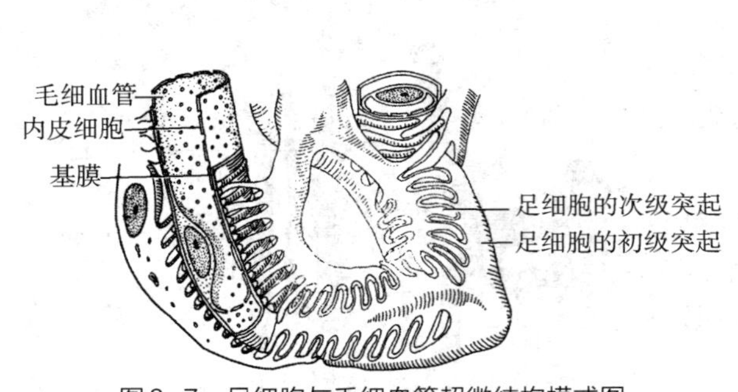

图8-7　足细胞与毛细血管超微结构模式图

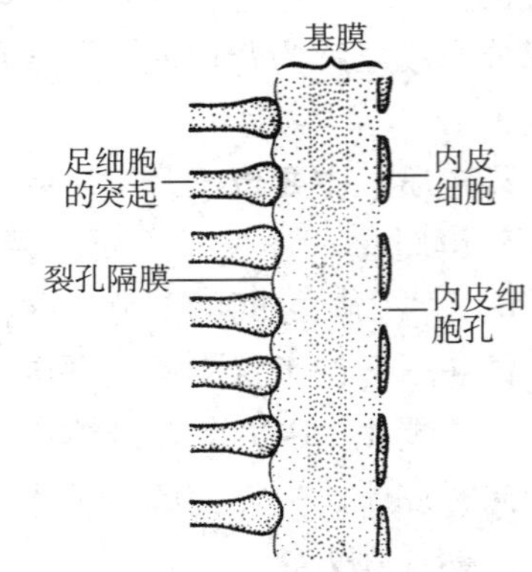

图8-8　滤过膜模式图

（2）肾小管　肾小管与肾小囊壁层相接，具有重吸收、分泌和排泄功能。肾小管分为近端小管、细段和远端小管三部分。

近端小管是与肾小囊壁层相连的一条细长而弯曲的管道，可分为近端小管曲部和近端小管直部两部分。近端小管曲部位于皮质迷路和肾柱内，其管壁细胞为单层立方上皮，细胞界限不清。上皮细胞游离面有微绒毛形成的刷状缘，扩大细胞表面积，有利于物质的吸收。近端小管直部与细段相连，位于髓放线和肾锥体内，结构与曲部相似，但上皮细胞较矮，刷状缘不发达。

细段为肾小管中最细的一段，连在近端小管直部和远端小管直部之间，三者构成肾单位髓袢。细段管壁薄，为单层扁平上皮，胞质弱嗜酸性，无刷状缘。细段壁较薄，有利于水和离子通过。

远端小管由细段反折上行增粗构成，可分为远端小管直部和远端小管曲部两部分。远端小管直部位于髓质内，并经髓放线返回皮质，移行为远端小管曲部。光镜下，管壁的上皮为单层立方上皮，胞质弱嗜酸性，界限分明，腔面无刷状缘，可重吸收水、钠等成分，浓缩尿液。远端小管曲部，位于皮质迷路内，其末端汇入弓形集合小管。其管壁结构与直部相似，是离子交换的重要部位。

2.集合管 由远端小管末端汇合而成，集合管分为弓形集合管、直集合小管、乳头管三段。弓形集合小管与远曲小管相连，呈弓形走行于皮质；直集合小管与弓形集合小管相连，从髓放线直行下降至肾锥体乳头，改称乳头管。集合管管壁上皮为单层柱状上皮，细胞界限清楚。集合管主要的功能是重吸收水和交换离子，使原尿进一步浓缩。

3.球旁复合体 也叫球旁器，主要由球旁细胞、致密斑和球外系膜细胞组成，位于肾小球血管极处，大致呈三角形（图8-6）。

（1）球旁细胞 是由入球微动脉接近血管极处的血管壁中膜平滑肌细胞特化成的上皮样细胞。细胞呈立方形，核大而圆，胞质弱嗜碱性，内含丰富的分泌颗粒，能分泌肾素。肾素能引起小动脉收缩，使血压升高。

（2）致密斑 是远端小管曲部靠近血管极一侧的管壁细胞增高变窄特化形成的一个椭圆形隆起。致密斑是一种钠离子感受器，能感受远端小管内离子浓度的变化。当原尿中钠离子浓度降低时，促进球旁细胞分泌肾素，增强远端小管和集合管保钠排钾的作用。

（3）球外系膜细胞 位于入球微动脉、出球微动脉和致密斑围成的三角形区域内，具有吞噬和收缩的作用。

三、肾的血液循环

（一）肾血液循环的特点

1.肾血流量大 肾是机体供血量最丰富的器官。成年人在安静状态下，两肾的血流量约为1200ml/min，相当于心输出量的20%~25%。流经肾的血液约有94%供应肾皮质，约5%供应外髓，剩余不到1%的血液供应内髓。

2.肾有两套毛细血管网 肾的血液循环需要经过两套串联的毛细血管网，肾小球毛细血管网和肾小管周围毛细血管网，两者通过出球小动脉串联在一起。肾小球毛细血管网由入球小动脉的分支形成，血压较高，有利于肾小球的滤过。肾小管周围毛细血管网由出球小动脉的分支形成，血压较低，有利于肾小管的重吸收。

（二）肾血流量的调节

1.肾血流量的自身调节 在安静状态下，肾动脉灌注压在80~180mmHg范围内变动时，肾血流量保持相对稳定，这一现象不受神经和体液因素的影响，称为肾血流量的自身调节。当肾动脉灌注压超过自身调节的范围时，肾血流量会随灌注压的变化而出现相应的改变。肾血流量的自身调节有利于肾小球滤过率保持相对稳定。

2.肾血流量的神经和体液调节 肾的血管主要受交感神经支配。当交感神经兴奋时，肾血管收缩，肾血流量减少。在体液因素中，肾上腺素、去甲肾上腺素、血管升压素、血管紧张素Ⅱ、内皮素等，均可引起血管收缩，肾血流量减少。反之，前列腺素、NO、缓激肽等均可使血管舒张，肾血流量增多。

一般情况下，肾的自身调节可使肾血流量保持相对稳定，以保证正常的泌尿功能。而当紧急情况如失血、休克、强烈的伤害性刺激等，或人体功能状态发生变化如剧烈运动时，机体可通过神经和体液调节使全身血液重新分配，减少肾的血流量，以保证重要器官的血供。

PPT

第二节 肾的泌尿功能

案例讨论

案例 李某，男，15岁，该患者于2日前出现晨起双眼睑水肿，尿呈洗肉水样红色。2日以来，尿量减少，水肿加重，故来我院就诊。体格检查：体温36.3°C，脉搏100次/分，呼吸15次/分，血压130/92mmHg。神志清楚，轻度贫血貌，面部水肿，其余无异常。辅助检查：血常规示RBC 3.85×10^{12}/L。尿常规示蛋白（++），红细胞（++），红细胞管型。24小时尿量400ml。诊断：急性肾小球肾炎。

讨论 1.从生理学角度分析患者出现血尿、蛋白尿以及尿量减少的原因？

2.影响肾小球滤过的因素有哪些？

一、尿的生成过程

尿的生成包括肾小球的滤过、肾小管和集合管的重吸收、肾小管和集合管的分泌三个基本过程。肾小球滤过形成原尿，经过肾小管和集合管的重吸收及分泌形成终尿（图8-9）。

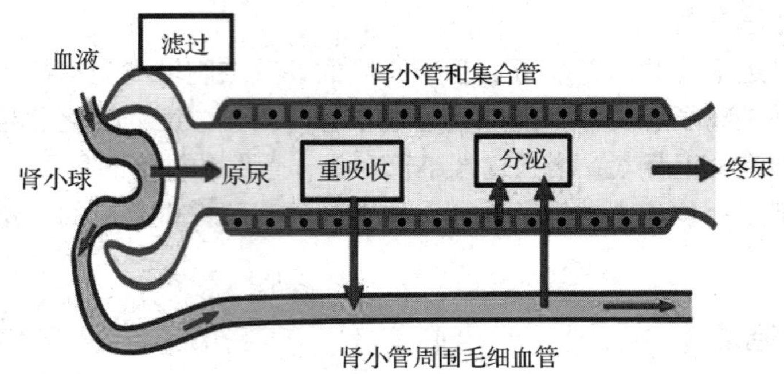

图8-9 尿生成的基本过程

（一）肾小球的滤过功能

当血液流经肾小球毛细血管网时，血浆中除蛋白质外的成分均可通过肾小球滤过进入肾小囊腔，形成原尿（超滤液），这一过程称为肾小球的滤过。用微穿刺法获取原尿进行分析，发现原尿中除了蛋白质外，其余成分与血浆均非常接近，表明原尿就是血浆的超滤液（表8-1）。

表8-1 血浆、原尿、终尿的主要成分比较（g/L）

成分	血浆	原尿	终尿
水	900	980	960
蛋白质	80	微量	0
葡萄糖	1	1	0
Na^+	3.3	3.3	3.5
K^+	0.2	0.2	1.5
Cl^-	3.7	3.7	6
PO_4^{3-}	0.03	0.03	1.2
尿素	0.3	0.3	20

续表

成分	血浆	原尿	终尿
尿酸	0.02	0.02	0.5
肌酐	0.01	0.01	1.5
NH_3	0.001	0	0.4

单位时间内（每分钟）两肾生成的原尿量称为肾小球滤过率（glomerular filtration rate，GFR）。据测定，GFR与体表面积呈正比。一个体表面积为1.73m^{2}的正常成人，其GFR约为125ml/min。据此计算，两肾每昼夜可生成原尿180L。

肾小球滤过率与肾血浆流量的比值称为滤过分数（filtration fraction，FF）。据测定，肾血浆流量约为660ml/min，因此FF=125/660×100%=19%，表明流经肾脏的血浆约有1/5形成了原尿。肾小球滤过率和滤过分数是衡量肾功能的重要指标。

1.滤过膜及其通透性 肾小球滤过膜由内、中、外三层构成，是滤过功能的结构基础（图8-8）。内层为毛细血管内皮细胞，其上有许多70~90nm的小孔，称为窗孔，可以阻止血细胞通过。中层为基膜，膜上有2~8nm的多角形网孔，可允许水和部分溶质通过。外层是肾小囊上皮细胞，也称足细胞。足细胞的足突相互交错，形成裂隙。裂隙上有一层裂隙膜，裂隙膜上有4~11nm的小孔，可限制蛋白质通过。以上三层结构形成了滤过膜的机械屏障。除了机械屏障外，在滤过膜的各层表面还覆盖有一层带负电荷的物质，形成滤过膜的电荷屏障。

由于有机械屏障和电荷屏障的存在，滤过膜对物质的通透性取决于物质分子的大小和所带的电荷。一般情况下，有效半径小于2.0nm的呈电中性或带正电荷的物质可自由通过滤过膜，如水、Na^+、葡萄糖等；有效半径大于4.2nm的物质不能滤过；而有效半径在2.0~4.2nm之间的物质，其滤过量随有效半径的增大而减小。但有效半径为3.6nm的血浆白蛋白（分子量69000），由于其带负电荷，则很难通过滤过膜，故原尿中几乎无蛋白质。进一步研究发现，滤过膜电荷屏障的作用不如机械屏障明显，因此Cl^-、HCO_3^-、HPO_4^{2-}、SO_4^{2-}等带负电荷的小分子物质可通过滤过膜。

2.有效滤过压 肾小球滤过的动力可用有效滤过压来表示。有效滤过压由促进滤过的动力即肾小球毛细血管血压和肾小囊超滤液胶体渗透压（可忽略不计）以及对抗滤过的阻力即血浆胶体渗透压和肾小囊内压组成（图8-10）。计算公式如下：

有效滤过压=肾小球毛细血管血压-（血浆胶体渗透压+肾小囊内压）

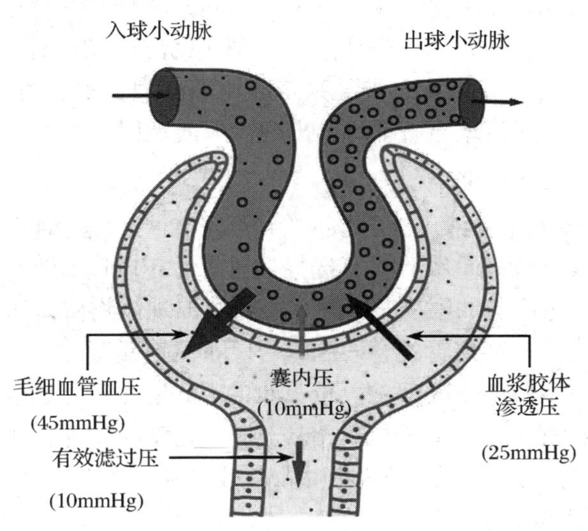

图8-10 有效滤过压示意图

通过微穿刺技术测定肾小球入球小动脉和出球小动脉的血压约为45mmHg，肾小囊内压约为10mmHg，入球小动脉处的血浆胶体渗透压约为25mmHg。经过计算入球小动脉端的有效滤过压为10mmHg，故形成滤过。而随着水分和血浆晶体物质的不断滤出，血浆蛋白的浓度逐渐增加，血浆胶体渗透压逐渐升高，有效滤过压不断下降。当血浆胶体渗透压达到35mmHg，有效滤过压为0mmHg，达到滤过平衡，滤过停止。因此，肾小球毛细血管并不是全程都有滤过功能，参与滤过毛细血管的长短取决于滤过平衡点的位置。平衡点越靠近入球小动脉端，参与滤过的毛细血管越短，生成原尿越少；反之，原尿生成增多。

3.影响肾小球滤过的因素 血浆通过肾小球滤过形成超滤液的过程受多种因素的影响，如有效滤过压、滤过膜的通透性和面积、肾血浆流量等。

（1）有效滤过压 凡是能影响肾小球毛细血管血压、血浆胶体渗透压和肾小囊内压的因素，都可以影响有效滤过压，从而影响肾小球滤过率。

肾小球毛细血管血压受机体动脉血压的影响。当动脉血压在80~180mmHg之间波动时，由于肾内自身调节的作用，肾小球毛细血管血压保持相对稳定，肾小球滤过率变化不大。当动脉血压降至80mmHg以下时，肾小球毛细血管血压下降，有效滤过压降低，肾小球有效滤过率减少，尿量减少。而当动脉血压降至40~50mmHg以下时，有效滤过压进一步下降，有效滤过率可降至为零，出现无尿。

血浆胶体渗透压由血浆蛋白形成。正常人的血浆蛋白浓度比较稳定，血浆胶体渗透压变化不大，对肾小球滤过率的影响不大。当大量输入生理盐水或病理情况下（肝、肾功能受损）使血浆蛋白的浓度降低时，血浆胶体渗透压下降，有效滤过压升高，肾小球滤过率增加，尿量增多。

生理情况下，肾小囊内压比较稳定。若由于肾盂或输尿管结石、肿瘤压迫或其他原因导致尿路梗阻时，肾小囊内压升高，使有效滤过压和肾小球滤过率降低，尿量减少。

（2）滤过膜的通透性和面积 正常人两肾的肾小球滤过面积达1.5m^{2}左右，面积大且相对稳定，有利于血浆的滤过。在发生某些疾病如急性肾小球肾炎时，肾小球毛细血管腔变窄或阻塞，导致肾小球有效滤过面积减少，肾小球滤过率下降，出现少尿甚至无尿。

滤过膜的通透性影响尿液的成分。如某些肾脏疾病可导致滤过膜的机械屏障或电荷屏障受损，使滤过膜的通透性增大，导致原来难以滤过和不能滤过的血细胞与蛋白质能通过滤过膜，形成血尿和蛋白尿。

（3）肾血浆流量 肾血浆流量可通过改变滤过平衡点来改变肾小球滤过率。当肾血浆流量增加时，滤过平衡点向出球小动脉移动，使有效滤过面积增大，肾小球滤过率增加，尿量增加；反之，当肾血浆流量减少时，滤过平衡点向入球小动脉移动，有效滤过面积减少，肾小球滤过率减少，尿量减少。另外，当交感神经兴奋时（如剧烈运动、失血等），肾血流量和肾血浆流量将明显减少，肾小球滤过率显著下降，出现少尿或无尿。

（二）肾小管和集合管的重吸收

原尿进入肾小管后称为小管液。小管液中的成分被小管上皮细胞重新转运至血液的过程称为重吸收。肾小管和集合管的重吸收具有选择性且有一定限度，当血浆中的某种物质含量过高，超过肾小管和集合管重吸收的限度时，终尿中将会出现该物质，如葡萄糖。

1.重吸收的部位和方式 肾小管的各段和集合管都具有重吸收能力，但近端小管重吸收能力最强，故近端小管为重吸收的主要部位。重吸收的方式有主动重吸收和被动重吸收两种。主动重吸收是指在耗能的情况下，小管液中的溶质逆电–化学梯度通过小管上皮细胞转运至血液的过程。如葡萄糖、氨基酸、Na^+、K^+等为主动重吸收。被动重吸收是指小管液中的溶质顺电–化学梯度通过小管上皮细胞转运至血液的过程。被动重吸收无需消耗能量，如水、Cl^-、尿素等的重吸收属于被动重吸收。

2. 几种重要物质的重吸收

（1）Na^+、Cl^-和水的重吸收　Na^+是细胞外液中主要的阳离子。Na^+的重吸收对其他物质的重吸收起着重要的作用。每天经肾小球滤过的Na^+约500g，但尿中仅排出3~5g，表明99%的Na^+在肾小管和集合管被重吸收。

小管液中65%~70%的Na^+、Cl^-和水在近端小管被重吸收。由于小管液中的Na^+浓度比上皮细胞内高，Na^+可顺浓度梯度进入细胞，随即被细胞基底侧膜上的钠泵泵入组织液，最终被吸收入血。伴随着Na^+的重吸收，细胞内呈正电位，小管内呈负电位，且小管液中的Cl^-浓度比细胞内高，Cl^-顺电–化学梯度被重吸收入血。Na^+和Cl^-被重吸收后，小管液的渗透压降低，组织液的渗透压升高，水在渗透压的作用下被重吸收至组织液，最终扩散入血。

髓袢可重吸收约20%的Na^+和Cl^-以及约15%的水。髓袢各段对这三种物质的重吸收较为复杂。髓袢降支细段对Na^+和Cl^-不通透，对水的通透性高，使水不断地重吸收，导致小管液渗透压逐渐升高。髓袢升支细段对水不通透，但对Na^+和Cl^-易通透，使小管液渗透压不断降低。髓袢升支粗段对Na^+和Cl^-的重吸收依赖Na^+–K^+–$2Cl^-$同向转运体，该转运体可将1个Na^+、1个K^+和2个Cl^-协同转运至上皮细胞内。由于髓袢升支粗段对水几乎不通透，故小管液在升支粗段流动时，渗透压逐渐下降，而组织液渗透压逐渐升高。这种对水盐重吸收相分离的现象，是尿液浓缩和稀释的基础。呋塞米（速尿）能抑制Na^+–K^+–$2Cl^-$同向转运体，从而抑制Na^+和Cl^-的重吸收，导致水的重吸收减少，起到利尿的作用。

约12%的Na^+和Cl^-以及不等量的水在远曲小管和集合管被重吸收。该段对水盐的重吸收属于调节性重吸收。Na^+重吸收主要受醛固酮的调节，水的重吸收主要受抗利尿激素的调节。当机体缺水或缺盐时，远曲小管和集合管对Na^+、Cl^-和水的重吸收增加。

（2）HCO_3^-的重吸收　HCO_3^-是机体重要的碱储备，对维持体内酸碱平衡有重要的意义。经肾小球滤过的HCO_3^-约有80%在近端小管重吸收。在血浆中，HCO_3^-以$NaHCO_3$的形式存在。当$NaHCO_3$进入小管液后解离成Na^+和HCO_3^-，小管液中的HCO_3^-以CO_2的形式被重吸收。

（3）K^+的重吸收　小管液中的K^+有65%~70%在近端小管重吸收，有25%~30%被髓袢重吸收，而远曲小管和集合管既能重吸收K^+也能分泌K^+，终尿中的K^+绝大部分是由远曲小管和集合管分泌的。K^+重吸收的方式是主动转运。

（4）葡萄糖的重吸收　小管液中的葡萄糖全部在近端小管被重吸收，重吸收方式为继发性主动转运。近端小管对葡萄糖的重吸收是有限的，当血糖浓度达180mg/100ml时，终尿中开始出现葡萄糖。尿中开始出现葡萄糖的最低的血糖浓度称为肾糖阈。正常人两肾的葡萄糖吸收极限量为：男性375mg/min，女性300mg/min。

（三）肾小管和集合管的分泌

肾小管和集合管的分泌是指肾小管和集合管的上皮细胞将自身的代谢产物和血液中的某些物质转运至小管液的过程。

1. H^+的分泌　肾小管的各段和集合管均可分泌H^+，但主要由近端小管分泌。小管上皮细胞代谢产生的CO_2或小管液及管周组织液扩散进上皮细胞的CO_2，在碳酸酐酶的催化下，与H_2O结合生成H_2CO_3，H_2CO_3解离成H^+和HCO_3^-。H^+通过小管上皮细胞的H^+–Na^+交换体，转运至小

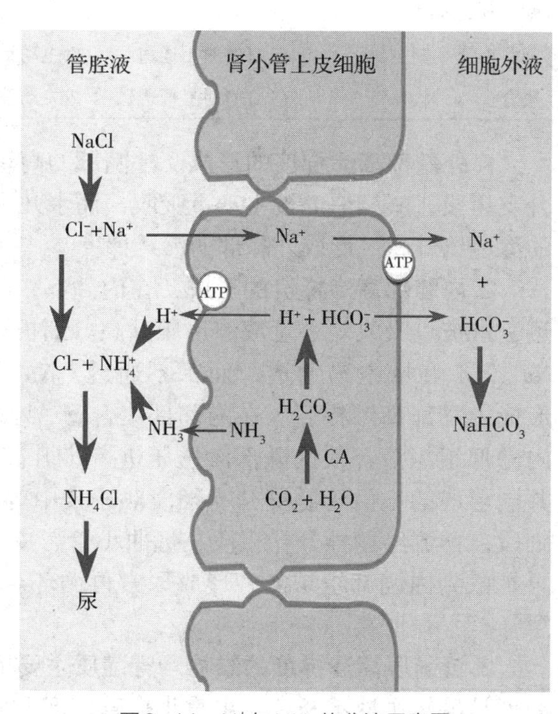

图8-11　H^+与NH_3的分泌示意图

管液中（图8-11）。在H^+分泌的同时，会有1个Na^+和1个HCO_3^-重吸收入血，从而实现排酸保碱，以维持机体的酸碱平衡。

2. NH_3的分泌 NH_3是由小管上皮细胞内的谷氨酰胺脱氨形成的。NH_3是脂溶性物质，可自由通过细胞膜进入小管液中。进入小管液中的NH_3与H^+结合生成NH_4^+，NH_4^+与小管液中的Cl^-结合生成NH_4Cl随尿排出体外（图8-11）。NH_3的分泌可促进H^+的分泌，故NH_3的分泌也是调节机体酸碱平衡的机制之一。

3. K^+的分泌 终尿中的K^+主要由远曲小管和集合管分泌。K^+的分泌与Na^+重吸收密切相关，称为Na^+-K^+交换。在远曲小管和集合管上同时存在着Na^+-K^+交换和Na^+-H^+交换，两者均依赖Na^+，故存在竞争性抑制，如当机体出现酸中毒时，小管上皮细胞内的H^+生成增多，Na^+-H^+交换增强而Na^+-K^+交换受抑制，K^+分泌减少，出现血K^+浓度升高；反之，当机体碱中毒时，上皮细胞内的H^+生成减少，Na^+-H^+交换减弱而Na^+-K^+交换增强，K^+分泌增加，导致血K^+浓度降低。

二、尿的浓缩与稀释

肾可通过对尿的浓缩和稀释来维持机体的水平衡。当机体缺水时，尿液被浓缩，尿的渗透压高于血浆渗透压，称为高渗尿；当机体水过剩时，尿液被稀释，尿的渗透压低于血浆渗透压，称为低渗尿。

（一）尿的浓缩

尿的浓缩是由于小管液中的水被重吸收而溶质留在小管液内造成的。水重吸收的动力来自肾小管和集合管内外髓质的渗透浓度梯度，即水重吸收需要小管周围组织液是高渗的。肾小管各段和集合管对不同物质的通透性不同，这是形成渗透浓度梯度的基础（表8-2）。

表8-2 肾小管各段和集合管对物质的重吸收及通透性

肾小管各段和集合管	水	Na^+和Cl^-	尿素
髓袢升支粗段	不易通透	主动重吸收Na^+和Cl^-	不易通透
髓袢降支细段	易通透	不易通透	不易通透
髓袢升支细段	不易通透	易通透	中等通透
远曲小管	有ADH时易通透	主动重吸收Na^+和Cl^-	不易通透
集合管	有ADH时易通透	主动重吸收Na^+和Cl^-	皮质和外髓部不易通透，内髓部易通透

1. 外髓部高渗梯度的形成 外髓部的高渗梯度是由Na^+和Cl^-的主动重吸收形成的。在髓袢升支粗段，Na^+和Cl^-被主动重吸收，而水几乎不通透，导致小管液中渗透压降低而管周组织液的渗透压升高，形成外髓部的渗透梯度。

2. 内髓部高渗梯度的形成 在内髓部，髓袢降支细段对水通透，而对Na^+、Cl^-和尿素不通透，水被重吸收，小管液渗透压升高。到折返处时，小管液渗透压达峰值。在髓袢升支细段，Na^+、Cl^-和尿素易通透，而水不通透，Na^+、Cl^-和尿素被重吸收，管周组织液渗透压升高，形成内髓部高渗梯度。在内髓部集合管，小管上皮细胞只对尿素通透，尿素顺浓度梯度进入内髓部组织液，使内髓部渗透压进一步升高。因此，内髓部的高渗梯度是由Na^+、Cl^-和尿素共同形成的。由于髓袢升支细段对尿素中等通透，内髓部组织液中的尿素可扩散进髓袢升支细段，再流经髓袢升支粗段、远曲小管、皮质部和外髓部的集合管，最后到达内髓部集合管，再扩散到内髓部组织液，形成尿素再循环。尿素再循环对内髓部的高渗梯度的形成有重要的意义。

3. 肾髓质高渗梯度的维持 肾髓质主要依靠直小血管的逆流交换作用保持渗透压梯度。其原理是虽然血液不断地流出直小血管，但形成组织液高渗梯度的Na^+、Cl^-和尿素浓度仍然保持不变，这些物质不会被血液带走，这是由于直小血管呈U型、稀而长、阻力较大、血流较慢，有充分的时间进行逆流交换。Na^+、Cl^-和尿素在直小血管的升支和降支之间循环，即为逆流交换作用。因此，当直小血管升支离开外髓部时，只能带走过剩的溶质和水，肾髓质高渗梯度得以保持。

肾髓质高渗是小管液中水重吸收的动力，但重吸收的量与抗利尿激素有关。当抗利尿激素分泌增加时，远曲小管和集合管上皮细胞对水的通透性增加，水重吸收增多，尿量减少，尿液被浓缩。

（二）尿的稀释

当小管液中的溶质被重吸收而水不被重吸收时，尿液被稀释。尿的稀释发生在髓袢升支粗段。由于髓袢升支粗段对Na^+、Cl^-通透而对水不通透，导致髓袢升支粗段的小管液为低渗液。当低渗液流经远曲小管和集合管时，由于管外组织液高渗，小管液中的水被重吸收，但重吸收的量取决于远曲小管和集合管对水的通透性。当机体水过剩时，抗利尿激素的分泌受抑制，远曲小管和集合管上皮细胞对水的通透性变低，水的重吸收减少，使小管液的渗透压进一步下降，形成稀释尿。

三、尿生成的调节

微课

（一）自身调节

1. 小管液中溶质的浓度 肾小管和集合管中的小管液和小管上皮细胞之间的渗透梯度影响水的重吸收。当小管液中溶质的浓度增加时，小管液渗透压升高，水的重吸收减少，致使小管液中Na^+的浓度降低，小管液和上皮细胞间的渗透梯度减小，从而使Na^+、Cl^-和水的重吸收减少，最终导致尿量和NaCl的排出量增多。这种由于小管液溶质的含量增多，渗透压升高，使水的重吸收减少而出现尿量增加的现象，称为渗透性利尿。

糖尿病患者的多尿就属于渗透性利尿。由于糖尿病患者血中葡萄糖的含量超过了肾糖阈，进入小管液中的葡萄糖不能被近端小管全部重吸收，从而使小管液溶质的浓度增加，水和NaCl的重吸收减少，尿量增多。

临床上利用渗透性利尿的原理，给患者静脉滴注可经肾小球自由滤过，但不被肾小管重吸收的物质如甘露醇等增加小管液溶质的浓度，以达到利尿、消肿的目的。

2. 球-管平衡 正常情况下，近端小管对溶质（特别是Na^+）和水的重吸收率始终占肾小球滤过率的65%~70%，这种定比重吸收的现象称为球-管平衡。球-管平衡的生理意义在于无论肾小球滤过率增加还是减少，尿量和尿钠始终保持相对稳定。但在某些情况下球-管平衡可被打破。比如渗透性利尿时，肾小球滤过率不变，但肾小管的重吸收率小于65%~70%，最终导致尿量增加、尿中排出的氯化钠增多。

（二）神经调节

尿的生成受肾交感神经的调节。肾交感神经除了支配肾血管外，还可支配肾小管上皮细胞和球旁细胞。当肾交感神经兴奋时，可通过以下方式影响尿的生成：①使肾血管收缩，减少肾血流量，从而导致肾小球滤过率降低，尿量减少；②刺激球旁细胞分泌肾素，使血管紧张素II和醛固酮的分泌增加，肾小管对水和氯化钠的重吸收增加，尿量减少；③直接促进肾小管对Na^+、Cl^-和水的重吸收，使尿量减少。

（三）体液调节

1. 抗利尿激素 血管升压素（vasopressin，VP）也称抗利尿激素（antidiuretic hormone，ADH），是一种九肽激素，由下丘脑视上核和视旁核的神经内分泌细胞合成和分泌，经下丘脑-垂体束运输至神经垂体储存，并由此释放入血。

当ADH与远曲小管和集合管上皮细胞管周膜上的V_2受体结合后，能激活膜内的腺苷酸环化酶（cAMP），使上皮细胞中的cAMP生成增多，cAMP又激活蛋白激酶A，从而使管腔膜上的水通道增多，水的重吸收增加，尿量减少，以发挥抗利尿的作用（图8-12）。

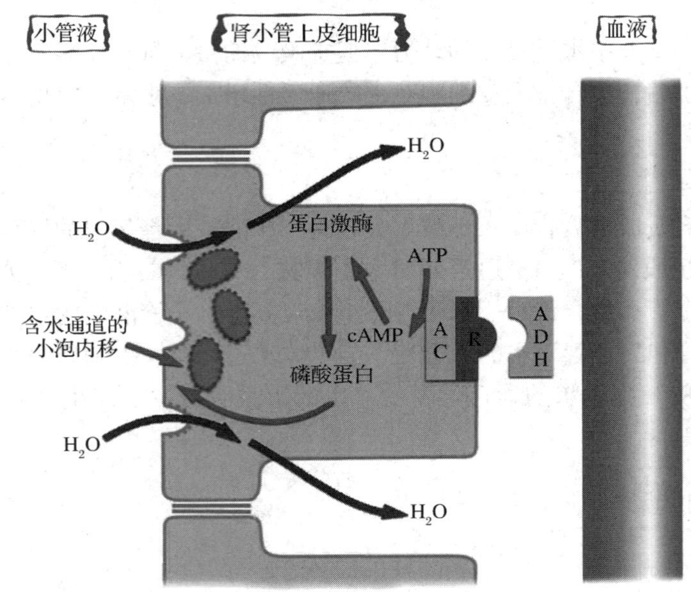

图8-12　抗利尿激素的作用机制

ADH的释放受血浆晶体渗透压、循环血量、血压等多种因素的影响。

（1）血浆晶体渗透压　在生理情况下，血浆晶体渗透压是调节ADH释放最重要的因素。血浆晶体渗透压变化时，刺激下丘脑的渗透压感受器，反射性地引起ADH释放量的改变。例如，大量出汗、严重呕吐和腹泻后，机体失水，导致血浆晶体渗透压升高，下丘脑的渗透压感受器受到刺激，使ADH释放增多，水的重吸收增加，尿量减少。而在饮用大量清水后，血浆晶体渗透压下降，ADH释放减少，使水的重吸收减少，尿量增加。若是饮用生理盐水，则排尿不会出现像饮用清水那样的变化。这种由于饮用大量清水而引起尿量增多的现象称为水利尿。

（2）循环血量　当循环血量减少时，静脉回心血量减少，对心肺容量感受器刺激减弱，经迷走神经传入下丘脑的冲动减少，反射性地引起ADH释放增多，从而导致水的重吸收增加，尿量减少，以恢复血容量。反之，循环血量增多时，静脉回心血量增加，刺激心肺感受器，抑制ADH的释放。

（3）其他因素　恶心、疼痛、应激刺激、低血糖、某些药物如吗啡等均可刺激ADH的释放；而乙醇可抑制ADH的释放，故饮酒可导致尿量增加。

2.醛固酮　肾上腺皮质球状带合成和分泌醛固酮。醛固酮的作用是促进远曲小管和集合管上皮细胞对Na^+和水的重吸收，同时增加K^+的分泌，即保钠排钾。醛固酮的分泌主要受肾素-血管紧张素-醛固酮系统和血Na^+、血K^+浓度的调节。

（1）肾素-血管紧张素-醛固酮系统　肾素是一种蛋白水解酶，由肾内球旁器的球旁细胞分泌。肾素的分泌受多种因素的调节。当循环血量减少时，肾血流量减少，入球小动脉的牵张感受器兴奋，肾素分泌增加；当某些原因导致流经致密斑的小管液中的Na^+的量减少时，致密斑感受器激活，肾素分泌增加。除此之外，交感神经兴奋可使肾素分泌增加；肾上腺素、去甲肾上腺素可直接刺激球旁细胞分泌肾素。

肾素释放入血后，可催化血浆中的血管紧张素原转变为血管紧张素Ⅰ。血管紧张素Ⅰ在血管紧张素转换酶的作用下生成血管紧张素Ⅱ。血管紧张素Ⅱ在氨基肽酶的作用下转化为血管紧张素Ⅲ。血管紧张素Ⅱ和血管紧张素Ⅲ均可以促进醛固酮的分泌。通常情况下，肾素、血管紧张素、醛固酮构成一个功能相互关联的系统，称为肾素－血管紧张素－醛固酮系统。

（2）血K^+、血Na^+浓度　当血K^+浓度升高和（或）血Na^+浓度降低时，可直接刺激醛固酮的分泌；而醛固酮又可以促进肾脏保钠排钾，以维持血K^+、血Na^+浓度的相对稳定。因此，醛固酮与血K^+、血Na^+浓度密切相关。

3.心房钠尿肽　心房钠尿肽由心房肌细胞合成和释放，其主要作用为使血管平滑肌舒张和促进肾脏排钠、排水。

四、血浆清除率

（一）血浆清除率的概念和计算方法

血浆清除率（plasma clearance，C）是指单位时间内（一般是1分钟）两肾能将多少毫升血浆中的某种物质完全清除出去，此血浆毫升数称为该物质的血浆清除率（ml/min）。若要计算某物质的血浆清除率，需要测定尿中该物质的浓度（U，mg/100ml）、每分钟的尿量（V，ml/min）和血浆中该物质的浓度（P，mg/100ml）。计算公式如下：

$$C=\frac{U\times V}{P}$$

血浆清除率能反映肾对不同物质的排泄能力，是评价肾功能的良好指标。事实上，由于肾不能将某种物质完全清除出去，因此血浆清除率仅是一个推算的数值，它反映的是每分钟肾清除的某种物质的量相当于多少毫升血浆中所含的该物质的量。

（二）测定血浆清除率的意义

1.测定肾小球滤过率　如果某种物质可经肾小球自由滤过，又不被肾小管、集合管重吸收和分泌，而由尿全部排出，则这种物质的血浆清除率即为肾小球滤过率。菊粉就属于这类物质，因此菊粉的血浆清除率可以表示肾小球滤过率。若静脉滴注菊粉并使其在血浆中的浓度保持在1mg/100ml，测得尿中菊粉的浓度为125mg/100ml，尿量为1ml/min，则菊粉的血浆清除率为：

$$C=\frac{125\times 1}{1}=125\text{（ml/min）}$$

根据菊粉的血浆清除率，推知肾小球滤过率为125ml/min。但由于菊粉测定肾小球滤过率不方便而内生肌酐清除率在数值上与肾小球滤过率较为接近，因此临床中常用内生肌酐清除率推测肾小球滤过率。

2.测定肾血浆流量　如果某种物质流经肾脏后，在肾静脉的浓度几乎为零，说明此物质在肾循环一周后从血浆中全部被清除出去了，因此可用该物质的血浆清除率推测肾血浆流量。碘锐特和对氨基马尿酸这类物质可自由通过肾小球，肾小管和集合管虽不能重吸收它们但能分泌，因而此类物质在肾静脉中的浓度几乎为零，其血浆清除率可代表肾血浆流量。若静脉滴注碘锐特，保持其在血浆中的浓度为1mg/100ml，测得尿中碘锐特的浓度为220mg/100ml，尿量为3ml/min，计算出碘锐特的血浆清除率为660ml/min，即肾血浆流量为660ml/min。

3.推测肾小管的功能　正常情况下，能自由通过肾小球的物质，如葡萄糖和尿素，其血浆清除率葡萄糖为0ml/min，尿素为70ml/min，均小于肾小球滤过率，说明肾小管能够重吸收这些物质。假如某物质的血浆清除率小于肾小球滤过率，可以肯定该物质能被肾小管重吸收，但不能判断它是否能被肾小管分泌，因为当重吸收量大于分泌量时，血浆清除率仍可小于肾小球滤过率。同理，假如某物质的血浆清除率大于肾小球滤过率，则表明该物质能被肾小管分泌，但不能肯定它是否能被肾小管重吸收，因为当重吸收量小于分泌量时，血浆清除率仍可大于肾小球滤过率。

综上所述，通过对各种物质血浆清除率的测定，可以推测哪些物质能被肾小管净重吸收，哪些物质能被净分泌，从而推测肾小管对不同物质的转运能力。

PPT

第三节　尿的输送、贮存与排放

一、输尿管、膀胱和尿道的形态结构

（一）输尿管

1.输尿管的行程与分段　输尿管是一对细长的肌性管道，起自肾盂，止于膀胱，全长20~30cm。输尿管按其行程可分为三部分，即腹部、盆部和壁内部（图8-13）。输尿管腹部起自肾盂，沿腰大肌下行至小骨盆入口处，此处左输尿管跨过左髂总动脉末端的前方，右输尿管跨过右髂外动脉起始部前方；输尿管盆部是小骨盆上口至膀胱底的一段，男性输尿管在膀胱底与输精管后方交叉，女性输尿管在子宫颈外侧约2.5cm处，从子宫动脉后下方绕过；输尿管壁内部是输尿管斜穿膀胱壁的部分，开口于膀胱底内面的输尿管口处，长约1.5cm，当膀胱充盈时，膀胱内压力升高，压迫壁内部使管腔闭合，可阻止尿液逆流入输尿管。

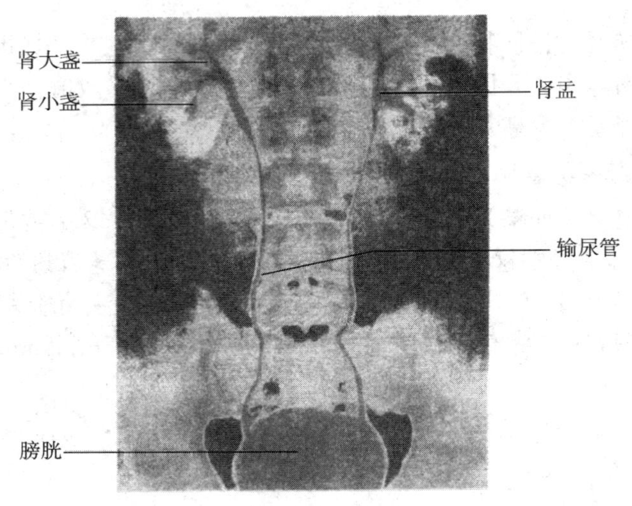

图8-13　输尿管（造影）

2.输尿管的生理狭窄　输尿管全长有3个生理狭窄：第1个狭窄位于输尿管起始处，即与肾盂移行处；第2个生理狭窄位于小骨盆上口处，即跨过髂血管处；第3个狭窄位于斜穿膀胱壁处。这些狭窄是输尿管结石容易滞留的部位。

（二）膀胱

膀胱是储存尿液的肌性器官，其形态、大小、位置和壁的厚度随膀胱充盈程度而变化。正常成年人膀胱容量为300~500ml，最大可达800ml。新生儿膀胱容量约50ml，女性的容量略小于男性。

1.膀胱的形态　膀胱空虚时呈三棱锥体形，可分为尖、体、底、颈四部分。膀胱尖朝前上方，位于耻骨联合后面；膀胱底朝后下方，呈三角形；膀胱尖与膀胱体之间为膀胱体；膀胱最下方称膀胱颈，其下端有尿道内口，与尿道相接。膀胱充盈时呈卵圆形。

2.膀胱的位置　膀胱位于小骨盆腔内，空虚时一般不超过耻骨联合上缘；充盈时，膀胱尖可高出耻骨联合平面。此时腹前壁折向膀胱的腹膜也随之上移，膀胱前下壁与腹前壁相接触。此时在耻骨联合上方进行穿刺，可避免损伤腹膜。

男、女性膀胱的前面均为耻骨联合；膀胱的后方在男性与精囊、输精管壶腹和直肠相邻；在女性，膀胱的后方是子宫和阴道；膀胱下方，在男性与前列腺邻接，在女性与尿生殖膈邻接

（图8-14、图8-15）。

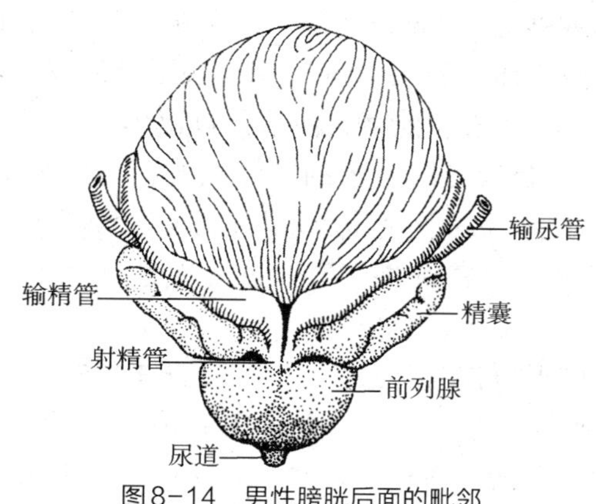

图8-14 男性膀胱后面的毗邻

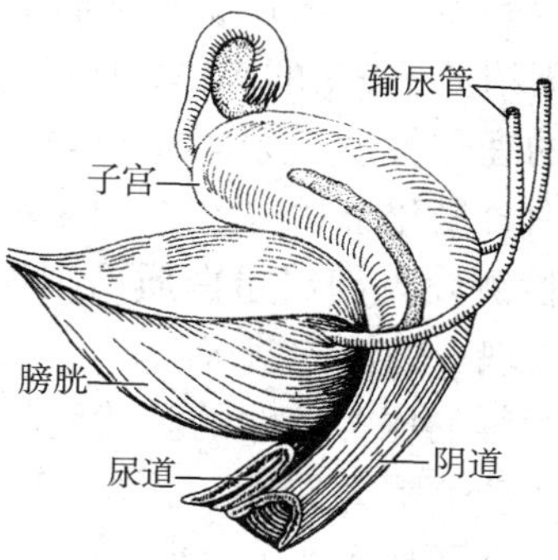

图8-15 女性膀胱后面的毗邻

3.膀胱的内部结构 膀胱内面被覆黏膜，膀胱空虚时黏膜形成皱襞，充盈时皱襞消失。在膀胱底内侧面，位于左、右输尿管口和尿道内口之间的三角形区域，无论膀胱处于充盈或空虚，均不形成皱襞，称为膀胱三角（图8-16）。此部位是膀胱肿瘤、结核和炎症好发的部位。左、右输尿管口之间的黏膜形成一横行皱襞，称输尿管间襞，苍白色，是膀胱镜检时寻找输尿管口的标志。

知识链接

泌尿系统结石

泌尿系统结石是泌尿外科常见病之一，结石可见于肾、输尿管、膀胱、尿道的任何部位，以肾和输尿管结石最为常见。肾和输尿管结石的常见典型症状是肾绞痛和血尿，在结石引发绞痛前患者往往没有任何感觉，在某种诱因下，如剧烈劳动、久坐等，突然出现一侧腰部剧烈绞痛，并向下腹及会阴部放射，伴有腹胀、恶心、呕吐、程度不同的血尿；膀胱结石主要引起排尿困难和排尿疼痛。

（三）尿道

尿道是膀胱通往体外的肌性管道，起自膀胱颈的尿道内口，止于尿道外口。男、女性尿道的结构和功能差异很大，女性尿道仅有排尿功能，男性尿道有排尿和排精作用（见第十二章生殖系统）。

女性尿道长3~5cm，直径约0.6cm，易于扩张。女性尿道位于耻骨联合后下方与阴道前壁之间，上端起自膀胱的尿道内口，经阴道前方向前下，穿过尿生殖膈，下端以尿道外口开口于阴道前庭（图8-16）。女性尿道穿尿生殖膈处，周围有尿道括约肌环绕，有控制排尿和紧缩阴道的作用。根据女性尿道行程和结构特点，具有宽、短、直的特征，故易引起逆行性尿路感染。

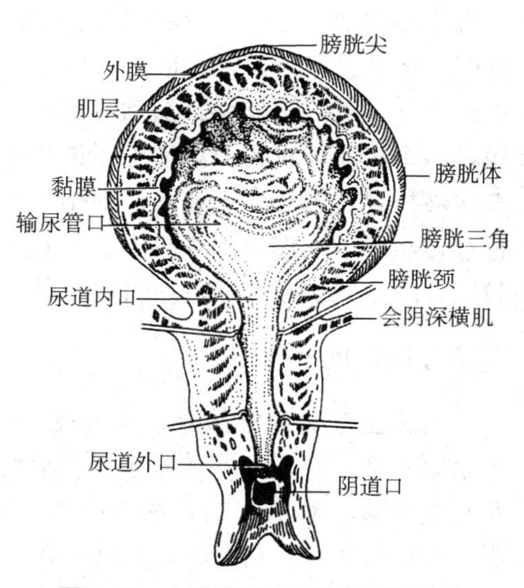

图8-16 女性膀胱和尿道（冠状切面）

二、尿液及其排放

（一）尿液

尿是机体重要的排泄物之一，其性质和量可以反映肾的结构和功能状态，以及机体其他方面的变化。因此尿的性质和量常作为临床的一项常用检查指标。

1. 尿量 正常成人的尿量为1000~2000ml/24h。若成人尿量大于2500ml/24h，称为多尿；尿量少于400ml/24h或尿量少于17ml/h，称为少尿；尿量少于100ml/24h，称为无尿。多尿会导致机体丢失大量水分，出现脱水；而少尿或无尿则会使代谢产物在体内堆积，甚至导致尿毒症。正常人每天约产生35g的固体代谢产物，至少需要500ml尿液才能将其溶解并排出体外。

2. 尿的理化性质 尿的成分中95%~97%是水，其余为可溶于水的固体物质，主要是电解质和非蛋白含氮化合物。正常人的尿中蛋白质和糖的含量极低，临床常规方法无法检测出。若尿的常规检测发现糖或蛋白质，则为异常。但正常人如果精神高度紧张或一次性食用大量的糖，也可出现一过性的糖尿。

正常新鲜的尿为透明的淡黄色液体，久置后会变得色深且浑浊。正常尿的pH在5.0~7.0之间，最大变动范围为5.0~8.0。尿的酸碱度与食物的成分有关，荤素杂食者尿呈酸性而素食者尿则偏碱。正常尿比重为1.015~1.025，为维持机体的水平衡，尿比重可在1.002~1.035之间变动。若机体水过剩，尿被稀释，尿比重降低；若机体缺水，尿被浓缩，尿比重升高。若尿比重长期在1.010以下，则表示肾功能不全，不能形成浓缩尿。

（二）尿的排放

肾连续不断地产生尿，尿通过输尿管运输到膀胱贮存，当膀胱充盈到一定程度时，引起排尿反射。可见，尿的生成是个连续的过程而排放则是间歇进行的。

1. 膀胱和尿道的神经支配 膀胱逼尿肌和尿道内括约肌受交感神经和副交感神经的双重支配。由2~4骶髓发出的副交感神经，其节前纤维走行于盆神经中，节后纤维分布于膀胱逼尿肌和尿道内括约肌。当副交感神经兴奋时，能使膀胱逼尿肌收缩，尿道内括约肌舒张，引起排尿。交感神经自腰髓发出，经腹下神经到达膀胱。交感神经兴奋时，可使膀胱逼尿肌松弛，尿道括约肌收缩，阻止排尿。

尿道外括约肌由骶髓发出的阴部神经支配。当阴部神经兴奋时，尿道外括约肌收缩。反之，则尿道外括约肌舒张。尿道外括约肌的活动可受大脑意识控制。

盆神经、腹下神经和阴部神经中均含有感觉传入纤维。盆神经中含有传导膀胱充盈感觉的传入纤维；传导膀胱痛觉的传入纤维在腹下神经中；而阴部神经中有传导尿道感觉的传入纤维。

2. 排尿反射 排尿反射的初级中枢在骶髓，但受脑等高位中枢的控制。当膀胱内尿量达到400~500ml时，膀胱壁上的牵张感受器受到刺激而兴奋，冲动沿盆神经传至脊髓初级中枢，同时冲动也传到脑干和大脑皮质的排尿反射高位中枢，产生尿意。若环境允许，排尿反射高位中枢发出冲动加强初级中枢的兴奋，经盆神经传出冲动增加，使膀胱逼尿肌收缩，尿道外括约肌舒张，尿液进入后尿道。同时，后尿道感受器受到刺激而兴奋，冲动沿阴部神经传入排尿反射初级中枢，进一步加强其活动，使尿道外括约肌松弛，尿液在膀胱内压的作用下排出体外。排尿是一个正反馈过程，尿液可通过刺激尿道增强排尿中枢的活动，使排尿反射进一步加强，直至尿液排尽。若环境不允许，则排尿反射高位中枢对初级中枢产生抑制作用，腹下神经和阴部神经传出冲动增多，阻止排尿。小儿因大脑皮质发育不成熟，对排尿反射初级中枢的控制能力较弱，故排尿次数较多且易出现遗尿。

知识链接 排尿异常

临床上常见的排尿异常有尿频、尿潴留、尿失禁等。尿频是指单位时间内排尿次数增多。因饮水过多、气候寒冷或精神紧张而引起的尿频属于生理性尿频。病理性尿频可见于：①全天总尿量增多，如糖尿病、尿崩症等；②泌尿系统炎症，如膀胱炎、尿道炎等；③膀胱容量减少，如膀胱占位性病变、膀胱结核等。

大量尿液贮存在膀胱内无法排出的现象称为尿潴留。尿潴留多见于排尿反射弧的某一部位受损，也可见于排尿通路受阻，如膀胱结石、尿道结石、前列腺肥大等。

尿失禁是指排尿自控能力下降，尿液不自主流出的现象。当高位脊髓受损，排尿反射初级中枢失去与高位中枢的联系时可出现尿失禁，这种情况主要发生在脊休克恢复期。

本章小结

泌尿系统主要由肾、输尿管、膀胱和尿道组成，主要功能是形成并排放尿液。肾是成对的实质性器官，位于腹膜后脊柱两侧。肾表面由内向外依次包有纤维囊、脂肪囊和肾筋膜3层被膜。肾实质分为浅层的肾皮质和深层的肾髓质，主要有肾单位和集合小管构成。肾单位是肾的基本结构和功能单位，由肾小体和肾小管组成。肾小体血管极处有球旁细胞、致密斑等肾小球旁器。肾是产生尿的器官。尿的生成有三个基本过程：肾小球的滤过、肾小管和集合管的重吸收、肾小管和集合管的分泌。影响肾小球滤过的因素为有效滤过压、滤过膜的通透性和面积、肾血浆流量。每天经肾小球滤过的原尿有180L，而终尿仅1~2L。肾通过尿液的浓缩和稀释来调节机体的水平衡。尿的浓缩和稀释依赖肾髓质的浓度梯度。尿的生成受肾内自身因素、神经和体液因素（抗利尿激素、醛固酮等）的调节。输尿管是一对输送尿液的肌性管道，位于腹膜后方，全长有3处生理狭窄。膀胱是储存尿液的肌性器官，膀胱三角是双侧输尿管管口和尿道内口之间的区域，是结核、肿瘤和炎症的好发部位。男性尿道有排尿和排精双重作用；女性尿道仅有排尿功能，形态特点为宽、短、直，易引起逆行性尿路感染。排尿反射的中枢在骶髓。尿液排出后，其性质和量常作为临床检查指标，以反映肾的功能和机体内环境的变化。

习题

习题

一、单项选择题

1. 肾门位于（　）。
A. 肾前面　B. 肾后面　C. 肾外侧缘　D. 肾内侧缘　E. 肾下缘

2. 紧贴在肾表面的被膜是（　）。
A. 壁腹膜　B. 脏腹膜　C. 纤维囊　D. 脂肪囊　E. 肾筋膜

3. 关于膀胱三角正确的是（　）。
A. 是膀胱肿瘤好发的部位　B. 黏膜可以形成许多皱襞
C. 位于膀胱尖和输尿管口之间　D. 位于尿道外口和输尿管口之间
E. 位于膀胱底和输尿管口之间

4. 下列不属于肾单位结构的是（　）。
A. 近曲小管　B. 髓袢　C. 远曲小管　D. 集合管　E. 肾小球

5. 人体最重要的排泄器官是（　）。
A. 消化道　B. 肾脏　C. 皮肤　D. 肺　E. 呼吸道

6. 肾小管重吸收能力最强的部位在（　）。
A. 集合管　B. 远端小管　C. 髓袢　D. 近端小管　E. 肾小球

7. 动脉血压波动于80~180mmHg范围时，肾血流量仍保持相对恒定的原因是（　）。
A. 肾血流量的自身调节　B. 球–管平衡
C. 神经调节　D. 体液调节
E. 神经–体液调节

8. 糖尿病患者尿量增多的主要原因是（　）。
A. 超滤液晶体渗透压升高　B. 肾小囊内压升高
C. 血浆晶体渗透压升高　D. 血浆胶体渗透压升高

E. 肾小球毛细血管血压升高

9. 正常成人安静时的肾小球滤过率约为（　）。

A. 100ml/min　　B. 125ml/min　　C. 180ml/min　　D. 225ml/min　　E. 300ml/min

二、简答题

1. 输尿管的生理狭窄位于何处？有何临床意义？

2. 患者，男，45岁。因多食、多饮、多尿2周入院。实验室检查：空腹血糖8.0mmol/L，餐后两小时血糖12mmol/L。尿常规示尿糖（+）。诊断为：糖尿病。请用生理学知识回答以下问题。

（1）该患者为何会出现尿糖？

（2）该患者出现多尿，其原因是什么？

（范　超　李丛丛）

第九章　感觉器官

知识目标

1.掌握　眼的折光成像和感光换能作用。

2.熟悉　眼球的结构；中耳和内耳的结构和功能；皮肤的感觉功能。

3.了解　感受器的概念及其一般生理特性；视网膜、螺旋器的适宜刺激；眼副器、外耳、皮肤的结构。

技能目标

1.学会　识别感觉器官眼和耳标本、模型的主要结构。

2.具备　测量人体视力和视野的能力。

第一节　概　述

PPT

感觉是客观事物在人脑中的主观反映。感觉的产生过程首先是感受器或感觉器官接受刺激，再将各种刺激转变为相应的神经冲动，沿一定神经传导通路到达大脑皮质的相应部位，经过脑的整合，产生相应的感觉。

一、感受器和感觉器官的概念

感受器是指机体专门感受内、外环境各种不同刺激的结构。感受器广泛分布于人体各部，其结构和功能各不相同。

根据分布的部位，感受器可分为内感受器和外感受器。内感受器感受机体内环境变化，多分布于身体内部的器官或组织中，如肺牵张感受器，其特点是冲动传入中枢后，往往不能引起清晰的感觉，在维持内环境的相对稳定和机体功能的协调统一中起重要作用。外感受器感受外界环境变化，多分布于体表，如声、光、电等感受器，其特点是冲动传入中枢后，能产生清晰的主观感觉。

根据所感受刺激的性质，感受器又可分为机械感受器、化学感受器、光感受器和温度感受器等。

为更好完成感觉功能，有些特殊的感受器还需有一些附属结构，这些特殊感受器连同附属结构构成的特殊感受装置称感觉器官。人体最重要的感觉器官有眼（视觉器官）、耳（位听器官）等。

二、感受器的一般生理特性

感受器的种类虽然很多，功能也各不相同，但都具有以下一些共同的生理特征：①适宜刺激：即一种感受器通常只对某种特定形式的刺激最敏感、最容易接受。②换能作用：即感受器能将各种不同形式的刺激能量转换为相应传入神经的动作电位。③编码作用：即感受器能将刺激所包含的各种信息转移到传入神经动作电位的序列之中，表现为传入神经产生的神经冲动频率不同以及兴奋的神经纤维数目不同。④适应现象：即当某一刺激持续作用于同一感受器时，其传入神经纤维上的动作电位频率逐渐下降的现象。

PPT

第二节　眼

案例讨论

案例　李某，男，25岁。近日发现右眼下方有一阴影且视物体时，物体下方看不见。询问病史显示几天前打篮球时右眼曾有碰撞。查体：双眼近视6.0D。检查右眼视力0.1（矫正后），左眼1.0（矫正后）。右眼外观无红肿。眼底检查：视乳头颜色正常，黄斑中心光反射消失，视网膜上方隆起呈灰白色，血管爬行其上，下方视网膜呈豹纹状。左眼底正常。诊断：视网膜剥脱症。

讨论　1.眼球壁有哪几层？

2.视网膜在哪两层之间剥脱，为什么？

眼大部分位于眼腔内，由眼球和眼副器构成。眼的功能是接受光波的刺激，并将刺激转化为神经冲动，经视觉传导通路传到大脑皮质的视觉中枢，产生视觉。

一、眼球

眼球近似于球形，由眼球壁和眼球内容物构成，向后借视神经连于脑（图9-1）。

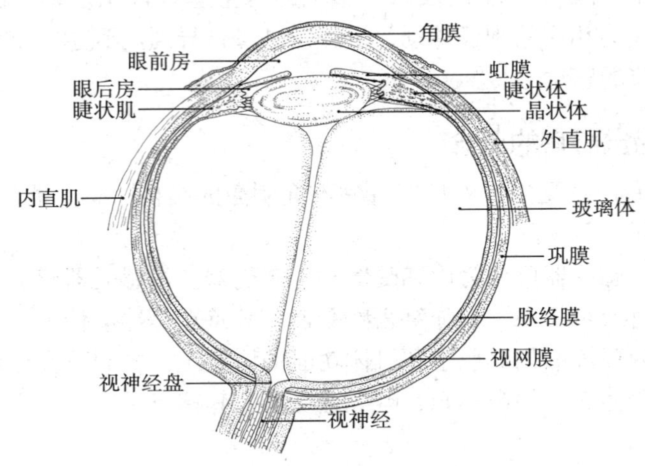

图9-1　眼球的水平切面

（一）眼球壁

眼球壁由外向内依次分为外膜、中膜和内膜3层。

1.外膜　又称纤维膜，由致密结缔组织构成，厚而坚韧，对眼球起支持和保护作用。自前向后分为角膜和巩膜两部分。

（1）角膜　占纤维膜的前1/6，无色透明，角膜的曲度较大，外凸内凹，具有折光作用。富有弹性，没有血管，但感觉神经末梢非常丰富，故病变时疼痛剧烈。

（2）巩膜　占纤维膜的后5/6，呈乳白色，厚而坚韧，有维持眼球形态和保护眼球内容物的作用。在巩膜与角膜交界处的巩膜实质内有一环形小管，称巩膜静脉窦。

2.中膜　又称血管膜，富含血管和色素细胞，呈棕黑色。由前向后分为虹膜、睫状体和脉络膜三部分（图9-2）。

（1）虹膜　位于角膜后方，为圆盘状薄膜。中央有圆形的瞳孔，为光线入眼的通路。虹膜内有两种平滑肌，一种呈环状排列，称瞳孔括约肌，收缩时可缩小瞳孔；另一种呈放射状排列，称瞳孔开大肌，收缩时可开大瞳孔。虹膜的颜色取决于色素的含量多少，有种族差异。

微课

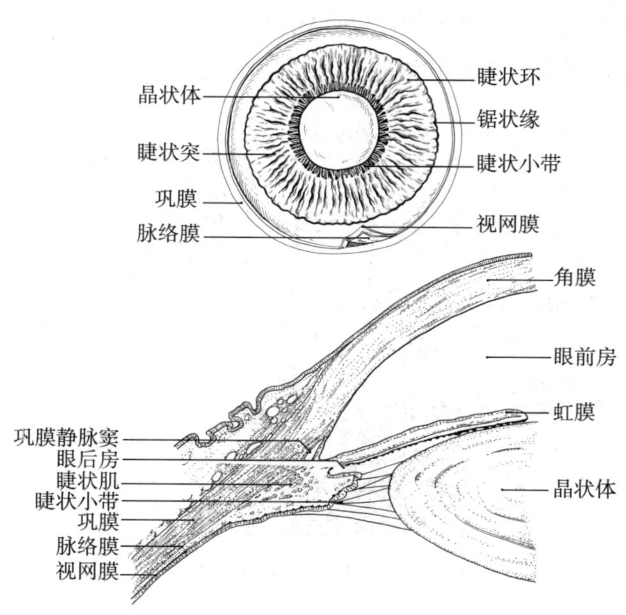

图9-2　眼球前部内面观及前房角

（2）睫状体　位于虹膜后方的肥厚部分。其前部有许多辐射状的突起，称睫状突。由睫状突发出许多睫状小带，与晶状体相连。睫状体内的平滑肌称睫状肌。睫状体舒缩具有调节晶状体曲度和产生房水的作用。

（3）脉络膜　位于血管膜的后2/3，为一层富含血管和色素的棕色薄膜，柔软光滑，具有营养眼球和吸收眼内散射光线的功能。

3. 内膜　又称视网膜，由前向后可分为视网膜盲部和视网膜视部两部分。视网膜盲部为视网膜贴附于睫状体和虹膜内面的部分，无感光作用；视网膜视部为视网膜贴附于脉络膜内面的部分，有感光作用。通常说的视网膜是指视网膜视部。

在视网膜后部称眼底有一白色的圆形隆起，是视神经穿出的部位，称视神经盘，此处无感光细胞，不能感光，称生理性盲点。在视神经盘的颞侧稍下方约3.5mm处有一黄色小区，称黄斑；其中央凹陷，称中央凹，是感光变色最敏锐的部位（图9-3）。

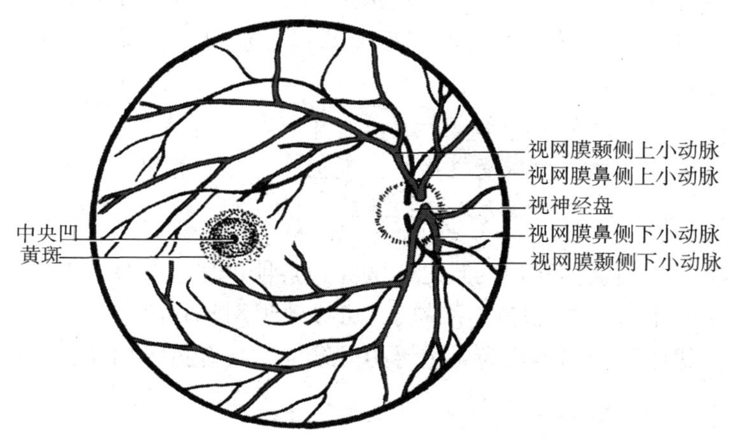

图9-3　眼底结构

视网膜视部的微细结构分内、外两层。外层为色素部，由单层色素上皮细胞构成；内层为神经部，由3层神经细胞组成（图9-4），由外向内依次为感光细胞、双极细胞和节细胞。

感光细胞包括视杆细胞和视锥细胞2种。视杆细胞主要分布于视网膜的周边部，能感受弱光，无辨色能力，主要在弱光下发挥作用；视锥细胞主要分布于视网膜中央部，具有感受强

光，有辨色能力，主要在强光下发挥作用。双极细胞在感光细胞和节细胞之间起联络作用。节细胞的轴突向视神经盘处汇集，穿过脉络膜和巩膜后构成视神经。

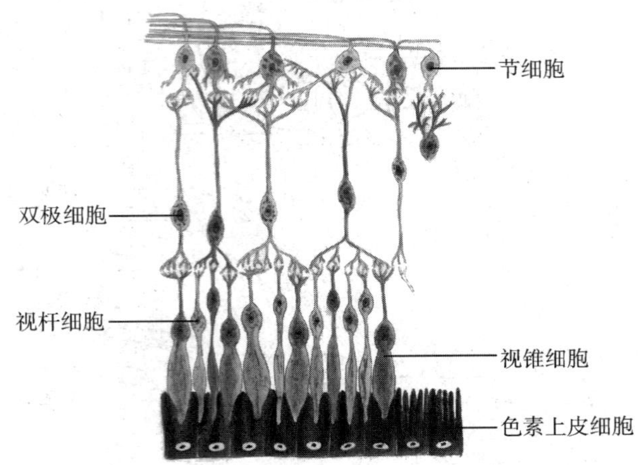

图9-4　视网膜的结构（示意图）

（二）眼球内容物

眼球内容物包括房水、晶状体和玻璃体（图9-1）。

1.房水　为充满于眼房内的无色透明液体。眼房是角膜和晶状体之间的空隙，被虹膜分隔成为前房和后房，借瞳孔相通。房水由睫状体产生，进入眼后房，经瞳孔到眼前房，再经虹膜角膜角渗入巩膜静脉窦，最后汇入眼静脉，此过程称房水循环。房水的作用是营养角膜和晶状体，维持正常的眼内压及折光功能。

2.晶状体　位于虹膜和玻璃体之间，无色透明，呈双凸透镜状，富有弹性，不含血管和神经，晶状体外的弹性膜称晶状体囊。在眼的折光系统中，晶状体是唯一可调节的折光装置。

知识链接　　青光眼和白内障

青光眼和白内障在全球致盲性眼病中分别占据第一和第二的位置。

青光眼是一种以眼压病理性增高，并有视功能障碍的一种常见眼病。其发病原因很多，如虹膜与晶状体粘连或虹膜角膜角狭窄等，造成房水循环障碍而引起眼压增高，压迫视网膜，导致视力减退或失明。患者表现为剧烈眼痛、同侧头痛、虹视及视蒙，常伴有恶心、呕吐等症状，应给予积极药物或手术治疗。

凡是各种原因如老化、遗传、局部营养障碍、免疫与代谢异常、外伤、中毒、辐射等引起晶状体代谢紊乱，导致晶状体蛋白质变性而发生混浊，称为白内障。由于光线被浑浊晶状体阻挠无法投射在视网膜上，从而影响视力。多采用药物和手术治疗。

3.玻璃体　为填充于晶状体和视网膜之间的无色透明的胶状物质。玻璃体除具有折光作用外，还有支撑视网膜的作用。若支撑作用减弱，可导致视网膜剥离。

角膜、房水、晶状体和玻璃体均为无色透明的结构，具有折光功能，称眼的折光系统。

二、眼副器

眼副器包括眼睑、结膜、泪器和眼球外肌等，对眼球有支持、保护和使眼球运动等功能。

（一）眼睑

眼睑分为上睑和下睑，位于眼球的前方，对眼球起保护作用。上、下睑之间的裂隙称为睑裂。睑裂两端成锐角分别称内眦和外眦。眼睑的游离缘称睑缘，其上生有睫毛。在上、下睑缘近内侧端各有一个针尖样小孔，分别称上泪点和下泪点，是泪小管的开口。

眼睑自外向内由皮肤、皮下组织、肌层、睑板和结膜构成，其中皮下组织较疏松，容易发生水肿。

（二）结膜

结膜是一层薄而透明，富含血管的黏膜。按所在部位可分为三部分：①睑结膜，衬覆于上、下睑内面；②球结膜，覆盖于眼球前部巩膜表面；③结膜穹隆，位于睑结膜与球结膜相互移行处。其反折处分别形成结膜上穹和结膜下穹，当闭眼时结膜围成囊状腔隙，称为结膜囊。

（三）泪器

泪器由泪腺和泪道构成。泪腺位于眼眶内，眼球外上方，其排泄管开口于结膜上穹，分泌泪液，借眨眼活动涂布于眼球的表面，以湿润和清洁角膜。此外，泪液中还含有溶菌酶，有杀菌作用。泪道包括泪点、泪小管、泪囊和鼻泪管。泪小管是连接泪点与泪囊的小管；泪囊是一膜性囊，上端为盲端，下端与鼻泪管相连；鼻泪管开口于下鼻道的前部。

（四）眼外肌

眼外肌是指位于眼球周围的骨骼肌，每侧共7条，包括上、下、内、外直肌，上、下斜肌和1块上睑提肌（图9-5）。上睑提肌收缩可上提上睑，开大睑裂；其余6条眼外肌协同收缩时能使眼球向不同方向转动。

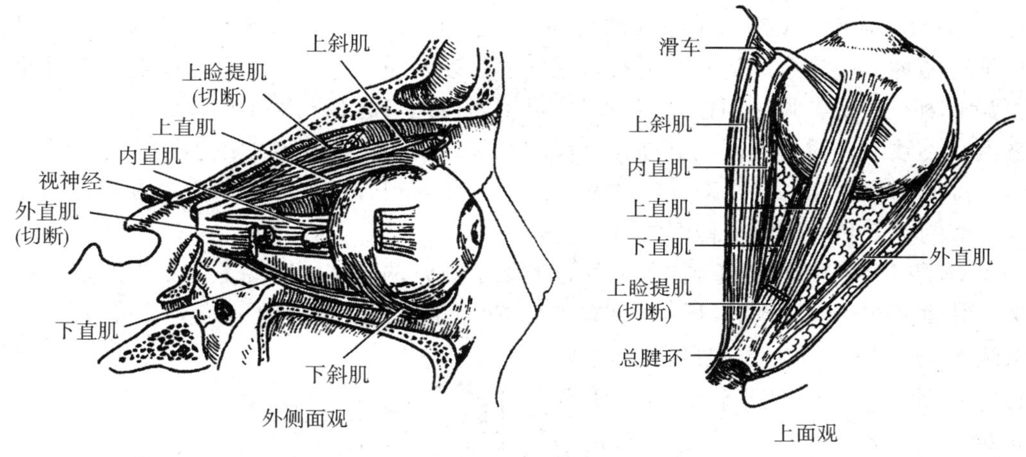

图9-5　眼球外肌

三、眼的功能

研究表明，在人脑所获得的外界信息中，至少有90%以上来自于视觉。人眼的适宜刺激是波长380~760nm的电磁波。眼与视觉功能直接有关的结构包括折光系统和感光系统，它们的作用分别是折光成像和感光换能。

（一）眼的折光功能

1.眼的折光系统与成像　眼的折光系统包括角膜、房水、晶状体和玻璃体。光线进入眼后要经过多次折射，由于晶状体的折光率较大，而且其曲度的大小可以调节，因此，它在成像过程中起着重要作用。

眼成像的原理与凸透镜成像的原理相似，但要复杂得多。因为眼折光系统的4种折光体的折光系数各不相同。为了实际应用方便，通常用简化眼模型来描述眼折光系统的功能。简化眼是一种假想的人工模型，其光学参数与正常人眼折光系统的总光学参数等值，故可用来分析成像的情况。

2.眼的调节　实测证明，当眼看远处物体（6米以外）时，物体发出的光线近乎平行，就

能成像在视网膜上；当眼看近处物体（6米以内）时，物体发出的光线为辐散的，经眼折射后，成像在视网膜之后，因此物像是模糊的。但正常眼在视近物时也十分清晰，这是由于眼在视近物时进行了调节。眼的调节主要靠改变晶状体的折光力来实现。此外，瞳孔的调节和眼球汇聚也起着重要作用。

（1）晶状体的调节　晶状体的调节是通过反射活动改变晶状体的形状来实现的。看近物的过程是一个反射活动，当模糊的视觉形象出现在视觉中枢时，反射性引起动眼神经中副交感神经纤维兴奋，使睫状肌收缩，睫状体向前内方移动，睫状小带松弛，晶状体靠自身弹性回位变凸，折光力增强，使物像前移到视网膜上，形成清晰物像（图9-6）。

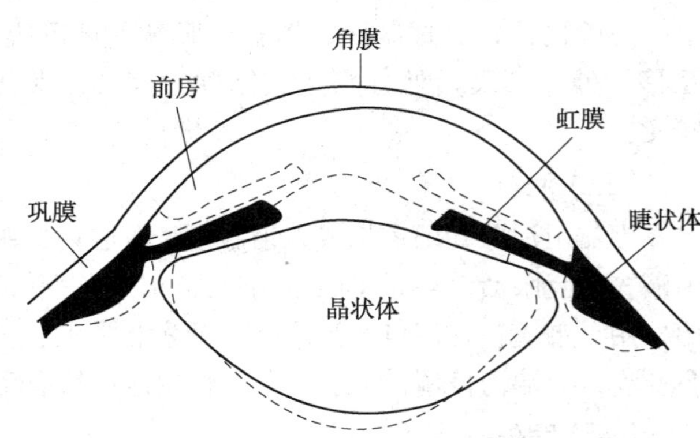

图9-6　眼调节前后睫状体位置和晶状体形状的改变示意图

晶状体的调节能力是有限度的，而且随着年龄的增加，晶状体的弹性会逐渐减低。老年人由于晶状体弹性减弱，使眼的调节能力减弱而出现视近物时视物不清的现象，称老视，俗称老花眼。矫正的办法是看近物时佩戴适当的凸透镜。

（2）瞳孔的调节　正常人眼瞳孔的直径可变动于1.5~8.0mm。在生理状态下，引起瞳孔调节的情况有两种：一是看近物时，可反射性地引起瞳孔缩小，称为瞳孔近反射，它可使视网膜成像更为清晰；二是当眼受到强光照射时，可反射性地引起瞳孔缩小，称为瞳孔对光反射，它可使视网膜不致因光线过强而受到损害，或因光线过弱而影响视觉。由于瞳孔对光反射的中枢在中脑，因此临床上常用瞳孔对光反射来了解视网膜、视神经和中枢功能是否正常，并作为判断全身麻醉的深度和病情危重程度的重要指标。

（3）双眼球会聚　当双眼凝视前方移近的物体时，两眼球同时向鼻侧聚拢的现象称为双眼球会聚。其意义在于看近物时可使物像落在两眼视网膜的对称点上，避免产生复视。

3.眼的折光异常　由于眼的折光能力异常或眼球的形态异常使平行光线不能聚焦在视网膜上，称折光异常（也称屈光不正），包括近视、远视和散光（图9-7）。

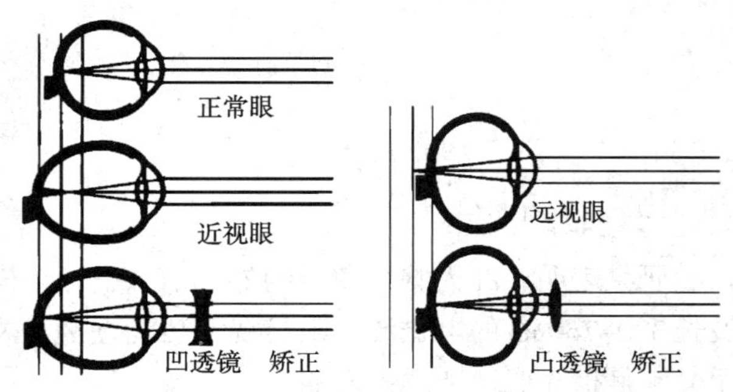

图9-7　眼的屈光不正及其矫正示意图

（1）近视　近视是由于眼球的前后径过长或折光系统的折光力过强，使来自远处物体的平行光线聚焦在视网膜之前，以致视物模糊。矫正的办法是佩戴适合的凹透镜。

（2）远视　远视是由于眼球前后径过短或折光系统的折光力过弱，使来自远处物体的平行光线聚焦在视网膜之后，引起视物模糊。远视眼看远物时需要进行调节，看近物时则需做更大程度的调节才能看清物体，故易发生眼调节疲劳。矫正的办法是佩戴适合的凸透镜。

（3）散光　散光是由于眼球的折光面（通常是角膜表面）不呈正球面，平行光线进入眼后，不能在视网膜上形成焦点，因而造成视物不清或物像变形。矫正的办法是佩戴适合的圆柱形透镜。

（二）眼的感光功能

眼的感光功能是由视网膜完成的。视网膜上的感光细胞能感受光的刺激，并转变成传入

神经纤维上的动作电位，经视觉传入通路传到大脑皮质视觉中枢，经中枢分析处理后才能形成视觉。

1.眼的感光系统 眼的感光系统包括视锥系统和视杆系统。视锥系统由视锥细胞和与其相联系的双极细胞以及神经节细胞等组成，也称为昼光觉或明视觉系统（图9-8）。视锥系统的特点是光敏性较差，只能感受强光；但有分辨颜色的能力，对物体表面的细微结构有较高的分辨能力。

视杆系统由视杆细胞和与其相联系的双极细胞以及神经节细胞等组成，也称为晚光觉或暗光觉系统（图9-8）。视杆系统的特点是光敏性较高，能感受弱光刺激而引起暗视觉；但无分辨颜色能力，对物体表面细微结构的分辨能力较差。

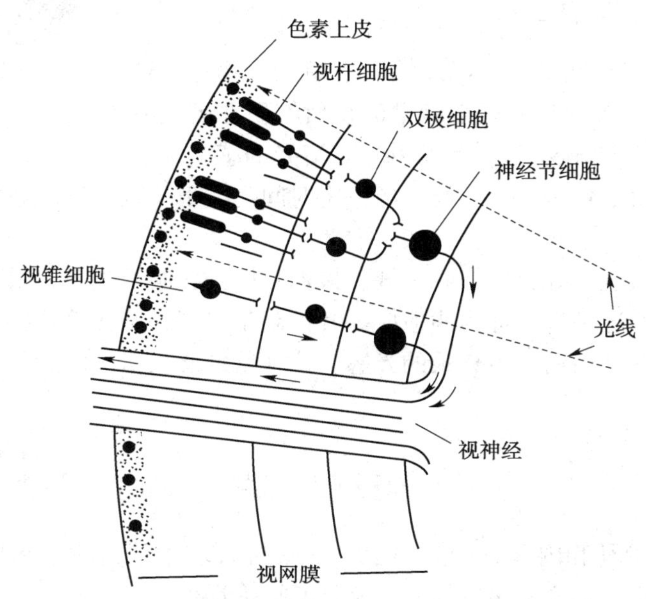

图9-8 视网膜的主要细胞层次及其联系模式图

2.视网膜的光化学反应 视网膜感光细胞的作用是感光换能。感光细胞受到光刺激时，细胞内的感光色素即发生光化学反应，把光能转换成生物电信号。

（1）视杆细胞的光化学反应 视杆细胞内的感光色素是视紫红质，它是一种由视蛋白与视黄醛组成的结合蛋白质。在暗处，视蛋白与视黄醛结合成视紫红质，能感受弱光；当光照时，视紫红质迅速分解为视蛋白与视黄醛，使视杆细胞失去感光能力，此时人的视觉依靠视锥系统来完成。其中视黄醛由维生素A在酶的作用下氧化而成。如果维生素A摄入不足，使视紫红质合成减少，可导致视杆细胞功能障碍而影响暗视觉，引起夜盲症。

（2）视锥细胞的光化学反应 视网膜上有3种不同的视锥细胞，分别含有对红、绿、蓝3种颜色敏感的感光色素，分别感受红、绿、蓝3种基本色。“三原色学说”认为不同的色觉是这3种视锥细胞接受刺激后，发生不同程度的兴奋，按不同比例关系传至视觉中枢，产生各种颜色的视觉。例如红、绿、蓝3种视锥细胞兴奋程度的比例为4∶1∶0时，产生红色的感觉；三者的比例为2∶8∶1时，产生绿色的感觉。

若对全部颜色或某些颜色缺乏分辨能力，称为色盲，临床上常见的有红绿色盲，不能分辨红色和绿色，色盲绝大多数与遗传有关。若对某种颜色的分辨能力较差，称为色弱，常由后天因素引起。

（三）几种重要的视觉现象

1.视力 又称视敏度，是指眼对物体表面细微结构的分辨能力，即眼分辨物体上两点间最小距离的能力。通常以视角的大小作为衡量视力的标准。视角是指物体上的两个点发出的光线

入眼后，在节点上相交所形成的夹角。视角与视敏度的关系为：视敏度=1/视角。当视角为1分角（1/60度）时，按国际标准视力表表示为1.0，按对数视力表表示为5.0。正常视力为1.0~1.5。

2.视野 单眼固定注视正前方一点时，该眼所能看到的空间范围称为视野。在同一光照条件下，白色视野最大，其次为黄、蓝色，再次为红色，绿色视野最小。另外鼻侧与上方视野较小，颞侧与下方视野较大（图9-9）。临床上检查视野可帮助诊断视网膜和视觉传导通路等病变。

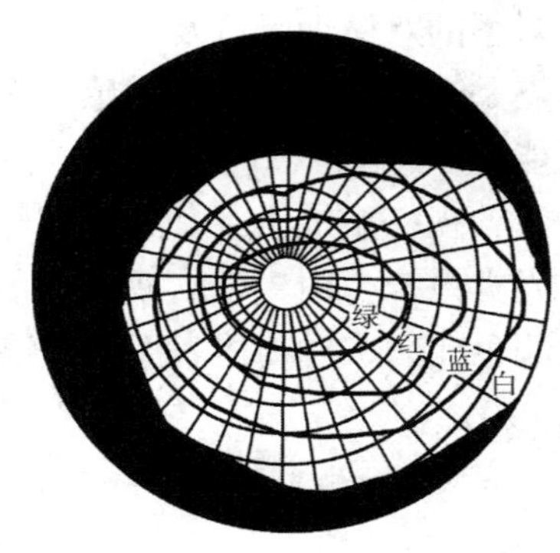

图9-9 不同颜色的视野

3.暗适应与明适应

（1）暗适应 当人从明亮的地方突然进入暗处，起初看不清任何物体，经过一定时间后，才能逐渐看清暗处的物体，这种现象称为暗适应。其机制是视杆细胞中的视紫红质在亮处时大量分解而存量很小，到暗处后不足以引起对暗光的感受，所以进入暗环境的开始阶段什么也看不清，经一定时间后，由于视紫红质在暗处合成增加，使暗视力逐渐恢复。

（2）明适应 当人从暗处突然来到亮处，最初只感到耀眼的光亮，看不清物体，需经一段时间后才能恢复视觉，这种现象称为明适应。其机制是视杆细胞在暗处蓄积的大量视紫红质到亮处遇强光时迅速分解，因而产生耀眼的光感。待视紫红质大量分解后，视锥细胞才能在亮光下感光而恢复明视觉。

PPT

第三节 耳

耳可分为外耳、中耳和内耳3部分（图9-10）。外耳和中耳是收集和传导声波的装置；内耳是听觉感受器（听器）和位觉感受器（平衡器）所在的部位。

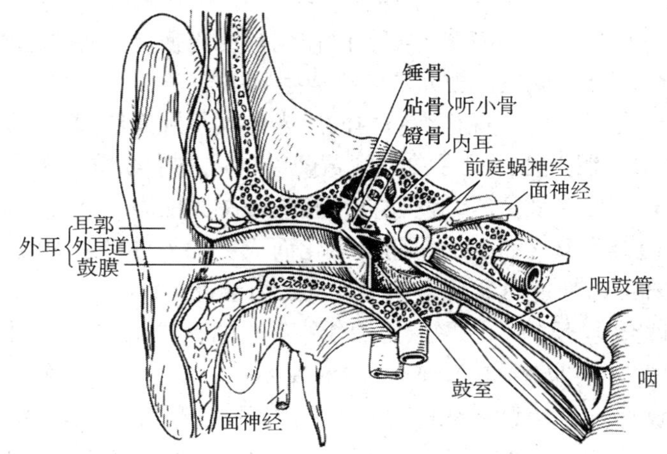

图9-10 前庭蜗器全貌

一、外耳

外耳包括耳郭、外耳道和鼓膜三部分。

（一）耳郭

位于头部两侧，由弹性软骨和结缔组织构成，外覆皮肤，皮下组织很少，有收集声波的作用。耳郭下1/3为耳垂，没有软骨，含脂肪组织，有丰富的神经和血管，可作为临床采血的部位。

（二）外耳道

外耳道为一长2.0~2.5cm的弯曲管道，外1/3为软骨部，内2/3为骨部。外口称外耳门，底由鼓膜封闭，是声波传导的通道。外耳道的皮肤内有耵聍腺，可分泌耵聍，对鼓膜有保护作用；外耳道皮肤与软骨膜、骨膜结合紧密，内含丰富的感觉神经末梢，炎症肿胀时疼痛剧烈。

（三）鼓膜

鼓膜（图9-11）位于外耳道与鼓室之间，为椭圆形半透明薄膜，其向前下外方倾斜约45°角。鼓膜上1/4薄而松弛，称为松弛部；下3/4坚实紧张，称为紧张部。鼓膜的中心向内凹陷，称鼓膜脐。从鼓膜脐向前下方有一三角形反光区，称光锥。中耳疾患时光锥可改变或消失。鼓膜能随声波同步振动，将声波不失真地传向中耳。

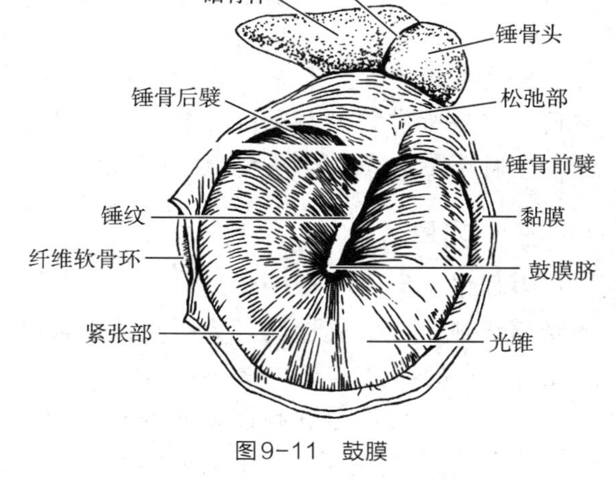

图9-11　鼓膜

二、中耳

中耳包括鼓室、咽鼓管、乳突小房等结构。

（一）鼓室

鼓室位于外耳道和内耳之间，是颞骨岩部内的一个不规则含气小腔。向前经咽鼓管通咽，向后与乳突小房相通。鼓室有6个不规则的壁，其中外侧壁主要由鼓膜构成，内侧壁是内耳的外侧壁，其后上方有一卵圆形小孔，称前庭窗，后下方有一圆形小孔，称蜗窗，由薄膜（称第二鼓膜）封闭。

鼓室内有3块听小骨，由外侧向内侧依次为锤骨、砧骨和镫骨（图9-12）。锤骨借柄连于鼓膜内面，镫骨借底封闭前庭窗。3块听小骨以关节和韧带连成听骨链，将声波的振动从鼓膜传递到前庭窗。

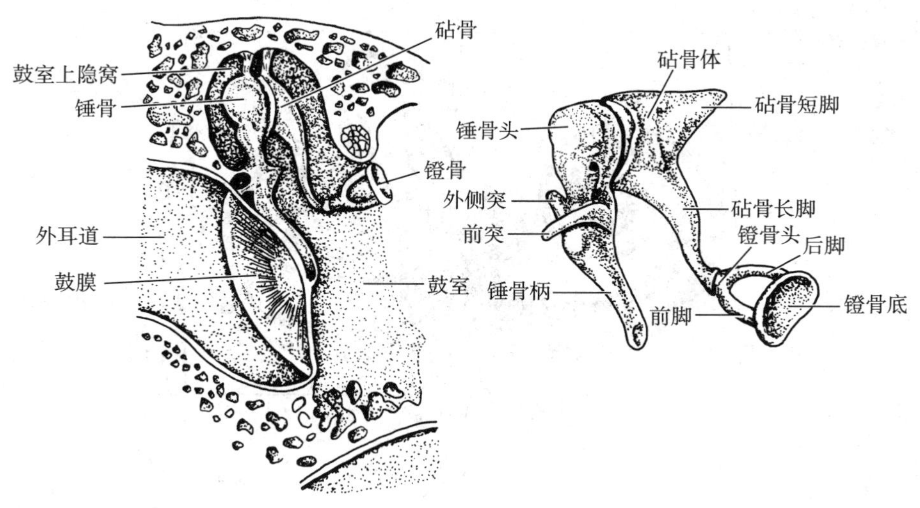

图9-12　听小骨

（二）咽鼓管

咽鼓管是连通鼻咽部与鼓室之间的管道（图9-10），其作用是调节鼓室内的气压，使其与外界大气压保持平衡，维持鼓膜的正常位置和振动性能。咽鼓管通常处于关闭状态，当吞咽或打哈欠时可暂时开放。

小儿咽鼓管宽而短，接近水平位，所以咽部感染可经咽鼓管侵入鼓室，引起中耳炎。

（三）乳突小房

乳突小房位于颞骨乳突内的许多含气小腔，向前与鼓室相通。乳突小房内衬以黏膜，并与鼓室的黏膜相续，故中耳炎时可并发乳突炎。

知识链接　　药物中毒性耳聋

由于抗生素类药物剂量过大或者患者对该药有特殊的敏感性，在用药后出现的耳聋称为药物中毒性耳聋。据报道，中国聋哑儿童有好几百万，其中约近半数因抗生素药物中毒所致。

引起耳聋的抗生素称耳毒性抗生素，常见的有庆大霉素、链霉素、卡那霉素、新霉素等，它们能损害听觉神经与肾脏功能。据统计，每1000人中有1~3人对此类抗生素的毒性特别敏感，他们只要应用少量抗生素即可中毒。

三、内耳

内耳位于颞骨岩部的骨质内，由一系列复杂的管道组成，故又称迷路，为听觉感受器和位觉感受器所在的部位（图9-13~图9-15）。

迷路分为骨迷路和膜迷路两部分。骨迷路是颞骨岩部内的骨性管道，由前内向后外依次为耳蜗、前庭和骨半规管；膜迷路是套在骨迷路内的膜性小管或小囊，由前内向后外依次为蜗管、球囊、椭圆囊以及膜半规管。膜迷路内充满内淋巴，膜迷路和骨迷路之间充满外淋巴，内、外淋巴互不相通。

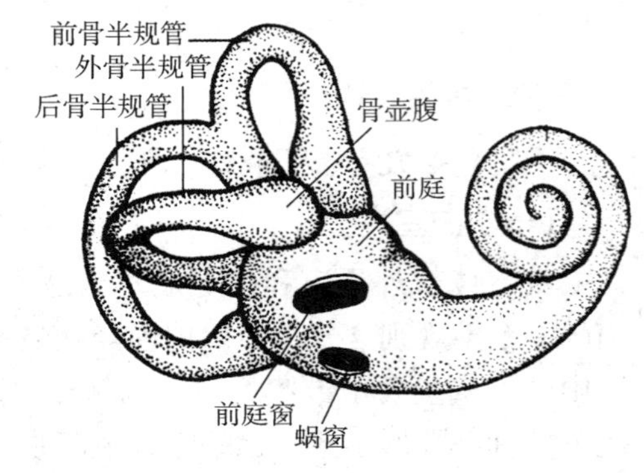

图9-13　骨迷路

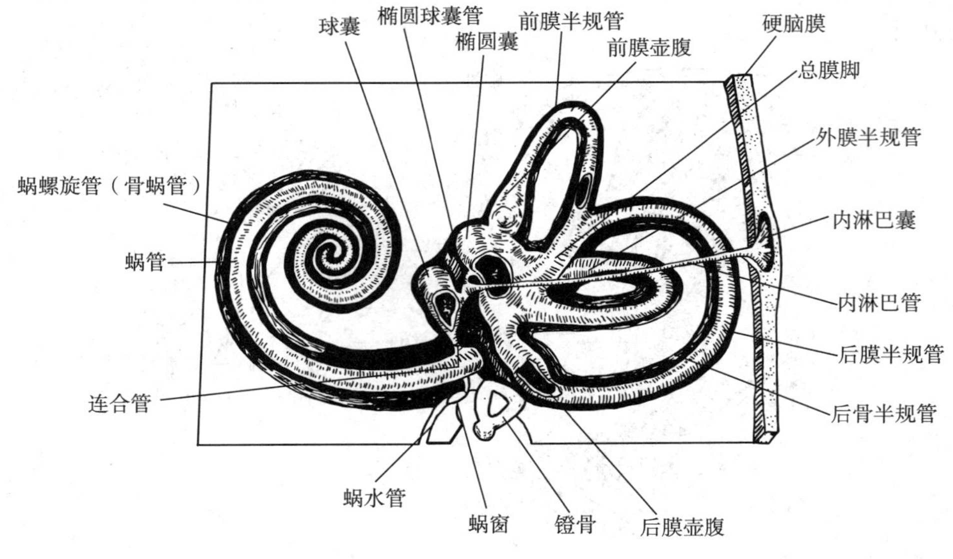

图9-14　膜迷路

（一）耳蜗和蜗管

1.耳蜗和蜗管的结构　耳蜗形如蜗牛壳，由骨质的蜗螺旋管围绕骨质的锥形蜗轴旋转两圈半构成。蜗轴向蜗螺旋管伸出骨螺旋板，骨螺旋板外缘连接三棱形的蜗管，其上壁称蜗管前庭壁（前庭膜），下壁称蜗管鼓壁（螺旋膜，也称基底膜）。骨螺旋板和蜗管将耳蜗分为上方的

前庭阶和下方的鼓阶（图9-15）。前庭阶和鼓阶内充满外淋巴，并在耳蜗顶部借蜗孔相通。在耳蜗底部，前庭阶终于前庭窗，鼓阶终于蜗窗。蜗管内充满内淋巴。

在基底膜上有螺旋器，为听觉感受器。螺旋器由毛细胞及支持细胞等组成，其上覆以盖膜。毛细胞为声音感受细胞，顶部有纤毛（听毛），并与蜗管内淋巴接触；底部则与外淋巴接触，有丰富的听神经末梢分布（图9-16）。

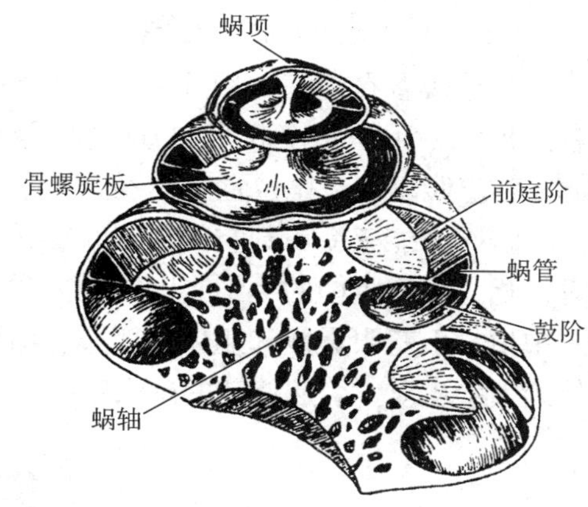

图9-15 耳蜗轴切面

2.声波传入内耳的途径 声波通过气传导与骨传导两条途径传入内耳（图9-16）。

（1）气传导 是指声波经外耳道传到鼓膜，引起鼓膜振动，再通过听骨链经前庭窗传入内耳的过程。气传导是引起听觉的主要途径。

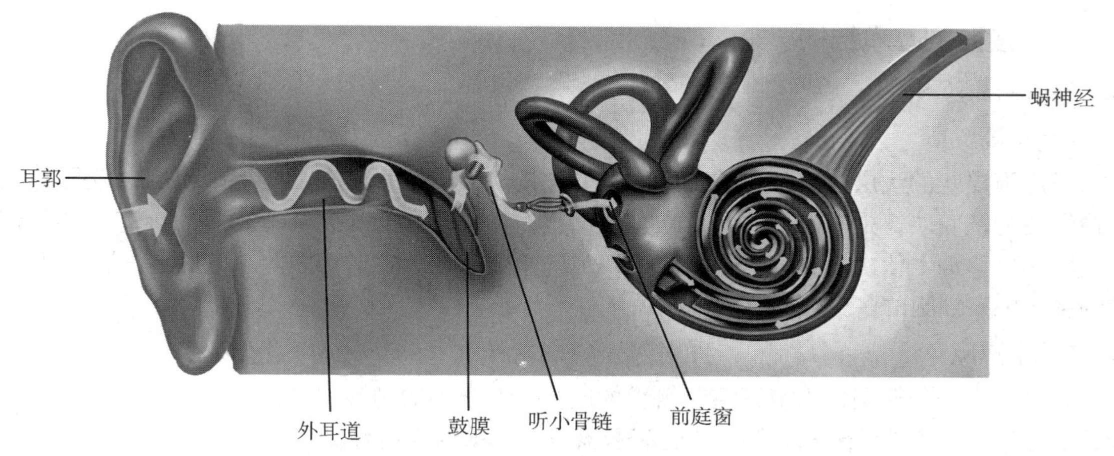

图9-16 声波的空气传导模式图

当鼓膜穿孔或听骨链受损时，声波也可引起鼓室内的空气振动，再经蜗窗传入内耳，但这时的听力大为降低。

（2）骨传导 是指声波经颅骨（骨迷路）直接传入内耳的过程。声波振动可直接引起颅骨（骨迷路）震动，再引起蜗管内淋巴振动，将声波振动传入内耳。骨传导在正常听觉中的效率比气传导的效率低得多。

3.螺旋器的感音换能作用 人耳的适宜刺激是振动频率为16~20000Hz的声波。当声波振动通过听骨链到达前庭窗时，通过前庭阶外淋巴振动，引起基底膜上螺旋器振动，使螺旋器毛细胞上的听毛与盖膜的相对位置发生变化，毛细胞因此受刺激而兴奋，将声波振动的机械能转变为生物电变化，进而引起听神经纤维发生动作电位，完成螺旋器的换能作用。听神经的神经冲动通过听觉传入通路传到大脑皮质听觉中枢，引起听觉。

（二）前庭与椭圆囊和球囊

前庭是骨迷路的中间部分，为一略呈椭圆形腔隙，内有膜性的椭圆囊和球囊。前庭的前部与耳蜗相通，后部与骨半规管相通。椭圆囊和球囊的囊壁内面有一斑块状隆起，分别称为椭圆囊斑和球囊斑，是位觉感受器。

球囊斑与椭圆囊斑位于相互成直角的平面上，均能感受头部的空间位置和直线变速运动的刺激，信息传入中枢后，可产生头部空间位置的感觉和直线变速运动的感觉，同时引起姿势反射，以维持身体平衡。

（三）骨半规管和膜半规管

骨半规管在前庭的后外方，为3个相互垂直的半环形小管，骨半规管内套有膜半规管，两者的形态一致。每个膜半规管与椭圆囊连接处都有一个膨大，称为膜壶腹。膜壶腹内有一隆起，称壶腹嵴，也是位觉感受器。

壶腹嵴能感受头部空间位置和旋转变速运动的刺激。当身体围绕不同方向的轴做旋转运动时，相应膜壶腹中的毛细胞因管腔内淋巴的惯性运动受到冲击而兴奋，这些信息经前庭神经传入中枢，引起眼震颤和躯体、四肢骨骼肌紧张性的改变，以调整姿势，保持平衡；同时冲动上传到大脑皮质，引起旋转的感觉。

PPT

第四节　皮　肤

皮肤是人体最大的器官，覆盖全身体表，柔软而有弹性，总面积达1.2~2.0m^2，借皮下组织与深部组织相连，具有保护、吸收、分泌、排泄、感觉、调节体温及参与物质代谢等作用。

一、皮肤的基本结构

皮肤由表皮和真皮构成。

（一）表皮

表皮为皮肤的浅层，由角化的复层扁平上皮构成，无血管分布。在手掌和足底最厚。表皮的最深层为基底层，是一层低柱状或立方形细胞，具有较强的分裂增殖能力，新生的细胞不断向皮肤浅层移动，依次转化为其他各层的细胞并角化，成为皮屑而脱落。基底层细胞之间有色素细胞，色素细胞的多少与肤色深浅有关。

（二）真皮

真皮为皮肤的深层，由致密结缔组织构成，具有很大的韧性和弹性。真皮内含有丰富的血管、淋巴管、游离神经末梢和触、压觉感受器以及皮肤附属器等。

真皮的深面是由疏松结缔组织和脂肪组织构成的皮下组织，即浅筋膜。浅筋膜将皮肤与深部组织连接起来，内有丰富的血管、淋巴管、浅淋巴结等。临床上皮下注射时是将药物注入皮下组织，而皮内注射则是将药物注入真皮内。

二、皮肤的附属结构

皮肤的附属结构包括毛发、皮脂腺、汗腺、指（趾）甲，均由表皮衍生而来。

皮脂腺分泌皮脂，对毛发和皮肤有润滑作用。汗腺分小汗腺和大汗腺两种。小汗腺遍及全身，以手掌和足底最多，其分泌汗液，有湿润皮肤、调节体温的作用；大汗腺主要分布于腋窝、会阴等处，其分泌物黏稠，经细菌分解后产生特殊的臭味，俗称“狐臭”。

知识链接　　皮肤的年龄变化

人到中年，皮肤逐渐老化，表皮各层细胞数量减少，基底层细胞增殖速度减慢，真皮乳头变平，弹性纤维断裂变性，皮下脂肪减少，汗腺萎缩，从而出现皮肤干燥、松弛、粗糙，面部皱纹增多，口周和眼外角处出现放射性皱纹等，同时毛发再生能力下降，黑色素合成障碍，毛发变为灰白色或白色。坚持运动，劳逸结合，保证睡眠，生活有规律，不抽烟，不酗酒，外出防晒等可延缓皮肤老化。

三、皮肤的感觉功能

一般认为皮肤感觉包括由机械性刺激引起的触觉、压觉，由温度刺激引起的温度觉（冷觉和热觉），以及由伤害性刺激引起的痛觉。

1.触觉和压觉 触觉是轻微的机械刺激作用于皮肤引起的，压觉是较强的机械刺激作用于皮肤引起的，两者的适宜刺激均是机械性刺激，统称为触-压觉。触-压觉感受器是游离神经末梢、毛囊感受器或环层小体等。鼻、唇、指尖等处的触-压觉感受器密度最高，故最为敏感。

2.温度觉 冷觉和热觉合称温度觉，分别由冷感受器和热感受器兴奋而引起。一般皮肤的冷感受器较热感受器多，热感受器和冷感受器都是游离神经末梢。

3.痛觉 痛觉由各种不同性质的伤害性刺激引起。皮肤的痛觉感受器都是游离神经末梢，当伤害性刺激作用于皮肤时，可出现两种类型的痛觉：先快痛和后慢痛。快痛是一种定位明确、感觉清晰的尖锐“刺痛”，发生快，消失也快，一般不伴有明显的情绪变化。慢痛是一种定位不精确、感觉较模糊的“烧灼”痛，疼痛的发生和消退都比较缓慢，往往出现心率加快、血压升高、瞳孔扩大和汗腺分泌等表现，并伴有明显的情绪反应。

本章小结

1.感觉的产生主要通过感受器或感觉器官、神经传导通路和大脑感觉中枢3部分完成。感觉器官由专门感受内、外环境多种不同刺激的感受器连同附属结构构成。感受器的一般生理特性：①适宜刺激；②换能作用；③编码作用；④适应现象。

2.眼由眼球和眼副器构成。

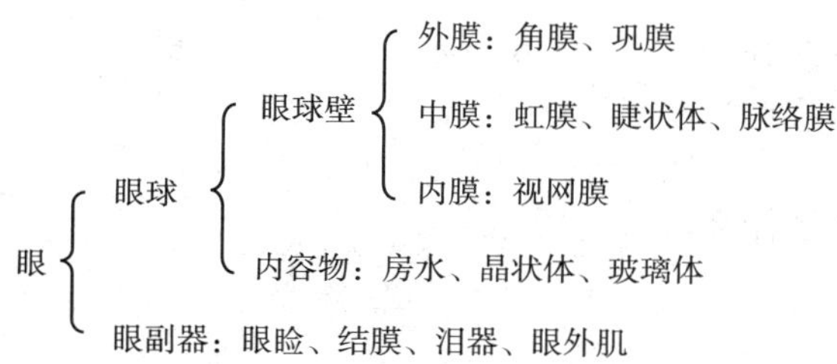

眼的折光系统包括角膜、房水、晶状体和玻璃体。眼视近物时的调节主要通过晶状体调节、瞳孔的调节和眼球会聚完成。眼的感光系统包括视锥系统和视杆系统。

3.耳可分为外耳、中耳和内耳3部分。

耳
- 外耳：耳郭、外耳道和鼓膜
- 中耳：鼓室、咽鼓管和乳突小房
- 内耳
  - 骨迷路：耳蜗、前庭和骨半规管
  - 膜迷路：球囊、椭圆囊、膜半规管和蜗管

基底膜上螺旋器为听觉感受器，壶腹嵴、椭圆囊斑和球囊斑为位觉感受器。

4.皮肤由表皮和真皮构成。皮肤的附属结构包括毛发、皮脂腺、汗腺、指（趾）甲。

习题

习题

一、单项选择题

1.视网膜感光最敏锐的部位在（　）。

A.视神经盘的周围　B.中央凹

C.脉络膜　D.生理性盲点

E.视网膜中心

2.与改变晶状体的曲度有关的肌是（　）。

A.瞳孔括约肌　B.瞳孔开大肌　C.睫状肌　D.眼轮匝肌　E.眼外肌

3.视觉器官中可调节眼折光力的是（　）。

A.角膜　B.房水　C.晶状体　D.玻璃体　E.瞳孔

4.视杆细胞中的感光色素是（　）。

A.视蛋白　B.视黄醛　C.视紫红质　D.视紫蓝质　E.视色素

5.发生老视的主要原因是（　）。

A.角膜曲率变小　B.角膜透明度减小

C.房水循环受阻　D.晶状体弹性减弱

E.晶状体厚度增加

6.眼的换能装置位于（　）。

A.虹膜　B.巩膜　C.角膜　D.晶状体　E.视网膜

7.瞳孔对光反射中枢位于（　）。

A.延髓　B.脑桥　C.中脑　D.下丘脑　E.脊髓

8.与鼓室相通的结构是（　）。

A.颅中窝　B.内耳　C.外耳道　D.咽鼓管　E.耳郭

9.内耳的作用是（　）。

A.集音　B.传音　C.扩音　D.减音　E.感音

10.临床上进行皮内注射的部位是（　）。

A.表皮　B.真皮　C.皮下组织　D.基底层　E.眼外肌

二、简答题

1.眼的折光异常有哪几类？其产生原因各是什么？如何矫正？

2.声波是如何传入内耳的？

（张晓丽　杨兴文）

第十章　神经系统

学习目标

1.掌握　神经系统的常用术语；突触的结构及其传递过程；中枢兴奋传递的特征；脊髓的位置和外形；脑的分部；脑干的位置、组成、外形；小脑的位置和外形；间脑的位置、分部及功能；大脑半球的外形和内部结构；脑、脊髓被膜的分层；脑脊液的产生和循环途径；颈丛、臂丛、腰丛、骶丛的组成；胸神经前支的分布；动眼神经、三叉神经、面神经、舌咽神经、迷走神经的分布概况；内脏运动神经的结构特点；交感神经和副交感神经的区别；躯干和四肢的本体觉传导通路。

2.熟悉　反射的概念和反射弧的结构；脊髓节段及其与椎骨的对应关系；脊髓的内部结构及功能；脑干的内部结构和功能；小脑的内部结构和功能；脑和脊髓的血管；血–脑屏障；12对脑神经的名称、性质和分布概况；内脏神经的概念；交感神经和副交感神经的组成和分布概况。

3.了解　内脏感觉神经的特点和牵涉痛的概念；视觉传导通路；锥体外系的概念；神经系统各部损伤的临床表现。

技能目标

1.学会　识别神经系统器官标本、模型的主要结构；在人体上判断重要神经的分布走行。

2.具备　尊重患者、关心患者的意识和良好的职业素质、人际沟通能力。

案例讨论

案例　患者，男，60岁，因右侧肢体麻木2个月，不能活动伴嗜睡2小时入院就诊。患者呈嗜睡状态，叫醒后能正确回答问题。无头痛、恶心、呕吐，大、小便正常。既往无药物过敏史，有高血压史10余年。无心脏病史。体格检查：T 36.7℃，P 80次/分，R 20次/分，BP 170/90mmHg。嗜睡，双眼向左凝视，双瞳孔等大2mm光反应正常，右侧鼻唇沟浅，伸舌偏右，心率80次/分，律齐，无异常杂音。右上下肢肌力0级，右侧腱反射减弱，右侧巴氏征（+）。辅助检查：血象正常，血糖8.5mmol/L，脑CT示左额、颞叶大片低密度病灶。诊断：左额颞叶急性脑梗死。

讨论　1.中枢神经系统包括哪些结构？

2.中枢兴奋传递的特征有哪些？

3.该患者左侧大脑病变为何出现右侧偏瘫？

第一节　概　述

PPT

神经系统由中枢神经系统和周围神经系统组成，是机体内起主导作用的调节系统，调控器官系统的功能活动，维持人体内、外环境的稳定，使人体成为一个有机的整体。

一、神经系统的区分

中枢神经系统包括脑和脊髓，分别位于颅腔和椎管内；周围神经系统包括脑神经和脊神经。脑神经与脑相连，共12对；脊神经与脊髓相连，共31对（图10–1）。

根据周围神经分布部位的不同，又可将其分为躯体神经和内脏神经。躯体神经分布于体表、骨、关节和骨骼肌；内脏神经分布于内脏、心血管和腺体。根据其功能又分为感觉神经和

运动神经。感觉神经将神经冲动从感受器传向中枢，又称传入神经；运动神经是将神经冲动从中枢传向周围的效应器，又称传出神经。内脏运动神经支配心肌、平滑肌与腺体，可依其形态和功能不同，分为交感神经和副交感神经。

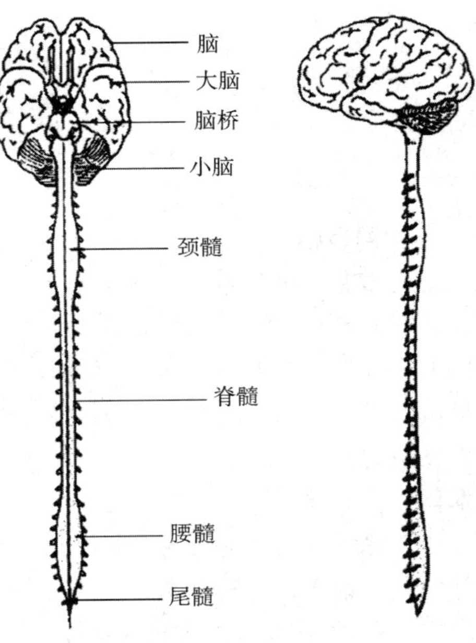

图10-1　神经系统的区分

二、神经系统的常用术语

1.灰质和白质　在中枢神经系统内，神经元的胞体和树突集聚的部位，因其新鲜时色泽灰暗而称灰质；其中位于大脑和小脑表面的灰质，称皮质。神经纤维集聚的部位，因神经纤维多包有髓鞘，色泽白亮而称白质；其中位于大脑和小脑深部的白质，称髓质。

2.神经核和神经节　两者都是由形态与功能相似的神经元胞体集聚成团或柱，在中枢神经系统内的称神经核；在周围神经系统内的称神经节。

3.纤维束和神经　在中枢神经系统内，起止、行程与功能相同的神经纤维聚集成束，称纤维束；在周围神经系统内，若干神经纤维聚集成粗细不等的条索状结构，称神经。

4.网状结构　在中枢神经系统内，若神经纤维交织成网状，网眼内含有分散的神经元胞体或较小的核团，称网状结构。

三、突触与突触传递

（一）突触

1.突触的概念　通常是指神经元与神经元之间、神经元与效应细胞之间相互接触并传递信息的部位。

2.突触的分类　有以下三种分类。

（1）按神经元接触的部位，分为轴-体突触、轴-树突触、轴-轴突触，其中以轴-树突触最为多见。

（2）按突触传递产生的效应，分为兴奋性突触和抑制性突触。

（3）按传递信息的方式，分为化学突触和电突触。

3.化学突触的结构　包括突触前膜、突触间隙和突触后膜三个部分。突触前膜即前一神经元轴突末梢的膜，与之相对的另一神经元或效应细胞的膜称为突触后膜，两者之间为突触间隙。突触前神经元终末膨大，称为突触小体，其内含有大量线粒体和突触小泡，小泡中有高浓度的神经递质。突触后膜上有能与相应递质结合的受体（图10-2）。

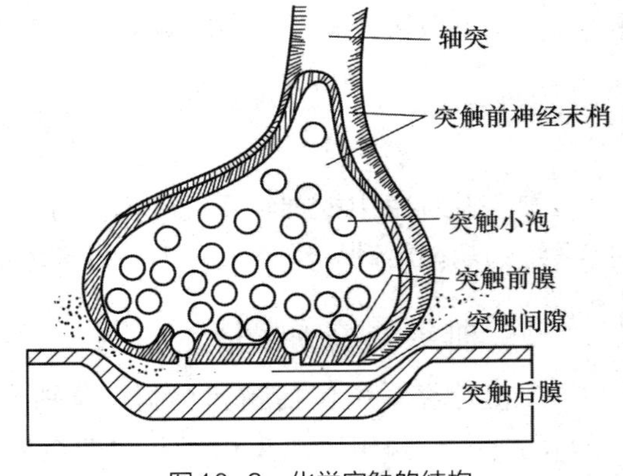

图10-2　化学突触的结构

（二）突触传递

突触传递是指突触前神经元的信息，通过突触引起突触后神经元活动的过程。包括化学突触传递和电突触传递。

1.化学突触传递基本过程　动作电位传至突触

前神经元轴突末梢→突触前膜去极化→Ca^{2+}通道开放，Ca^{2+}内流进入突触小体→突触前膜以出胞的方式释放神经递质→递质在突触间隙扩散并与突触后膜受体结合→突触后膜对离子通透性改变，发生跨膜离子流动→突触后膜出现电位变化→突触后神经元活动改变（图10-3）。

突触前膜释放兴奋性递质，引起突触后膜产生去极化的电位变化，称兴奋性突触后电位；突触前膜释放抑制性递质，引起突触后膜产生超极化的电位变化，称抑制性突触后膜电位。在人体上，一个突触前神经元的轴突末梢通常发出多个分支与许多突触后神经元构成突触联系，而一个突触后神经元则与许多突触前神经元的轴突末梢构成突触联系，其中既有兴奋性突触联系，也有抑制性突触联系。因此，一个神经元是兴奋还是抑制取决于这些突触传递的综合效应。

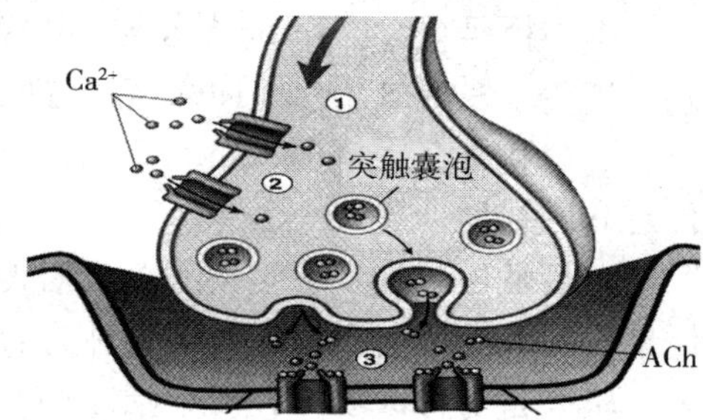

图10-3 化学突触传递过程示意图

总之，化学突触传递是一个电-化学-电传递的过程，即由突触前神经元的生物电变化，通过轴突末梢化学递质的释放，进而引起突触后神经元发生生物电变化的过程。

2. 电突触传递 是指通过缝隙连接实现的一类信息传递方式。以电流的方式传递信息，不需要神经递质的参与，传递速度快，且传递信息是双向性的。

四、反射中枢

神经系统的基本活动方式是反射。神经系统对内、外环境的刺激做出适宜反应的过程，称反射；反射活动的形态学基础是反射弧。反射弧包括5个环节：感受器→传入（感觉）神经→中枢→传出（运动）神经→效应器。反射弧中任一部分损伤，反射即出现障碍。临床上常用检查反射的方法来诊断神经系统的某些疾病。

反射中枢是反射弧的核心部分，其位于脊髓和脑内，包括与各种反射有关的神经细胞群及其突触联系。

（一）中枢神经元的联系方式

中枢神经系统中的神经元数目众多，构成复杂的网络系统，联系方式主要有辐散式、聚合式、锁链式和环式等（图10-4）。

1. 辐散式 是指一个神经元可以通过其轴突分支与多个神经元建立突触联系，能使与之相联系的多个神经元同时兴奋或抑制，从而扩大了神经元活动的影响范围。

2. 聚合式 是指多个神经元的轴突末梢与同一个神经元建立突触联系，能使来源于多个神经元的兴奋或抑制在同一神经元发生总和或整合，导致后者兴奋或抑制。

3. 链锁式和环式 在中间神经元之间，由于辐散式与聚合式联系同时存在而形成了链锁式联系或环式联系。神经冲动通过链锁式联系，在空间上可扩大作用范围；通过环式联系，可使兴奋因负反馈而使活动及时终止，或因正反馈而使兴奋增强和延续。

单线式
辐散式
聚合式
链锁式
环式

图10-4 中枢神经元的联系方式

（二）中枢兴奋传递的特征

兴奋在反射弧中枢部分传递时，往往需要通过多次突触接替。当兴奋通过化学性突触传递

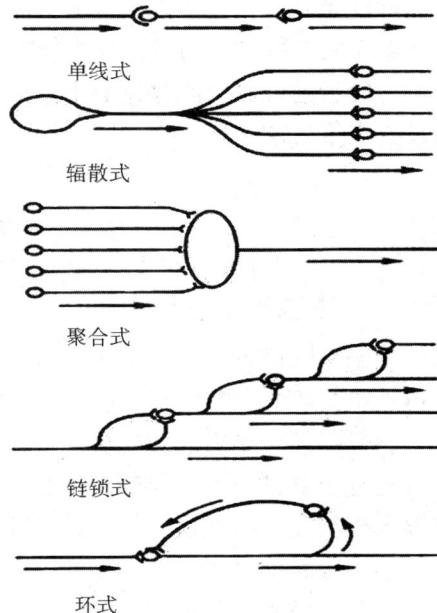

时，有以下几个特征。

1.单向传递 兴奋在化学突触传递时，只能由突触前膜向突触后膜传递，而不能逆向进行。

2.中枢延搁 兴奋通过化学突触传递时需经历前膜释放递质，递质在间隙扩散并作用于后膜受体等一系列过程，因而兴奋通过反射中枢时往往较慢，这一现象称为中枢延搁。

3.总和 在中枢内兴奋和抑制都可以产生总和现象，突触后神经元的活动取决于突触后电位总和的结果。

4.后发放 在反射活动中，当对传入神经刺激停止后，传出神经仍继续发放冲动，使反射活动仍持续一段时间，这种现象称为后发放。

5.兴奋节律改变 在反射活动中，由于突触后神经元往往同时接受多个突触前神经元的冲动传递，出现突触后神经元发出的冲动频率往往和突触前神经元的频率不同。

6.对内环境变化敏感和易疲劳性 在反射活动中，突触传递容易受内环境变化的影响，如缺氧、二氧化碳增多以及某些药物，均可影响突触传递。另外，突触前神经元长时间兴奋使神经递质耗竭，表现出突触后神经冲动频率逐渐降低的易疲劳性。

（三）中枢抑制

在中枢反射活动中，既有兴奋，又有抑制，两者相辅相成。中枢抑制可分为突触后抑制和突触前抑制。

1.突触后抑制 突触后神经元产生抑制性突触后电位而发生的抑制称为突触后抑制，可分为传入侧支性抑制和返回性抑制两种类型。

（1）传入侧支性抑制 传入神经纤维兴奋一个中枢神经元的同时，还发出侧支兴奋一个抑制性中间神经元，从而使另一个中枢神经元抑制，这种现象称为传入侧支抑制或交互抑制。例如，屈肌反射的完成是通过伸肌舒张配合屈肌收缩完成的。

（2）返回性抑制 某一中枢神经元兴奋时，其传出神经冲动沿轴突外传的同时，还经其轴突的侧支兴奋抑制性中间神经元，该抑制性中间神经元通过其轴突返回抑制原先发动兴奋的神经元。这是一种负反馈控制形式，它的意义在于防止神经元过度和过久兴奋，促使同一中枢内许多神经元之间相互制约和协调一致。

2.突触前抑制 通过改变突触前膜的活动而使突触后神经元产生抑制的现象，称为突触前抑制。突触前抑制广泛存在于中枢神经系统内，尤其多见于感觉传入途径中，对调节感觉传入活动具有重要意义。

PPT

第二节 脊 髓

一、脊髓的位置和外形

脊髓位于椎管内，上端于枕骨大孔处与延髓相接，下端在成人约平第1腰椎体下缘，新生儿可达第3腰椎下缘平面，全长42~45cm。

脊髓呈前后略扁的圆柱状，全长粗细不等，有两处膨大。颈膨大位于第4颈节至第1胸节，连有支配上肢的神经；腰骶膨大位于第2腰节至第3骶节，连有支配下肢的神经。腰骶膨大以下逐渐变细，呈圆锥状，称脊髓圆锥。脊髓圆锥向下延伸形成终丝，是无神经组织的结构，终止于尾骨背面（图10–5）。

脊髓表面有6条纵行的沟或裂。前面正中的深沟，称前正中裂；后面正中的浅沟称后正中沟。前正中裂和后正中沟两侧分别有2条前外侧沟和后外侧沟，前外侧沟连有31对脊神经前根，而后外侧沟连有31对脊神经后根。每条脊神经后根上有一膨大，称脊神经节，内含假单极

神经元胞体。脊神经前、后根在椎间孔处合并成1根脊神经，从相应的椎间孔穿出。因椎管长于脊髓，脊神经根从相应椎间孔穿出前，在椎管内自上而下渐进倾斜，至腰骶部时，神经根近乎垂直下行。在脊髓圆锥下方，腰、骶、尾神经根围绕终丝，形成马尾。

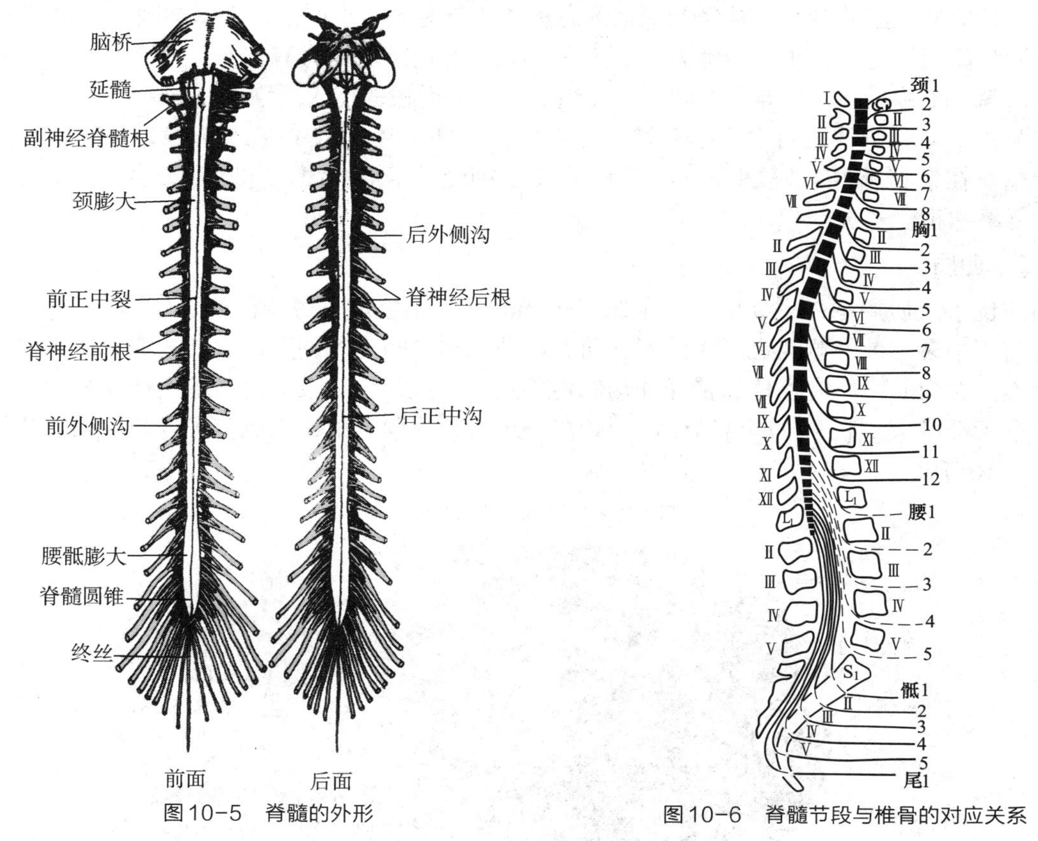

图10-5　脊髓的外形

图10-6　脊髓节段与椎骨的对应关系

脊髓在外观上无明显的节段性，通常把每一对脊神经附着范围，称一个脊髓节段。脊髓共分为31个节段，即8个颈节、12个胸节、5个腰节、5个骶节和1个尾节（图10-6）。从胚胎第4个月开始，人体脊柱的生长速度快于脊髓，致使成人脊髓与脊柱的长度不相等，脊髓节段逐渐高于相应的椎骨。了解脊髓节段与椎骨的对应关系，对确定脊髓病变的部位有重要的实用价值。成人这种对应关系的大致推算方法见表10-1。

表10-1　脊髓节段与椎骨的对应关系

脊髓节段	对应椎骨	推算举例
上颈髓 C_1~C_4	与同序数椎骨同高	如第3颈髓节对第3颈椎体
下颈髓 C_5~C_8	较同序数椎骨高1个椎体	如第5颈髓节对第4颈椎体
上胸髓 T_1~T_4	较同序数椎骨高1个椎体	如第3胸髓节对第2胸椎体
中胸髓 T_5~T_8	较同序数椎骨高2个椎体	如第6胸髓节对第4胸椎体
下胸髓 T_9~T_{12}	较同序数椎骨高3个椎体	如第11胸髓节对第8胸椎体
腰髓 L_1~L_5	平对第10~12胸椎体	
骶、尾髓 S_1~S_5、Co	平对第1腰椎体	

二、脊髓的内部结构

在脊髓横切面上，可见中央有一细小的中央管，纵贯脊髓全长，内含脑脊液。中央管周围是“H”形的灰质，灰质的周围是白质。

（一）灰质

灰质主要由神经元的胞体和树突组成。

1. 前角 也称前柱，主要由运动神经元构成。神经元按位置分为内、外两群，内侧群支配躯干肌，外侧群支配四肢肌。神经元根据形态和功能分为大、小两型，大型细胞为 α 运动神经元，支配骨骼肌的运动；小型细胞为 γ 运动神经元，与调节肌张力有关。

2. 后角 也称后柱，主要由中间神经元组成，接受后根的传入纤维。

3. 侧角 又称侧柱，由中、小型神经元组成，仅见于胸1至腰3脊髓节段，是交感神经的低级中枢。在脊髓骶2~4节段的侧角位置，由小型神经元组成核团，称骶副交感核，是副交感神经的低级中枢。

（二）白质

白质位于灰质周围，主要由上、下纵行传导的纤维束组成。每侧白质以脊髓的纵沟分为3个索，前正中裂与前外侧沟之间为前索；前、后外侧沟之间为外侧索；后外侧沟与后正中沟之间为后索。在白质中，向上传递神经冲动的传导束，称上行纤维束；向下传递神经冲动的传导束，称下行纤维束。联系脊髓各节段的短距离纤维束，称固有束，完成节段内和节段间的反射活动（图10–7）。

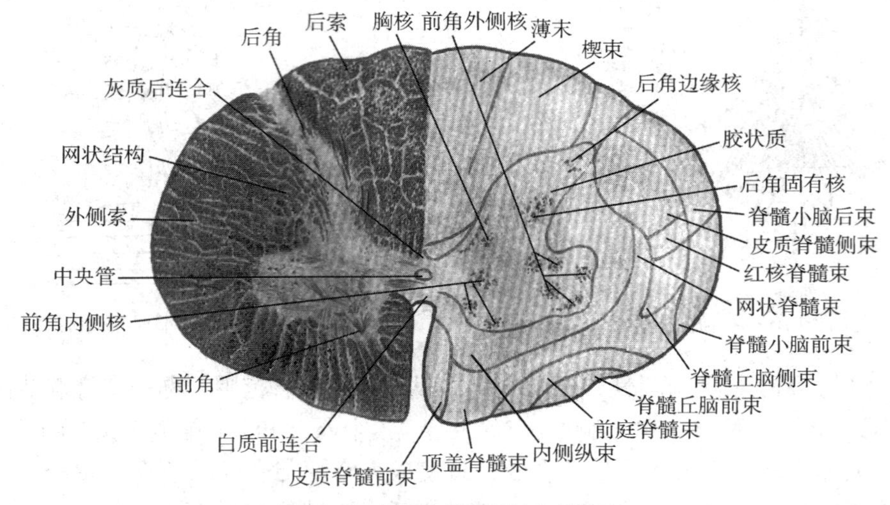

图10–7 脊髓内的神经核和纤维束

1. 上行纤维束 又称感觉传导束，主要有薄束、楔束和脊髓丘脑束。

（1）薄束和楔束 位于后索，薄束在内侧，楔束在外侧。薄束起自同侧第5胸节以下脊神经节细胞的中枢突；楔束起自同侧第4胸节以上脊神经节细胞的中枢突。这些脊神经节细胞的周围突分布到躯干、四肢的肌、腱、关节和皮肤等处的感受器；其中枢突经后根内侧进入脊髓组成薄束和楔束，向上分别止于延髓内的薄束核和楔束核。

（2）脊髓丘脑束 起自后角边缘核和后角固有核，纤维大部分交叉到对侧上升1~2个节段，在外侧索前部和前索内上行，终止于背侧丘脑。交叉至对侧外侧索上行的纤维束，称脊髓丘脑侧束；交叉到对侧前索内上行的纤维束，称脊髓丘脑前束。

2. 下行纤维束 又称运动传导束，主要有皮质脊髓束。

皮质脊髓束是脊髓内最大的下行传导束，其纤维起自大脑皮质的躯体运动中枢，下行经内囊和脑干，至延髓的锥体交叉处，大部分纤维交叉到对侧下行于脊髓外侧索后部，称皮质脊髓侧束；不交叉的小部分纤维入同侧脊髓前索内下行，称皮质脊髓前束。

三、脊髓的功能

（一）传导功能

1. 感觉传导功能 脊髓是躯体感觉信号上传给高级中枢的通路。躯干、四肢和一些内脏器

官发出的感觉纤维由后根进入脊髓后，分别组成不同的感觉传导束，沿脊髓向高位中枢传导神经冲动，可分为浅感觉传导通路和深感觉传导通路。

（1）浅感觉传导通路　传导皮肤、黏膜的痛觉、温度觉和粗略触觉、压觉，其传入纤维由后根的外侧部进入脊髓，然后在后角更换神经元，再发出纤维在中央管前行交叉至对侧，分别经脊髓丘脑侧束（痛觉和温度觉）和脊髓丘脑前束（粗略触觉和压觉）上行抵达丘脑，故其特点是先交叉后上行。

（2）深感觉传导通路　传导肌肉、肌腱、关节等深部结构的本体感觉和皮肤的精细触觉，其传入纤维由后根的内侧部进入脊髓后，在同侧后索上行，抵达延髓下部薄束核和楔束核后更换神经元，再发出纤维交叉到对侧，经内侧丘系到丘脑，故其特点是先上行后交叉。

2.运动传导功能　通过皮质脊髓束陆续止于同侧或双侧脊髓灰质前角的运动神经元，支配四肢肌和躯干肌的随意运动。

（二）反射功能

脊髓灰质内有多种反射中枢，如腱反射、牵张反射、排尿和排便反射中枢等。正常情况下，脊髓的反射活动始终受脑的控制。

经过脊髓的反射中枢就可以完成的反射称为脊髓反射。脊髓反射可分为躯体反射（如牵张反射）和内脏反射（如排尿反射、排便反射）。以下重点讨论骨骼肌的牵张反射。

牵张反射是指骨骼肌受外力牵拉伸长时，反射性地引起该肌肉收缩的反射活动，有腱反射和肌紧张两种类型。

1.腱反射　是指快速牵拉肌腱时发生的牵张反射，表现为被牵拉肌肉迅速而明显地缩短。例如快速叩击股四头肌肌腱，可使股四头肌受到牵拉而发生一次快速地收缩，引起膝关节伸直，称膝跳反射。临床上常用的腱反射还有跟腱反射、肱二头肌反射和肱三头肌反射等。腱反射减弱或消失提示反射弧的损害或中断；而腱反射亢进则提示高位中枢有病变。临床上常通过检查腱反射来了解神经系统的功能或病变状态。

2.肌紧张　是指缓慢持续牵拉肌腱时发生的牵张反射，表现为受牵拉的肌肉发生轻度而持续的收缩。肌紧张是维持躯体姿势最基本的反射活动，一定程度的肌紧张是其他各种复杂运动的基础，若肌紧张过强或过弱，都会使运动的协调性变差。肌紧张是不同运动单位的肌纤维进行交替性而非同步的收缩，因此收缩力量并不大，只是抵抗肌肉被牵拉，不表现明显的动作，但收缩能持久进行而不易发生疲劳。

牵张反射的感受器是肌肉中的肌梭，当肌肉受到牵拉时，冲动经传入神经传入脊髓，使脊髓前角运动神经元兴奋，通过传出神经使该肌收缩（图10-8）。

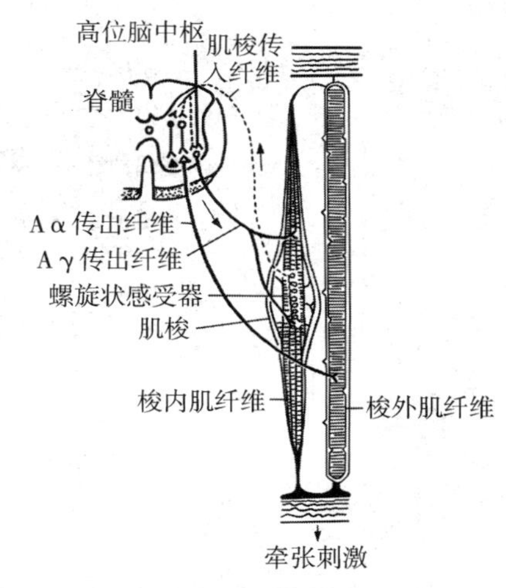

图10-8　牵张反射示意图

知识拓展　　脊髓休克

脊髓完全横断致损伤平面以下全部感觉和随意运动丧失，损伤早期（数日至一周）各种脊髓反射均消失，处于无反应状态，称脊髓休克。多半是由严重的脊髓外伤，或者是急性脊髓炎、髓内肿瘤、脊髓内出血引起的。此时躯体运动和内脏反射活动消失，骨骼肌张力下降，外周血管扩张，血压下降，直肠和膀胱内粪、尿潴留等。脊髓休克是暂时现象，各种脊髓反射活动可逐渐恢复。

PPT

第三节　脑

脑位于颅腔内，由端脑、间脑、小脑及脑干4部分组成。成人脑的平均重量约为1400g，是中枢神经系统最高级的部分。

一、脑干

脑干自下而上由延髓、脑桥和中脑3部分组成。延髓在枕骨大孔处与脊髓相续，中脑向上与间脑相接，脑干的背面与小脑相连。

（一）脑干的外形

1.脑干腹侧面　延髓呈倒置的锥体形，上方借延髓脑桥沟与脑桥分界，下连脊髓。延髓腹侧面上有与脊髓相连续的前正中裂和前外侧沟，在前正中裂的两侧各有一纵行的隆起，称锥体。锥体下方有锥体交叉，其外侧有一卵圆形隆起，称橄榄。锥体与橄榄之间的前外侧沟内连有舌下神经根。在橄榄后方，自上而下依次连有舌咽神经根、迷走神经根和副神经根（图10-9）。脑桥腹侧面膨隆，称脑桥基底部，其正中的纵行浅沟，称基底沟。基底部向两侧变窄移行为小脑中脚，又称脑桥臂，在移行处连有三叉神经根。在延髓脑桥沟中，自内侧向外侧依次连有展神经根、面神经根和前庭蜗神经根。中脑腹侧面有一对粗大的纵行隆起，称大脑脚。两脚间的凹陷为脚间窝，窝底连有动眼神经根。

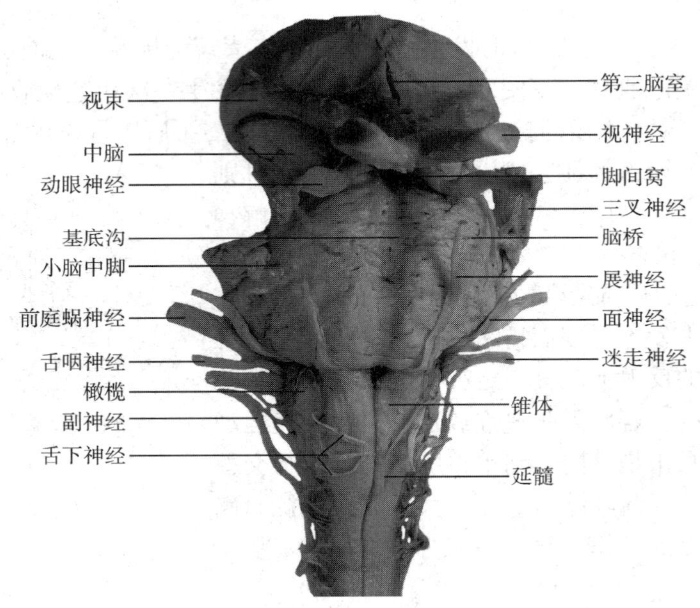

图10-9　脑干腹面观

2.脑干背侧面　延髓背侧面的上部参与构成菱形窝，下部形似脊髓。在后正中沟外侧依次有薄束结节和楔束结节，其深面分别有薄束核和楔束核。楔束结节外上方的隆起为小脑下脚（图10-10）。脑桥背侧面参与构成菱形窝，两侧是小脑上脚和小脑中脚。两侧小脑上脚间的薄层白质，称上髓帆。菱形窝又称第四脑室底，呈菱形，由脑桥和延髓上半部背侧面形成，窝中部有横行的髓纹，为脑桥和延髓背面的分界。窝的正中有纵行的正中沟，正中沟两侧的纵行隆起，称内侧隆起，其外侧有纵行的界沟。界沟外侧为三角形的前庭区，深面有前庭神经核。前庭区的外侧角有一对听结节，内含蜗神经核。紧靠髓纹上方内侧有一圆形的面神经丘，其深面有展神经核。髓纹下方有2个小的三角形区域，位于下外侧的是迷走神经三角，内含迷走神经背核，位于上内侧的是舌下神经三角，内含舌下神经核。中脑背侧面有两对圆形隆起，上方的一对称上丘，与视觉反射有关；下方的一对称下丘，与听觉反射有关。在下丘的下方连有滑车神经根。在中脑内部有一贯穿中脑全长的纵行管道，称中脑水管。

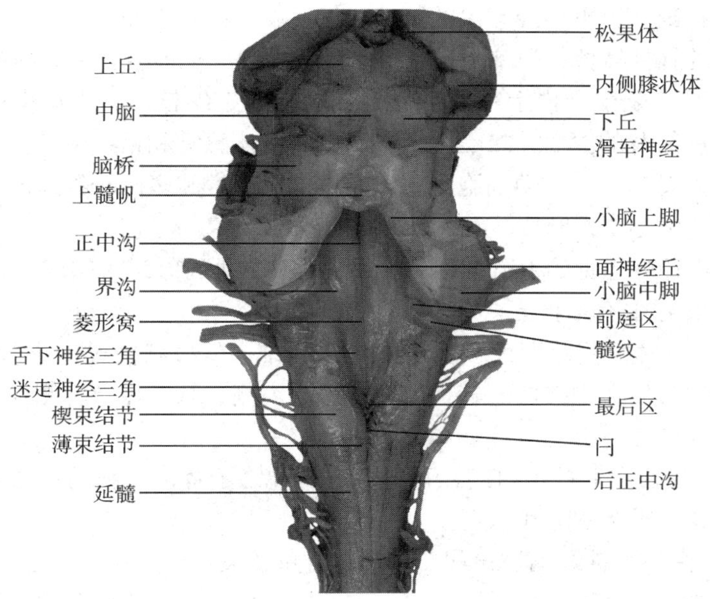

图10-10 脑干背面观

3. 第四脑室 是位于延髓、脑桥和小脑之间的室腔。底即菱形窝，顶朝向小脑。第四脑室向上经中脑水管通第三脑室，向下通延髓下部和脊髓的中央管。第四脑室有2个外侧孔和1个正中孔，与蛛网膜下隙相通。

（二）脑干的内部结构

脑干由灰质、白质及网状结构组成。由于延髓中央管在背侧敞开形成菱形窝，使灰质由腹、背方向排列改为内、外侧方向排列；大量神经纤维的贯穿及左、右交叉，使灰质柱断裂形成神经核。

1. 灰质 主要由脑神经核与非脑神经核组成。

（1）脑神经核 与第Ⅲ～Ⅻ对脑神经相关联，按其功能分为躯体运动核、内脏运动核、内脏感觉核和躯体感觉核4类。脑神经核的名称，多与其相连的脑神经名称一致（图10-11）。

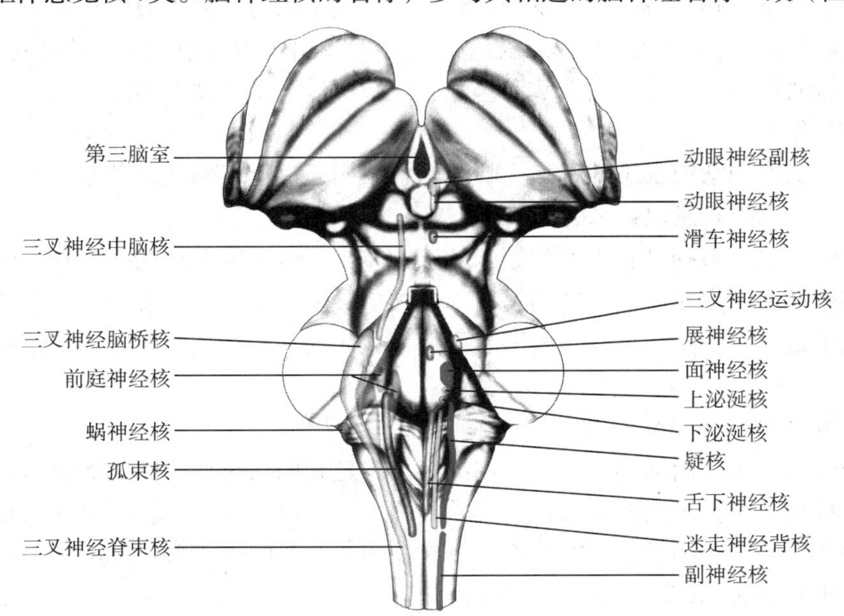

图10-11 脑神经核在脑干背面的投影

各脑神经核在脑干内的位置，与其相连脑神经的连脑部位相对应，即延髓内含有与舌咽神经、迷走神经、副神经、舌下神经有关的脑神经核；脑桥内含有与三叉神经、展神经、面神经和前庭蜗神经有关的脑神经核；中脑内含有与动眼神经和滑车神经有关的脑神经核。

（2）非脑神经核　是脑干内上行或下行传导通路的中继核团。①薄束核和楔束核：分别位于薄束结节和楔束结节的深面，接受躯干、四肢的本体感觉和精细触觉。②红核：发出红核脊髓束，管理对侧半脊髓前角运动细胞。③黑质：含黑色素和多巴胺等递质，临床上因黑质病变，多巴胺减少，可引起震颤麻痹。

2.白质　主要由传导感觉的上行纤维束和传导运动的下行纤维束构成。

（1）上行纤维束 主要有4个丘系。

1）内侧丘系　由薄束核及楔束核发出的传入纤维，呈弓状绕过中央管腹侧左、右交叉，称内侧丘系交叉；交叉后在中线两侧转折上行，组成内侧丘系，传导对侧躯干及四肢的本体感觉和精细触觉。

2）脊髓丘系　在脑干上行于内侧丘系的背外侧，终于背侧丘脑的腹后外侧核，传导对侧躯干及四肢的痛温觉、粗略触觉和压觉。

3）三叉丘系　由三叉神经脑桥核和三叉神经脊束核发出的纤维交叉至对侧组成三叉丘系，行于内侧丘系的背外侧，终于背侧丘脑的腹后内侧核，传导对侧头面部的痛温觉、粗略触觉和压觉。

4）外侧丘系　由蜗神经核发出的纤维构成，主要终止于内侧膝状体，传导双侧听觉。

（2）下行纤维束　主要有锥体束。锥体束包括皮质核束和皮质脊髓束，均由大脑皮质中管理骨骼肌随意运动的大型锥体细胞发出的下行纤维构成，经内囊、中脑、脑桥下行。皮质核束陆续终止于脑干8对躯体运动核。皮质脊髓束在延髓形成锥体，其中约3/4的纤维经锥体交叉后在脊髓外侧索下行，称皮质脊髓侧束；其余约1/4的纤维不交叉，在脊髓前索下行，称皮质脊髓前束。

3.脑干网状结构　在脑神经核、非脑神经核和纤维束之间的区域中，还存在范围广泛、界限不清的灰质和白质交错排列的脑干网状结构，是中枢神经系统的整合中心。

（三）脑干的功能

脑干能承上启下的传导各种上、下行神经冲动。脑干内有一些重要的反射中枢，如延髓内调节心血管、呼吸运动的“生命中枢”，脑桥内的角膜反射中枢，中脑内的瞳孔对光反射中枢。脑干的网状结构对维持大脑皮质的清醒和警觉、调节躯体运动、调节内脏活动及参与睡眠发生和抑制等有重要作用。

1.对睡眠、觉醒和意识状态的影响　脑干网状结构通过上行网状激动系统和上行网状抑制系统参与对睡眠、觉醒和意识状态的调节。

上行网状激动系统包括经脑干网状结构的感觉传入、脑干网状结构一些核群向间脑的上行投射，以及间脑至大脑皮质广泛区域的投射，是维持大脑皮质觉醒状态的功能系统。上行网状抑制系统是位于延髓及脑桥下部的一些网状结构，该区的上行纤维对脑干网状结构的上部具有抑制性作用。

2.对肌张力的调节

（1）脑干网状结构抑制区和易化区　抑制区位于延髓网状结构的腹内侧部分，具有抑制肌紧张的作用；易化区包括延髓网状结构的背外侧部分、脑桥被盖、中脑中央灰质及被盖，也包括脑干以外的下丘脑和丘脑中线核群等部位，有加强肌紧张的作用。与抑制区相比，易化区的活动较强，在肌紧张的平衡调节中略占优势。

（2）影响脑干网状结构作用的高位中枢　除脑干外，大脑皮质运动区、纹状体、小脑前叶蚓部等区域也有抑制肌紧张的作用；而前庭核、小脑前叶两侧部等部位则有易化肌紧张的作

用。这些区域的功能可能都是通过脑干网状结构内的抑制区和易化区来完成的。

（3）去大脑僵直 在中脑上、下丘之间切断脑干，动物出现伸肌肌肉紧张亢进，表现为四肢伸直、头尾昂起、脊柱挺硬等角弓反张的现象，称为去大脑僵直。

去大脑僵直产生的原因是脑干网状结构的抑制区失去了与皮质运动区和纹状体的联系，使抑制区的活动明显减弱，而易化区活动相对增强，造成牵张反射过度增强。

3.对内脏活动的调节 在脑干网状结构中，存在着许多调节内脏活动的重要神经核团，构成呼吸中枢和心血管运动中枢等重要的生命中枢。例如，延髓网状结构中有呼吸基本中枢、心血管基本中枢（包括心迷走中枢、心交感中枢和交感缩血管中枢）等。此外，唾液分泌、咳嗽、恶心、呕吐等内脏反射中枢也在延髓。故脑干损伤会导致呼吸、循环障碍，甚至危及生命。

二、小脑

小脑位于颅后窝，在延髓和脑桥后方，借上、中、下3对小脑脚分别与中脑、脑桥和延髓相连。小脑与脑干之间的腔隙为第四脑室。

（一）小脑的外形

小脑上面平坦，中间狭窄的部分称小脑蚓，两侧膨隆的部分称小脑半球。小脑下面近枕骨大孔处的膨出部分称小脑扁桃体（图10–12）。

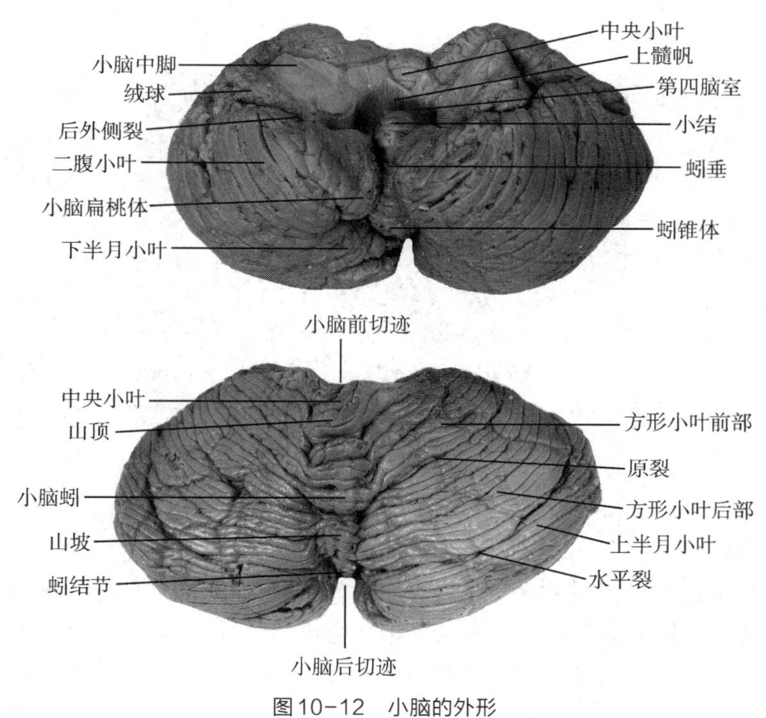

图10–12 小脑的外形

知识链接

小脑扁桃体疝

小脑扁桃体邻近延髓和枕骨大孔的两侧，当颅脑病变（如颅内出血、肿瘤等）引起颅内压增高时，小脑扁桃体有可能受挤而嵌入枕骨大孔，造成小脑扁桃体疝（枕骨大孔疝），压迫延髓，危及生命。

（二）小脑的内部结构

小脑表面的灰质称小脑皮质，小脑表面有许多大致平行的横沟，将小脑分成许多薄片，称为小脑叶片或小脑回。位于小脑皮质深面的白质称小脑髓质。位于小脑髓质中的灰质核团，称

小脑核，如顶核、球状核、栓状核和齿状核等。

（三）小脑的功能

小脑是重要的运动调节中枢。小脑的主要功能是维持身体平衡、调节肌张力和协调肌群的运动。

1.维持躯体平衡 小脑接受前庭器官传入的有关头部位置改变、直线或旋转变速运动的平衡感觉信息，传出冲动主要影响躯干和四肢近端肌肉的活动，具有控制躯体平衡的作用。小脑损伤者可出现站立不稳、身体倾斜等平衡失调的表现。

2.调节肌紧张 小脑具有加强和减弱肌紧张的双重作用。人类在进化过程中，小脑抑制肌紧张的作用逐渐减弱，而易化作用逐渐加强。小脑损伤者常表现为肌紧张减弱、肌无力等表现。

3.协调随意运动 小脑参与随意运动的设计和程序的编制，协助大脑皮质对随意运动进行适时的控制。小脑损伤者可出现动作方向和准确度异常，表现为行走摇晃、步态蹒跚。

三、间脑

间脑位于两侧大脑半球与中脑之间。背面和两侧被大脑半球掩盖，腹侧部外露于脑底。间脑分为背侧丘脑、后丘脑、上丘脑、下丘脑和底丘脑5部分。间脑内呈矢状位的窄隙称第三脑室（图10-13）。

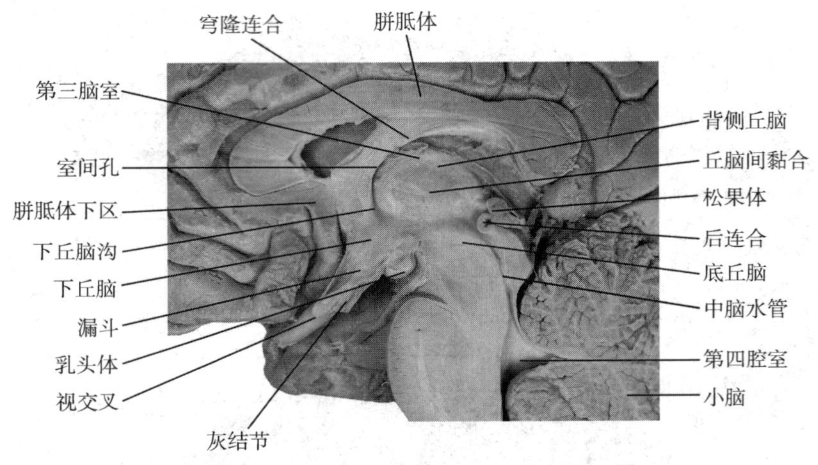

图10-13　间脑正中矢状切面

（一）背侧丘脑

背侧丘脑又称丘脑，为一对卵圆形的灰质团块，借丘脑间黏合相连，其背面游离，外侧面紧邻内囊，内侧面参与构成第三脑室的侧壁。在丘脑腹侧后部有腹后内侧核和腹后外侧核，三叉丘系终止于前者，内侧丘系和脊髓丘系终止于后者。内侧核和外侧核发出的纤维，组成丘脑中央辐射。

（二）后丘脑

后丘脑包括内侧膝状体和外侧膝状体，位于背侧丘脑的后下方（图10-14）。外侧丘系终止于内侧膝状体，发出的纤维形成听辐射，传导听觉。视束终止于外侧膝状体，发出的纤维形成视辐射，传导视觉。

（三）下丘脑

1.下丘脑的位置和形态 位于背侧丘脑下方，构成第三脑室底壁和侧壁的下部。在脑底面，下丘脑的前部是视交叉，其向后延续为视束。视交叉后方为灰结节，灰结节向下形成漏斗，漏斗下端连于垂体，灰结节的后方有一对圆形隆起，称乳头体。

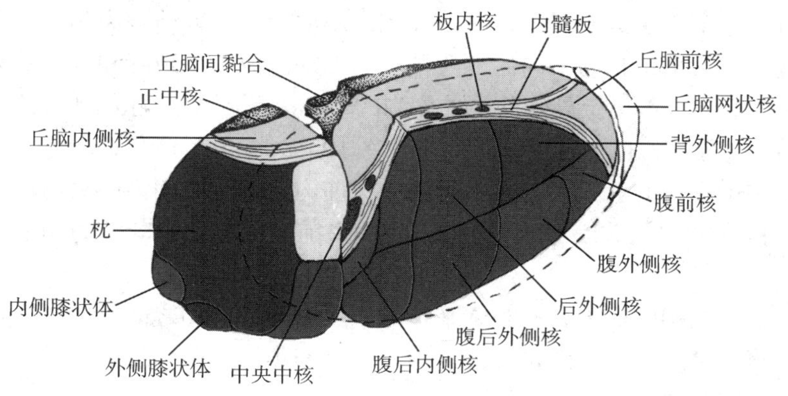

图10-14 背侧丘脑核团模式图

2.下丘脑的结构 比较复杂，内有多个神经核群，重要的有视上核和室旁核。视上核位于视交叉的上方，分泌抗利尿激素；室旁核位于第三脑室的侧壁，分泌催产素。视上核和室旁核分泌的激素，经各自神经元的轴突，通过漏斗直接输送到垂体，由垂体释放于血液。

3.下丘脑的功能 是调节内脏活动和内分泌活动的皮质下中枢，对机体体温、摄食、生殖、水电解质平衡和内分泌活动等进行广泛的调节，同时也对情绪反应活动和昼夜节律进行调节。

（四）第三脑室

为两侧背侧丘脑与下丘脑之间的矢状狭窄间隙，前部经室间孔与侧脑室相通，向后经中脑水管通第四脑室。

四、端脑

端脑又称大脑，由左、右大脑半球借胼胝体相连而成。两侧半球之间的裂隙，称大脑纵裂；大脑半球与小脑之间的间隙，称大脑横裂。

（一）大脑半球的外形和分叶

大脑半球表面凹凸不平，布满深浅不一的沟，称大脑沟。沟与沟间的隆起，称大脑回。每侧大脑半球分为上外侧面、内侧面和下面，借3条叶间沟将其分为额叶、顶叶、颞叶、枕叶和岛叶等5叶（图10-15）。

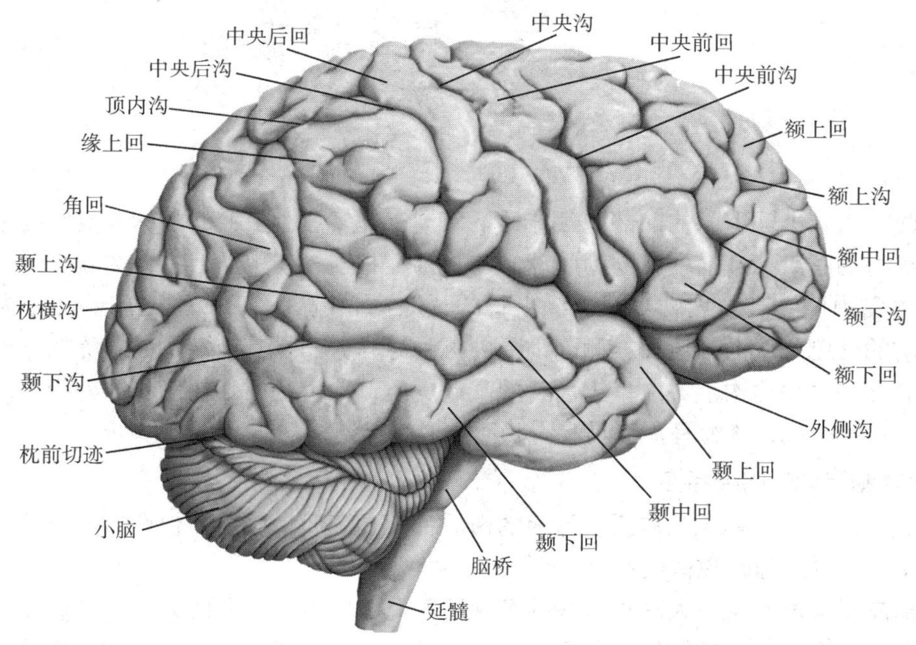

图10-15 大脑半球上外侧面

中央沟起自半球上缘中点稍后方，在上外侧面斜向前下，其前方为额叶，后方为顶叶。顶枕沟位于半球内侧面后部，自前下向后上并稍转向上外侧面，为顶叶和枕叶的分界。外侧沟起自半球下面，行向后上方，至上外侧面，外侧沟的下方为颞叶，外侧沟的深部藏有岛叶。

1. 上外侧面 主要有额叶、顶叶、颞叶等（图10–15）。

（1）额叶 在中央沟的前方有与之平行的中央前沟，两沟之间为中央前回。在中央前沟的前方，有2条近水平方向的额上沟和额下沟，将中央前沟前方的额叶分为额上回、额中回和额下回。

（2）顶叶 在中央沟的后方，有与之平行的中央后沟，两沟之间为中央后回，后方有水平方向的顶内沟，将中央后沟后方的顶叶分为顶上小叶和顶下小叶。顶下小叶又分为包绕外侧沟末端的缘上回和包绕在颞上沟末端的角回。

（3）颞叶 在外侧沟下方，有与之平行的颞上沟和颞下沟，将颞叶分为颞上回、颞中回和颞下回。由颞上回翻入外侧沟内的大脑皮质区，有2~3个短而横行的脑回，称颞横回。

2. 内侧面 大脑半球内侧面中部，有前后方向略呈弓形的纤维束断面，称胼胝体（图10–16）。围绕在胼胝体背面的环行沟，称胼胝体沟，其上方有与之平行的扣带沟，两沟之间的脑回，称扣带回。中央前、后回自上外侧面延续进入内侧面的部分，称中央旁小叶。

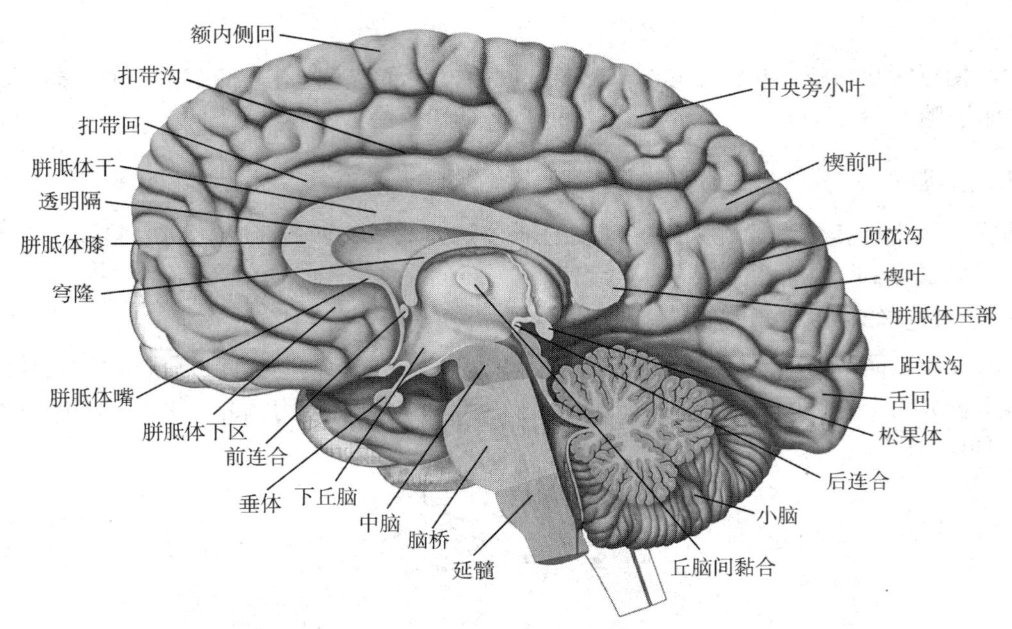

图10–16 大脑半球内侧面

3. 下面 大脑半球下面的前部即额叶的下面，有许多短小多变的眶沟及其间的眶回。在眶回内侧有纵行的嗅束，其前端膨大为嗅球，与嗅神经相连；嗅束向后扩大为嗅三角。枕、颞叶下面自外侧向内侧，有与大脑半球下缘平行的枕颞沟和侧副沟，两沟之间的部分为枕颞内侧回，枕颞沟的外侧为枕颞外侧回，侧副沟的内侧为海马旁回，其前端弯曲，称钩。海马旁回的上内侧为海马沟，海马沟上方有呈锯齿状的窄条皮质，称齿状回。在齿状回外侧、侧脑室下角底壁上有一弓状隆起，称海马。海马和齿状回构成海马结构。

（二）大脑半球的内部结构

大脑表面的灰质，称大脑皮质。深面的白质称大脑髓质。髓质内包埋有灰质团块，称基底核。大脑半球内的腔隙，称侧脑室。

1. 大脑皮质功能定位 大脑皮质是神经系统的高级中枢，主要由大量的神经元和神经胶质细胞构成。大脑皮质不同的区域执行不同的特定功能，将这些具有一定功能的皮质区称为大脑皮质功能定位或称为中枢（图10–17）。大脑皮质重要的中枢如下。

（1）躯体运动中枢　位于中央前回和中央旁小叶的前部，管理对侧半身骨骼肌的随意运动。

（2）躯体感觉中枢　位于中央后回和中央旁小叶后部，接受丘脑腹后核传来的对侧半身的躯体感觉冲动。

（3）视觉中枢　位于距状沟上、下方的枕叶皮质，一侧视觉中枢接受同侧视网膜颞侧半和对侧视网膜鼻侧半的视觉冲动。

（4）听觉中枢　位于颞横回，每侧听觉中枢都接受来自两耳的听觉冲动。

（5）语言中枢　语言功能是人类大脑皮质所特有的（图10–17）。①书写中枢：位于额中回后部，此中枢受损，虽然手的运动功能仍然保存，但写字、绘图等精细动作不能完成，称失写症。②运动性语言中枢：又称说话中枢，位于额下回后部，此中枢受损，患者能发音，却不能说出有意义的语言，称运动性失语症。③听觉性语言中枢：又称听话中枢，位于缘上回，此中枢受损，患者能听到别人讲话，但不能理解讲话人的意思，称感觉性失语症。④视觉性语言中枢：又称阅读中枢，位于角回，此中枢受损，虽无视觉障碍，但不能理解文字符号的意义，称失读症。

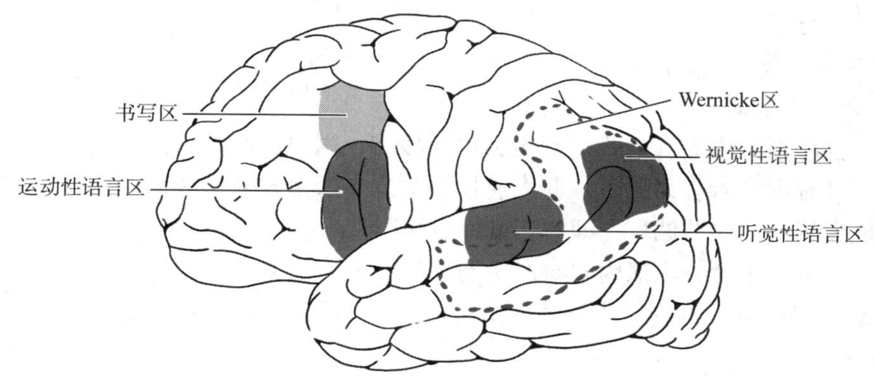

图10–17　左侧大脑半球的语言中枢

2.基底核　是埋藏在大脑白质中的灰质团块，位置靠近脑底，包括尾状核、豆状核和杏仁体（图10–18）。

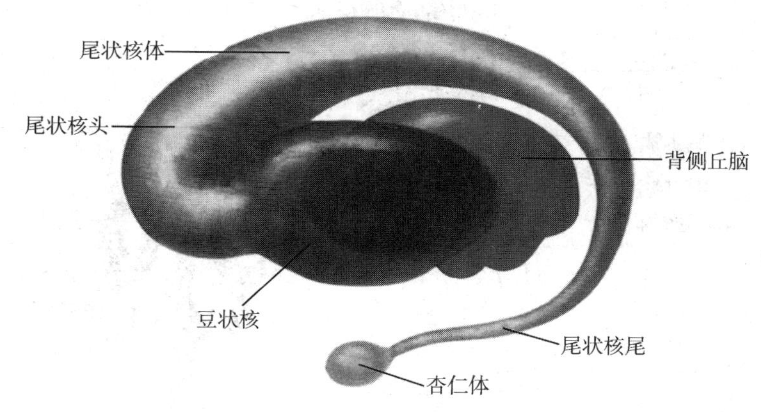

图10–18　基底核模式图

（1）尾状核　弯曲如弓状，围绕豆状核及背侧丘脑，与侧脑室相邻，分为头、体、尾3部分，尾部末端连接杏仁体。

（2）豆状核　位于岛叶深面，借内囊与尾状核和背侧丘脑分开。豆状核被两个白质板分成3部分，内侧的两部分合称苍白球，外侧部最大，称壳。

尾状核与豆状核合称纹状体。在种系发生上，苍白球较古老，称旧纹状体；尾状核和壳发

生较晚，称新纹状体。纹状体是锥体外系的重要组成部分，在调节躯体运动中起重要作用。

（3）杏仁体　位于侧脑室下角前端的上方、海马旁回和钩的深面，属于边缘系统的一部分。其功能与内脏及内分泌活动的调节、情绪活动和学习记忆等有关。

3. 大脑髓质　主要由神经纤维构成，可分为联络纤维、连合纤维和投射纤维3种。联络纤维为联系同侧半球各部分皮质的纤维；连合纤维为连接两侧大脑半球皮质的纤维；投射纤维为连接大脑皮质和皮质下中枢的上、下行纤维，参与内囊组成。

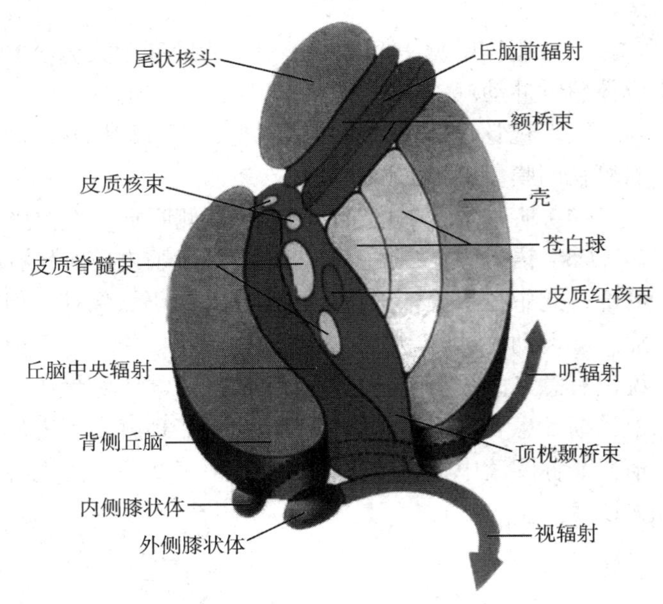

图10-19　内囊结构模式图

内囊是位于背侧丘脑、尾状核和豆状核之间的宽厚白质板。在大脑水平切面上左、右略呈“><”形状（图10-19），其中位于尾状核与豆状核间的部分，称内囊前肢；位于背侧丘脑与豆状核间的部分，称内囊后肢；前、后肢的结合部，称内囊膝。内囊前肢的投射纤维有额桥束和丘脑前辐射；内囊膝的投射纤维为皮质核束；内囊后肢的投射纤维有皮质脊髓束、丘脑中央辐射、视辐射和听辐射等。一侧内囊损伤时患者可出现对侧肢体偏瘫、对侧偏身感觉障碍和双眼对侧半视野同向性偏盲，即“三偏综合征”。

4. 侧脑室　是位于大脑半球内左右对称的腔隙，分为中央部、前角、后角、下角4个部分。左、右侧脑室分别经左、右室间孔与第三脑室相通。侧脑室内有脉络丛，是产生脑脊液的主要部位（图10-20）。

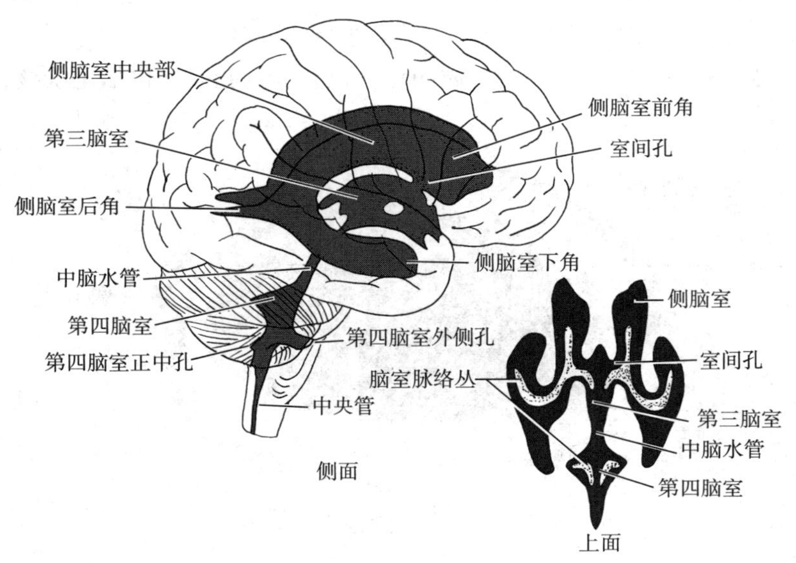

图10-20　脑室投影图

五、脑和脊髓的被膜、血管

（一）脑和脊髓的被膜

1. 脊髓的被膜　从外向内依次为硬脊膜、蛛网膜和软脊膜。

（1）硬脊膜　上端附着于枕骨大孔边缘，与硬脑膜相延续；下端达第2骶椎平面逐渐变细，包裹终丝；末端附着于尾骨。硬脊膜与椎管内面的骨膜及黄韧带之间的间隙，称硬膜外隙，内含疏松结缔组织、脂肪、淋巴管、椎内静脉丛等，有脊神经根通过。临床上进行硬膜外麻醉即将药物注入此隙，以阻滞脊神经根内的神经传导（图10-21）。

（2）蛛网膜　紧贴硬脊膜内，向上与脑蛛网膜相续，下端达第2骶椎平面。蛛网膜和软脊膜间有宽阔的间隙，称蛛网膜下隙，隙内充满脑脊液，可保护脊髓和马尾。该隙下部在马尾周围扩大，称终池。

（3）软脊膜　紧贴脊髓表面，在脊髓末端移行为终丝。软脊膜在脊髓两侧脊神经前、后根之间形成齿状韧带，其尖端附着于硬脊膜，有固定脊髓、防止震荡的作用。

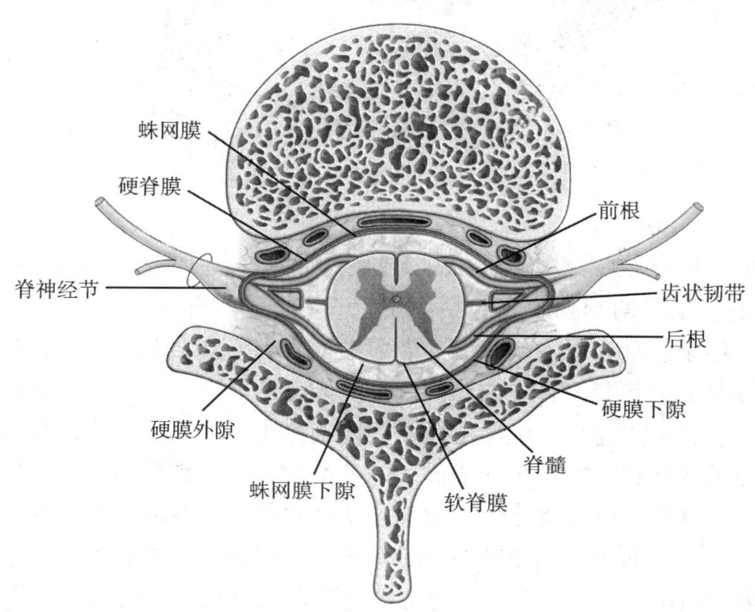

图10-21　脊髓被膜及其形成的腔隙

知识拓展　　腰椎穿刺术

从终池采集脑脊液是诊断神经系统疾病的重要辅助手段。腰椎穿刺时，通常取弯腰侧卧位，使脊柱屈曲拉伸黄韧带，易于穿刺针进入。穿刺针自第3、4腰椎或第4、5腰椎间隙穿刺。在成人进针4~6cm（小儿为3~4cm）后，即可穿破硬脊膜和蛛网膜而达终池，抽出针芯，将流出的脑脊液送检。术后去枕平卧4~6小时。腰椎穿刺要严格掌握适应证和禁忌证。当颅内压增高时，禁忌腰穿放液，否则，压力在腰部释放会导致脑干和小脑从枕骨大孔疝出，危及生命。

2.脑的被膜　从外向内依次为硬脑膜、蛛网膜和软脑膜。

（1）硬脑膜　与硬脊膜相比，硬脑膜有如下特点。

1）硬脑膜厚而韧，由两层构成。外层兼具颅骨内骨膜的作用，内层较外层坚厚，两层之间有丰富的血管和神经。硬脑膜与颅盖骨结合较松，当硬脑膜血管破裂时，易在颅骨与硬脑膜间形成硬膜外血肿。硬脑膜与颅底骨结合紧密，当颅底骨折时，易将硬脑膜和蛛网膜同时撕裂，使脑脊液外漏。

2）在某些部位，硬脑膜内层向内折叠形成硬脑膜隔，并伸入大脑的某些裂隙内，对脑有固定和承托作用（图10-22）。主要的硬脑膜隔有：①大脑镰，呈镰刀状伸入大脑纵裂，前端附着于鸡冠，后端连于小脑幕，下缘游离于胼胝体之上。②小脑幕，形似幕帐，位于大脑与小脑间，后缘附着于横窦沟，前外侧缘附于颞骨岩部上缘。前缘游离凹陷，称小脑幕切迹，有中脑通过。当幕上颅脑病变致颅内压增高时，两侧大脑海马旁回和钩可被挤压至小脑幕切迹下方，

压迫大脑脚和动眼神经，形成小脑幕切迹疝。

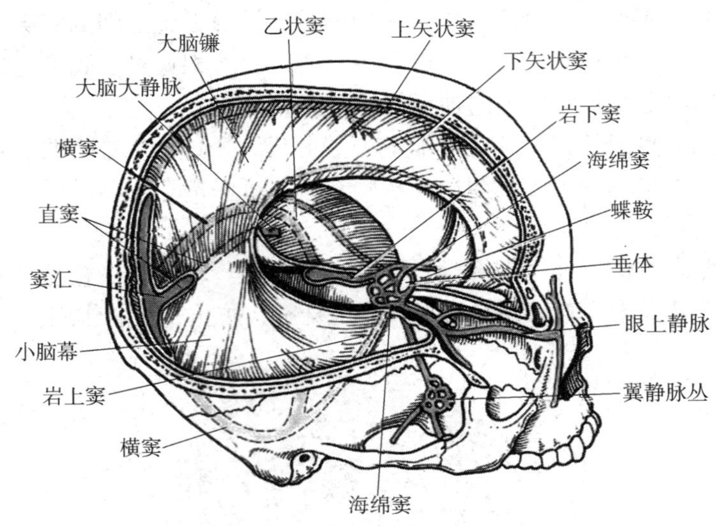

图10-22　硬脑膜及硬脑膜窦

3）硬脑膜内、外两层在有些部位分离形成硬脑膜窦（图10-22）。硬脑膜窦为特殊的颅内静脉血的回流通道。主要的硬脑膜窦包括：①上矢状窦：位于大脑镰上缘，自前向后注入窦汇。②下矢状窦：位于大脑镰下缘，较小，向后汇入直窦。③直窦：位于大脑镰和小脑幕连接处，由大脑大静脉和下矢状窦汇合而成，向后在枕内隆凸处与上矢状窦汇合成窦汇。④横窦和乙状窦：横窦左、右各一，起自窦汇，沿横窦沟向两侧走行，至颞骨岩部弯向下方移行为乙状窦，沿乙状窦沟至颈静脉孔，续为颈内静脉。⑤海绵窦：位于蝶鞍两侧，为硬脑膜两层间的不规则腔隙，腔隙内有许多结缔组织小梁，形似海绵而得名。海绵窦窦腔内侧壁有颈内动脉和展神经通过，外侧壁内自上而下有动眼神经、滑车神经、眼神经和上颌神经通过。⑥岩上窦和岩下窦：分别位于颞骨岩部上缘和后下缘，将海绵窦的血液分别导入横窦、乙状窦或颈内静脉。

硬脑膜窦的血流方向如图10-23所示。

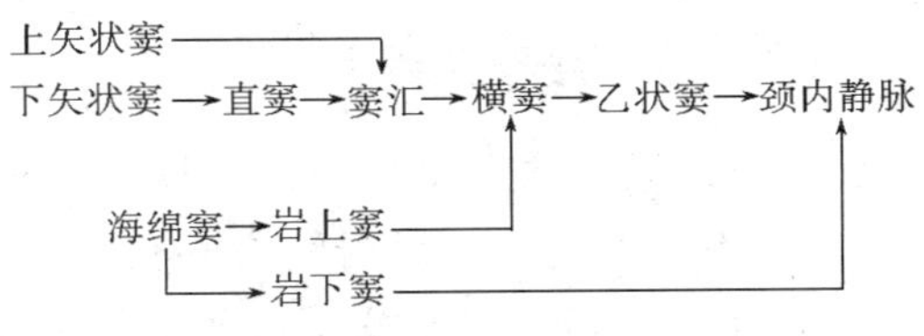

图10-23　硬脑膜窦内血液流向

（2）蛛网膜　薄而透明，缺乏血管和神经。包绕整个脑，但不深入脑沟内（大脑纵裂和横裂除外）。该膜与硬脑膜间为潜在的硬膜下隙；与软脑膜之间有许多结缔组织小梁相连，其间为蛛网膜下隙，内含脑脊液，向下与脊髓蛛网膜下隙相通。蛛网膜下隙在某些部位扩大，称蛛网膜下池，如小脑延髓池、脚间池、桥池和交叉池等。蛛网膜在上矢状窦附近呈颗粒状突入窦内，称蛛网膜粒，脑脊液通过蛛网膜粒渗入硬脑膜窦内，回流入静脉。

（3）软脑膜　富含血管和神经，紧贴脑的表面，并伸入其沟裂内。在脑室的一定部位，软脑膜及其血管与该部的室管膜上皮共同构成脉络组织。在某些部位，脉络组织的血管反复分支成丛，连同其表面的软脑膜和室管膜上皮一起突入脑室，形成脉络丛，是产生脑脊液的主要结构。

（二）脑和脊髓的血管

1.脑的血管

（1）脑的动脉　来源于颈内动脉和椎－基底动脉（图10-24）。以顶枕沟为界，颈内动脉供应大脑半球前2/3和部分间脑；椎–基底动脉供应大脑半球后1/3、部分间脑、小脑和脑干。二者都发出皮质支和中央支，皮质支供应端脑和小脑的皮质及浅层髓质；中央支供应间脑、基底核及内囊等。

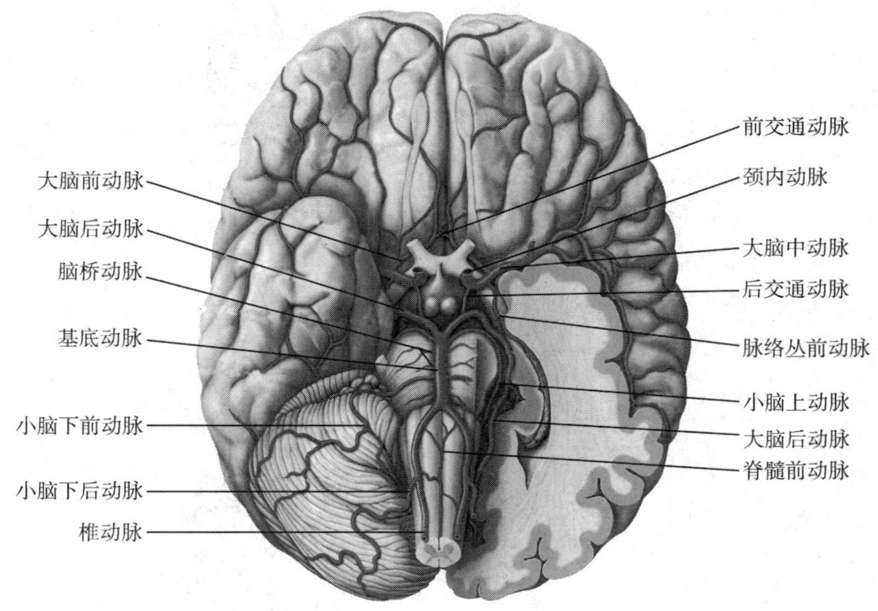

图10–24　脑的动脉及其分支

1）颈内动脉　起自颈总动脉，自颈动脉管入颅后，向前穿海绵窦至视交叉外侧，分为数支。颈内动脉的主要分支有：①大脑前动脉：斜经视交叉上方进入大脑纵裂，在进入大脑纵裂前，两侧大脑前动脉借前交通动脉相连，本干继续沿胼胝体沟后行并分支。皮质支分布于顶枕沟以前的半球内侧面、额叶底面和额、顶两叶上外侧面上缘。中央支自大脑前动脉起始部发出，经前穿质入脑实质，供应尾状核、豆状核前部及内囊前肢（图10–25）。②大脑中动脉：是颈内动脉的直接延续，入大脑外侧沟向后行，沿途发出皮质支，分布于顶枕沟以前的大脑半球上外侧面和岛叶。起始处发出一些细小的中央支，又称豆纹动脉，垂直向上穿入脑实质，分布于尾状核、豆状核、内囊膝和后肢的前部（图10–25）。豆纹动脉行程呈“S”形弯曲，在动脉硬化和高血压时容易破裂，故又称“出血动脉”。③脉络丛前动脉：细长，易栓塞。沿视束腹侧向后进入侧脑室下角，参与侧脑室脉络丛的形成，沿途发出分支供应纹状体和内囊。④后交通动脉：自颈内动脉发出，向后与大脑后动脉吻合，从而连接颈内动脉系与椎–基底动脉系。

2）椎动脉　起自锁骨下动脉，向上依次穿过第6至第1颈椎横突孔，经枕骨大孔入颅，左、右椎动脉于脑桥下缘合成一条基底动脉，通常将这两段动脉合称椎–基底动脉。基底动脉沿基底沟上行，至脑桥上缘分为左、右大脑后动脉。

大脑后动脉是基底动脉的终支。该动脉绕大脑脚向后，行向颞叶和枕叶内侧面。其皮质支分布于颞叶内侧面、底面及枕叶。中央支自起始部发出，供应背侧丘脑、内侧膝状体和下丘脑等处。

椎动脉还发出脊髓前、后动脉和小脑下后动脉，分别营养脊髓、小脑下面的后部和延髓。基底动脉沿途发出小脑下前动脉、迷路动脉、脑桥动脉和小脑上动脉，分别营养小脑下面的前部、内耳、脑桥和小脑上部等处。

3）大脑动脉环　也称Willis环，由两侧大脑前动脉起始段、两侧颈内动脉末段、两侧大脑后动脉借前、后交通动脉共同组成。位于脑底下方、蝶鞍上方，环绕视交叉、灰结节及乳头体周围。此环使两侧颈内动脉系与椎–基底动脉系相交通。当此环的某处发生阻塞时，可在一定程度上通过此环使血液重新分配和代偿，以维持脑的血液供应（图10–24）。

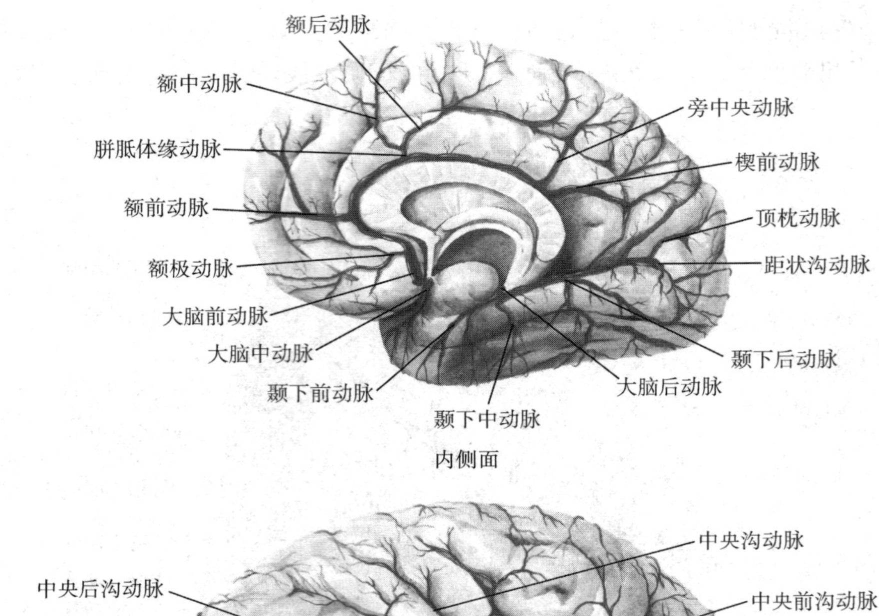

内侧面

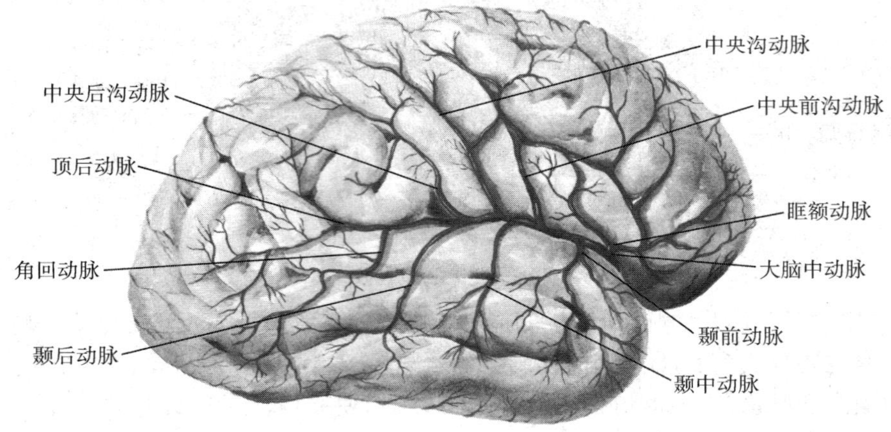

外侧面

图10-25　大脑半球的动脉

（2）脑的静脉　脑的静脉壁薄而无瓣膜，不与动脉伴行，可分为浅、深两组。浅静脉位于脑的表面，收集大脑皮质和大脑髓质浅部的静脉血，主要有大脑上静脉、大脑中静脉和大脑下静脉；深静脉收集大脑髓质深部的静脉血。两组静脉均注入附近的硬脑膜窦，最终回流至颈内静脉。

2. 脊髓的血管

（1）脊髓的动脉　有两个来源，即椎动脉发出的脊髓前、后动脉和颈升动脉、肋间后动脉和腰动脉等发出的节段性动脉（图10-26）。

1）脊髓前动脉　左、右各一，在延髓腹侧合成一干。沿脊髓前正中裂下行至脊髓末端，沿途接受节段性动脉的增补。

2）脊髓后动脉　沿左、右后外侧沟下行至脊髓末端，沿途接受节段性动脉的增补。

在脊髓的胸1~4节，腰1节处，是脊髓前后动脉吻合的过渡带，血供较差，容易使脊髓受到缺血损害，故称"危险区"。

（2）脊髓的静脉　脊髓的静脉较动脉多而粗，与动脉伴行。脊髓内的小静脉汇集成脊髓前、后静脉，通过前、后根静脉注入硬膜外隙的椎内静脉丛，再经椎外静脉丛回流入心。

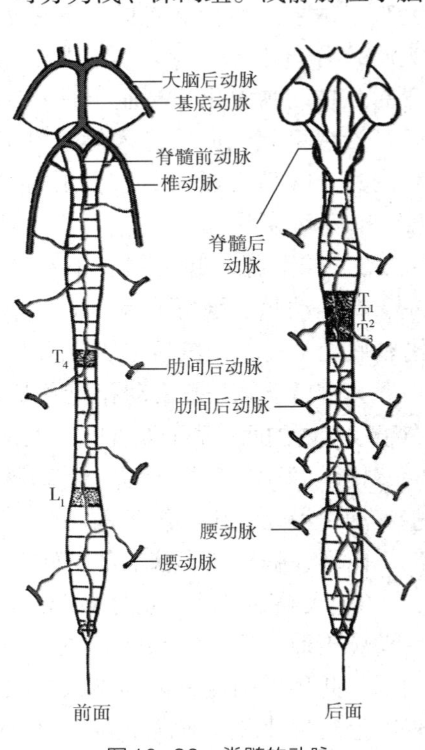

图10-26　脊髓的动脉

六、脑脊液及脑屏障

1.脑脊液　是充满脑室系统、蛛网膜下隙和脊髓中央管内的无色透明液体。有恒定的化学成分和细胞数，对中枢神经系统起缓冲、保护、营养、运输代谢产物以及调节颅内压的作用。成人脑脊液总量约150ml，处于不断产生、循环和回流的相对平衡状态。

侧脑室脉络丛产生的脑脊液，经室间孔入第三脑室，汇同第三脑室脉络丛产生的脑脊液，经中脑水管入第四脑室，再汇同第四脑室脉络丛产生的脑脊液，经第四脑室正中孔和外侧孔流入蛛网膜下隙，最后经蛛网膜粒渗入上矢状窦、回入血液（图10–27）。

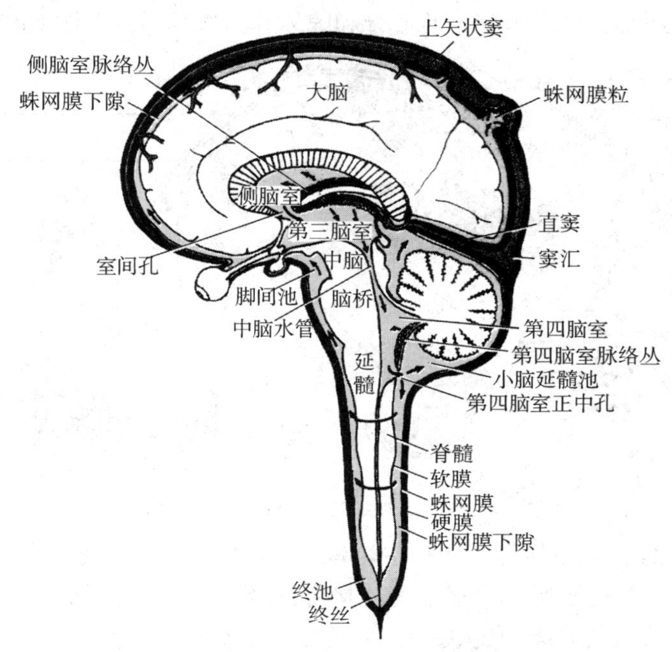

图10–27　脑脊液循环模式图

2.脑屏障　中枢神经系统内，在毛细血管或脑脊液与脑组织之间，具有限制和选择物质通过的结构，称为脑屏障。按部位的不同包括血–脑屏障、血–脑脊液屏障、脑–脑脊液屏障。

血–脑屏障是脑屏障的主要形式，位于血液与脑、脊髓神经细胞之间，其结构基础是：连续性毛细血管的内皮及紧密连接、内皮基膜和胶质细胞形成的胶质膜。血–脑屏障可阻止有害物质进入脑组织，维持脑组织内环境的稳定。

第四节　周围神经

PPT

案例讨论

案例　王某，男，55岁，于10天前提重物后出现左侧腰腿部疼痛，疼痛由腰部沿左臀部、大腿后部、小腿外侧向足部放射。站立、行走时疼痛明显，咳嗽、打喷嚏时疼痛加重。体格检查：意识清楚，生命体征平稳，心、肺、腹部（–），大、小便正常。入院后做CT检查显示腰椎L_3~L_4、L_4~L_5椎间盘突出。诊断：1.腰椎L_3~L_4、L_4~L_5椎间盘突出；2.坐骨神经痛。

讨论　1.脊神经有几对？每对脊神经中含有哪些纤维成分？

2.脊神经形成的神经丛有哪些？各丛的分布情况如何？

3.试述坐骨神经的行程、分支、分布及临床意义。

周围神经按照连接中枢的部位可分为脑神经和脊神经。其中与脑相连的部分，称脑神经，共12对，主要分布于头面部；与脊髓相连的部分，称脊神经，共31对，主要分布于躯干和四

肢。如按照分布的对象不同，分为躯体神经和内脏神经，躯体神经分布于体表、骨、关节和骨骼肌，内脏神经分布于内脏、心血管和腺体。

一、脊神经

脊神经借前根和后根连于脊髓，共31对，包括颈神经8对、胸神经12对、腰神经5对、骶神经5对和尾神经1对。

脊神经含有4种纤维成分：①躯体运动纤维，支配骨骼肌运动；②躯体感觉纤维，传导皮肤的浅感觉和肌、腱、关节的深感觉；③内脏运动纤维，支配平滑肌和心肌的运动，调节腺体的分泌；④内脏感觉纤维，传导内脏、心血管和腺体等结构的感觉（图10-28）。

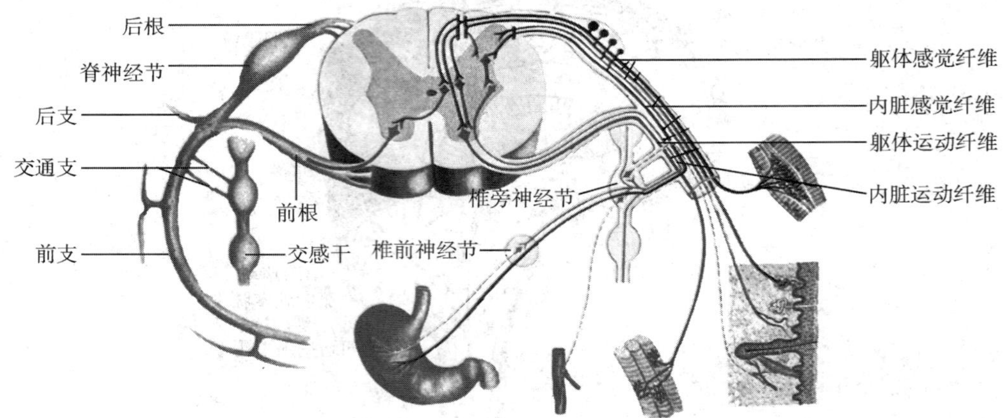

图10-28 脊神经的组成和分布示意图

脊神经出椎间孔后，立即分为4支，即脊膜支、交通支、后支和前支。脊膜支细小，经椎间孔返回椎管，分布于脊髓被膜；交通支为连接脊神经与交感干之间的细支；后支短细，分布于项、背、腰、骶部的深层肌肉和皮肤；前支粗大，分布于躯干前、外侧部和四肢的肌肉和皮肤。除胸神经前支保持原有的节段性走行和分布外，其余各部前支分别交织成4个神经丛，即颈丛、臂丛、腰丛和骶丛，再由各丛发出分支，分布到相应部位。

（一）颈丛

1.组成和位置 颈丛由第1~4颈神经前支组成，位于胸锁乳突肌上部的深面。

2.主要分支 皮支主要有枕小神经、耳大神经、颈横神经和锁骨上神经。颈丛的皮支集中于胸锁乳突肌后缘中点附近浅出，呈辐射状分布于枕部、耳郭、颈部、肩部及胸壁上部的皮肤（图10-29）。颈丛的肌支主要是膈神经，为混合性神经。膈神经自颈丛发出后经前斜角肌前面

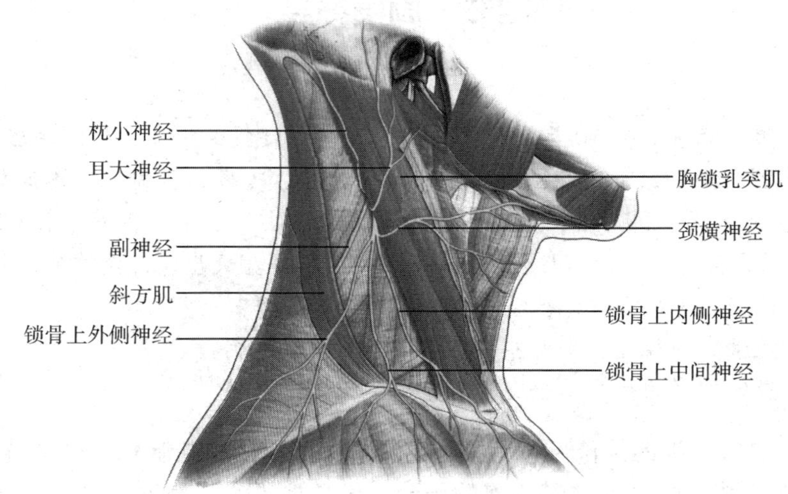

图10-29 颈丛皮支

下降，穿锁骨下动脉、静脉之间进入胸腔，越过肺根前方，沿心包外侧面下降至膈。膈神经的运动纤维支配膈，感觉纤维分布于心包、胸膜和膈下面的部分腹膜，右膈神经的感觉纤维还分布到肝和胆囊。

（二）臂丛

1.组成和位置 臂丛由第5~8颈神经前支和第1胸神经前支的大部分组成，经斜角肌间隙入腋窝（图10-30）。臂丛的神经根经反复分支、组合，围绕腋动脉形成内侧束、外侧束和后束，由束再发出分支。

2.主要分支（图10-31~图10-34）

（1）胸长神经 沿前锯肌表面伴胸外侧动脉下行，支配前锯肌。此神经损伤可引起前锯肌瘫痪，出现“翼状肩”。

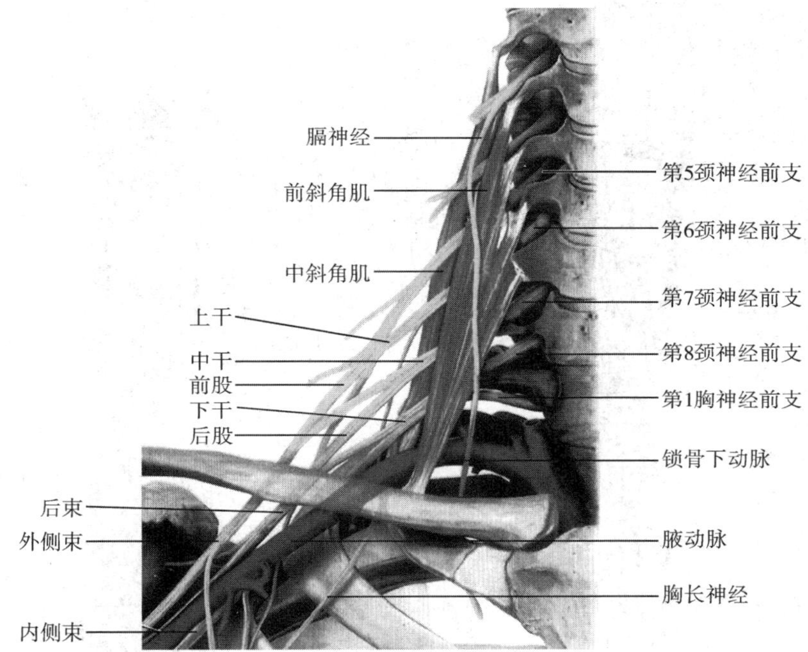

图10-30 臂丛的组成

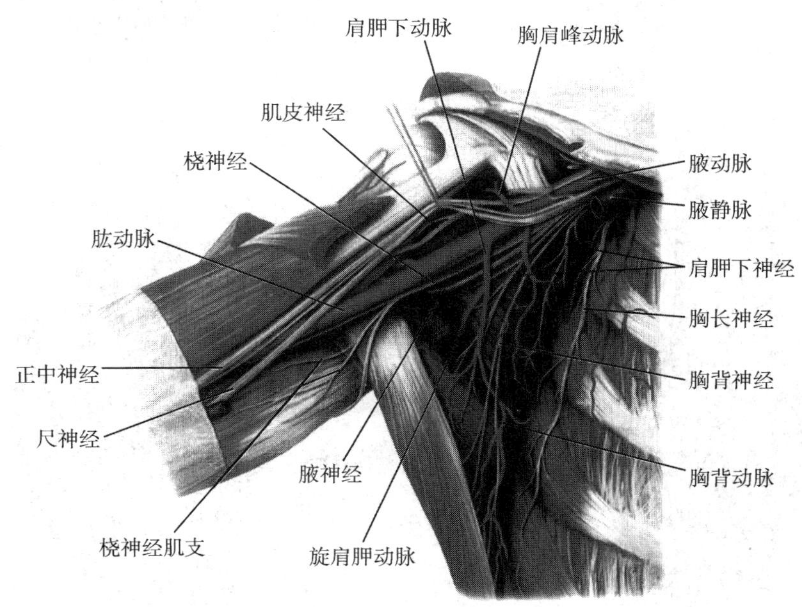

图10-31 臂丛及其分支

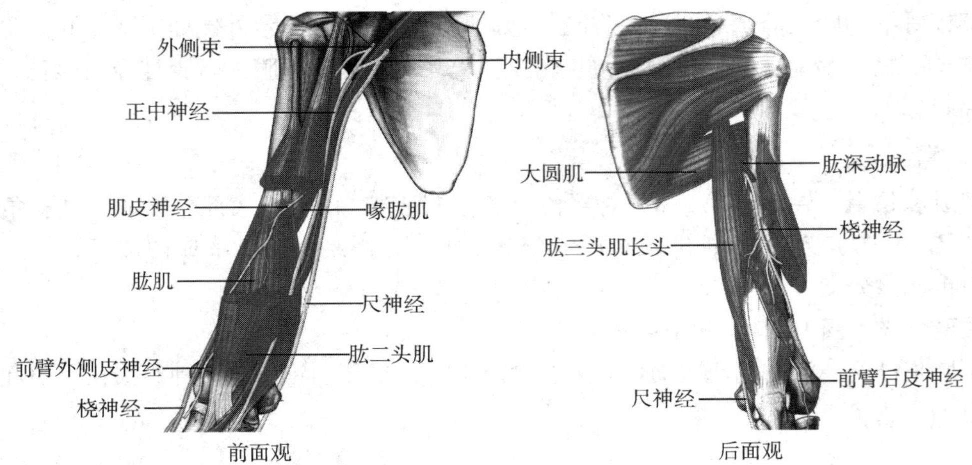

图10-32　臂部的神经

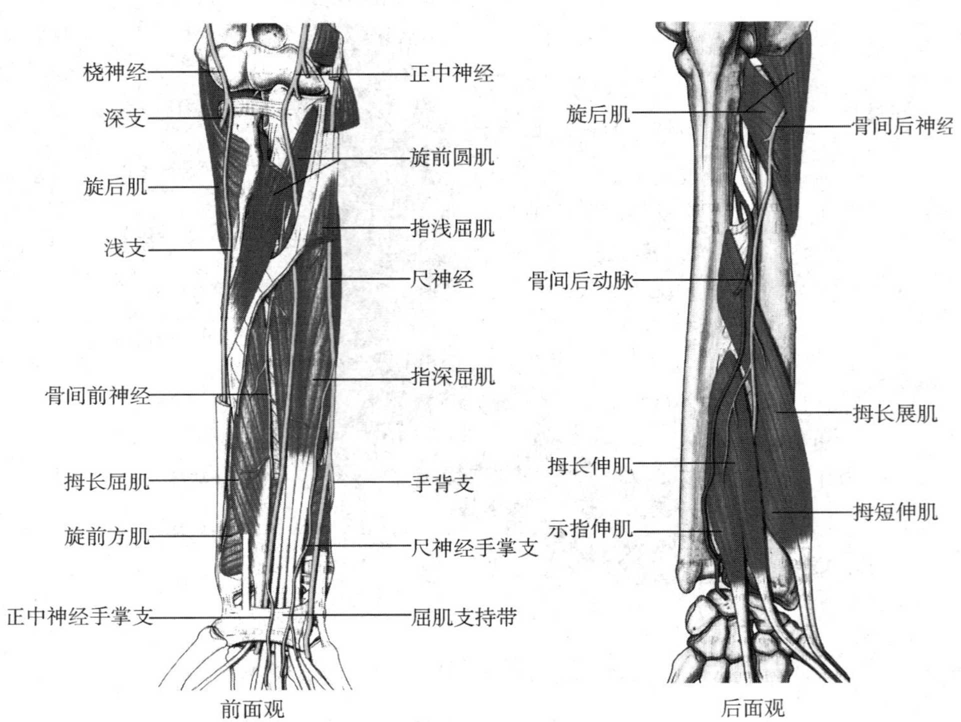

图10-33　前臂部的神经

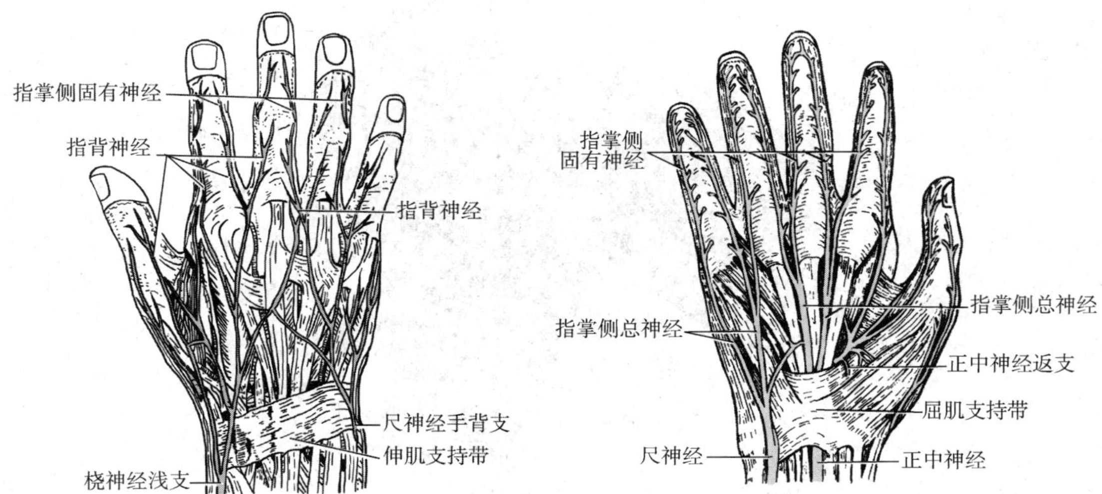

图10-34　手部的神经

（2）胸背神经　支配背阔肌。

（3）腋神经　发自后束，伴旋肱后血管向后外穿四边孔，绕肱骨外科颈至三角肌深面，肌支支配三角肌和小圆肌，皮支分布于肩部皮肤等。此神经损伤可引起三角肌瘫痪，出现“方形肩”。

（4）肌皮神经　发自外侧束，斜穿喙肱肌后，分支支配臂肌前群。终支延续为前臂外侧皮神经，分布于前臂外侧部皮肤。

（5）正中神经　由来自内、外侧束的两根合成，伴肱动脉沿肱二头肌内侧沟下行至肘窝，继而于前臂正中下行，经腕管至手掌。正中神经在臂部无分支；在前臂发出肌支，支配前臂肌前群大部分；在手部，发出肌支支配手肌外侧群（拇收肌除外）及中间群的小部分。皮支分布于手掌面桡侧大部分皮肤及桡侧3个半指的掌面及其中节和远节指骨背面的皮肤。

（6）尺神经　发自内侧束，沿肱二头肌内侧沟下行，经肱骨尺神经沟转至前臂前内侧，与尺动脉伴行至手掌。尺神经在臂部无分支；在前臂支配尺侧腕屈肌和指深屈肌尺侧半；在手部，发出肌支支配手肌内侧群、中间群的大部分和拇收肌。皮支分布于手掌尺侧小部分及尺侧1个半指的皮肤、手背尺侧半及尺侧2个半指的皮肤。

（7）桡神经　发自后束，行于腋动脉后方，伴肱深动脉沿桡神经沟旋向下外，在此发出肌支，支配肱三头肌和肱桡肌等，至肱骨外上髁前方分为浅支和深支。浅支分布于手背桡侧半及桡侧2个半指近节背面的皮肤；深支支配前臂肌后群。

正中神经、尺神经、桡神经损伤时，除相应的肌群瘫痪外，还可出现不同的病理手形（图10–35）。

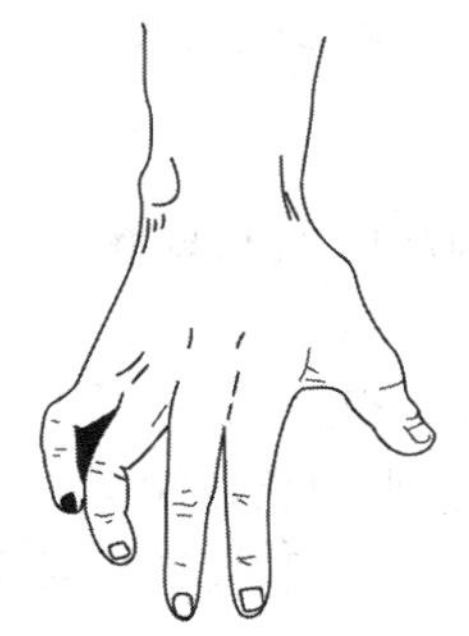
“爪形手”(尺神经损伤)

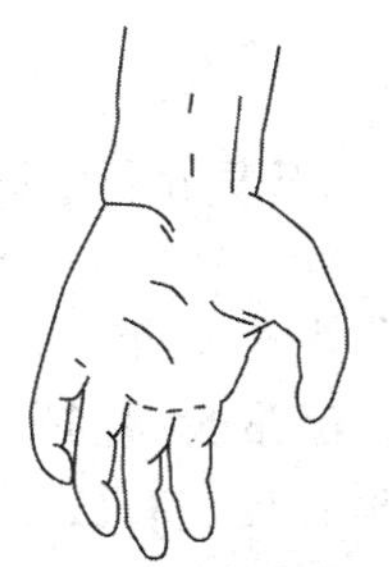
“猿手”(正中神经损伤)

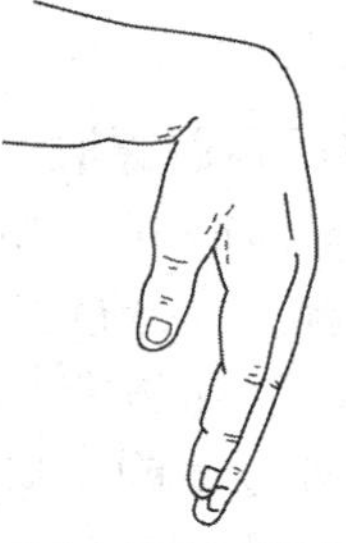
垂腕(桡神经损伤)

图10–35　正中神经、尺神经、桡神经损伤时的病理手形

知识拓展　　神经损伤的临床表现

1.正中神经损伤易发生于前臂（通称旋前肌综合征）和腕部（称腕管综合征），可致前臂不能旋前、屈腕和屈指力减弱、皮支分布区感觉障碍等，手掌平坦，称“猿手”。

2.尺神经易受损伤的部位在尺神经沟和豌豆骨桡侧，可导致屈腕力减弱、拇指不能内收、掌指关节过伸和骨间肌萎缩等，出现“爪形手”，手掌、手背内侧缘皮肤感觉障碍。

3.肱骨干骨折易损伤桡神经，主要为前臂伸肌群瘫痪，表现为抬起前臂时呈“垂腕”状，不能伸腕和伸指，“虎口”区皮肤感觉障碍。桡骨颈骨折时可损伤桡神经深支，主要表现为伸腕力弱、不能伸指等。

（三）胸神经前支

胸神经前支共12对。第1~11对称肋间神经，位于相应的肋间隙中；第12对称肋下神经，位于第12肋下方。胸神经的肌支支配肋间肌和腹肌的前外侧群，皮支分布于胸、腹部的皮肤以及壁胸膜和壁腹膜（图10–36）。

胸神经前支在胸、腹壁皮肤有明显的节段性分布，自上而下按照顺序依次排列：T_2分布区

相当于胸骨角平面，T_4相当于乳头平面，T_6相当于剑胸结合平面，T_8相当于肋弓平面，T_{10}相当于脐平面，T_{12}相当于脐与耻骨联合连接中点平面。临床上常以节段性分布区的感觉障碍推断脊髓损伤平面或麻醉平面。

（四）腰丛

1.组成和位置 腰丛由第12胸神经前支的一部分、第1~3腰神经前支和第4腰神经前支的一部分组成，位于腰大肌深面（图10-37）。

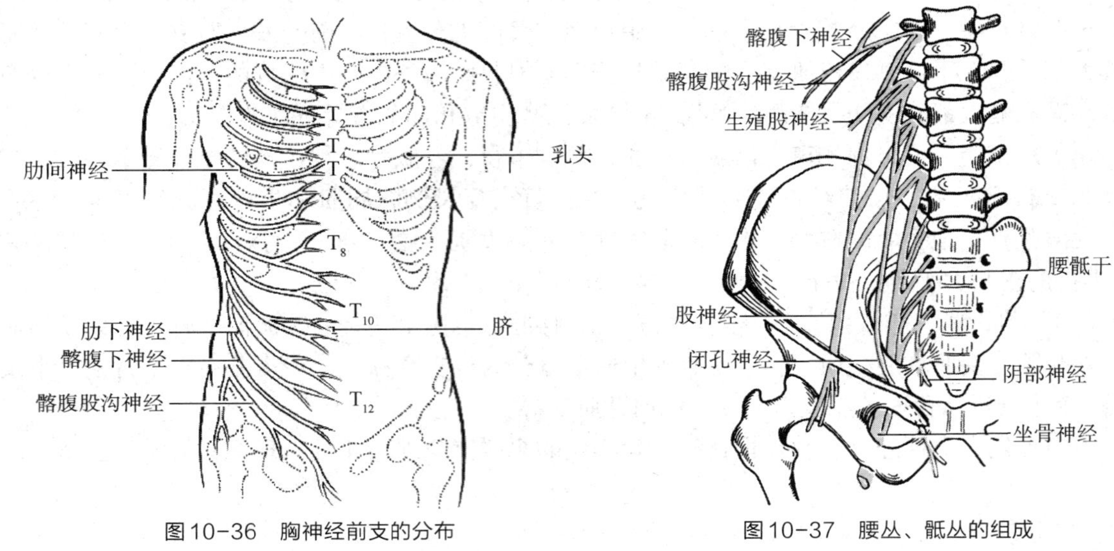

图10-36 胸神经前支的分布　　图10-37 腰丛、骶丛的组成

2.主要分支

（1）髂腹下神经和髂腹股沟神经 主要分布于腹股沟区的肌和皮肤，后者还分布于阴囊（或大阴唇）的皮肤（图10-37）。

（2）股外侧皮神经 分布于大腿前外侧部的皮肤（图10-38）。

（3）股神经 是腰丛最大的分支，经腹股沟韧带深面、股动脉外侧进入股三角，随即分为数支（图10-37）。肌支支配大腿肌前群；皮支有数支，分布于大腿及膝关节前面的皮肤。最长皮支称隐神经，分布于小腿内侧面及足内侧缘皮肤。

（4）闭孔神经 伴闭孔血管穿闭膜管达大腿内侧部，分前、后两支分布于大腿肌内侧群、髋关节和大腿内侧面皮肤（图10-38）。

（5）生殖股神经 分为生殖支和股支，生殖支经腹股沟管分布于提睾肌和阴囊或大阴唇皮肤，股支分布于股三角皮肤。

（五）骶丛

1.组成及位置 骶丛由腰骶干（由第4腰神经前支的一部分和第5腰神经前支合成）、全部骶神经和尾神经前支组成。为全身最大的脊神经丛。位于盆腔内、骶骨和梨状肌前面（图10-37）。

2.主要分支

（1）臀上神经和臀下神经 分别经梨状肌上、下孔出盆腔，前者支配臀中肌和臀小肌，后者支配臀大肌（图10-38）。

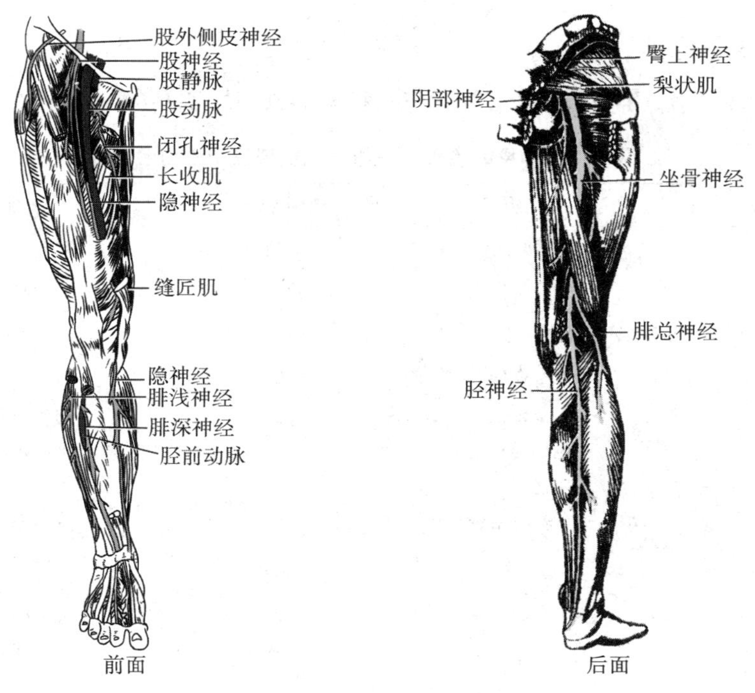

图10-38　下肢的神经

（2）股后皮神经　出梨状肌下孔，分布于臀区、股后区和腘窝处皮肤。

（3）阴部神经　伴阴部内血管出梨状肌下孔，再绕坐骨棘经坐骨小孔入坐骨肛门窝，分布于会阴部的肌和皮肤。

（4）坐骨神经　是全身最粗大、最长的神经。经梨状肌下孔出盆腔达臀大肌深面，经坐骨结节与股骨大转子之间至股后区，一般在腘窝上方分为胫神经和腓总神经。坐骨神经发出肌支支配大腿肌后群（图10-38）。

1）胫神经　为坐骨神经本干的直接延续，在小腿三头肌深面伴胫后动脉下降，经内踝后方入足底，分为足底内侧神经和足底外侧神经。肌支支配小腿肌后群和足底肌，皮支分布于小腿后部、足底的皮肤（图10-38）。

2）腓总神经　自坐骨神经分出后，沿股二头肌内侧走向外下，绕腓骨颈向前，穿腓骨长肌分为腓浅神经和腓深神经（图10-38）。腓浅神经，肌支支配腓骨长、短肌，皮支分布于小腿外侧、足背及趾背皮肤；腓深神经，伴胫前动脉至足背，分布于小腿肌前群和足背肌等。

胫神经和腓总神经损伤后，除其所支配的肌瘫痪外，还可出现病理性足形（图10-39）。

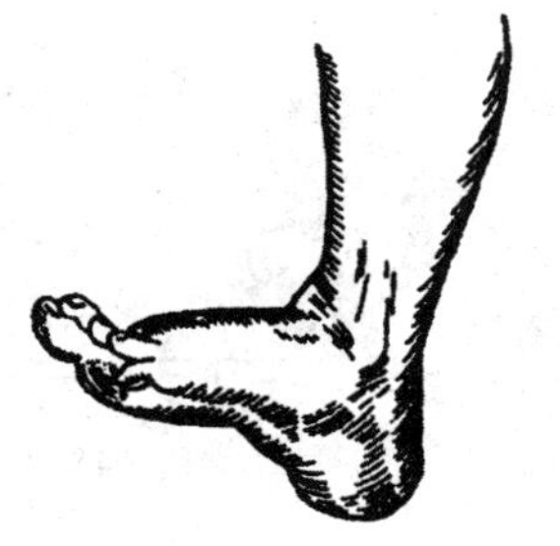
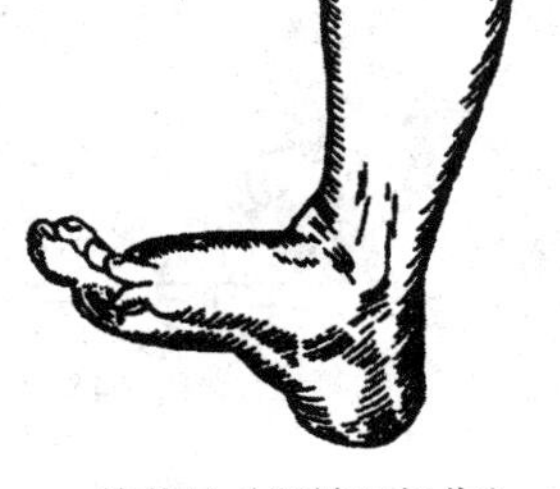
钩状足（胫神经损伤）

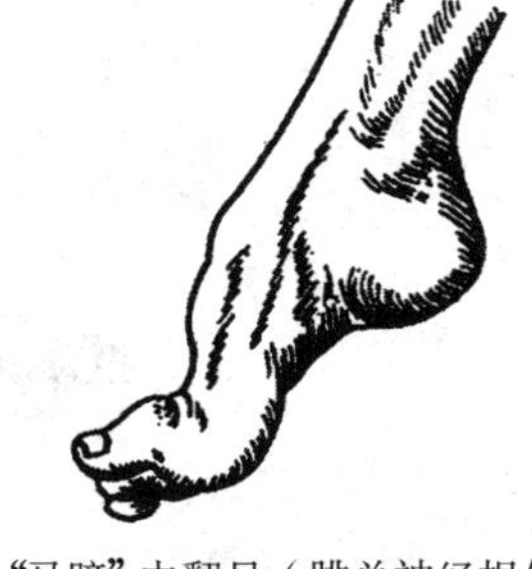
“马蹄”内翻足（腓总神经损伤）

图10-39　胫神经和腓总神经损伤后的病理性足形

知识拓展　　神经损伤的临床表现

胫神经损伤后主要表现为小腿肌后群无力，足不能跖屈、不能以足尖站立、内翻力弱、足底皮肤感觉障碍明显。由于小腿肌前、外侧群过度牵拉，使足呈背屈、外翻位，出现“钩状足”畸形。腓总神经在腓骨颈处位置表浅，易受损伤。主要表现为足不能背屈、趾不能伸、足下垂且内翻，呈“马蹄”内翻足畸形。行走时呈“跨阈步态”，小腿外侧、足背感觉障碍明显。

二、脑神经

脑神经共12对（图10-40），通常按其与脑相连的顺序用罗马数字表示（表10-2）。

表10-2　脑神经的名称、性质、连脑部位和进出颅腔部位

顺序及名称	性质	连脑部位	进出颅腔部位
Ⅰ嗅神经	感觉性	端脑	筛孔
Ⅱ视神经	感觉性	间脑	视神经管
Ⅲ动眼神经	运动性	中脑	眶上裂
Ⅳ滑车神经	运动性	中脑	眶上裂
Ⅴ三叉神经	混合性	脑桥	眼神经：眶上裂 上颌神经：圆孔 下颌神经：卵圆孔
Ⅵ展神经	运动性	脑桥	眶上裂
Ⅶ面神经	混合性	脑桥	内耳门→茎乳孔
Ⅷ前庭蜗神经	感觉性	脑桥	内耳门
Ⅸ舌咽神经	混合性	延髓	颈静脉孔
Ⅹ迷走神经	混合性	延髓	颈静脉孔
Ⅺ副神经	运动性	延髓	颈静脉孔
Ⅻ舌下神经	运动性	延髓	舌下神经管

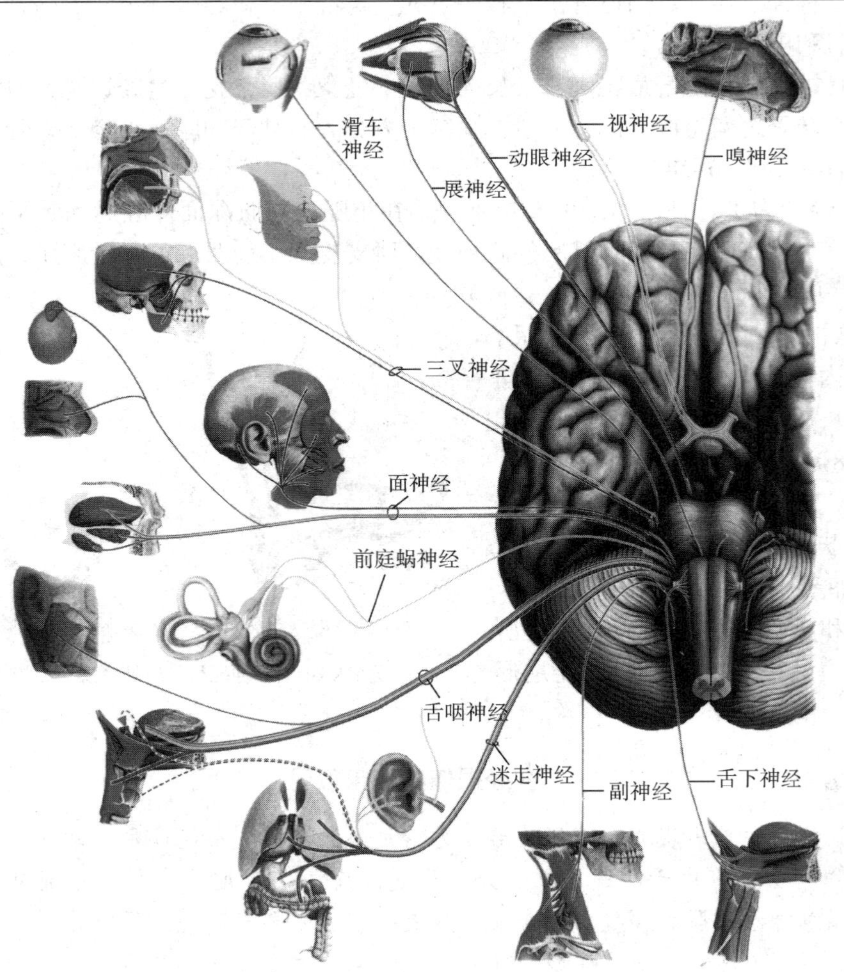

图10-40　脑神经分布概况图

微课

脑神经的纤维成分有四种：①躯体感觉纤维，来自皮肤、肌、腱、大部分口腔、鼻腔黏膜以及视器和前庭蜗器；②内脏感觉纤维，来自头、颈、胸、腹部的器官以及味蕾和嗅黏膜；③躯体运动纤维，分布于眼球外肌、面肌、舌肌、咀嚼肌和咽喉肌等；④内脏运动纤维，分布于心肌、平滑肌和腺体，均属于副交感成分，仅存在于第Ⅲ、Ⅶ、Ⅸ、Ⅹ对脑神经中。

根据所含纤维成分的不同，将12对脑神经分为感觉性神经（Ⅰ、Ⅱ、Ⅷ）、运动性神经（Ⅲ、Ⅳ、Ⅵ、Ⅺ、Ⅻ）和混合性神经（Ⅴ、Ⅶ、Ⅸ、Ⅹ）。

（一）嗅神经

嗅神经为感觉性神经，由鼻腔嗅区嗅细胞的中枢突聚集成20多条嗅丝，即嗅神经，穿筛孔入颅前窝，连于嗅球，传导嗅觉。颅前窝骨折累及筛板时，可损伤嗅丝和撕裂脑膜，造成嗅觉障碍和脑脊液鼻漏。

（二）视神经

视神经为感觉性神经，由视网膜节细胞的轴突汇集于视神经盘处，穿出巩膜而形成，经视神经管进入颅中窝，两侧汇合于视交叉，再经视束终止于间脑，传导视觉。由于包裹视神经的视神经鞘由脑的三层被膜延续而来，故脑蛛网膜下隙也随之延续至视神经周围，直至视神经盘处。因此，在颅内压升高时，可导致视神经盘水肿。

（三）动眼神经

动眼神经为运动性神经，由躯体运动纤维和内脏运动纤维组成。自中脑脚间窝出脑，经海绵窦外侧壁向前，穿眶上裂入眶。其躯体运动纤维支配上直肌、下直肌、内直肌、下斜肌和上睑提肌；内脏运动纤维由下斜肌支分出睫状神经节短根（副交感根），至睫状神经节交换神经元后，分布于睫状肌和瞳孔括约肌，参与晶状体的调节反射和瞳孔对光反射（图10–41）。

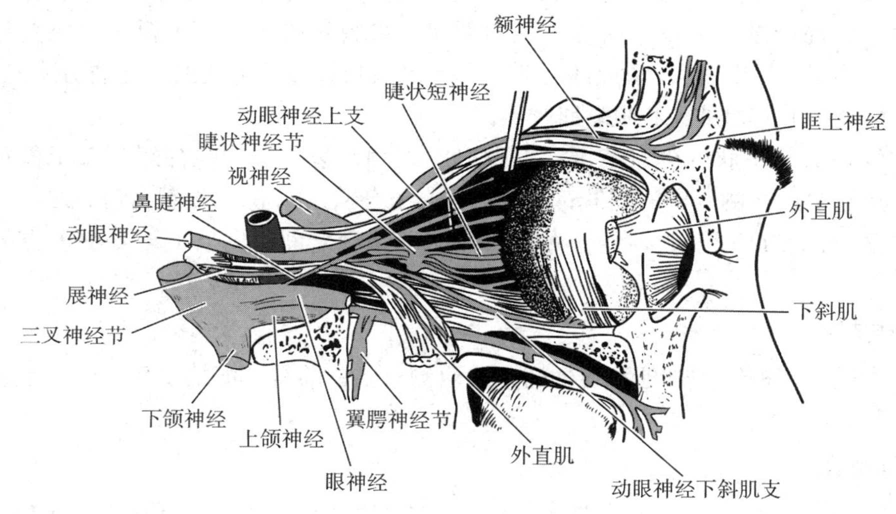

图10–41 动眼、滑车、展神经的纤维成分及分布

（四）滑车神经

滑车神经为运动性神经，自中脑下丘下方出脑，绕大脑脚外侧向前，穿海绵窦外侧壁，经眶上裂入眶，支配上斜肌（图10–41）。

（五）三叉神经

三叉神经为混合性神经，含两种纤维成分：①躯体感觉纤维，胞体位于三叉神经节内，其周围突组成眼神经、上颌神经和下颌神经3大分支；中枢突汇集成粗大的三叉神经感觉根，自脑桥基底部与小脑中脚交界处入脑；②躯体运动纤维，组成细小的三叉神经运动根，行于感觉根的前内侧，加入下颌神经，支配咀嚼肌（图10–42）。

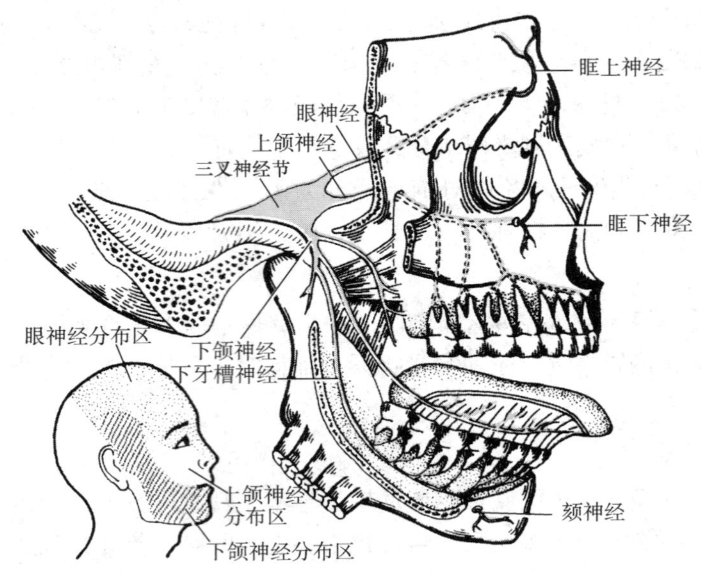

图10-42　三叉神经的纤维成分及分布

1. 眼神经　为感觉性神经，是三支中最小的一支，向前穿海绵窦外侧壁，经眶上裂入眶，分布于眼球、泪器、结膜、上睑及额顶部和鼻背的皮肤。

2. 上颌神经　为感觉性神经，自三叉神经节发出后，穿过海绵窦外侧壁，经圆孔出颅后进入翼腭窝，再经眶下裂入眶，分布于上颌牙和牙龈、口腔顶、鼻腔及上颌窦黏膜以及睑裂与口裂之间的皮肤。主要分支有眶下神经、上牙槽后神经和颧神经。

3. 下颌神经　为混合性神经，是三支中最粗大的一支。自卵圆孔出颅后，在翼外肌深面分为前、后两干，前干细小，发出肌支支配咀嚼肌、鼓膜张肌等；后干粗大，分支分布于硬脑膜、下颌牙及牙龈、舌前2/3及口腔底黏膜、耳颞区及口裂以下的皮肤。主要分支有耳颞神经、颊神经、舌神经、下牙槽神经和咀嚼肌神经。

三叉神经在头部皮肤的分布范围，大致以睑裂和口裂为界。眼神经分布于鼻背中部、睑裂以上至矢状缝中点外侧区域的皮肤；上颌神经分布于鼻背外侧、睑裂与口裂之间、向后上至翼点的狭长区域的皮肤；下颌神经分布于口裂与下颌底之间、向后上至耳前上方的皮肤（图10-42）。

（六）展神经

展神经为运动性神经，自延髓脑桥沟中线两侧出脑，前行穿海绵窦后，经眶上裂入眶，支配外直肌（图10-41）。

（七）面神经

面神经为混合性神经，含有四种纤维成分：①躯体运动纤维，起自脑桥的面神经核，主要支配面肌；②内脏运动纤维（副交感），起自脑桥的上泌涎核，支配泪腺、下颌下腺和舌下腺等分泌；③内脏感觉纤维（味觉），分布于舌前2/3味蕾，传导味觉；④躯体感觉纤维，传导耳部皮肤的躯体感觉和面肌的本体感觉。

面神经自延髓脑桥沟外侧部出脑，入内耳门合干后，穿过内耳道底进入面神经管，由茎乳孔出颅，主干在腮腺内分为数支并交织成丛，再由丛发出颞支、颧支、颊支、下颌缘支和颈支，分别自腮腺的上缘、前缘和下端穿出，呈扇形分布于面肌和颈阔肌等（图10-43）。面神经在面神经管内的主要分支如下。

1. 鼓索　在面神经出茎乳孔前约6mm处发出，呈弓形穿越鼓室等至颞下窝，以锐角从后方加入舌神经。鼓索含有两种纤维：味觉纤维分布于舌前2/3的味蕾，传导味觉；副交感纤维在下颌下神经节内交换神经元，支配下颌下腺和舌下腺的分泌。

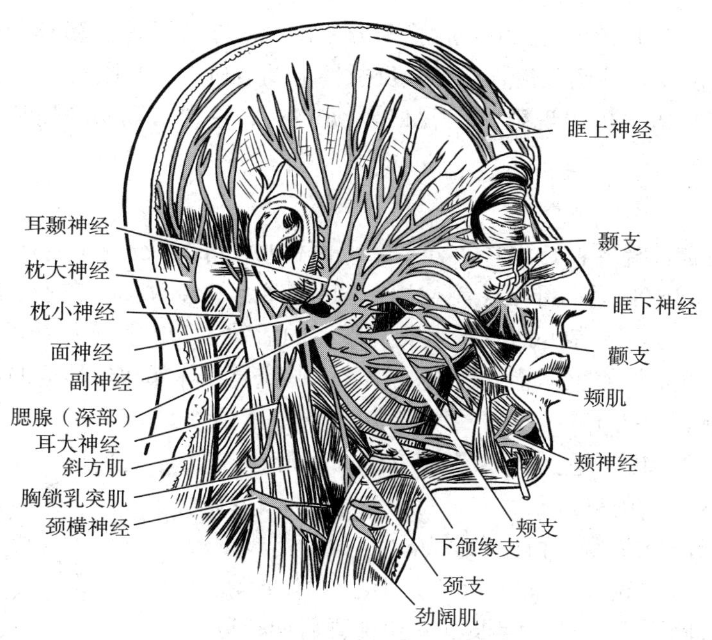

图10-43 面神经的纤维成分及分布

2. 岩大神经 含副交感纤维，在面神经管起始部发出，在翼腭神经节内交换神经元，控制泪腺和鼻、腭部黏膜腺体的分泌。

3. 镫骨肌神经 支配镫骨肌。

（八）前庭蜗神经

前庭蜗神经为感觉性神经，由前庭神经和蜗神经组成，又称位听神经。

1. 前庭神经 起自内耳道底的前庭神经节。此节由双极神经元组成，周围突穿内耳道底，分布于椭圆囊斑、球囊斑和壶腹嵴；中枢突组成前庭神经，经内耳道、内耳门、延髓脑桥沟外侧端入脑，传导平衡觉冲动。

2. 蜗神经 起自蜗轴内的蜗神经节。此节亦由双极神经元组成，周围突分布于内耳螺旋器；中枢突组成蜗神经，穿内耳道底伴前庭神经入脑，传导听觉冲动。

前庭蜗神经损伤后表现为患侧耳聋和平衡功能障碍。

（九）舌咽神经

舌咽神经含有四种纤维成分：①躯体运动纤维，起自疑核，支配茎突咽肌；②内脏运动纤维（副交感），起自下泌涎核，支配腮腺分泌；③内脏感觉纤维，分布于舌后1/3的味蕾和黏膜，咽、咽鼓管、鼓室等处黏膜、颈动脉窦和颈动脉小球等；④躯体感觉纤维，分布于耳后皮肤。舌咽神经的主要分支有（图10-44）。

1. 舌支 为舌咽神经终支，分布于舌后1/3的黏膜和味蕾，传导一般感觉和味觉。

2. 鼓室神经 在鼓室内与交感神经纤维共同形成鼓室丛，再分支分布于鼓室、乳突小房和咽鼓管的黏膜，传导感觉。终支为岩小神经，在耳神经节内交换神经元，随耳颞神经分布于腮腺，控制其分泌。

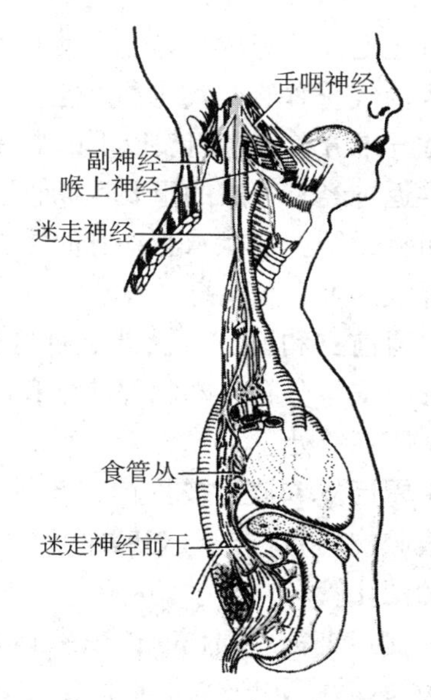

图10-44 舌咽神经、迷走神经、副神经和舌下神经

3.颈动脉窦支 有1~2支，在颈静脉孔下方发出，分布于颈动脉窦和颈动脉小球，将动脉压力和二氧化碳浓度变化的刺激传入中枢，反射性地调节血压和呼吸。

一侧舌咽神经损害，可出现患侧舌后1/3味觉丧失、舌根与咽峡区痛觉障碍以及患侧咽肌无力。

（十）迷走神经

迷走神经为混合性神经，行程长、分布广。含有四种纤维成分：①躯体运动纤维，发自疑核，支配咽喉肌；②内脏运动纤维（副交感），起自迷走神经背核，在颈、胸、腹部器官旁节或器官内节交换神经元，控制心肌、平滑肌与腺体的活动；③内脏感觉纤维，伴随内脏运动纤维分布，传导内脏感觉；④躯体感觉纤维，分布于硬脑膜、耳郭和外耳道的皮肤（图10-44）。

迷走神经经颈静脉孔出颅后，于颈动脉鞘内下行至颈根部，经胸廓上口入胸腔。左迷走神经于左颈总动脉与左锁骨下动脉之间下行，在左肺根后方下行至食管前面，与交感神经分支交织构成左肺丛和食管前丛，在食管下段逐渐集中延续为迷走神经前干。右迷走神经于右锁骨下动、静脉之间至气管右侧下行，在右肺根后方和食管后面，分别构成右肺丛和食管后丛，继续下行并构成迷走神经后干。两干伴随食管穿膈的食管裂孔进入腹腔（图10-45）。主要分支如下。

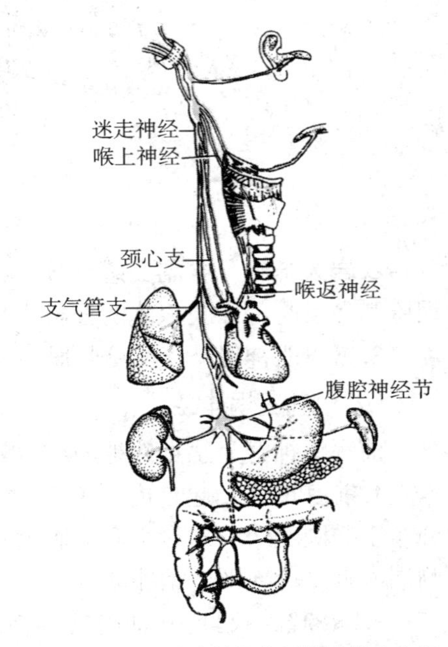

图10-45 迷走神经的纤维成分及分布

1.喉上神经 在颈静脉孔下方发出，沿颈内动脉内侧下行至舌骨大角处分为内支和外支（图10-45）。内支伴喉上动脉穿甲状舌骨膜入喉，分布于声门裂以上的喉黏膜以及会厌和舌根等处；外支支配环甲肌。

2.颈心支 有上、下两支，分别在喉上神经起点下方和第1肋上方处分出。在喉与气管外侧下行入胸腔构成心丛，分布于心传导系、心肌和冠状动脉等。上支有一支称主动脉神经或减压神经，分布于主动脉弓壁内，感受血压变化和化学刺激。

3.喉返神经 左迷走神经越过主动脉弓前方处，发出左喉返神经，勾绕主动脉弓返回颈部；右迷走神经跨过右锁骨下动脉前方处，发出右喉返神经，勾绕右锁骨下动脉返回颈部。喉返神经沿气管食管旁沟上行，至甲状腺侧叶深面、环甲关节后方进入喉内，终支称喉下神经。其感觉纤维分布于声门裂以下的喉黏膜，运动纤维支配除环甲肌外的全部喉肌。

喉返神经是喉肌的重要运动神经，在入喉前与甲状腺下动脉及其分支相互交错。在甲状腺手术钳夹或结扎甲状腺下动脉时，若损伤此神经，导致声音嘶哑；若两侧同时损伤，可引起失声、呼吸困难甚至窒息。

4.胃前支和肝支 由迷走神经前干在贲门附近分出。胃前支分布于胃前壁，终支以“鸦爪”形分支，分布于幽门部前壁；肝支向右行于小网膜内，参与构成肝丛，随肝固有动脉分布于肝、胆囊等处。

5.胃后支和腹腔支 由迷走神经后干在贲门附近分出。胃后支分布于胃后壁及幽门部后壁；腹腔支向右行，与交感神经纤维共同构成腹腔丛，分布于肝、胆、胰、脾、肾及结肠左曲以上的消化管。

一侧迷走神经损伤时，因患侧喉肌全部瘫痪、咽喉黏膜感觉障碍，出现声音嘶哑、语言和吞咽障碍或吞咽呛咳等。内脏活动障碍表现为脉速、心悸、恶心、呕吐、呼吸深慢和窒息等。

（十一）副神经

副神经为运动性神经，经颈静脉孔出颅后，来自脑根的纤维加入迷走神经，支配咽喉肌；脊髓根的纤维行向后下，支配胸锁乳突肌和斜方肌（图10-44）。

一侧副神经损伤，可导致同侧胸锁乳突肌和斜方肌瘫痪，出现头不能向患侧屈、面不能转向对侧、患侧肩胛骨下垂。

（十二）舌下神经

舌下神经为运动性神经，自延髓前外侧沟出脑，经舌下神经管出颅，于颈内动、静脉之间下行至舌骨上方，呈弓形弯向前内侧，分支支配全部舌内肌和大部分舌外肌（图10-44）。

一侧舌下神经损伤时，患侧舌肌瘫痪、萎缩、伸舌时舌尖偏向患侧。

三、内脏神经

内脏神经主要分布于内脏、心血管与腺体，按性质分为内脏运动神经和内脏感觉神经。内脏运动神经调节内脏、心血管的运动与腺体的分泌，以调控人体的新陈代谢活动，通常不受人体的意识控制，又称自主神经或植物性神经。内脏感觉神经将来自内脏、心血管等处的感觉冲动传入中枢，通过反射调节这些器官的活动，以维持机体内、外环境的稳定。

（一）内脏运动神经

1.内脏运动神经和躯体运动神经的区别 内脏运动神经（图10-46）与躯体运动神经在结构、功能和分布上存在较大的差异，主要如下。

（1）支配器官不同 内脏运动神经管理心肌、平滑肌与腺体的活动，一定程度上不受意识控制；躯体运动神经支配骨骼肌并受意识支配。

（2）纤维成分不同 内脏运动神经有交感和副交感两种纤维，多数内脏器官同时接受两种神经的双重支配；躯体运动神经只有一种纤维。

（3）神经元数目不同 内脏运动神经由低级中枢到效应器需要经过两级神经元。第1级神经元胞体位于脑干和脊髓内，称节前神经元，其轴突称节前纤维；第2级神经元胞体位于内脏运动神经节内，称节后神经元，其轴突称节后纤维。躯体运动神经由低级中枢至骨骼肌只有1个神经元。

（4）分布形式不同 内脏运动神经的节后纤维常攀附内脏或血管形成神经丛，由丛再发分支至效应器；躯体运动神经则以神经干形式分布。

（5）纤维种类不同 内脏运动神经为薄髓（节前纤维）和无髓（节后纤维）的细纤维；而躯体运动神经一般为较粗的有髓纤维。

2.内脏运动神经的分部 根据内脏运动神经的形态、功能和药理学特点，分为交感神经和副交感神经两部分。

（1）交感神经 分为中枢部及周围部。交感神经的低级中枢位于脊髓T_1~L_3节段的灰质侧柱内；周围部包括交感干、交感神经节以及由节发出的分支和交感神经丛等。

1）交感神经节 根据所处位置，分为椎旁节和椎前节。①椎旁节：即交感干神经节，位于脊柱两旁，每侧总数19~24个，大小不等。②椎前节：位于脊柱前方、腹主动脉脏支的根部，包括腹腔神经节、主动脉肾神经节、肠系膜上神经节和肠系膜下神经节等。

2）交感干 由椎旁节和节间支组成，呈串珠状，左、右各一。交感干上至颅底，下至尾骨，两干在尾骨前方借单一的奇神经节相连。

3）交通支 椎旁节借交通支与相应的脊神经相连，分为白交通支和灰交通支（图10-47）。①白交通支：呈白色，只存在于胸神经和上3对腰神经与相应的椎旁节之间，由脊髓侧角发出有髓鞘的节前纤维组成。②灰交通支：色灰暗，存在于全部椎旁节与31对脊神经之间，由椎旁节细胞发出的节后纤维组成，多无髓鞘。

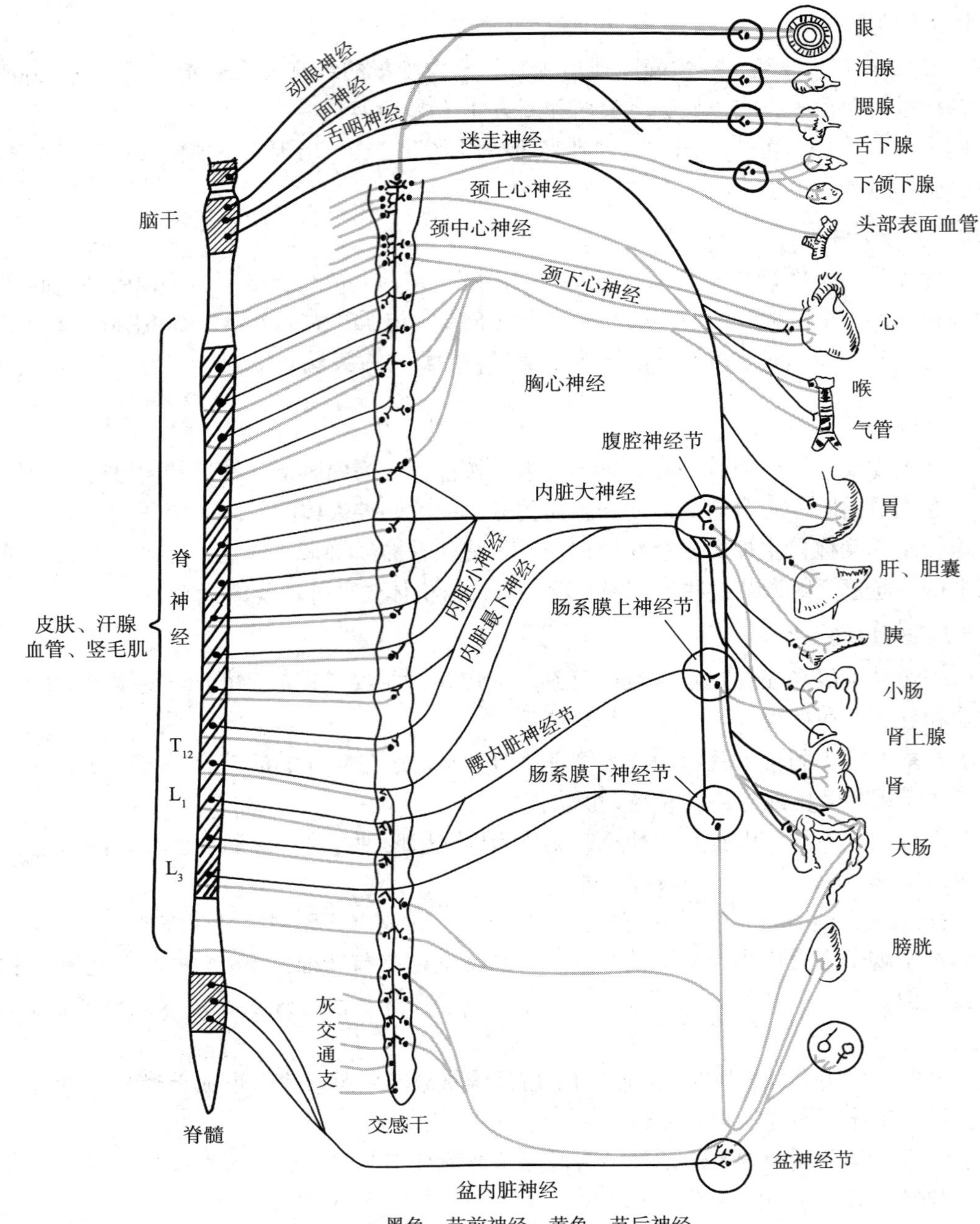

图10-46　内脏运动神经概况示意图

4）节前纤维　进入交感干后有3种去向：①终止于相应的椎旁节，并交换神经元；②在交感干内上行或下降，终止于上方（颈部）或下方（腰骶部）的椎旁节并交换神经元；③穿经椎旁节，终止于椎前节并交换神经元（图10-47）。

5）节后纤维　也有3种去向：①经灰交通支返回脊神经，并随脊神经分布于头颈、躯干和四肢的血管、汗腺和立毛肌等；②攀附动脉走行，在动脉外膜形成相应的神经丛，并随动脉分布到所支配的器官；③由交感神经节直接发出分支到所支配的器官（图10-47）。

（2）副交感神经　分为中枢部和周围部。副交感神经的低级中枢位于脑干的副交感神经核和骶髓第2~4节段的骶副交感核。周围部由副交感神经节和节前、节后纤维等组成（图10-46）。

1）副交感神经节　多位于器官附近或器官壁内，故称器官旁节或器官内节。位于颅部的副交感神经节较大，有睫状神经节、翼腭神经节、下颌下神经节及耳神经节等；其他部位的副交感神经节则很小。

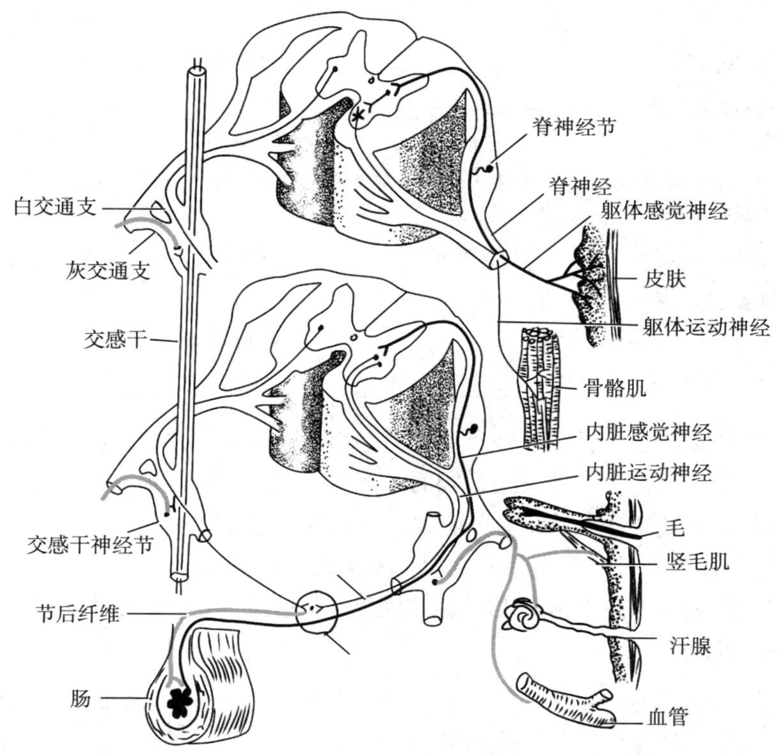

黑色，节前纤维；黄色，节后纤维

图10-47　交感神经走行示意图

2）颅部副交感神经　颅部副交感神经分布是：①中脑动眼神经副核→动眼神经→睫状神经节→瞳孔括约肌和睫状肌；②脑桥上泌涎核→面神经→翼腭神经节和下颌下神经节→泪腺、下颌下腺和舌下腺等；③延髓下泌涎核→舌咽神经→耳神经节→腮腺；④延髓迷走神经背核→迷走神经→器官旁节或器官内节→胸、腹腔器官（结肠左曲以下消化管除外）。

3）骶部副交感神经　来自骶髓第2~4节段骶副交感核的节前纤维，经相应骶神经最终加入盆丛，节后纤维支配结肠左曲以下的消化管和盆腔脏器。

（3）交感神经和副交感神经的区别　交感神经和副交感神经都是内脏神经，但两者在形态结构、分布范围和功能上又有不同，详见表10-3、表10-4所示。

表10-3　交感神经与副交感神经形态结构的区别

	交感神经	副交感神经
低级中枢部位	脊髓T_1~L_3节段灰质侧	脑干内脏运动核 脊髓S_2~S_4节段骶副交感核
神经节的位置	椎旁节和椎前节	器官旁节和器官内节
节前、节后纤维	节前纤维短，节后纤维长	节前纤维长，节后纤维短
分布范围	分布广泛，头颈、胸、腹腔器官及全身血管、腺体和立毛肌均有分布	不如交感神经分布广，大部分血管、汗腺，立毛肌和肾上腺髓质无副交感神经分布

表10-4　交感神经与副交感神经主要功能的区别

	交感神经	副交感神经
循环器官	心率加快、心肌收缩力加强，腹腔内脏、皮肤、唾液腺、外生殖器的血管收缩，骨骼肌血管收缩（肾上腺素能受体）或舒张（胆碱能受体）	心率减慢、心房收缩力减弱，少数器官（如外生殖器）血管舒张

续表

	交感神经	副交感神经
呼吸器官	支气管平滑肌舒张	支气管平滑肌收缩，呼吸道黏膜腺体分泌
消化器官	抑制胃肠运动，促进括约肌收缩，使唾液腺分泌黏稠的唾液	促进胃肠运动、胆囊收缩，促进括约肌舒张、唾液腺分泌稀薄唾液，使胃液、胰液、胆汁分泌增加
泌尿生殖器官	尿道括约肌收缩、逼尿肌舒张，有孕子宫收缩、无孕子宫舒张	尿道括约肌舒张，逼尿肌收缩
眼	瞳孔开大肌收缩，瞳孔开大睫状肌松弛	瞳孔括约肌收缩，瞳孔缩小睫状肌收缩、泪腺分泌
皮肤	汗腺分泌，竖毛肌收缩	
内分泌和代谢	促进肾上腺髓质激素分泌 促进肝糖原分解	促进胰岛素分泌

交感神经活动比较广泛，当内、外环境发生急骤变化时，例如在剧烈运动、窒息、失血或寒冷等情况下，交感神经活动明显增强，同时肾上腺髓质分泌增强。因此，交感神经的意义主要是有利于机体动员潜在力量，提高适应能力，以应付环境的急骤变化。

副交感神经的作用相对比较局限，它在机体安静时活动较强，其意义主要在于促进消化、积蓄能量，加强排泄和生殖功能，使机体尽快休整恢复，保证机体安静时基本生命活动的正常进行。

（二）内脏感觉神经

内脏器官除有内脏运动神经支配外，还有丰富的内脏感觉神经分布。内脏感觉神经接受内脏的各种刺激，并传入大脑，产生内脏感觉。

内脏感觉神经的特点是：①内脏感觉纤维的数量较少、较细，痛阈较高，一般强度的刺激不引起主观感觉，如胃肠的正常蠕动；器官活动较强烈时，可产生内脏感觉（内脏痛），如过度牵拉、膨胀和痉挛等。②对切、割等刺激不敏感，而对冷热、牵拉、膨胀和痉挛等刺激较敏感。③内脏感觉传入途径较分散，内脏感觉模糊，内脏痛弥散，定位常不准确。

（三）牵涉痛

牵涉痛是指当某一内脏器官发生病变时，与之相关的躯体体表部位发生疼痛或痛觉过敏的现象，称为牵涉痛。牵涉痛可发生在患病内脏附近的体表，也可发生在较远处的体表。如在阑尾炎初期，脐周皮肤发生牵涉痛；在心绞痛时，在胸前区及左臂内侧皮肤感到疼痛等。了解各器官病变时牵涉痛的发生部位，具有一定的临床诊断意义。

PPT

第五节　神经系统的主要传导通路

神经系统的传导通路是指大脑皮质与感受器、效应器之间神经冲动传递的路径，包括感觉传导通路和运动传导通路。周围感受器接受机体内、外环境的各种刺激，并将刺激转变为神经冲动，经传入神经元传入中枢，产生感觉，此通路称感觉（上行）传导通路。大脑皮质将感觉信息进行分析整合后，发出神经冲动，经传出神经元传递至效应器，做出相应的反应，此通路称运动（下行）传导通路。

一、感觉传导通路

（一）本体感觉与精细触觉传导通路

本体感觉是指肌、腱、关节等处的位置觉、运动觉和振动觉，又称深感觉。该传导通路还传导皮肤的精细触觉，如辨别两点距离和物体纹理的粗细等。

躯干、四肢的本体感觉和精细触觉传导通路包括两条：一条传入大脑皮质，传导意识性本体感觉和精细触觉；另一条传至小脑，传导非意识本体感觉，参与姿势反射和调节平衡。

躯干与四肢意识性本体感觉和精细触觉传导通路由3级神经元组成（图10-48）。

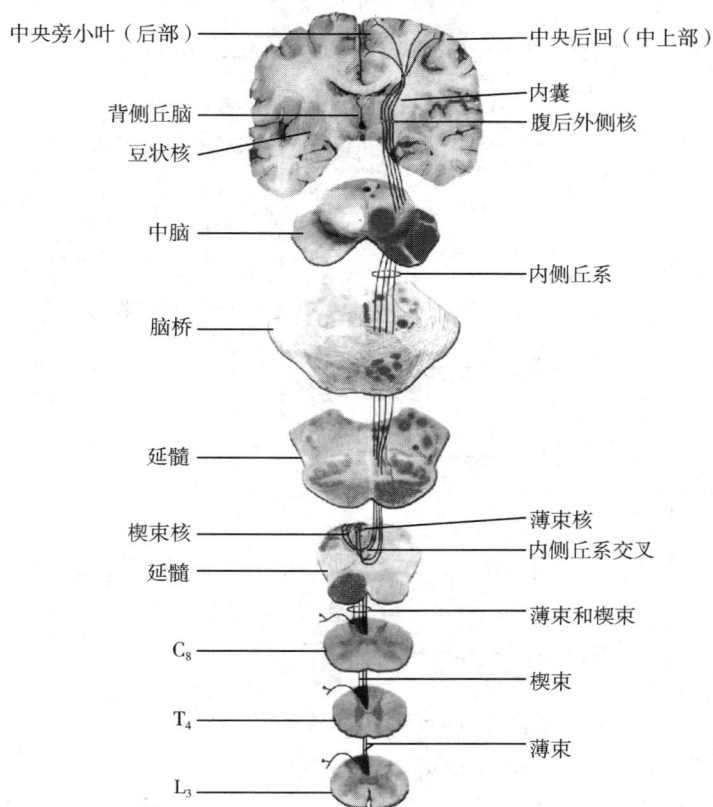

图10-48　躯干、四肢意识性本体感觉和精细触觉传导通路

第一级神经元为脊神经节细胞，其周围突分布于肌、腱、关节和皮肤等处的本体感觉与精细触觉感受器；中枢突经脊神经后根进入脊髓后索。其中来自第5胸节以下的升支组成薄束，来自第4胸节以上的升支组成楔束；两束上行分别止于延髓的薄束核和楔束核。

第二级神经元胞体位于薄、楔束核内，此两核发出的纤维经延髓中央管腹侧交叉至对侧组成内侧丘系，上行止于丘脑腹后外侧核。

第三级神经元胞体位于丘脑腹后外侧核，由此核发出的纤维组成丘脑中央辐射，经内囊后肢投射于大脑皮质中央后回的上2/3和中央旁小叶后部。

（二）痛温觉、粗略触觉和压觉传导通路

该通路又称浅感觉传导通路，由3级神经元组成（图10-49）。

1. 躯干、四肢痛温觉、粗略触觉和压觉传导通路

第一级神经元为脊神经节细胞，其周围突分布于躯干和四肢的皮肤；中枢突经脊神经后根进入脊髓，止于后角固有核。

第二级神经元胞体主要位于后角固有核，其轴突经白质前连合交叉至对侧外侧索和前索，分别组成脊髓丘脑侧束（传导痛温觉）和脊髓丘脑前束（传导粗略触觉和压觉），二者合称脊髓丘脑束，向上止于丘脑腹后外侧核。

第三级神经元胞体在丘脑腹后外侧核，此核发出纤维组成丘脑中央辐射，经内囊后肢投射于大脑皮质中央后回的上2/3和中央旁小叶后部。

2. 头面部痛温觉和触压觉传导通路

第一级神经元为三叉神经节细胞，其周围突组成三叉神经的感觉支，分布于头面部的皮肤和黏膜感受器；中枢突组成三叉神经感觉根入脑桥。传导痛温觉的纤维则下降形成三叉神经脊束，止于三叉神经脊束核；传导触压觉的纤维止于三叉神经脑桥核。

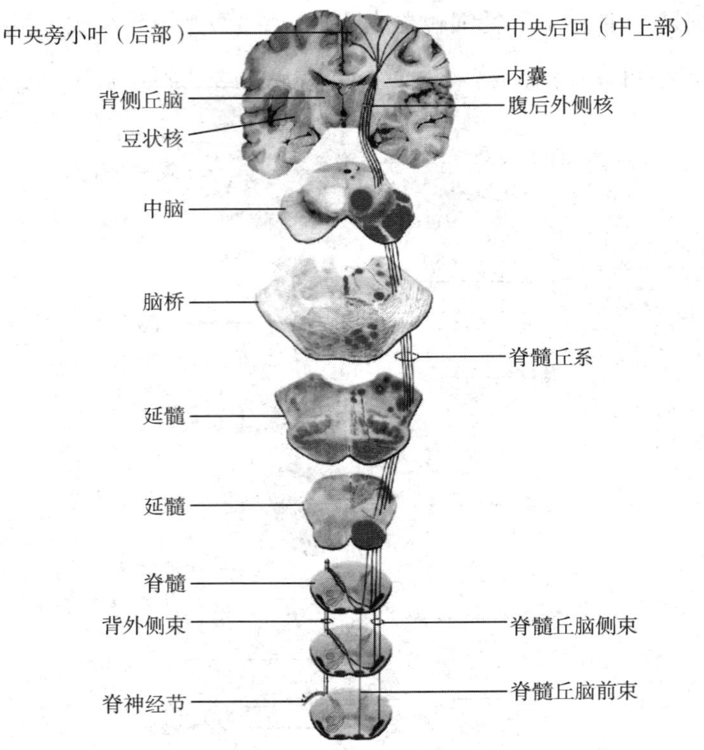

图10-49 躯干、四肢浅感觉传导通路

第二级神经元胞体位于三叉神经脊束核和三叉神经脑桥核，两核发出的纤维交叉至对侧组成三叉丘系，上行止于丘脑腹后内侧核。

第三级神经元胞体在丘脑腹后内侧核，由此核发出的纤维加入丘脑中央辐射，经内囊后肢投射于中央后回下1/3区。

（三）视觉传导通路

视觉传导通路由3级神经元组成（图10-50）。

第一级神经元为视网膜双极细胞，其周围突与视锥细胞和视杆细胞形成突触，中枢突与节细胞形成突触。

第二级神经元为视网膜节细胞，其轴突在视神经盘处聚集成视神经，经视神经管入颅后形成视交叉，再延为视束。视束向后绕大脑脚终于外侧膝状体。

第三级神经元胞体位于外侧膝状体，其发出的纤维组成视辐射，经内囊后肢投射至大脑皮质视觉中枢。

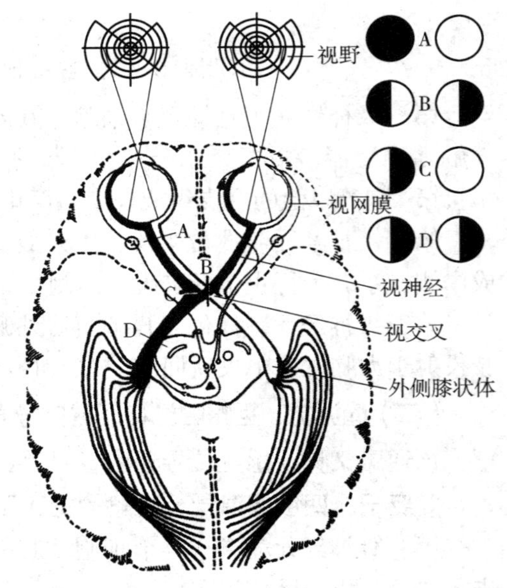

图10-50 视觉传导通路

知识拓展 视觉通路损伤

视野是指眼球固定向前平视时所能看到的空间范围。成像时，由于眼球屈光装置对光线的折射作用，鼻侧半视野的物象投射到颞侧半视网膜，上半视野的物象投射到下半视网膜，反之亦然。当视觉传导通路不同部位受损时，可引起不同的视野缺损：①一侧视神经损伤，可致该眼视野全盲；②视交叉中间部交叉纤维损伤，可致双眼视野颞侧半偏盲；③一侧视交叉外侧部不交叉的纤维受损，则患侧视野鼻侧半偏盲；④一侧视束或视辐射、视皮质受损，可致双眼病灶对侧半视野同向性偏盲。

（四）听觉传导通路

听觉传导通路由4级神经元组成。

第一级神经元为蜗神经节内的双极细胞，其周围突分布于内耳的螺旋器，中枢突组成蜗神经，入脑后止于蜗神经核。

第二级神经元胞体位于蜗神经核，其发出纤维大部分在脑桥内交叉到对侧，再折返上行组成外侧丘系，不交叉的纤维加入同侧外侧丘系。外侧丘系的纤维在脑桥内上行，大部分止于下丘，少部分直接止于内侧膝状体。

第三级神经元胞体位于下丘内，其发出纤维止于内侧膝状体。

第四级神经元胞体位于内侧膝状体，其发出纤维组成听辐射，经内囊后肢投射到大脑皮质听觉中枢。

听觉传导是双侧传导，一侧外侧丘系、听辐射或听觉中枢损伤时，不至于产生明显的听觉障碍。

二、运动传导通路

运动传导通路包括锥体系和锥体外系两部分。

（一）锥体系

锥体系主要是管理骨骼肌的随意运动。由上运动神经元和下运动神经元组成。上运动神经元是指位于大脑皮质中央前回和中央旁小叶前部的锥体细胞，其轴突组成锥体束，经内囊下行至脑干或脊髓，其终止于脑干的脑神经运动核的纤维束，称皮质核束；止于脊髓前角的纤维束，称皮质脊髓束。下运动神经元是指位于脑干的脑神经运动核和脊髓前角的运动神经元，其轴突分别组成脑神经和脊神经。

1.皮质核束 主要由中央前回下部锥体细胞的轴突聚集而成，下行经内囊膝至大脑脚底，由此向下陆续分出纤维，大部终止于双侧脑神经运动核，包括动眼神经核、滑车神经核、展神经核、三叉神经运动核、面神经核上部（支配睑裂以上的面肌）、疑核和副神经核，由这些神经核发出纤维支配眼球外肌、睑裂以上面肌、咀嚼肌、咽喉肌、胸锁乳突肌和斜方肌等；小部分纤维到达对侧面神经核下部（支配睑裂以下的面肌）和舌下神经核（图10-51）。

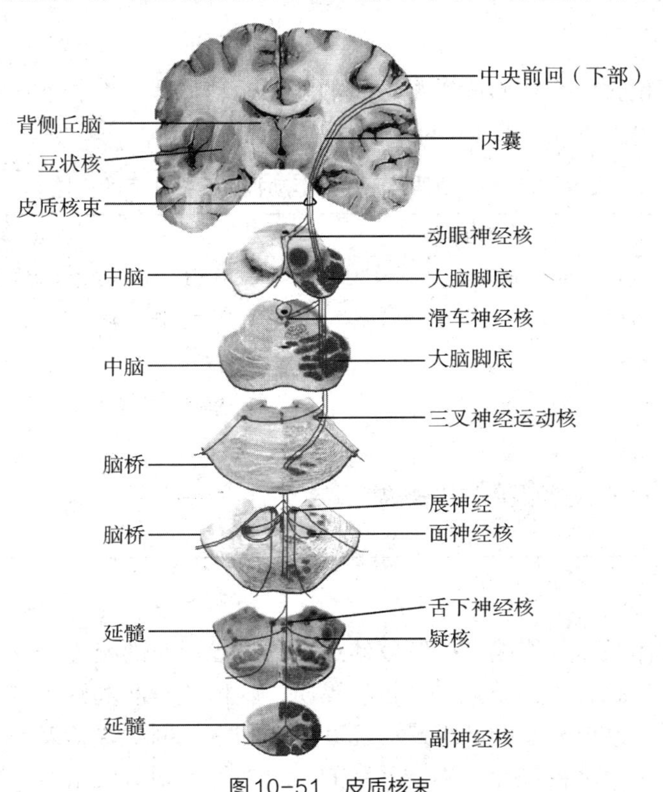

图10-51 皮质核束

2. 皮质脊髓束 由中央前回上2/3和中央旁小叶前部等处皮质的锥体细胞轴突聚集而成，经内囊后肢的前部下行至延髓锥体（图10–52）。在锥体下端，大部分纤维交叉至对侧，形成锥体交叉。交叉后的纤维下行于对侧脊髓外侧索内，称皮质脊髓侧束，支配四肢肌运动。小部分未交叉的纤维下行于同侧脊髓前索内，称皮质脊髓前束，并经白质前连合逐节交叉至对侧前角运动细胞，支配躯干肌和四肢肌运动。皮质脊髓前束中有一部分纤维始终不交叉，止于同侧前角细胞，支配同侧躯干肌。因此，躯干肌受两侧大脑皮质支配。当一侧皮质脊髓束在锥体交叉前受损，主要引起对侧肢体瘫痪，而躯干肌运动无明显影响。

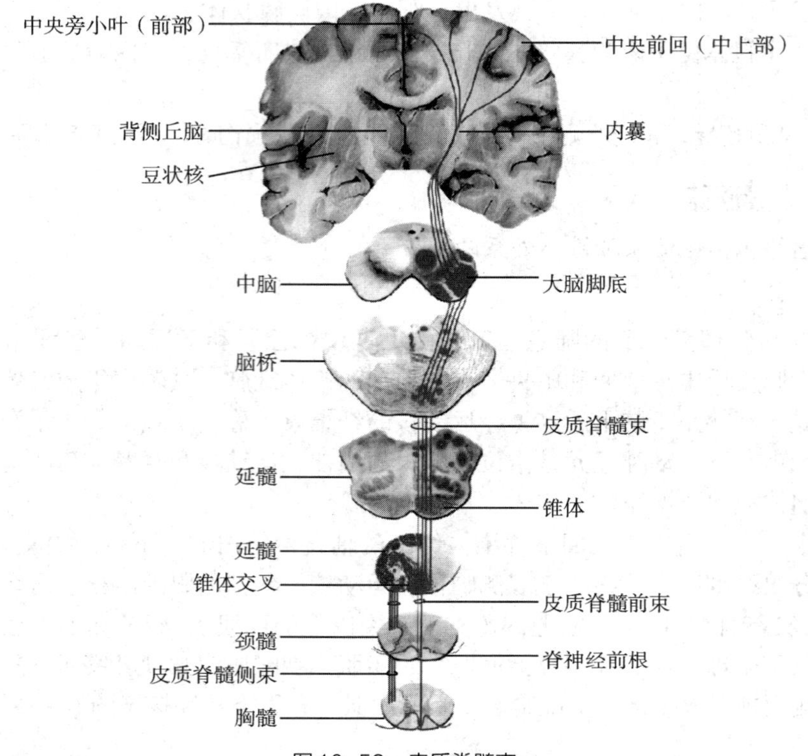

图10–52 皮质脊髓束

锥体系的任何部位损伤都可引起支配区域的随意运动障碍。上、下运动神经元损伤后虽均出现瘫痪，但其临床表现不同（表10–5）。

表10–5 上运动神经元和下运动神经元损伤后的比较

	上运动神经元	下运动神经元
损害部位	皮质运动区、锥体束	脑神经运动核、脊髓前角运动神经元及其轴突
瘫痪范围及特点	较广泛、痉挛性瘫痪（硬瘫）	较局限、弛缓性瘫痪（软瘫）
肌张力	增高	减低
反射	深反射亢进，浅反射消失	深反射、浅反射均消失
病理反射	有	无
肌萎缩	早期无，晚期为失用性肌萎缩	明显、早期即可出现
肌纤维颤动	无	有

（二）锥体外系

锥体外系是指锥体系以外影响和控制躯体运动的传导通路的统称，主要包括大脑皮质、纹状体、背侧丘脑、底丘脑、中脑顶盖、红核、黑质、脑桥核、前庭神经核、小脑、网状结构等以及它们的纤维联系。锥体外系的纤维最后经红核脊髓束、网状脊髓束等中继，下行终止于脑神经运动核和脊髓前角运动神经元。锥体外系的主要功能是调节肌张力、协调肌群运动和协助锥体系完成精细随意运动及维持、调整体态姿势和完成习惯性动作等。

本章小结

神经系统由中枢神经系统和周围神经系统构成。神经系统的基本活动方式是反射，执行反射活动的形态学基础是反射弧。神经元之间的连接点是突触，神经冲动通过突触传递进行传导，包括兴奋传递和抑制传递。中枢神经系统包括脑和脊髓。脊髓位于椎管内，呈扁圆柱状，有两个膨大，分为31个节段，其内部由灰质和白质构成。脑位于颅腔内，可分为端脑、间脑、中脑和脑干。脑干（中脑、脑桥、延髓）与10对脑神经相连，脑干内部由脑神经核、非脑神经核和上、下行纤维束构成。小脑位于颅后窝，是重要的躯体运动调节中枢。间脑位于端脑和脑干之间，可分背侧丘脑、上丘脑、下丘脑、后丘脑和底丘脑。背侧丘脑外侧核群中的腹后核最为重要，是感觉传导的重要中枢。下丘脑是重要的神经内分泌活动中枢。端脑主要由左右两个大脑半球组成，每侧大脑半球分为5叶。大脑半球上的主要沟回是大脑皮质功能定位的基础。端脑内部结构包括大脑皮质、髓质、基底核和侧脑室。脑和脊髓的被膜由外向内依次为硬膜、蛛网膜和软膜。供应脑的动脉有颈内动脉和椎–基底动脉。脊髓的动脉有脊髓前动脉和脊髓后动脉。脑脊液是由各脑室的脉络丛产生。

周围神经包括脊神经、脑神经。脊神经共31对，除胸神经前支在胸腹壁上仍保持明显节段性分布外，其余脊神经前支交织形成4个神经丛（颈丛、臂丛、腰丛和骶丛）。脑神经共12对，按纤维性质不同分为感觉性脑神经、运动性脑神经和混合性脑神经。内脏神经主要分布于内脏、心血管和腺体，包括内脏运动神经和内脏感觉神经。内脏运动神经分交感神经和副交感神经。神经传导通路分为感觉传导通路和运动传导通路，感觉传导通路包括本体感觉、浅感觉、视觉和听觉等传导通路。运动传导通路包括锥体系和锥体外系。

习题

习题

一、单项选择题

1. 关于神经核的说法正确是（　）。

A. 由中枢神经元胞体构成　　B. 由神经元的突起构成

C. 位于周围神经系统内　　D. 位于神经节内

E. 由起点、功能基本相同的神经纤维聚焦而成

2. 神经冲动在抵达末梢时，能引起递质释放的离子是（　）。

A. 钠离子　B. 钾离子　C. 钙离子　D. 镁离子　E. 氯离子

3. 以下哪项不是中枢兴奋传递的特征（　）。

A. 单向传递　B. 中枢延搁　C. 后发放　D. 总和　E. 双向传递

4. 关于脊髓位置的说法，正确的是（　）。

A. 位于全程椎管内　　B. 上端平枕骨大孔与中脑相连

C. 下端成人平对第一腰椎下缘　　D. 下端平对第四腰椎下缘

E. 下端进入骶管

5. 脊髓第四胸髓节段与第几胸椎相对应（　）。

A. T_2　B. T_3　C. T_4　D. T_5　E. T_6

6. 脑干自上而下可分为（　）。

A. 中脑、脑桥、延髓　　B. 脑桥、中脑、延髓

C. 延髓、脑桥、中脑　　D. 延髓、中脑、脑桥

E. 中脑、延髓、脑桥

7. 从脑干背面发出的脑神经是（　）。

A. 动眼神经　B. 滑车神经　C. 三叉神经　D. 展神经　E. 面神经

8. 有关第四脑室的说法，正确的是（　）。

A. 底为菱形窝　B. 无脉络丛

C. 有成对的正中孔　D. 下通中脑水管

E. 上方借室间孔与第三脑室相连

9. 颞横回是（　）。

A. 躯体运动中枢　B. 躯体感觉中枢

C. 视觉中枢　D. 听觉中枢

E. 听觉性语言中枢

10. 经过内囊膝的是（　）。

A. 丘脑中央辐射　B. 皮质脊髓束　C. 听辐射　D. 视辐射　E. 皮质核束

二、简答题

1. 高血压患者一侧内囊出血后，可出现哪些症状？为什么？

2. 简述脑脊液的产生及循环。

3. 简述交感神经与副交感神经的主要区别。

（杨兴文　张晓丽）

第十一章　内分泌系统

知识目标

1. **掌握**　激素的概念；垂体激素、甲状腺激素、肾上腺激素、胰岛素的生理作用。
2. **熟悉**　激素分类及激素作用的一般特征。
3. **了解**　激素的作用机制；其他激素的作用。

技能目标

1. **学会**　用科学的语言解释内分泌、激素、应激反应的概念。
2. **具备**　判断激素水平异常的能力；认识生命、关爱生命和守护生命的意识。

第一节　概　述

PPT

一、内分泌、内分泌系统与激素

内分泌是指由内分泌腺或内分泌细胞所产生的生物活性物质直接进入血液或体液的过程。内分泌系统是由内分泌腺和分散于某些组织器官中的内分泌细胞组成。人体的主要内分泌腺有垂体、甲状腺、甲状旁腺、肾上腺、胰岛、性腺、松果体、胸腺等；而在下丘脑、消化道黏膜、心、肺、肾、胎盘等多种组织器官之中存在有内分泌细胞。由内分泌腺或内分泌细胞所分泌的生物活性物质，称为激素（hormone）。内分泌系统的调节主要是通过激素来实现的。

内分泌系统与神经系统密切联系，相互协调，共同调节人体的新陈代谢、生长发育和生殖等功能活动，使机体各系统的活动能适应内外环境的变化，以维持内环境的相对稳定。

二、激素的分类及信息传递方式

（一）激素的分类

通常按其化学结构的不同，可将激素分为含氮类激素和类固醇激素。

1. 含氮类激素　包括蛋白质类激素（如腺垂体分泌的各种激素、甲状旁腺激素和胰岛素等）、肽类激素（如下丘脑调节肽、神经垂体激素、胰高血糖素、降钙素、胃肠激素等）和胺类激素（如甲状腺激素、肾上腺素、去甲肾上腺素等）。此类激素分子量大，水溶性高，易被消化酶所分解破坏。所以，临床应用时一般需注射，不宜口服。

2. 类固醇激素　主要包括肾上腺皮质激素（如糖皮质激素、醛固酮）和性激素（如雌激素、孕激素、雄激素等）。此类激素分子量小，脂溶性高，不易被消化酶分解破坏。故临床应用时既可以注射也可口服。

3. 固醇类激素　如维生素 D_3。

（二）激素的信息传递方式

激素传送到靶细胞的方式有以下几种（图11-1）：①远距分泌，即激素经血液运输至远距离的靶细胞而发挥作用，如生长素、甲状腺激素；②旁分泌，内分泌细胞分泌的激素经组织液扩散而作用于邻近细胞，如消化道的胃肠激素、胰高血糖素；③自分泌，内分泌细胞所分泌的激素在局部扩散又返回作用于该内分泌细胞而发挥反馈作用，如胰岛素、前列腺素；④神经分泌，某些神经细胞分泌的神经激素通过轴浆运输至末梢释放，经血液的运输再作用于靶细胞，如下丘脑分泌的调节肽。

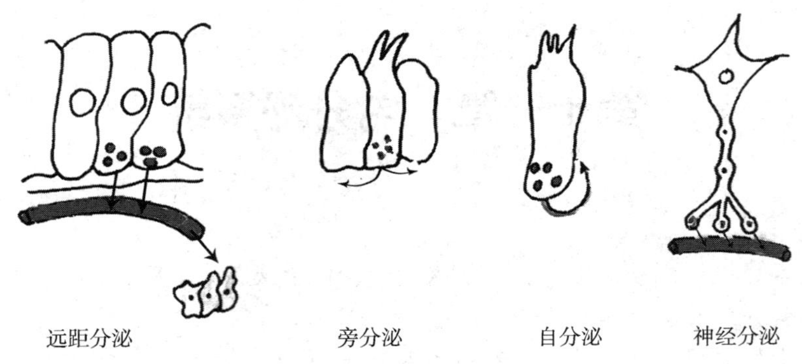

图11-1　激素传递方式

三、激素作用的一般特征

1.特异作用　激素只选择性地对能识别它的靶细胞起作用，表现为激素作用的特异性。与激素特异性结合的器官、组织和细胞分别称为靶器官、靶组织和靶细胞。

2.信使作用　激素在发挥其调节作用的过程中，只是将调节信息以化学的方式传递给靶细胞，从而使靶细胞原有的生理生化过程增强或减弱。激素本身并没有直接参与细胞的物质和能量代谢过程，只是作为信息传递者，犹如“信使”的角色。

3.高效作用　激素在体液中的浓度很低，但其作用显著。当激素与受体结合后，在细胞内会发生一系列酶促反应并产生逐级放大效应，形成一个高效能的生物放大系统。

4.相互作用　各种激素的作用可以相互影响，主要表现在三个方面。①协同作用：指不同的激素对某一生理活动的调节结果相似。如生长激素、肾上腺素和糖皮质激素等，均可使血糖升高。②拮抗作用：指不同的激素对某一生理活动的调节结果相反。如胰岛素能降低血糖，而胰高血糖素能升高血糖，二者对血糖的调节具有相互拮抗的作用。③允许作用：是指某一激素本身并不能直接对某器官或细胞发挥生理效应，但它的存在却使另一种激素产生生物学效应，如糖皮质激素无缩血管效应，但它的存在却可使去甲肾上腺素发挥其缩血管作用。

四、激素的作用机制

（一）含氮类激素的作用机制——第二信使学说

对于含氮类激素的作用机制，1965年Sutherland提出了“第二信使学说”。该学说认为：由于含氮类激素分子量大，水溶性高，不能穿过细胞膜进入细胞内，须与细胞膜上的特异性受体结合并激活细胞膜上的鸟苷酸调节蛋白（简称G蛋白），进而激活膜上的腺苷酸环化酶（AC），使ATP转变为环-磷酸腺苷（cAMP）；cAMP可激活细胞内无活性的蛋白激酶（PK）系统使蛋白质磷酸化或脱磷酸化，从而引起靶细胞内特有的生物效应。cAMP发挥作用后，即被细胞内磷酸二酯酶分解为无活性产物，终止细胞内信号转导（图11-2）。

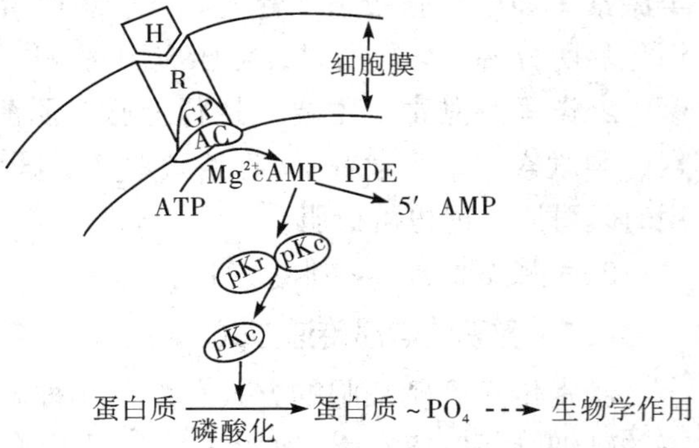

图11-2　含氮类激素作用机制示意图

在含氮类激素的作用过程中，激素作为第一信使将调节信息由内分泌细胞传递给靶细胞，cAMP作为第二信则将此信息在细胞内转导，并产生相应的生物效应。现在认为，细胞内的第二信使除cAMP外，还有环-磷酸鸟苷（cGMP）、二酰甘油（DG）、Ca^{2+}、前列腺素、三磷酸肌醇（IP_3）等。

（二）类固醇激素作用机制——基因表达学说

对于类固醇激素的作用机制，常用“基因表达学说”来解释。该学说认为类固醇激素进入细胞内，先与胞质受体结合形成激素-受体复合物，此复合物再转移入核内，以二聚体形式与靶基因上特定位置的激素反应元件结合，参与基因的转录，增加或减少特殊蛋白质的合成而引起相应的生物学效应（图11-3）。

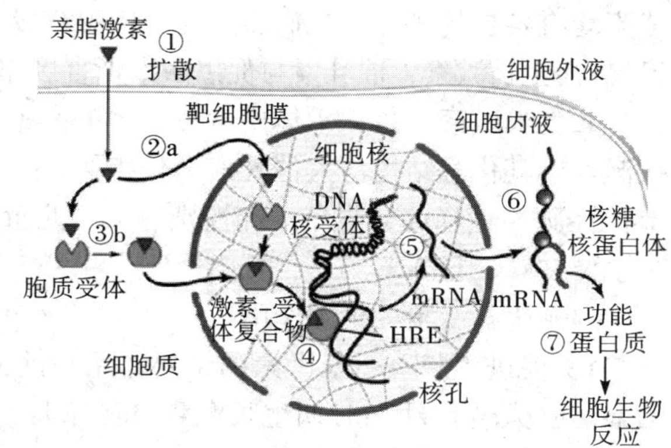

图11-3　类固醇激素作用机制示意图

含氮类激素与类固醇激素作用所涉及的细胞信号转导机制十分复杂。如类固醇激素，既可通过核受体参与靶细胞DNA的转录过程，也可通过膜受体及离子通道快速进入神经细胞内来调节其兴奋性。甲状腺激素虽是含氮类激素，却可进入细胞内，与核受体结合调节基因表达。

PPT

第二节　下丘脑与垂体

一、下丘脑的神经内分泌功能

下丘脑位于背侧丘脑下方，向下通过漏斗与垂体相连。下丘脑内一些神经元兼有神经元和内分泌细胞的功能，如下丘脑“促垂体区”，包括正中隆起、弓状核、视交叉上核、腹内侧核、室周核等，这些部位的肽能神经元能合成并分泌一些调节腺垂体活动的肽类激素，总称为下丘脑调节性多肽。

目前已知的下丘脑调节性多肽共有9种，它们的名称、化学结构及作用见表11-1。对已确定其化学结构者，称激素；尚未弄清者，暂时称因子。

表11-1　下丘脑的调节性多肽及其作用

释放激素或释放因子	缩写	主要作用
促甲状腺激素释放激素	TRH	促进TSH和PRL的释放
促肾上腺皮质激素释放激素	CRH	促进ACTH的释放
促性腺激素释放激素	GnRH	促进FSH和LH的释放
生长激素释放激素	GHRH	促进GH的释放
生长激素释放抑制激素	GHIH	抑制GH的释放
催乳素释放因子	PRF	促进PRL的释放
催乳素释放抑制因子	PRIF	抑制PRL的释放
促黑激素释放因子	MRF	促进MSH的释放
促黑激素释放抑制因子	MIF	抑制MSH的释放

二、垂体

（一）腺垂体

腺垂体是人体内最高位的内分泌腺，能合成和分泌7种激素：生长激素（GH）、催乳素

（PRL）、促黑激素（MSH）、促甲状腺激素（TSH）、促肾上腺皮质激素（ACTH）、卵泡刺激素（FSH）、黄体生成素（LH）。其中促甲状腺激素、促肾上腺皮质激素、促卵泡激素、黄体生成素均有各自的靶腺，它们通过促进靶腺合成、分泌激素而发挥生理作用，统称为“垂体促激素”。而生长激素、催乳素与促黑激素则直接作用于靶组织或靶细胞。

1.生长激素 是腺垂体中含量最多的激素。人生长激素由191个氨基酸残基组成，属蛋白质激素，其化学结构与人催乳素十分相似，故二者作用有一定的交叉。生长激素的基础分泌呈节律性脉冲式释放，与年龄和性别有关。儿童血清GH高于成年人，女性稍高于男性。生长激素主要在肝、肾降解。

（1）生长激素的生理作用

1）促进生长 生长激素的主要作用是促进生长，尤其对骨骼、肌肉和内脏器官的作用最为显著。人若在幼年时期生长激素分泌不足，则生长发育缓慢，身材矮小，称为侏儒症；相反，若幼年时期生长激素分泌过多，则生长过度，身材高大，称为巨人症；在成年后生长激素分泌过多，则促进肢端的短骨、颅骨及软组织异常生长，表现为手足粗大、鼻大、唇厚、下颌突出及内脏器官增大等体征，称为肢端肥大症。

2）调节代谢 生长激素对物质代谢具有广泛的作用。对蛋白质代谢是促进氨基酸进入细胞，加速蛋白质合成；对脂肪代谢是促进脂肪的分解，增强脂肪酸氧化以提供能量，并使肢体的脂肪量减少；对糖代谢是抑制外周组织摄取和利用葡萄糖，减少葡萄糖的消耗，升高血糖。故生长激素分泌过多时，可引起垂体性糖尿。

（2）生长激素分泌的调节 生长激素的分泌主要受下丘脑生长激素释放激素与生长抑素的双重调节。生长激素释放激素可促进生长激素的分泌，而生长抑素则抑制其分泌。通常以生长抑素作用占优势。

与其他垂体激素一样，生长激素对下丘脑和腺垂体也有负反馈调节。血中生长激素含量降低时，可反馈性引起下丘脑GHRH释放增多。胰岛素样生长因子-1（IGF-1）也可通过下丘脑和腺垂体两个水平对生长激素的分泌进行负反馈调节。

此外，睡眠、机体的代谢状态和某些激素均可影响生长激素的分泌。如慢波睡眠时，生长激素分泌增加；低血糖、运动、饥饿、应激刺激、能量供应缺乏或耗能增加时，尤其是低血糖，均可引起生长激素分泌增多；某些激素，如甲状腺激素、雌激素与睾酮亦能促进生长激素的分泌。

2.催乳素 是由199个氨基酸残基组成的蛋白质类激素，其与人生长激素的分子序列相同度达92%。

催乳素的作用主要有：①促进乳腺的发育，维持成熟乳腺泌乳。在卵巢激素作用的基础上，PRL可促进乳腺发育并使已具备泌乳条件的乳腺开始分泌乳汁和维持泌乳。②对性腺的作用：在女性，PRL可刺激黄体生成素受体的生成，黄体生成素与其受体结合后，促进排卵和黄体生成，促进雌、孕激素的分泌。在男性，PRL可促进前列腺和精囊的生长，促进睾酮的合成。③参与应激反应：应激状态下，血中PRL与促肾上腺皮质激素和生长激素的浓度同时升高，共同参与机体的应激反应。

PRL的分泌受下丘脑催乳素释放因子（PRF）与催乳素释放抑制因子（PRIF）的双重调控。此外，雌激素可促进催乳素的合成与分泌，而甲状腺激素则抑制其分泌。

现将腺垂体激素的生理作用和分泌调节归纳如表11-2所示。

（二）神经垂体

神经垂体贮存和释放两种激素，即血管升压素和缩宫素，这两种激素分子结构相似，其生理作用也有一定程度交叉。

表11-2　腺垂体激素的生理作用和分泌调节

激素	生理作用	分泌调节
GH	促进骨骼、肌肉和内脏的生长；促进蛋白质合成，促进脂肪分解，减少糖的利用	受双重调节：GHIH抑制、GHRH促进GH分泌
PRL	促进乳腺发育并泌乳；促进性激素分泌；参与应激反应	受双重调节：PRH促进、PIH抑制PRL分泌
ACTH	促进肾上腺皮质分泌糖皮质激素、性激素	CRH促进ACTH分泌
TSH	促进甲状腺的发育，促进甲状腺激素的分泌	TRH促进TSH分泌
FSH	促进精子生成；促进卵泡发育，生成卵子并分泌雌激素	GnRH促进FSH分泌
LH	诱发排卵，促进黄体形成并分泌雌、孕激素；促进睾丸分泌雄激素	GnRH促进LH分泌。
MSH	促进皮肤黑素细胞酪氨酸转化为黑色素，使皮肤颜色变深，调节虹膜、毛发的颜色	受双重调节：MRH促进、MIH抑制MSH的分泌

1.血管升压素（VP） 又名抗利尿激素（ADH），是由下丘脑视上核与室旁核神经内分泌细胞合成，含有9个氨基酸残基的肽类激素。生理剂量的血管加压素具有抗利尿作用。能增加肾脏远曲小管和集合管对水的通透性，促进水的重吸收，使尿量减少。大剂量的血管升压素有血管收缩，升高血压的作用。由于血管升压素也能使冠状血管收缩，引起心肌供血不足，故不能用于升压，多用于肺出血、食管出血等的止血。其分泌调节主要受血容量、血浆渗透压的影响。

2.缩宫素 亦称催产素，是由下丘脑室旁核和视上核产生的9肽激素。

缩宫素具有收缩子宫和促进排乳两方面作用。缩宫素可促进子宫平滑肌收缩，但与子宫的功能状态有关，对非孕子宫作用较弱，对妊娠子宫作用较强。缩宫素还可使乳腺腺泡周围的肌上皮细胞收缩，使已有泌乳功能的乳腺排乳。

刺激乳头可促使缩宫素的分泌。对于哺乳期妇女，当婴儿吸吮乳头时，感觉信息沿传入神经传至下丘脑，可反射性地引起缩宫素分泌增多，使乳腺腺泡周围肌上皮细胞收缩，腺泡内压力升高，促进乳汁射出，即射乳反射。另外，在临产或分娩时，由于子宫和阴道受到牵拉和压迫刺激，也可反射性地引起缩宫素释放，有助于子宫的进一步收缩。

三、下丘脑与垂体的联系

下丘脑通过垂体柄与垂体相连。垂体柄内有垂体门脉系统和下丘脑垂体束通过，因此下丘脑分泌的生物活性物质可分别通过二者到达腺垂体和神经垂体。

（一）下丘脑-腺垂体系统

下丘脑与腺垂体之间没有直接的神经结构联系，但它们之间存在着特殊的垂体门脉系统。来自颈内动脉的垂体上动脉先进入下丘脑的正中隆起，形成第一级毛细血管丛，然后再汇集成几条长门脉血管，进入腺垂体形成第二级毛细血管丛（图11-4）。下丘脑分泌的调节肽便可通过垂体门脉系统运输至腺垂体，调节腺垂体的内分泌活动。

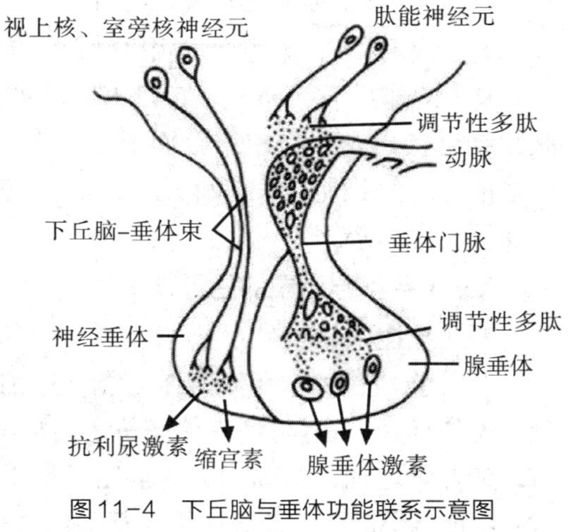

图11-4　下丘脑与垂体功能联系示意图

（二）下丘脑-神经垂体系统

下丘脑与神经垂体之间有直接的神经联系。下丘脑的视上核、室旁核的神经元发出的神经纤维下行至神经垂体内的毛细血管壁上，构成下丘脑垂体束（图11-4）。神经垂体无腺细胞，

不具有分泌功能。下丘脑视上核与室旁核的神经元合成和分泌的血管升压素（VP）与缩宫素（OT），可经下丘脑垂体束运到神经垂体贮存。当受到适宜刺激时由此处释放入血。

PPT

第三节　甲状腺和甲状旁腺

一、甲状腺

甲状腺位于颈部前下方、喉和气管的两侧，呈棕红色，如“H”形，由左、右两个侧叶和中间的峡部组成。甲状腺是人体最大的内分泌腺，重15~20g，其血液供应十分丰富。甲状腺由滤泡上皮细胞所组成，甲状腺激素就是由滤泡上皮细胞合成的，并以胶状质形式在滤泡腔内储存。甲状腺激素是体内唯一贮存在细胞外的内分泌激素。

甲状腺激素主要包括四碘甲腺原氨酸（T_4，简称甲状腺素）、三碘甲腺原氨酸（T_3）和逆－三碘甲腺原氨酸（rT_3）。其中，T_4在血液中含量多，但活性弱；而T_3含量少，但其生物学活性却是T_4的5倍。逆－三碘甲腺原氨酸含量极少，且不具有甲状腺激素的生物学作用。

（一）甲状腺激素的合成

合成甲状腺激素所需的主要原料为碘和酪氨酸，其中的碘主要来源于食物。甲状腺激素合成的基本过程包括甲状腺滤泡上皮细胞聚碘、碘化和缩合。

微课

1.腺泡聚碘　经肠道吸收的碘，以I^-的形式存在于血浆中。甲状腺内碘的浓度为血浆的30倍。甲状腺对碘的摄取是通过腺泡上皮细胞膜上的钠－碘同向转运体（Na^+-I^-转运体）来完成，是逆电－化学梯度进行的继发性主动转运。甲状腺功能亢进时，聚碘能力增强；甲状腺功能低下时，则聚碘能力降低。因此，临床上常通过测定甲状腺摄取放射性碘（^{131}I）的能力来判断甲状腺的功能。

2.碘化　由腺泡上皮细胞摄取的I^-在过氧化酶（TPO）的催化下氧化成具有活性的I^0（碘原子）或I_2，这一过程称为碘的活化。I^-活化后取代酪氨酸残基上氢原子，生成一碘酪氨酸（MIT）和二碘酪氨酸（DIT），完成碘化过程。

3.缩和　在TPO的催化下，1分子MIT和1分子DIT缩合成T_3，2分子DIT缩合成T_4。

在甲状腺激素的合成过程中，I^-的活化、酪氨酸碘化以及缩合都需要在TPO的催化下完成。由于硫氧嘧啶与硫脲类药物能够抑制TPO的活性，从而影响T_4、T_3的合成，故可用来治疗甲状腺功能亢进。

（二）甲状腺激素的贮存、释放、运输与代谢

合成的甲状腺激素是以甲状腺球蛋白的形式贮存于腺泡腔内，在腺垂体促甲状腺激素（TSH）的作用下，将T_4、T_3以出胞的方式释放入血。血液中99%以上的T_4、T_3，会与甲状腺激素结合蛋白及白蛋白结合而成为结合型甲状腺激素，游离的T_4、T_3不到1%。只有游离型激素才能进入靶细胞内发挥作用。结合型与游离型之间可以互相转化并保持动态平衡。T_4、T_3主要在肝、肾内降解。

（三）甲状腺激素的生理作用

1.对代谢的影响

（1）能量代谢　甲状腺激素能促进细胞的生物氧化，可提高绝大多数组织的耗氧量和产热量。据估计，1mgT_4可使人体产热量增加4200kJ，基础代谢率提高28%。因此，甲状腺功能亢进时，产热量增加，基础代谢率常比正常值高出25%~80%，患者怕热喜凉、多汗，体温偏高；甲状腺功能低下时，产热量减少，基础代谢率可比正常值低20%~40%，患者喜热畏寒，体温偏低。

（2）物质代谢

1）糖代谢　甲状腺激素既可促进单糖的吸收和肝糖原的分解，升高血糖，又可促进蛋白质的分解，降低血糖。因此甲状腺功能亢进时，患者血糖先升高，甚至出现糖尿，但随后血糖

又快速降低。

2）蛋白质代谢　生理剂量的甲状腺激素能促进蛋白质合成，而大剂量的甲状腺激素可促进蛋白质分解。因此，甲状腺功能亢进的患者，常可出现消瘦无力；而甲状腺功能低下的患者，因蛋白质合成障碍，组织间黏蛋白沉积并结合大量离子及水，从而引起黏液性水肿。

3）脂肪代谢　甲状腺激素对于脂肪的合成和分解代谢均有促进作用，但分解作用大于合成。因此，甲状腺功能亢进的患者，血中胆固醇的含量低于正常水平。

2. 维持机体正常生长发育　甲状腺激素是维持机体特别是婴儿时期脑和骨骼的生长和发育必不可少的激素之一。婴幼儿时期，若甲状腺激素分泌不足，患儿可表现为身材矮小、智力低下等，临床上称为呆小症（又称克汀病，cretinism）。

3. 其他作用　甲状腺激素能提高中枢神经系统的兴奋性。因此，甲状腺功能亢进的患者，常有注意力不集中、烦躁不安、失眠多梦、肌肉震颤等症状；而甲状腺功能低下的患者，因中枢神经系统兴奋性降低，则有记忆力减退、感觉和行动迟缓，表情淡漠、少动思睡等表现。

甲状腺激素可使心率加快，心肌收缩力加强，心输出量增多；还可通过直接和间接的作用舒张血管，降低外周阻力而升高舒张压。因此，甲状腺功能亢进时，患者常可有心动过速、心肌肥大、脉压增大等表现。

此外，甲状腺激素对生殖功能也有明显影响。在甲状腺功能减退的女性患者可出现月经不规律，甚至闭经、不育等。

（四）甲状腺激素分泌的调节

1. 下丘脑–腺垂体–甲状腺轴的调节　下丘脑促垂体区释放的促甲状腺激素释放激素（TRH）经垂体门脉系统到达腺垂体，促使其分泌促甲状腺激素（TSH）（图11–5）。TSH通过血液循环到达甲状腺，与其受体结合后能促进甲状腺激素的合成和释放，同时导致甲状腺细胞增生以及腺体的肥大。

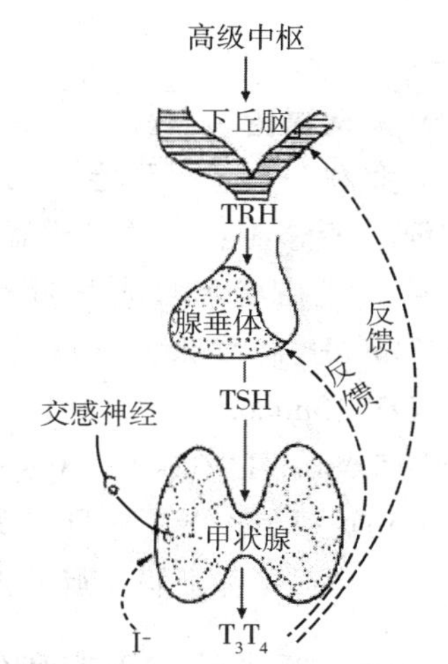

图11–5　甲状腺激素分泌调节示意图

实线：促进作用　虚线：抑制作用

血中游离甲状腺激素水平是腺垂体TSH分泌的负反馈调节因素。当血中甲状腺激素浓度增高时，负反馈抑制腺垂体，使TSH合成与释放减少，从而使甲状腺不再继续合成和分泌甲状腺激素，使血中甲状腺激素的水平降至正常。如果长期缺碘，导致甲状腺激素的合成分泌减少，对腺垂体的负反馈作用减弱，使TSH分泌量增多，导致甲状腺细胞增生和肥大，临床上称为地方性甲状腺肿。

2. 甲状腺的自身调节　无神经和体液因素的影响，甲状腺自身根据碘的供应，对碘的摄取、利用以及甲状腺激素的合成与释放进行调节，称为甲状腺的自身调节。如当饮食中碘供应不足时，甲状腺的聚碘能力会增强，对TSH的敏感性提高，使甲状腺激素的合成与释放不致减少；相反，当饮食中碘供应增多时，甲状腺的聚碘能力减弱，对TSH的敏感性降低，使甲状腺激素的合成与释放不致过多。当然，这种调节方式有一定限度，而且作用缓慢。

3. 自主神经对甲状腺功能的调节　甲状腺接受交感神经和副交感神经的双重支配。交感神经兴奋可促进甲状腺激素的合成分泌；副交感神经兴奋则抑制甲状腺激素的合成分泌。

目前认为下丘脑–腺垂体–甲状腺轴主要调节甲状腺激素水平的稳态；而自主神经主要调节机体在应急反应时甲状腺的分泌活动。

二、甲状旁腺

甲状旁腺为棕黄色、扁椭圆形、黄豆大小的腺体，通常有上、下两对，贴附或埋藏于甲状

腺的背侧。甲状旁腺的主细胞能合成和分泌甲状旁腺激素（PTH）。甲状旁腺激素是调节钙磷代谢最重要的激素。此外，还有由甲状腺C细胞分泌的降钙素和1，25-二羟维生素D_3，三者共同维持机体血钙和血磷水平的稳定，统称为钙调节激素。

（一）甲状旁腺激素的生理作用

甲状旁腺激素对钙磷代谢的作用为升高血钙，降低血磷。它所作用的靶器官主要是骨骼和肾，还可间接作用于小肠。

1.对骨的作用 体内99%以上的钙主要以磷酸盐的形式贮存于骨组织内。PTH能增加破骨细胞的数量，增强溶骨作用，动员骨钙入血，使血钙升高。

2.对肾的作用 PTH能促进远曲小管对钙的重吸收，减少钙的排出，升高血钙；同时PTH还抑制近端小管对磷的重吸收，从而降低血磷。

3.对肠道的作用 PTH通过活化维生素D间接促进小肠对钙的吸收，从而升高血钙。

临床上甲状腺手术时，若不慎误将甲状旁腺切除，患者血钙水平通常会降低，从而导致神经和肌肉的兴奋性异常增高，引起手足抽搐，严重时可因呼吸肌痉挛而窒息死亡。

（二）甲状旁腺激素分泌的调节

PTH的分泌主要受血钙浓度的反馈调节。低血钙会刺激PTH分泌；反之，高血钙，则会抑制PTH的分泌。这种负反馈调节是维持PTH分泌和血钙浓度相对稳定的重要机制。

PPT

第四节　肾上腺

案例讨论

案例 患者，男性，48岁。5年来无明显诱因一直有疲劳、乏力、头晕、眼花、多眠及食欲不振等症状，并发现面部皮肤逐渐变黑。近4个月来，明显消瘦，时有恶心、呕吐，着凉后上述症状加重来院就诊。体格检查：体温36.2℃，脉搏86次/分，呼吸16次/分，血压96/64mmHg，面部皮肤暗黑，在肘部及乳头处皮肤有色素沉着。辅助检查：血K^+ 5.4mmol/L，血Na^+ 113mmol/L，血Cl^- 102mmol/L，血皮质醇：早8时132nmol/L（正常值138~635nmol/L），晚4时15.6nmol/L（正常值83~359nmol/L）。初步诊断：肾上腺皮质功能减退症。

讨论 1.肾上腺皮质有哪些生理功能？

2.肾上腺皮质功能减退的患者如何救治？

一、肾上腺的形态和位置

肾上腺位于两侧肾脏的内上方，呈黄色，左、右各一，左肾上腺近似半月形，右肾上腺呈三角形，由皮质和髓质两部分构成。肾上腺皮质是腺垂体激素的一个靶腺，而肾上腺髓质受交感神经节前纤维直接支配。

二、肾上腺皮质

肾上腺皮质由外向内分为球状带、束状带和网状带三层。球状带主要分泌盐皮质激素，主要是醛固酮；束状带主要分泌糖皮质激素，主要是皮质醇；网状带分泌少量的皮质醇和性激素。醛固酮和性激素的作用及分泌调节在本教材的相关章节中介绍，本节主要介绍糖皮质激素的生理作用及其分泌调节。

（一）糖皮质激素的生理作用

人体内的糖皮质激素主要是皮质醇，其主要作用是调节营养物质的代谢和参与人体应激反应。

1.对物质代谢的作用

（1）糖代谢　糖皮质激素不仅能促进糖异生，还能拮抗胰岛素，抑制肝外组织对葡萄糖的摄取和利用，使血糖升高。因此，糖皮质激素分泌过多时，会导致血糖升高，甚至出现糖尿。

（2）蛋白质代谢　糖皮质激素能促进肝外组织特别是肌蛋白分解，抑制蛋白质合成，并促使所生成的氨基酸入肝，加强糖异生。因此，糖皮质激素分泌过多时，将出现肌肉萎缩、皮肤变薄、骨质疏松、淋巴组织萎缩及创口愈合缓慢等现象。

（3）脂肪代谢　糖皮质激素能促进四肢脂肪分解，增强脂肪酸在肝内的氧化过程，有利于糖异生；还能使体内脂肪重新分布，即四肢脂肪减少，而面部和躯干的脂肪合成增多。当肾上腺皮质功能亢进或者过多使用糖皮质激素时，可出现面圆、背厚而四肢消瘦的“向心性肥胖”。

（4）水盐代谢　糖皮质激素有较弱的保钠排钾作用，还可促进肾小球滤过功能，抑制血管升压素的分泌。

2.对各器官系统的作用

（1）血细胞　糖皮质激素能使血液中的红细胞、血小板和中性粒细胞数量增多；使嗜酸性粒细胞以及淋巴细胞数量减少。

（2）心血管系统　糖皮质激素本身对血管的收缩无直接作用，但能增强血管平滑肌对去甲肾上腺素的敏感性（允许作用），使血管保持正常的紧张性。此外，糖皮质激素还能降低毛细血管壁的通透性，有利于维持血容量。

（3）神经系统　糖皮质激素能提高中枢神经系统的兴奋性。小剂量可引起欣快感；大剂量则引起思维不能集中，烦躁不安和失眠等现象。

（4）消化系统　糖皮质激素能增加胃酸和胃蛋白酶原的分泌，并使胃黏膜的保护和修复功能减弱。因此，长期大量服用糖皮质激素，可诱发和加剧溃疡病。

3.在应激反应中的作用　当机体遭到有害性刺激时（如创伤、感染、中毒、缺氧、寒冷、疼痛、惊恐等），将引起促肾上腺皮质激素（ACTH）和糖皮质激素分泌的增多，并产生一系列非特异性全身反应，称为应激反应（stress reaction）。应激反应中，下丘脑-腺垂体-肾上腺皮质系统功能活动增强，可提高机体对伤害性刺激的耐受力，帮助机体渡过“难关”。在应激反应中，交感-肾上腺髓质系统也参与其中，故血中肾上腺素和去甲肾上腺素含量也相应增加。另外，生长激素、催乳素、胰高血糖素、抗利尿激素和醛固酮等的含量也增加，说明应激反应是一种以促肾上腺皮质激素和糖皮质激素增多为主，多种激素共同参与的增强机体抵抗能力的非特异性全身反应。

此外，糖皮质激素还具有抗炎、抗毒、抗过敏和抗休克等药理作用，这也是临床上应用糖皮质激素治疗多种疾病的依据。

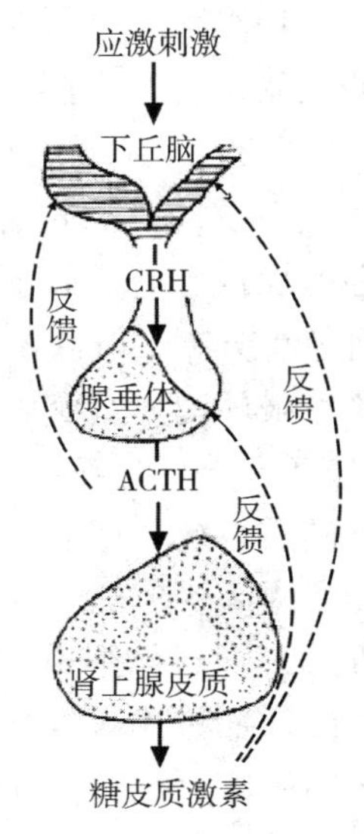

图11-6　糖皮质激素分泌调节示意图

（二）糖皮质激素分泌的调节

1.下丘脑-腺垂体-肾上腺皮质轴的调节　下丘脑促垂体区神经元合成并释放的促肾上腺皮质激素释放激素（CRH），通过垂体门脉系统被运送到腺垂体，促进腺垂体促肾上腺皮质激素（ACTH）的分泌（图11-6），ACTH可使肾上腺皮质合成并释放糖皮质激素。

糖皮质激素的分泌呈昼夜节律波动。每日早晨分泌达高峰，以后逐渐下降，至午夜时分泌达最低点。

2.反馈调节 当血中糖皮质激素浓度升高时，可反馈抑制下丘脑分泌CRH和腺垂体分泌ACTH，这属于长反馈调节；血中ACTH的升高也能抑制下丘脑CRH的释放，这属于短反馈调节（图11-6）。通过上述负反馈调节机制，以保持血液中糖皮质激素水平的相对稳定。但机体在应激状态下，下丘脑-腺垂体-肾上腺皮质轴的负反馈调节暂时失效，称其为开环调节。

临床上对于长期大剂量使用糖皮质激素的患者，由于负反馈的调节可使腺垂体分泌ACTH受到抑制，导致肾上腺皮质萎缩、功能降低。此时若突然停药，可出现肾上腺皮质功能低下，引起肾上腺皮质危象，甚至危及生命。因此，停药时须注意逐渐减量或间断补充ACTH，以防肾上腺皮质萎缩，引起严重后果。

三、肾上腺髓质

肾上腺髓质位于肾上腺的中心，由嗜铬细胞组成，可合成、分泌肾上腺素和去甲肾上腺素，二者的比例约为4∶1，即以分泌肾上腺素为主。

肾上腺髓质激素的作用已在本教材前面的有关章节中分别做以介绍，现列表归纳总结（表11-3）。

表11-3 肾上腺素与去甲肾上腺素的主要生理作用

部位及作用	肾上腺素	去甲肾上腺素
心脏	心率加快，收缩力明显增强，心输出量明显增加	心率减慢（减压反射的作用）
血管	皮肤、胃肠、肾血管收缩；冠状动脉、骨骼肌血管舒张	冠状动脉舒张（局部体液因素），其他血管均收缩
血压	上升（心输出量增加）	明显上升（外周阻力增大）
支气管平滑肌	舒张	稍舒张
代谢	增强	稍增强

肾上腺髓质直接受交感神经节前纤维支配。交感神经系统兴奋时，肾上腺髓质分泌激素增多，并且其作用与交感神经兴奋引起的效应相似。因此，把交感神经和肾上腺髓质在结构和功能上的联系，称为交感-肾上腺髓质系统。当人体处于紧急情况下（如惊恐、剧痛、大失血、紧张焦虑等），该系统活动明显增强，肾上腺髓质激素大量分泌，机体出现一种全身适应性反应，即应急反应。表现为：中枢神经系统兴奋性提高，使机体处于警觉状态，反应迅速、灵敏；心率加快、心肌收缩力增强、心输出量增多，血压升高；内脏血管收缩，肌肉血管舒张，全身血流重分布；呼吸加深加快，肺通气量增大；物质代谢增强，血糖升高等，上述变化有利于机体克服环境突然变化所造成的"困难"。

"应急"与"应激"二者之间既有区别又有联系。"应急"的刺激突如其来，可兴奋交感-肾上腺髓质系统，使血液中的肾上腺素和去甲肾上腺素浓度明显增加，从而充分调动机体贮备的潜能，提高机体的"战斗力"，去应对或克服环境突变给机体造成的困难；"应激"的刺激是伤害性的，通过增强下丘脑-腺垂体-肾上腺功能轴活动，使血液中ACTH和糖皮质激素明显增加，以增加机体对有害刺激的"耐受力"。总之，机体可通过"应急"和"应激"两种反应，共同提高机体对抗有害刺激的能力，使生命得以保存。

交感神经的兴奋、ACTH以及反馈调节均可影响肾上腺髓质激素的分泌。

PPT

第五节 胰　岛

胰岛是胰腺的内分泌部分，呈大小不一、形状不定的细胞团分散在胰腺的各处，以胰尾为最多。胰岛由四种内分泌细胞组成。其中，A细胞分泌胰高血糖素，B细胞分泌胰岛素，D细胞分泌生长抑素，PP细胞分泌胰多肽。本节主要介绍胰岛素和胰高血糖素。

一、胰岛素

胰岛素是由胰岛B细胞分泌的含51个氨基酸的蛋白质，主要在肝脏内失活。胰岛素是我国科学家于1965年首先用化学方法人工合成的激素，随后又在其空间结构和功能方面的研究取得了重大突破。

（一）胰岛素的生理作用

胰岛素是调节营养物质代谢（以促进合成代谢为主）的重要激素之一，对机体能源物质的贮存和利用、人体的生长发育起着重要作用。

1.糖代谢　胰岛素可促进全身组织对葡萄糖的摄取和利用，可加速肝糖原、肌糖原的合成，促进葡萄糖转变为脂肪；另外，胰岛素还能够抑制糖原的分解和糖异生。因此，胰岛素可通过减少血糖的来源，增加血糖的去路来降低血糖。

2.脂肪代谢　胰岛素能够促进脂肪的合成与贮存，同时还能够抑制脂肪的分解。因此，胰岛素缺乏可使体内脂肪的贮存减少、分解增多，患者表现出消瘦、体重明显降低，血脂增高等表现。

3.蛋白质代谢　胰岛素既能促进蛋白质的合成，又能够抑制蛋白质的分解，因而有利于机体的生长；并且胰岛素还可以对生长素产生允许作用，而加强生长素的促生长作用。

（二）胰岛素分泌的调节

1.血糖浓度　血糖浓度是调节胰岛素分泌最主要的因素。血糖浓度升高可刺激胰岛B细胞，使胰岛素分泌增多，降低血糖；反之，血糖浓度降低时，胰岛素分泌减少，升高血糖。由此可见，血糖浓度对胰岛素的分泌活动起着负反馈调节，是维持正常血糖水平的最重要的调节机制。

2.激素作用　促胃液素、缩胆囊素和抑胃肽等胃肠激素，可促进胰岛素的分泌；甲状腺激素、生长素、皮质醇、孕酮、雌激素等也可以促进胰岛素的分泌。肾上腺素对胰岛素的分泌有抑制作用。

3.自主神经的调节　胰岛接受迷走神经和交感神经的双重调节。迷走神经兴奋，可以直接促进胰岛素的分泌；交感神经兴奋则抑制胰岛素的分泌。

知识拓展　　糖尿病

糖尿病是一种以糖代谢紊乱为主要特征的临床综合征，表现为多饮、多尿、多食以及血糖升高。糖尿病的发病率持续上升，已成为全世界发病率和死亡率最高的疾病之一。糖尿病可分为胰岛素依赖性糖尿病（1型）和非胰岛素依赖性糖尿病（2型）。对于糖尿病的治疗须采取综合治疗，在控制饮食和运动疗法的基础上，应用胰岛素或口服降糖药，使患者的血糖控制在正常范围内，防止或延缓并发症的出现。

二、胰高血糖素

胰高血糖素是由胰岛A细胞分泌的含29个氨基酸的多肽，主要在肝内灭活，肾也有降解作用。

（一）胰高血糖素的生理作用

与胰岛素的作用相反，胰高血糖素是促进分解代谢的激素。胰高血糖素促进糖原分解及糖异生的作用很强，因而可使血糖明显升高；能活化脂肪组织中的脂肪酶，加速贮存脂肪的分解及脂肪酸的氧化，使血液中酮体增多；能促进蛋白质分解和抑制蛋白质合成，使组织蛋白质含量下降；同时还可使氨基酸迅速转入肝细胞内转化为葡萄糖。

（二）胰高血糖素分泌的调节

胰高血糖素的分泌主要受血糖浓度的影响。当血糖浓度升高时，胰高血糖素分泌减少；当血糖浓度降低时，胰高血糖素分泌增加。此外，迷走神经兴奋时，胰高血糖素分泌减少；而交感神经兴奋时，胰高血糖素分泌增多。

胰岛素可通过旁分泌作用于A细胞，抑制其分泌活动；又可通过降低血糖的作用，促进胰高血糖素的分泌，二者在对血糖的调节中保持着对立统一，以维持正常血糖水平，保持内环境稳态。

PPT

第六节　其他激素

一、前列腺素

前列腺素（prostaglandin，PG）是一种含有20个碳原子的不饱和脂肪酸。广泛存在于哺乳动物和人体的各种组织和体液中。根据分子结构的不同，把前列腺素分为A、B、C、D、E、F、G、H、I等类型，每种类型又有亚型。

前列腺素来源于花生四烯酸。花生四烯酸在环加氧酶的作用下首先转化为环过氧化物。环过氧化物在不同的异构酶或还原酶的作用下转化为血栓烷A_2（TXA_2）、前列环素（PGI_2）和PGE_2、PGF_2等。

前列腺素的生理作用极为广泛并且复杂，几乎对人体各个系统的功能均有影响。①PGE_2和PGI_2能舒张血管，降低血压；②PGI_2能抑制血小板聚集；③PGE_2使支气管平滑肌舒张，PGF_2却使支气管平滑肌收缩；④PGE和PGF类均可引起胃肠道平滑肌收缩，PGE_2还具有明显的抑制胃酸分泌的作用；⑤PGE_2可增加肾血流量，促进排钠利尿等；此外，PG对体温调节、神经系统以及内分泌与生殖系统的活动等均有影响。

二、褪黑素

褪黑素（melatonin，MT，也叫松果体素）是由松果体所分泌的激素。褪黑素的分泌受光照抑制，呈现出明显的“昼低夜高”的周期性变化。褪黑素的主要生理作用：①调节机体生物节律使其与环境物理周期同步，从而使机体能更好地适应环境的变化；②中枢抑制作用，促进睡眠；③抑制性腺活动，使人在青春期前生殖功能处于抑制状态。

三、胸腺激素

胸腺素是由胸腺分泌的一类促细胞分裂的含28个氨基酸残基的多肽激素。它可诱导造血干细胞发育为T淋巴细胞，具有增强细胞免疫功能和调节免疫平衡等作用。临床上常用的胸腺素是从小牛胸腺发现并提纯的有非特异性免疫效应的小分子多肽。

四、瘦素

瘦素（Leptin，LP）是一种含146个氨基酸残基的激素。由脂肪细胞分泌的瘦素，一方面进入血液循环后作用于外周的瘦素受体，参与机体糖、脂肪及能量代谢的调节，增加能量消耗；另一方面，进入中枢神经系统的瘦素可抑制下丘脑与摄食有关的神经肽Y的合成与释放，

从而抑制食欲，减少食物的摄取，进而使体重减轻。

本章小结

内分泌系统是人体重要的功能调节系统，是由内分泌腺和内分泌细胞所构成的。机体重要的内分泌腺包括垂体、甲状腺、甲状旁腺、肾上腺、胰岛和性腺等。在机体的神经元、心肌、血管内皮、肝、肾等器官和组织上分布有内分泌细胞。内分泌腺和内分泌细胞通过分泌各种生物活性物质（激素）发布调节信息，全面调控与个体生存密切相关的基础功能活动。内分泌系统与神经系统和免疫系统共同调节和维持着机体的内环境稳态。

习题

习 题

一、单项选择题

1. 下列激素中，属于含氮类激素的是（ ）。

A. 雌激素　　B. 雄激素　　C. 孕激素　　D. 糖皮质激素　　E. 胰岛素

2. “旁分泌”是指（ ）。

A. 激素通过血液作用于全身组织细胞

B. 激素通过扩散作用于邻近细胞

C. 激素通过血液以外的途径作用于远距离的靶细胞

D. 由神经细胞分泌发挥局部作用的激素

E. 激素通过组织液作用于自身

3. cAMP 作为第二信使，其作用是激活（ ）。

A. 蛋白激酶　　B. 磷酸化酶

C. 磷酸二酯酶　　D. 鸟苷酸环化酶

E. 腺苷酸环化酶

4. 下列哪一项不是甲状腺激素的生理作用（ ）。

A. 抑制糖原合成　　B. 促进外周细胞对糖的利用

C. 适量时促进蛋白质合成　　D. 提高神经系统兴奋性

E. 减慢心率和减弱心肌收缩力

5. 神经垂体激素是（ ）。

A. 催乳素与生长素　　B. 抗利尿激素与醛固酮

C. 血管升压素与缩宫素　　D. 催乳素与血管升压素

E. 卵泡刺激素与黄体生成素

6. 调节胰岛素分泌最重要的因素是（ ）。

A. 血糖水平　　B. 血脂水平

C. 血中氨基酸水平　　D. 血 Na^+ 浓度

E. 血 Ca^{2+} 浓度

7. 生理剂量的血管升压素的主要生理作用是（ ）。

A. 使血管收缩，产生升压作用　　B. 促进肾小管对 Na^+ 的重吸收

C. 促进肾的保钠排钾作用　　D. 增加肾远曲小管和集合管对水的重吸收

E. 降低肾远曲小管和集合管对水的重吸收

8. 调节血钙与血磷水平最重要的激素是（ ）。

A. 降钙素　　B. 1, 25-二羟维生素 D_3

C. 甲状旁腺激素　　D. 肾上腺素
E. 甲状腺激素

9. 关于糖皮质激素分泌的调节，下述错误的是（　）。
A. 长期服用皮质醇可使 ACTH 分泌增多
B. ACTH 是糖皮质激素的促激素
C. 应激反应中，糖皮质激素分泌增多
D. 糖皮质激素在午夜分泌量最低
E. 糖皮质激素参与“应激”反应

10. 血浆中降钙素的来源是（　）。
A. 消化道黏膜细胞　　B. 甲状腺滤泡上皮细胞
C. 甲状旁腺细胞　　D. 甲状腺C细胞
E. 胰岛D细胞

二、简答题

1. 激素作用的一般特征有哪些？
2. 甲状腺激素有哪些主要的生理作用？
3. 试述糖皮质激素的生理作用。

（高　玲　胥　颖）

第十二章　生殖系统

知识目标

1.掌握　雌、孕激素的生理作用；月经周期及其形成机制。

2.熟悉　睾丸的位置、结构及功能；卵巢和子宫的位置、结构及功能。

3.了解　男性附属腺的位置及功能；男、女外生殖器；妊娠和分娩。

技能目标

1.学会　观察生殖系统图和标本。

2.具备　运用所学生殖系统的生理学知识进行健康宣教的能力。

生殖系统包括男性生殖系统和女性生殖系统。根据器官所在位置不同，可分为内生殖器与外生殖器。内生殖器位于盆腔，包括生殖腺、生殖管道和附属腺；外生殖器显露于体表。生殖系统的主要功能是产生生殖细胞，繁殖后代；分泌性激素，促进生殖器官的发育、维持性功能和第二性征的作用。

PPT

第一节　男性生殖系统

男性生殖系统分为内生殖器和外生殖器。内生殖器包括：生殖腺、输精管道和附属腺体三部分（图12-1），外生殖器包括阴囊和阴茎。

一、睾丸

（一）睾丸的位置和形态

睾丸位于阴囊内，左右各一，呈略扁的椭圆形（图12-2）。睾丸的形态可分为内、外两面，前、后两缘，上、下两端。前缘游离，上端和后缘有附睾贴附。

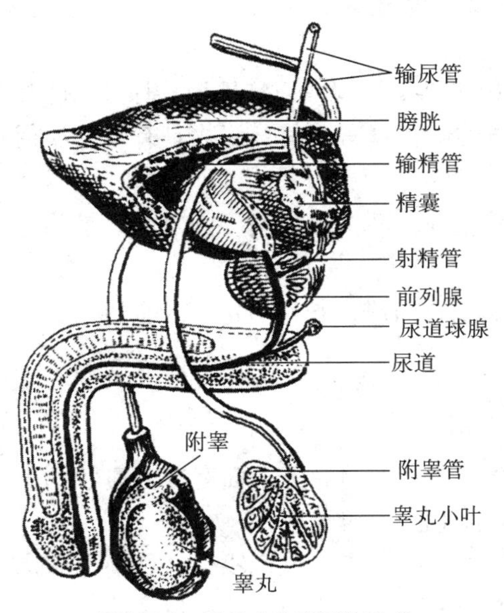

图12-1　男性内生殖器的组成

精索
附睾头
附睾体
睾丸后缘
附睾尾
睾丸
阴囊

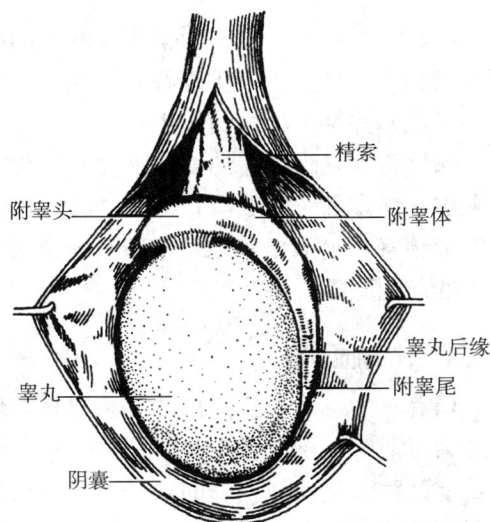

图12-2　睾丸和附睾的形态

（二）睾丸的生理功能

睾丸是男性的内生殖器官，由曲细精管和间质细胞组成。曲细精管产生精子，间质细胞分泌雄激素。

1.睾丸的生精功能 男性进入青春期后，位于曲细精管上皮的原始生精细胞（精原细胞）依次发育为初级精母细胞、次级精母细胞、精子细胞，最终形成精子，这一过程称为生精（图12-3）。从精原细胞发育为成熟的精子大约需要两个半月。精子与附睾、精囊腺、前列腺和尿道球腺的分泌物形成的混合液称为精液。

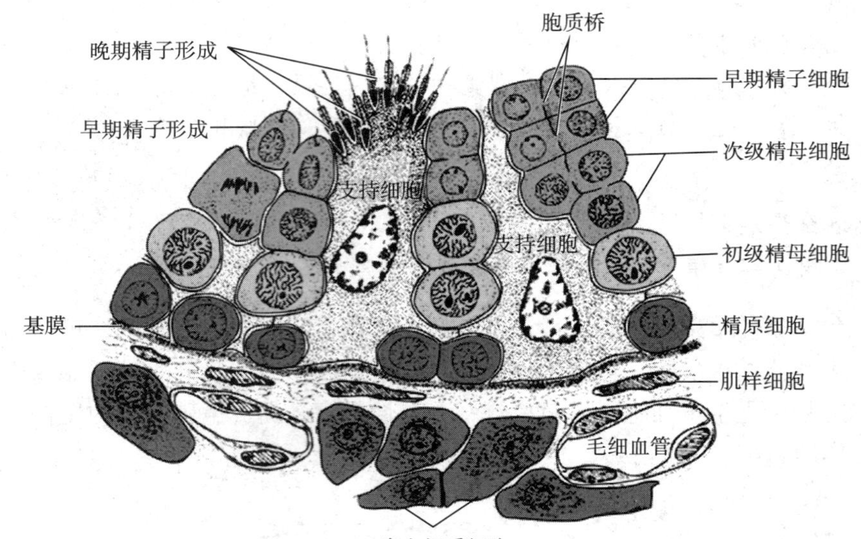

图12-3 睾丸曲细精管中精子的生成

2.睾丸的内分泌功能 睾丸分泌的雄激素主要有睾酮、双氢睾酮、脱氢表睾酮和雄烯二酮等，其中生物活性最强的是睾酮。

睾酮的生理作用：①影响胚胎分化，使胚胎向男性化方向发育；②促进男性第二性征发育，如出现胡须、声音变低、喉头隆起等，并维持正常的性欲；③维持生精作用，促进精子生成；④促进蛋白质合成，使血中低密度脂蛋白增加而高密度脂蛋白降低，促进骨骼生长，红细胞生成等。

二、输精管道

1.附睾 呈新月形，贴附于睾丸的上端和后缘（图12-2）。附睾上端膨大圆钝，称附睾头，中部窄细称附睾体，下端尖细称附睾尾。附睾为精子的储存器官，其分泌物具有营养、促进精子进一步成熟并维持活力的作用。

2.输精管 是附睾管的直接延续，长约50cm，管壁厚，活体触摸呈硬圆索状。输精管可分为睾丸部、精索部、腹股沟管部和盆部四部分。

3.射精管 由输精管末端与精囊排泄管在膀胱底汇合而成，长约2cm，穿前列腺实质开口于尿道的前列腺部。

三、附属腺体

1.精囊 为一对长椭圆形的囊状器官，位于膀胱底后方。精囊腺表面有许多囊状膨出，下端缩细为排泄管，排泄管与输精管壶腹末端合成射精管（图12-4）。

2.前列腺 呈前后稍扁的栗子形，其后部平坦，正中线上有一纵行浅沟，称前列腺沟，活体直肠指检可扪及此沟。男性患前列腺肥大时，此沟消失。前列腺分泌乳白色液体，参与精液组成。

3.尿道球腺 为豌豆大的圆形腺体，左右各一，包埋在尿生殖膈内，开口于尿道球部。尿道球腺的分泌物也参与精液组成。

四、阴囊和阴茎

1.阴囊 阴囊为一皮肤囊袋，位于阴茎根部后下方，由皮肤和肉膜构成。

2.阴茎 阴茎由前向后可分为头、体和根三部分（图12-5）。阴茎头与体交界处有一环状沟称阴茎颈，阴茎头前部有尿道外口。阴茎由两个阴茎海绵体和一个尿道海绵体构成，外面有筋膜和皮肤包裹（图12-6）。

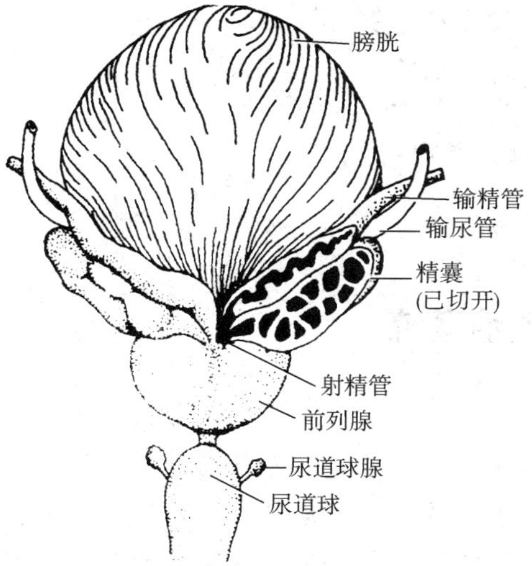

图12-4 精囊、前列腺与尿道球腺

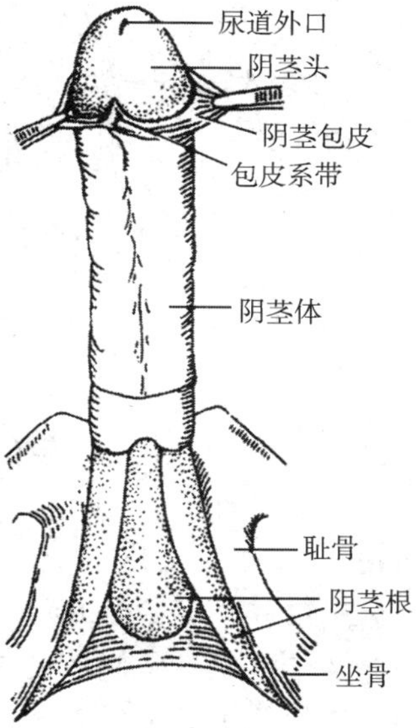

图12-5 阴茎的外形

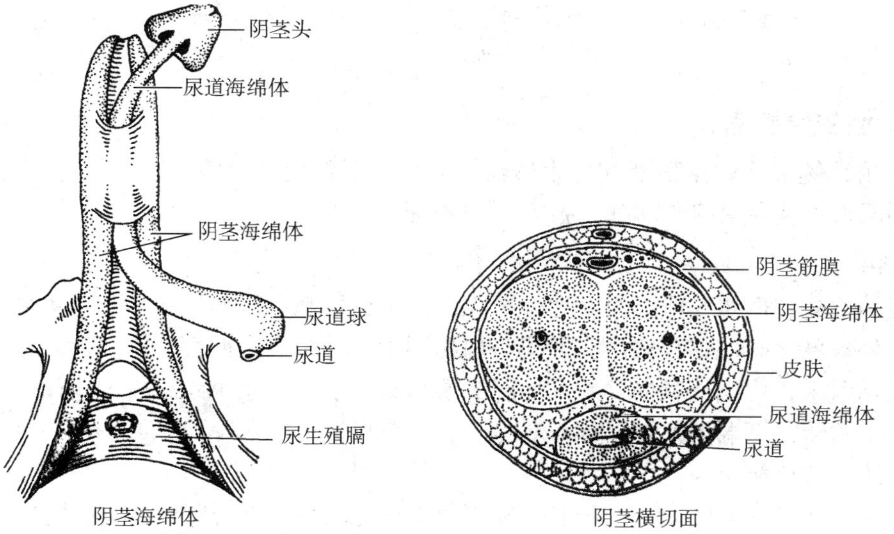

阴茎海绵体　　阴茎横切面

图12-6 阴茎海绵体

五、男性尿道

男性尿道是尿液和精液排出的管道，成年男性尿道长16~22cm，可分为前列腺部、膜部和海绵体部。在临床上常将尿道海绵体部称为前尿道，尿道前列腺部和膜部称为后尿道（12-7）。

知识链接　　前列腺肥大

前列腺肥大是老年男性常见的一种疾病，其发病原因与人体内雄激素和雌激素平衡失调有关。前列腺肥大可压迫膀胱颈、后尿道，引起尿路梗阻，出现尿频、尿急、排尿困难、尿潴留。长期梗阻可并发结石、感染、血尿、膀胱憩室等。病情发展可引起肾积水、肾功能损害，

导致慢性肾功能不全，患者要及时正规诊治。

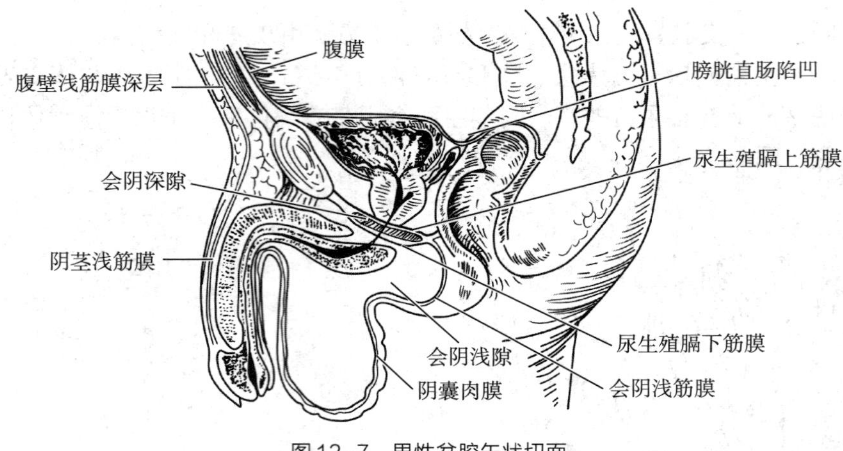

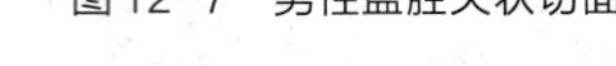
图12-7　男性盆腔矢状切面

PPT

第二节　女性生殖系统

案例讨论

案例　女，52岁，近两年月经周期缩短、经期延长，自认为是“更年期综合征”未进行检查和治疗，近半年出现月经明显增多，常伴有头晕现象。查体：轻度贫血。妇科检查：子宫颈光滑、肥大，子宫体如孕3个月大小，表面凹凸不平，质硬、无压痛，活动度稍差，双侧附件正常。

讨论　1.该患者患何种疾病？首选的辅助检查是什么？

2.正常子宫的形态、位置和结构如何？

一、女性生殖器官

女性生殖系统分为内生殖器和外生殖器。内生殖器包括生殖腺（卵巢）、输送管道（输卵管、子宫和阴道）及附属腺（前庭大腺）。外生殖器即女阴。

（一）卵巢

1.卵巢的位置和形态　卵巢为女性生殖腺，产生卵子和分泌雌性激素。卵巢位于小骨盆侧壁，髂内、外动脉之间的卵巢窝内。卵巢呈扁椭圆形，分内、外两面，前、后两缘，上、下两端。外侧面贴盆壁，内侧面朝向盆腔。后缘为游离缘，前缘为系膜缘，有卵巢门。上端借卵巢悬韧带固定于盆壁，下端借卵巢固有韧带连于子宫底两侧。

2.卵巢的生理功能

（1）卵巢的生卵功能　女性出生后卵巢中约有200万个原始卵泡，到青春期时减少到30~40万个。从青春期开始，每月有15~20个原始卵泡同时发育，但通常只有1个优势卵泡能发育成熟并排卵，而其余卵泡会退化成为闭锁卵泡。成熟卵泡的卵泡壁破裂，卵细胞与放射冠、透明带、卵泡液一起被排出卵泡的过程称为排卵。排卵多发生在下次月经来潮前的14日左右，LH峰是触发排卵的关键。女性一生会有400~500个卵泡发育成熟并排卵。通常情况下，左右卵巢会交替排卵。排卵后，卵泡剩余部分逐渐形成具有内分泌功能的黄色细胞团，称为黄体。若排出的卵子未受精，黄体逐渐由结缔组织替代，呈白色，称为白体。若受精，黄体则发育成妊娠黄体。

（2）卵巢的内分泌功能　卵巢主要分泌雌激素和孕激素，以及少量的雄激素。雌激素包括雌二醇、雌酮、雌三醇，其中雌二醇的活性最强。孕激素主要是孕酮。

1）雌激素的生理作用　对生殖系统的作用：雌激素可以促进排卵，促进子宫发育，促进子宫平滑肌的增生，刺激子宫颈分泌大量清亮和稀薄的液体，促进输卵管的运动，增强阴道的抵抗力。

对乳腺和第二性征的作用：雌激素能促进乳房发育，激发并维持女性第二性征，如音调增高，毛发和脂肪分布具有女性特征，骨盆宽大等。

对代谢的影响：雌激素促进蛋白质合成，提高血中高密度脂蛋白的含量而降低血中低密度脂蛋白的含量，促进钙、磷沉积，且高浓度的雌激素会导致水、钠潴留。

2）孕激素的生理作用　对子宫的作用：孕激素可使子宫内膜从增生期转变为分泌期，能降低子宫肌的兴奋性，抑制子宫收缩，可使宫颈黏液分泌减少且变稠。

对乳腺的作用：孕激素可促进乳腺腺泡的发育，为分娩后的泌乳做准备。

对体温的影响：女性的基础体温呈双相型。在排卵前基础体温维持在较低水平，排卵日最低，排卵后由于孕激素的作用可升高0.3~0.5℃，直至下次月经来潮。临床中可通过测量基础体温判断女性有无排卵。

（二）输卵管

输卵管为一对细长弯曲的喇叭形肌性管道，全长10~12cm。输卵管由内向外分为四部分（图12–8）。

1.输卵管子宫部　为穿子宫壁的部分，以输卵管子宫口开口于子宫腔。

2.输卵管峡　短而直，管腔狭窄，壁较厚，水平向外移行为壶腹部。输卵管结扎术常在此部进行。

3.输卵管壶腹　为输卵管峡部向外移行的膨大部分，约占输卵管全长的2/3，卵子和精子通常在此部结合形成受精卵。

4.输卵管漏斗　是输卵管外端膨大部分，呈漏斗状，其游离缘有许多指状突起，称输卵管伞，是临床手术中识别输卵管的重要标志。

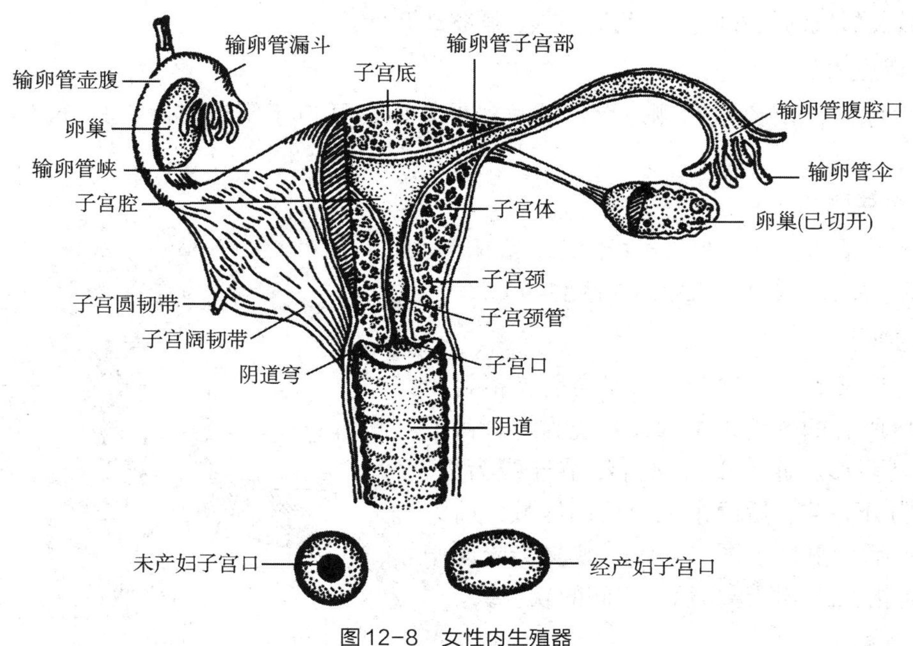

图12–8　女性内生殖器

微课

（三）子宫

子宫是孕育胎儿和产生月经的场所。

1.子宫的形态　成人未孕子宫呈前后稍扁、倒置的梨形，分为底、体和颈三部分。

子宫底为输卵管子宫口以上的部分，宽而圆。子宫体为子宫底与子宫颈之间的大部分。子

宫颈为子宫下端较窄而呈圆柱状的部分，分为子宫颈阴道部和阴道上部。子宫颈阴道上部的上端与子宫体交界处较狭细，称子宫峡。

2.子宫的位置 子宫位于小骨盆腔的中央，膀胱与直肠之间。成年人子宫的正常位置为轻度前倾和前屈。前倾指子宫的长轴与阴道的长轴形成一个向前开放的钝角；前屈指子宫体与子宫颈之间向前的弯曲。

3.子宫的固定装置 子宫的正常位置主要靠盆底肌的承托和韧带的牵引固定，固定子宫位置的韧带有四对。

（1）子宫阔韧带 位于子宫两侧，限制子宫向两侧移动。

（2）子宫圆韧带 起自子宫和输卵管交接处下方，穿过腹股沟管，止于阴阜和大阴唇皮下，是维持子宫前倾的主要结构。

（3）子宫主韧带 起自子宫颈两侧，止于骨盆侧壁，防止子宫向下脱垂。

（4）骶子宫韧带 起自子宫颈后方，绕过直肠两侧，止于骶骨前面，与子宫圆韧带协同，维持子宫前屈位。

4.子宫壁的微细结构 子宫壁由内向外分内膜、肌层、外膜三层。

（1）内膜 由单层柱状上皮和固有层构成。上皮由分泌细胞和纤毛细胞构成。固有层较厚，由疏松结缔组织构成，内含子宫腺、丰富的血管和低分化的基质细胞。子宫腺是上皮向固有层凹陷形成的单管状腺；固有层内小动脉弯曲呈螺旋形，称螺旋动脉。

（2）肌层 很厚，由交错走行的平滑肌束构成，束间有结缔组织。肌层由外向内可分为浆膜下层、中间层和黏膜下层。中间层最后，内含许多血管。

（3）外膜 子宫底与子宫体为浆膜，其余部分为纤维膜。

（四）阴道

阴道是排出月经和娩出胎儿的肌性管道。阴道上部较宽阔，包绕子宫颈阴道部，在二者之间形成环行的凹陷，称阴道穹隆。阴道下部较窄，下端以阴道口开口于阴道前庭，处女的阴道口有黏膜皱襞形成的处女膜，一般呈环状、唇状或筛状。

（五）前庭大腺

前庭大腺位于阴道口两侧，形似豌豆，导管向内开口于阴道前庭，其分泌物可润滑阴道口。

（六）外生殖器

女性外生殖器又称女阴。包括阴阜、大阴唇、小阴唇、阴道前庭、阴蒂、前庭球（图12-9）。

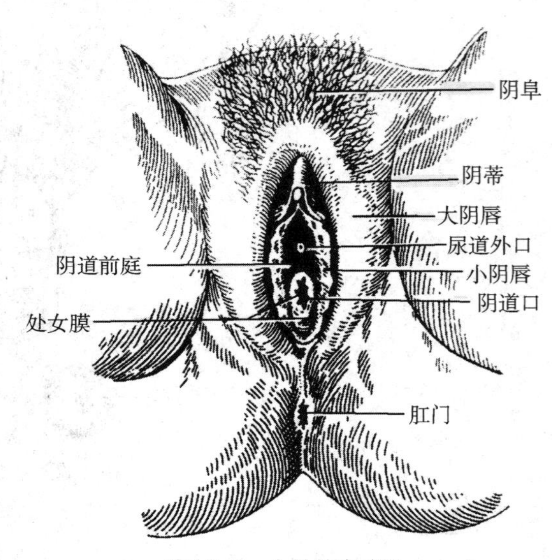

图12-9 女性外生殖器

（七）会阴

会阴有广义和狭义之分。广义会阴是指封闭小骨盆下口所有的软组织结构，其境界与骨盆下口一致，呈菱形。通常以两坐骨结节连线为界，将广义会阴分为前、后两个三角形的区域，前为尿生殖区，后为肛区（图12-10）。狭义会阴即产科会阴，是指肛门与阴道口后端之间的软组织。

（八）乳房

乳房为哺乳器官，青春期开始发育生长，妊娠和哺乳期有分泌活动。

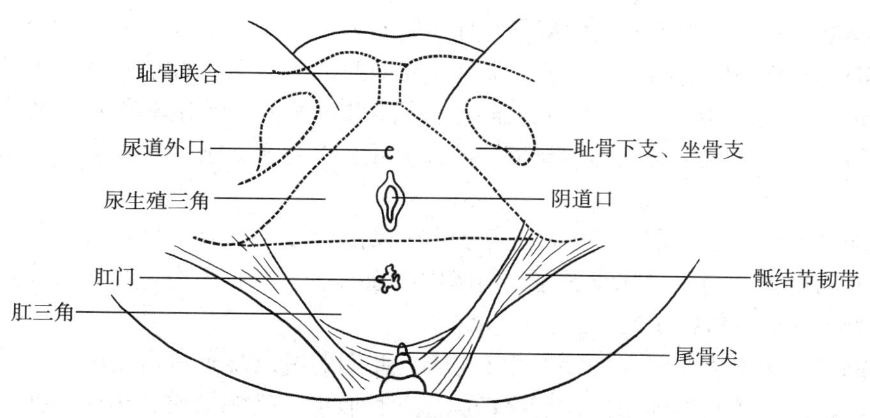

图12-10 女性会阴的境界及分部

1.乳房的位置和形态 乳房位于胸前部的浅筋膜内，胸大肌和胸肌筋膜的表面。成年女性未哺乳的乳房呈半球形，紧张而有弹性，乳房中央的突起称乳头，平对第4肋间隙或第5肋，其顶端有输乳管的开口。乳头周围颜色较深的环状皮肤称乳晕，表面有许多小隆起，其深面为乳晕腺，其脂质分泌物可润滑乳头及周围皮肤（图12-11）。

2.乳房的结构 乳房主要由皮肤、纤维组织、脂肪组织和乳腺构成（图12-12）。纤维组织包绕乳腺，并向深面发出许多小隔，将乳腺分隔成15~20个乳腺叶。每个乳腺叶都发出1条排泄管，称输乳管，以输乳孔开口于乳头。

乳腺周围的纤维组织向浅面和深面发出许多小的纤维束连于皮肤和胸肌筋膜，称乳房悬韧带或Cooper韧带，对乳房起支持和固定作用（图12-11）。乳腺癌时，癌组织侵犯乳房韧带可使其缩短，向内牵引皮肤使乳房表面皮肤呈现许多小凹，临床上称为“橘皮样”改变，为乳腺癌早期的一种特殊体征。

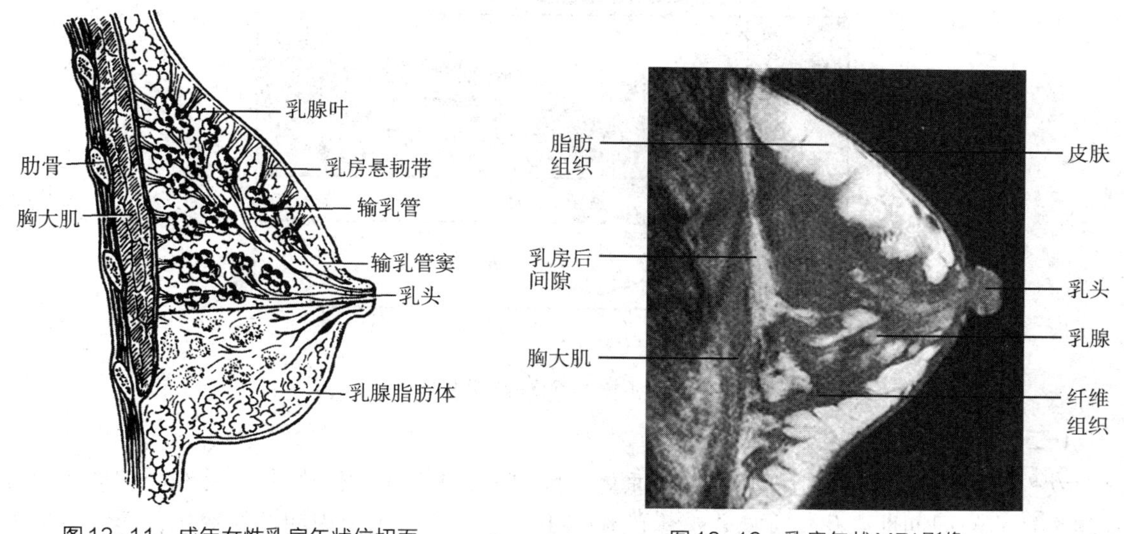

图12-11 成年女性乳房矢状位切面

图12-12 乳房矢状MRI影像

二、月经周期

女性进入青春期后，由于性激素的作用，子宫内膜出现周期性的剥脱、出血，这一现象称为月经。女性第一次的月经称为初潮，多出现在12~14岁，与遗传、环境、营养状况等因素相关。随着卵巢功能的衰竭，月经停止，称为绝经。绝经通常在女性45~55岁发生。

（一）月经周期的概念及分期

正常的月经具有明显的周期性，两次月经第1日之间的时间间隔称为月经周期。月经周期因人而异，一般为21~35天，平均28天。

根据卵巢激素和子宫内膜的变化情况，月经周期可分为以下几期（图12-13）。

1.增生期 亦称为卵泡期，一般发生于月经周期的第5~14天。此期的特点是子宫内膜显著增厚，从0.5mm增至8~10mm。内膜中的血管、腺体出现增殖，但腺体尚无分泌功能。增生期末，卵巢中将有一个卵泡发育成熟并排卵。临床上可用B超显示子宫内膜增生情况，并可用于监测排卵。

2.分泌期 亦称为黄体期，一般发生于月经周期的第15~28天。此期的特点是腺体出现分泌功能。在分泌期，子宫内膜继续增厚，内膜中的血管生长，腺体增大并开始分泌黏液。此期为受精卵的着床和发育做好了准备。

3.月经期 一般发生于月经周期的第1~4天。此期的特点是子宫内膜出现剥脱、出血，形成月经。月经期时，子宫内膜中的螺旋小动脉痉挛性收缩，组织缺血、坏死、剥脱，并与脱落的子宫内膜及血液一起经阴道流出体外。

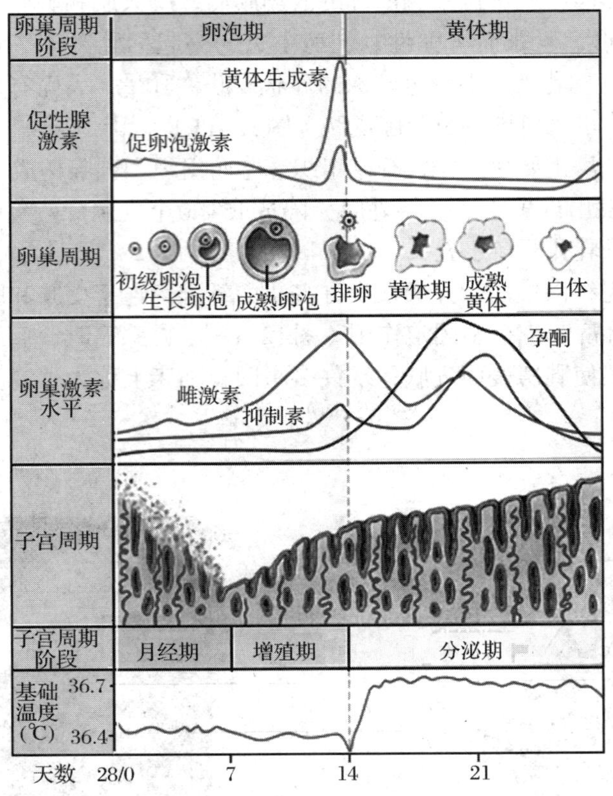

图12-13 月经周期与卵巢周期

（二）月经周期的形成机制

女性月经周期的形成是下丘脑、腺垂体、卵巢三者相互作用的结果。月经周期形成的基础是卵巢功能的周期性变化。在卵巢激素的作用下，子宫内膜出现周期性的变化，而卵巢激素的分泌受下丘脑-腺垂体的调控，血液中卵巢激素的水平对下丘脑-腺垂体又有反馈作用。

1.增生期的形成 由于黄体萎缩退化，雌、孕激素的分泌量下降，对下丘脑和腺垂体的抑制作用减弱，下丘脑开始分泌GnRH，使卵泡刺激素（FSH）和黄体生成素（LH）的分泌增加，FSH促进卵泡发育，卵泡快速生长，分泌雌激素逐渐增加。在雌激素的作用下，子宫内膜开始修复并增生。

2.分泌期的形成 随着卵泡的发育成熟，雌激素分泌进一步增加，形成雌激素的第一个高峰。血液中高浓度的雌激素刺激下丘脑大量释放GnRH，同时促进腺垂体分泌大量的FSH和LH，形成LH峰。在LH的作用下黄体发育，雌、孕激素的分泌增加，形成雌激素的第二高峰和孕激素分泌峰。高浓度的孕激素使子宫内膜发生分泌期改变。

3.月经期的形成 若排卵后卵子未受精，血液中高浓度的雌、孕激素反馈抑制下丘脑释放GnRH，腺垂体分泌FSH和LH减少，黄体萎缩退化，雌、孕激素分泌减少，子宫内膜剥离、出血，进入月经期。若卵子受精，则黄体发育为妊娠黄体，继续分泌雌、孕激素以维持妊娠。

知识拓展 **正常月经与痛经**

规律性月经是女性生殖功能发育成熟的标志。正常月经每次持续2~8天，平均4~6天。经血量为20~60ml。月经血呈暗红色，由血液、子宫内膜的碎片、宫颈黏液和脱落的阴道上皮细胞组成。

痛经为最常见的妇科症状之一，是指月经前后或经期出现的下腹部疼痛、坠胀，伴有腰酸或其他不适，严重者可影响生活和工作。根据生殖器有无器质性病变，痛经分为原发性和继发性。原发性痛经占痛经的90%以上，多发生在青春期，常在初潮后的1~2年内发病。原发性痛经无器质性病变，主要与月经来潮时子宫内膜前列腺素含量增高有关。继发性痛经常在初潮后数年出现症状。

三、妊娠与分娩

（一）妊娠

妊娠是指新个体的产生和孕育过程，包括受精、着床、妊娠的维持和胎儿的生长。从末次月经第1天算起，人类妊娠时间为280天，约40周。

1.受精 精子进入卵子并与卵子相融合的过程称为受精。受精通常发生在输卵管的壶腹部。当男性的精液进入女性的阴道后，精子经过子宫颈、子宫腔到达输卵管受精部位，此期间精子经过一系列形态和功能的变化，最后获得了使卵子受精的能力，这一过程称为获能。获能的精子在输卵管与卵子相遇后，精子头部的顶体释放出顶体酶，溶解卵子外围的放射冠和透明带，这一过程称为顶体反应。在酶的作用下，精子穿过放射冠和透明带进入卵子，最终精子与卵子的染色体相互混合，形成二倍体的受精卵，完成受精过程。正常成年男性每次可射出上亿精子，但最终一般只有一个精子能使卵子受精。

2.着床 受精卵形成后，在输卵管的蠕动和管腔上皮纤毛摆动的作用下，逐渐向子宫宫腔移动。在移动的过程中，受精卵不断分裂形成胚泡。在受精后的6~7天，胚泡植入子宫内膜，这一过程称为着床。着床需经过定位、黏附、侵入三个阶段。

3.妊娠的维持 正常妊娠的维持需要垂体、卵巢和胎盘分泌的多种激素相互配合。在妊娠的10周内，由妊娠黄体分泌雌、孕激素维持妊娠。胎盘形成后，妊娠黄体逐渐退化，由胎盘合成及分泌的多种激素如人绒毛膜促性腺激素（hCG）、人绒毛膜生长素（hCS）、雌激素、孕激素等，在维持妊娠、促进胎儿生长等过程中起着非常重要的作用。

（二）分娩

胎儿及其附属物从母体子宫排出体外的过程称为分娩。分娩是一个极其复杂的正反馈过程。子宫平滑肌节律性收缩即宫缩，是分娩的主要动力。分娩的发生和发展需要胎儿、胎盘及母体的共同作用。动物实验表明，缩宫素、前列腺素、雌激素、糖皮质激素等多种激素参与分娩的启动和完成。

本章小结

生殖系统包括男性生殖系统和女性生殖系统。男性内生殖器由生殖腺（睾丸）、输送管道（附睾、输精管、射精管、尿道）、附属腺（精囊腺、前列腺、尿道球腺）组成；外生殖器包

括阴囊和阴茎。女性内生殖器由生殖腺（卵巢）、输卵管道（输卵管、子宫、阴道）及附属腺（前庭大腺）组成；外生殖器即女阴。

男性的生殖功能主要是睾丸的生精功能和内分泌功能；女性的生殖功能主要是卵巢的生卵功能和内分泌功能。女性进入青春期后，子宫内膜出现周期性的改变形成月经周期。妊娠是指新个体的产生和孕育过程，分娩代表妊娠的结束。

习题

习 题

一、单项选择题

1.男性的生殖腺是（　　）。

A.睾丸　B.附睾　C.输精管　D.前列腺　E.精囊腺

2.卵子受精的部位是（　　）。

A.子宫腔　B.子宫颈

C.输卵管子宫部　D.输卵管壶腹部

E.输卵管峡

3.男性尿道最狭窄的部位是（　　）。

A.尿道外口　B.尿道膜部　C.前列腺部　D.尿道内部　E.尿道海绵体部

4.关于前列腺说法正确的是（　　）。

A.是成对的实质性器官　B.位于膀胱尖下方

C.位于膀胱底下方　D.是男性生殖腺

E.经直肠指检可触及

5.子宫的位置描述不正确的是（　　）。

A.膀胱后方　B.直肠前方

C.呈前倾前屈位　D.直肠与膀胱之间

E.子宫体与子宫颈垂直

6.下列哪项不是睾酮的生理作用（　　）。

A.维持生精作用　B.刺激生殖器官生长发育

C.促进乳腺发育　D.促进蛋白合成

E.促进男性副性征出现

7.女性基础体温在排卵后升高0.5℃左右，并在黄体期维持在此水平。基础体温的升高与下列哪种激素有关（　　）。

A.黄体生成素　B.甲状腺激素　C.雌激素　D.孕激素　E.卵泡刺激素

二、简答题

1.简述男性尿道的形态特点。

2.患者，女，45岁，已婚。月经周期不规律，月经量增多一年。此次停经2个月后，阴道流血3天，量多，无腹痛。伴面色苍白。检查：贫血貌，子宫正常，双附件区未触及包块；化验尿hCG（–）。初步诊断：功能失调性子宫出血（功血）。患者出现功血与卵巢分泌的激素有关，请问：

（1）卵巢分泌哪些激素？这些激素有何生理作用？

（2）月经周期是怎样形成的？

（李丛丛　范　超）

第十三章　免疫系统

知识目标

1.掌握　免疫概念及功能；免疫器官的类型和功能；免疫细胞概念；补体概念及生物学作用；抗原的基本特征；抗体的结构及功能；各类抗体的特性；细胞免疫和体液免疫效应；抗体产生的一般规律；超敏反应概念；Ⅰ型超敏反应的发生机制和防治原则。

2.熟悉　淋巴细胞的表面分子及亚群；抗原提呈细胞概念及类型；补体的理化特性；主要组织相容性复合体；细胞因子；医学上重要的抗原物质；免疫应答的基本特征；各型超敏反应的临床常见疾病；免疫耐受；免疫学诊断；免疫学预防。

3.了解　补体的激活途径；抗体的人工制备；T、B细胞活化信号转导途径；免疫治疗。

技能目标

1.学会　血型的测定方法。

2.具备　综合判断、分析问题和解决问题的能力。

随着人们对免疫系统认识的深入，免疫的概念在不断发展。现代免疫的概念是指机体免疫系统识别与排除抗原性异物，维持机体生理平衡的一种功能。依据免疫系统作用的抗原性异物的不同，免疫功能可以概况为：①免疫防御（immune defense）：主要指机体识别与排除病原微生物等抗原异物的功能。应答过强或持续时间过长，则在清除病原体的同时，也可能造成组织损伤和（或）功能异常，如发生超敏反应；若免疫防御功能过低或缺如，可发生免疫缺陷病。②免疫自稳（immune homeostasis）：免疫系统通过复杂的调节过程，维持免疫系统的相对稳定。一般情况下，免疫系统对自身组织细胞不产生免疫应答，称为免疫耐受，赋予了免疫系统区别“自己”和“非己”的能力。一旦免疫耐受被打破，免疫调节功能紊乱，会导致自身免疫病和过敏性疾病的发生。③免疫监视（immune surveillance）：指机体识别和清除体内突变细胞的功能。免疫监视功能低下可导致恶性肿瘤的发生。

第一节　概　述

PPT

免疫系统（immune system）是机体执行免疫功能的组织系统，包括免疫器官和组织、免疫细胞和免疫分子。

一、免疫器官

免疫器官按功能不同可分为中枢免疫器官和外周免疫器官两大类，两者通过血液循环及淋巴循环互相联系，构成免疫系统的完整网络，执行着机体的免疫功能。

（一）中枢免疫器官

中枢免疫器官是各类免疫细胞发生、发育、分化和成熟的场所。人类和其他哺乳动物的中枢免疫器官包括骨髓与胸腺。

1.骨髓　是各类血细胞和免疫细胞的发源地，是B淋巴细胞分化、发育和成熟的场所。骨髓位于骨髓腔内，分为红骨髓和黄骨髓。红骨髓造血功能活跃，由脂肪细胞、基质细胞、造血细胞和血窦组成。基质细胞及其分泌的多种细胞因子共同构成骨髓中的造血诱导微环境。骨髓中的多功能造血干细胞（HSC）在骨髓微环境中首先分化成髓样干细胞和淋巴样干细胞。髓样干细胞再分化成熟为粒细胞、单核细胞、红细胞、血小板。一部分淋巴样干细胞在骨髓中继续

分化为B淋巴细胞和自然杀伤细胞（NK细胞）；另一部分则经血流进入胸腺，发育成熟为T淋巴细胞。骨髓的主要功能：①各类血细胞和免疫细胞发生的场所；②B细胞和NK细胞分化成熟的场所；③发生再次免疫应答和产生抗体的主要部位。

2.胸腺 是T细胞分化、发育和成熟的场所。构成胸腺的细胞包括胸腺细胞和胸腺基质细胞两类，前者绝大多数为处于不同发育阶段的未成熟T细胞，后者则包括胸腺上皮细胞、巨噬细胞、树突状细胞及成纤维细胞等。胸腺基质细胞及其分泌的胸腺激素和细胞因子等构成了决定T细胞分化、增殖和选择性发育的微环境。胸腺的主要功能：①T细胞分化、发育和成熟的场所；②对胸腺细胞的分化、发育和外周免疫器官、免疫细胞均有一定的调节作用；③自身耐受的建立与维持。

（二）外周免疫器官和组织

外周免疫器官是免疫细胞定居和发生免疫应答的场所，包括淋巴结、脾脏及其他黏膜相关淋巴组织。

1.淋巴结 由纤维被膜包裹，分为皮质和髓质。皮质分为靠近被膜的浅皮质区和靠近髓质的深皮质区。浅皮质区是B细胞主要存在的部位，深皮质区是T细胞主要存在的部位。淋巴结是T细胞、B细胞定居和接受抗原刺激后产生特异性免疫应答的重要场所，同时具有过滤抗原性异物的作用。其中，T细胞约占淋巴结淋巴细胞数量的75%，B细胞约占25%。

2.脾脏 是人体最大的外周免疫器官，介于动脉和静脉之间，是血源性抗原发生免疫应答的主要部位。脾脏是各类免疫细胞定居的场所，其中B细胞约占脾内淋巴细胞总数的60%，T细胞约占40%。同时具有造血、储血、过滤血液的作用，也是对抗原物质发生免疫应答的部位。

3.黏膜相关淋巴组织 主要指呼吸道、消化道及泌尿生殖道黏膜固有层和上皮细胞下散在的无被膜淋巴组织，以及某些带有生发中心、器官化的淋巴组织如扁桃体、肠系膜淋巴结、肠集合淋巴结、阑尾及黏膜下的分散淋巴小结和弥散淋巴组织。淋巴小结内含增殖分化的T细胞和B细胞，黏膜下B细胞可产生分泌型IgA（SIgA）类抗体，故黏膜免疫系统被视为执行局部特异免疫功能的重要部位。

二、免疫细胞

免疫细胞泛指所有参与免疫应答或与免疫应答有关的细胞及其前体细胞，主要包括淋巴细胞（T淋巴细胞、B淋巴细胞、自然杀伤细胞）、吞噬细胞、树突状细胞、嗜酸性粒细胞、嗜碱性粒细胞和肥大细胞等。

（一）T淋巴细胞

来自骨髓的始祖T细胞，在胸腺中分化发育成熟，称为胸腺依赖性淋巴细胞，简称T细胞。T细胞介导细胞免疫应答，并对体液免疫应答起重要的辅助和调节作用。T细胞在外周血中占淋巴细胞总数的65%~80%。

1. T细胞表面分子及功能 T细胞的表面有许多重要的膜分子，主要包括表面抗原、表面受体和黏附分子。这些分子是T细胞实现功能的物质基础，也是鉴别和分离T细胞的重要依据。

（1）T细胞受体和CD3复合物 所有T细胞表面均具有能特异性识别抗原的膜分子称为T细胞受体（T cell receptor，TCR）。TCR只能识别抗原提呈细胞（APC）提呈的MHC分子–抗原肽复合物。CD3与TCR以非共价键结合为TCR–CD3复合物。CD3可以帮助将TCR识别抗原获得的信号传递到T细胞内，促进T细胞活化。

（2）CD4和CD8 CD4和CD8的主要功能是辅助TCR识别抗原并参与T细胞活化信号的转导。CD4还是人类免疫缺陷病毒（HIV）的刺突gp120的受体。

（3）协同刺激分子 ①CD28：表达于T细胞表面的黏附分子，也是最重要的共刺激分子，与APC表面的相应配体B7.1（CD80）或B7.2（CD86）结合，为T细胞活化提供必需的协同刺激信号。②CD40L：即CD40配体，是表达于活化$CD4^+T$细胞和部分$CD8^+T$细胞表面的协同刺激分子，能与B细胞表面CD40结合。

（4）其他膜分子　T细胞表面还有细胞因子受体（CKR）、丝裂原受体、MHC分子等。

2. T细胞亚群及其功能　根据所处活化阶段不同，T细胞可分为初始T细胞、效应T细胞和记忆T细胞；根据TCR类型，T细胞分为TCRαβT细胞和TCRγδT细胞，分别简称αβT细胞和γδT细胞；根据是否表达CD4或CD8分子，T细胞可分为$CD4^+T$细胞和$CD8^+T$细胞。

$CD4^+T$细胞主要为辅助性T细胞（Th），可参与细胞免疫和促进抗体的产生及抗体的类别转换。$CD8^+T$细胞能识别带有抗原肽-MHC Ⅰ类分子复合物的靶细胞，并释放胞内酶，特异性杀伤靶细胞。

（二）B淋巴细胞

B淋巴细胞是由骨髓中始祖B细胞分化发育成熟的细胞，称为骨髓依赖性淋巴细胞（bone marrow dependent lymphocyte），简称B细胞。B细胞的主要功能是产生抗体、介导体液免疫应答、提呈抗原等。B细胞在外周血中占淋巴细胞总数的8%~15%。

1. B细胞的表面标志

（1）BCR复合物　为B细胞表面最重要的分子。BCR，即B细胞受体（B cell receptor），是镶嵌于B细胞膜表面的膜表面免疫球蛋白（SmIg），是B细胞的特征性表面标志。BCR复合物由识别结合抗原的BCR和传递抗原信号的Igα/Igβ异二聚体组成。

（2）CD40　是B细胞表面的协同刺激分子受体，配体为T细胞表面CD40L。

（3）其他膜分子　B细胞表面还有IgG Fc受体、丝裂原受体、细胞因子受体等重要的膜分子。

2. B细胞亚群及功能　根据是否表达CD5分子，可将人B细胞分为B1（$CD5^+$）和B2（$CD5^-$）细胞。B1细胞主要产生IgM类的低亲和力抗体，无免疫记忆，参与非特异性免疫，它参与对多种细菌（尤其体腔内）的抗感染免疫。B2细胞即通常所称的B细胞，是参与体液免疫应答的主要细胞，另外还具有提呈抗原和免疫调节功能。

（三）自然杀伤细胞

自然杀伤细胞（natural killer cell，NK细胞）是不同于T、B细胞的第三类淋巴细胞，其表面不表达特异性抗原识别受体，杀伤靶细胞无需抗原预先致敏，也不受MHC限制，即可直接杀伤肿瘤细胞和被病毒感染的细胞，故称自然杀伤细胞。人外周血NK细胞约占淋巴细胞总数的5%~10%。

（四）抗原提呈细胞

抗原提呈细胞（antigen-presenting cell，APC）是泛指能够摄取、加工抗原，并将抗原降解产物以抗原肽-MHC分子复合物形式提呈给T细胞，启动适应性免疫应答并参与免疫调节作用的一类免疫细胞，可分为专职APC和非专职APC。

专职APC通常是指能够表达MHC Ⅱ类分子，具有较强摄取加工抗原能力，并能将抗原降解产物以抗原肽-MHC Ⅱ类分子复合物形式提呈给$CD4^+T$细胞，启动适应性免疫应答的细胞。主要包括单核-巨噬细胞、树突状细胞和B细胞。树突状细胞（DC）是体内功能最强的抗原提呈细胞。

非专职APC主要是指被病毒感染的宿主细胞和肿瘤细胞，它们可以将细胞内的病毒蛋白和肿瘤抗原提呈给$CD8^+T$淋巴细胞识别，启动细胞免疫。此外，在炎症反应或某些细胞因子诱导作用下可表达MHC Ⅱ类分子的细胞（如内皮细胞、上皮细胞等）亦是非专职APC。

三、免疫分子

（一）补体系统

补体（complement，C）是存在于正常人和动物的血清、组织液和细胞膜表面的一组具有酶活性的蛋白质，有30余种组分，构成补体系统。补体系统各成分以酶原形式存在，只有被激活后才具有生物活性。

补体主要由肝细胞、巨噬细胞、肠黏膜上皮细胞和脾细胞产生，约占血清蛋白总量的10%。补体成分大多是β球蛋白，分子量在25 kD~390 kD之间。补体性质不稳定，易受各种理化因素影响，如紫外线照射、机械振荡等均可破坏补体活性。补体对热敏感，加热至56℃温浴30分钟可被灭活，室温下很快失活，0℃ ~10℃下活性能保持3~4天，故补体活性检测标本应尽快测定或于–20℃以下保存。

1. 补体系统的激活 补体系统各成分通常多以非活性状态存在于体液中，可通过级联酶促反应激活，产生具有生物学活性的产物，表现出各种生物学功能。目前已发现三条激活途径，即经典途径、MBL途径和旁路途径。

补体系统活化的三条途径都以C3活化为中心，最终形成攻膜复合物（membrane attack complex，MAC），产生基本相同的生物学效应。

2. 补体的生物学功能

（1）溶细胞作用 补体系统激活后在靶细胞表面形成的MAC可导致细胞溶解，这种机制使补体在抗感染免疫方面发挥重要作用。另一方面，患者产生的特异性自身抗体可与自身细胞表面的抗原结合，激活补体形成MAC，从而导致自身细胞溶解，引起病理性反应，例如输血反应及自身免疫病造成的细胞损伤等。

（2）调理作用 补体激活过程中产生的裂解片段C3b、C4b等与细菌或其他颗粒结合，可促进吞噬细胞的吞噬，称为补体的调理作用。调理作用是机体抵御全身性细菌或真菌感染的重要机制。

（3）清除免疫复合物作用 补体成分可通过抑制免疫复合物（immune complex，IC）的形成、促使IC降解，参与循环免疫复合物的清除。

（4）炎症介质作用 补体活化过程中产生多种具有炎症介质作用的片段，如C3a、C4a、C5a，三者均具有过敏毒素作用，可与肥大细胞、嗜碱性粒细胞表面相应受体结合，使细胞脱颗粒，释放组胺、白三烯等多种生物活性介质，引起血管扩张、毛细血管通透性增加以及平滑肌收缩等过敏反应症状。C5a具有趋化作用，可使中性粒细胞向炎症部位聚集，促进吞噬细胞对病原体的吞噬和消除，同时引起炎症反应。

（二）主要组织相容性复合体及其编码分子

机体内与排斥反应有关的抗原系统较多，其中能引起强烈而迅速排斥反应的抗原称为主要组织相容性抗原（major histocompatibility antigen，MHA），编码MHA的基因是一组紧密连锁的基因群，称为主要组织相容性复合体（major histocompatibility complex，MHC）。不同动物的MHC命名不同，人的MHA亦称为人类白细胞抗原（human leucocyte antigen，HLA），人类的MHC亦称为HLA复合体。

HLA复合体位于人的第6号染色体短臂上，由224个基因座位组成，分为Ⅰ类基因区、Ⅱ类基因区和位于Ⅰ、Ⅱ类基因区之间的Ⅲ类基因区。

HLA Ⅰ类基因区可分为经典和非经典Ⅰ类基因，经典Ⅰ类基因含A、B、C三个基因座位，分别编码化学结构相似但抗原特异性不同的HLA–A、B、C肽链，与β_2微球蛋白（β_2M）结合，共同组成HLA Ⅰ类分子。HLA Ⅱ类基因区主要包括DP、DQ、DR三个亚区，其编码产物为HLA Ⅱ类分子。HLA Ⅲ类基因区含许多编码血清补体成分和其他血清蛋白的基因。

MHC具有不同于其他基因的遗传特征，比如高度多态性、单倍型遗传、连锁不平衡等。

1. HLA分子的分布 HLA Ⅰ类分子分布广泛，可存在于人体各种组织的有核细胞及网织红细胞表面，而在神经细胞、成熟红细胞和滋养层细胞表面尚未检出。HLA Ⅱ类分子主要存在于B细胞、单核/巨噬细胞和树突状细胞等抗原提呈细胞以及胸腺上皮细胞和某些活化的T细胞表面。

2. HLA分子的结构 HLA Ⅰ类分子的α链和HLA Ⅱ类分子的α、β链为跨膜蛋白，可分为抗原肽结合区、免疫球蛋白样区、跨膜区和胞浆区（图13–1）。

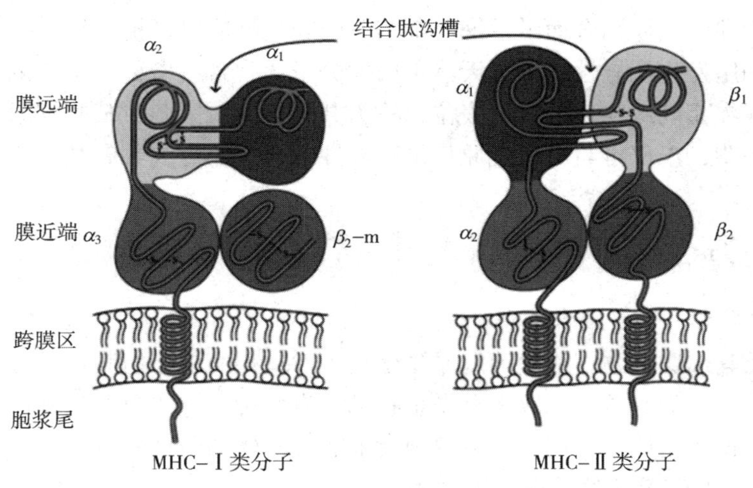

图13–1 HLA–Ⅰ类和Ⅱ类分子结构示意图

3. HLA分子的生物学功能 HLA分子的生物学功能主要有参与抗原提呈，启动特异性免疫应答；参与免疫应答的调节；参与免疫细胞发育及中枢性自身免疫耐受的建立；诱导移植排斥反应。

（三）细胞因子

细胞因子（cytokine，CK）是一类由活化的免疫细胞或非免疫细胞合成、分泌，具有高活性、多功能的小分子可溶性蛋白质（分子量为8kD~30kD）。它们在免疫细胞分化发育、免疫应答、免疫调节、炎症反应、造血功能中具有重要作用，并在超敏反应、免疫缺陷病和自身免疫病等病理过程中发挥重要作用。根据细胞因子的结构和主要生物学功能，将其分为六类，即白细胞介素（interleukin，IL）、干扰素（interferon，IFN）、肿瘤坏死因子（tumor necrosis factor，TNF）、集落刺激因子（colony stimulating factor，CSF）、生长因子（growth factor，GF）和趋化性细胞因子（chemokine）。

PPT

第二节 抗 原

一、抗原的基本特征

（一）抗原的概念及特性

抗原（antigen，Ag）是指能与T、B细胞表面抗原受体（TCR或BCR）结合，激活T/B细胞，使其增殖、分化、产生效应T细胞或抗体，并与之特异性结合，从而发挥免疫效应的物质。

抗原具有两个重要特性：①免疫原性：指抗原能刺激机体免疫系统发生免疫应答，诱导产生相应效应淋巴细胞或抗体的特性。免疫原性的强弱与抗原的异物性、抗原分子大小及结构的复杂性相关，也和宿主的年龄、性别、健康状态、遗传因素以及抗原进入机体的方式有关。②免疫反应性（抗原性）：指抗原能与其所诱生的抗体或效应淋巴细胞特异性结合，产生免疫

反应的特性。同时具有免疫原性和免疫反应性的物质为完全抗原，只具有免疫反应性而不具有免疫原性的物质为半抗原。

（二）抗原的特异性

抗原的特异性是指抗原刺激机体产生免疫应答及其与应答产物发生反应所显示的专一性。特异性是免疫应答最根本的特点，也是免疫学诊断和免疫学防治的理论依据。

抗原的特异性是由抗原分子中的抗原决定基决定的。抗原决定基是指抗原分子中决定抗原特异性的特殊化学基团，一般由5~15个氨基酸残基组成，又称抗原表位。抗原借其决定基与相应的淋巴细胞表面的受体结合而激活淋巴细胞，引起免疫应答；抗原也依靠其决定基与相应抗体或致敏淋巴细胞发生特异性结合。天然蛋白大分子通常含有多种、多个抗原表位。有时不同的抗原之间可存在相同或相似的抗原表位，称为共同抗原。因此，某些抗原诱生的特异性抗体或活化的淋巴细胞，不仅可与自身抗原表位特异性结合，还可与具有共同抗原表位的抗原反应，称为交叉反应。

二、医学上重要的抗原

（一）异种抗原

1.病原生物及其代谢产物 细菌等病原微生物虽然结构简单，但其化学组成相当复杂，含有多种蛋白质、多糖、类脂等，所以每种微生物都具有多种抗原成分，如菌体抗原、鞭毛抗原等。病原生物一旦侵入机体，它们具有的抗原就能刺激机体的免疫系统，引起免疫应答，因此利用免疫学原理可对传染病进行诊断、预防和治疗。

病原生物的一些代谢产物也是典型的抗原，如细菌外毒素。外毒素为蛋白质，免疫原性强，能刺激机体产生抗体，即抗毒素。外毒素毒性强，但经0.3%~0.4%甲醛处理后，可失去毒性而仍然保留免疫原性，称为类毒素。常作为预防用的类毒素有白喉类毒素、破伤风类毒素等。

2.动物免疫血清 用类毒素免疫动物（如马、羊等）后，动物血清中会产生大量相应的抗毒素，即动物免疫血清。这种来源于动物的抗毒素注入机体可发挥两种作用：一方面可作为一种抗体中和相应外毒素，起到防治疾病的作用；另一方面，对人而言它又是一种具有免疫原性的异种蛋白质，可以刺激机体产生抗动物血清的抗体，当机体再次接受此种动物免疫血清时，有可能引起超敏反应。

3.异嗜性抗原 异嗜性抗原是一类与种属特异性无关的、存在于不同种属生物间的共同抗原。某些病原微生物与人体组织之间存在异嗜性抗原，是引起免疫性疾病的原因之一。如溶血性链球菌的M蛋白与人体的心肌组织有异嗜性抗原存在，因此，感染该菌可引起风湿性心肌炎。

（二）同种异型抗原

由于遗传基因的差异，在同种生物不同个体间存在着不同的抗原成分，称为同种异型抗原。如人类红细胞ABO血型抗原和Rh抗原、组织相容性抗原等。这类抗原与输血反应、器官移植排斥反应相关。

（三）自身抗原

能引起机体发生免疫应答的自身成分称为自身抗原。常见自身抗原主要包括：①隐蔽的自身抗原：有些自身成分在正常情况下与免疫系统相对隔绝，称为隐蔽的自身抗原。如脑组织、精子、甲状腺球蛋白、眼晶状体蛋白等，当外伤、感染或手术后，其进入血流成为自身抗原，则引起自身免疫性疾病。②修饰的自身抗原：在病原微生物感染、电离辐射或化学药物等影响下，某些自身成分的分子结构可发生改变，可刺激机体产生免疫应答，引起自身免疫病。

（四）肿瘤抗原

肿瘤抗原是指细胞在癌变过程中出现的新抗原及过度表达的抗原物质的总称，包括肿瘤特异性抗原（tumor specific antigen，TSA）和肿瘤相关抗原（tumor associated antigen，TAA）。TSA是只存在于某种肿瘤细胞表面的特有抗原，而TAA是非肿瘤细胞所特有，正常组织细胞也可表达的抗原，但在细胞癌变过程中体内含量明显增多，此类抗原只表现出量的变化而无严格的肿瘤特异性。检测到此类抗原，可辅助诊断某些肿瘤疾病。如血清甲胎蛋白（AFP）明显升高，可辅助诊断原发性肝癌。

（五）超抗原

超抗原（superantigen，SAg）是一类特殊的抗原物质，极低剂量水平（1~10ng/ml）即能活化大量（2%~20%）T细胞，诱导强烈免疫应答，其实质为多克隆激活剂。

知识链接　　佐　剂

佐剂（adjuvant）是指预先或与抗原同时注入机体，能增强相应抗原的免疫原性或改变免疫反应类型的非特异性免疫增强物质，又称免疫佐剂。佐剂种类很多，有氢氧化铝、明矾、卡介苗、矿物油等。其中，弗氏佐剂是目前在动物实验中最常用的佐剂。佐剂增强免疫应答的可能机制包括：①改变抗原物理性状，使抗原缓慢释放，延长抗原在局部组织内的滞留时间，使抗原更有效地刺激免疫系统；②促进单核－巨噬细胞对抗原的吞噬、处理和呈递能力；③促进淋巴细胞的增殖、分化，从而扩大和增强机体免疫应答效应。

第三节　抗　体

PPT

抗体（antibody，Ab）是指机体受到抗原刺激后，相应B淋巴细胞活化、增殖、分化为浆细胞，由浆细胞产生的、能与相应抗原发生特异性结合的免疫球蛋白，是介导体液免疫的重要效应分子。

免疫球蛋白（immunoglobulin，Ig）是具有抗体活性或化学结构与抗体相似的球蛋白。既包括了抗体又包括了不具抗体活性的异常免疫球蛋白，如骨髓瘤患者血清中的免疫球蛋白。因此，所有的抗体均属于免疫球蛋白，但免疫球蛋白不一定是抗体。

知识拓展　　埃米尔·阿道夫·冯·贝林

埃米尔·阿道夫·冯·贝林（Emil Adolf von Behring，1854–1917）德国医学家。在19世纪，白喉是威胁儿童健康的主要杀手之一。冯·贝林和他的同事北里柴三郎一起研究白喉杆菌。他们将白喉杆菌肉汤培养物灭菌后注入动物体内，动物可以产生抗毒素。他们还发现，动物产生的白喉抗毒素可以治疗已经患有白喉的动物。1891年的圣诞节之夜，白喉抗毒素血清第一次应用于白喉患者的治疗。1901年，诺贝尔奖评委会将第一届生理学和医学奖授予了贝林："他的血清疗法，尤其在预防白喉方面的应用为医学科学领域开辟了新的道路；从此，医生们在面对病痛和死亡时有了制胜的武器。"

一、抗体的结构与功能

（一）抗体的基本结构

抗体的基本结构是由两条完全相同的重链（heavy chain，H链）和两条完全相同的轻链（light chain，L链）通过链间二硫键连接的呈Y形单体（图13–2）。

每条多肽链都有氨基端（N端）和羧基端（C端）。在四肽链N端，L链的1/2和H链的1/4区域，此区氨基酸的种类和排列顺序随抗体特异性的不同变化较大，称为可变区（variable

region，V区）；在四肽链C端，L链的1/2和H链的3/4，氨基酸的种类和排列顺序变化不大，称为恒定区（constant region，C区）。根据重链C区抗原性的不同，可将重链分为5种：γ、α、μ、δ、ε，与此对应的抗体分别称为IgG、IgA、IgM、IgD与IgE。在同一类抗体中，根据其重链抗原性和二硫键的数目及位置不同，又可分为不同的亚类。

铰链区位于两条H链的恒定区（C_H1、C_H2）之间，由十几个氨基酸残基组成，富含脯氨酸，具有弹性、易于伸展、弯曲，也易被酶解。铰链区的灵活性有利于抗体的V区与不同距离的抗原表位结合，也易使补体结合位点暴露，有利于启动补体的激活。

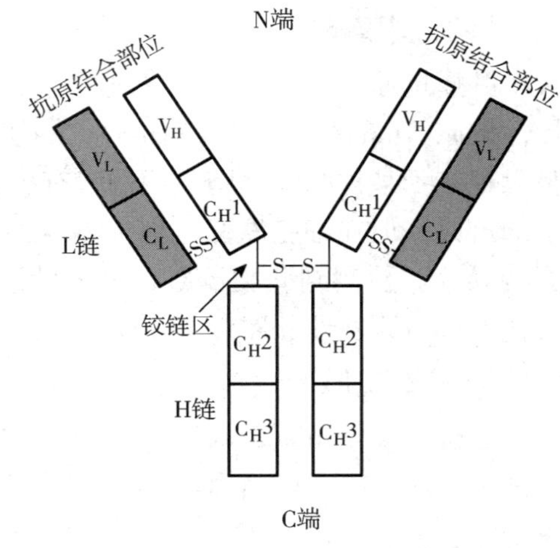

图13-2　抗体的基本结构

（二）抗体的功能区

抗体的每条肽链均可通过折叠，并由链内二硫键连接形成若干个球形单位称为功能区或结构域，每个功能区约含110个氨基酸残基。轻链有两个功能区，即V_L及C_L；重链有V_H、C_H1、C_H2、C_H3四个功能区，有的类别重链还有一个C_H4，共五个功能区。

各功能区的功能均不相同，分别是：①V_L、V_H为特异性结合抗原部位；②C_H1和C_L上具有同种异型的遗传标记；③C_H2为补体结合位点，也是母体的IgG通过胎盘进入胎儿体内的部位；④C_H3能与表面具有Fc受体的吞噬细胞、单核细胞、NK细胞等结合，介导产生不同的生物学效应；⑤IgE的C_H4可结合于肥大细胞和嗜碱性粒细胞，与引发Ⅰ型超敏反应有关。

（三）抗体的水解片段

抗体肽链的某些部位易被蛋白酶水解，产生不同的片段。木瓜蛋白酶和胃蛋白酶是最常用的蛋白水解酶。

木瓜蛋白酶可将IgG分子从铰链区的近N端切断，使抗体分子被水解为三个片段，即两个完全相同的抗原结合片段（fragment of antigen binding，Fab）和一个可结晶片段（fragment crystallizable，Fc），每一Fab段含有一条完整的L链和H链的V_H、C_H1，能与一个抗原决定基结合，为单价。Fc段含有二条重链的剩余部分，不能结合抗原，但具有活化补体等其他生物学活性。

用胃蛋白酶水解IgG分子，在绞链区的近C端切断，得到一个具有双价抗体活性的$F(ab')_2$和被继续水解为若干无生物学活性的pFc′小片段。

用酶水解抗体分子不仅是研究抗体结构与功能的重要方法之一，在制备免疫制剂和医疗实践中也具有重要意义。

（四）抗体的功能

抗体的功能与其分子结构密切相关，是由抗体的各功能区的特点所决定的。与抗原特异性结合主要由可变区完成，与抗原结合后激发的效应功能及其他一些功能则由恒定区完成。

1.特异性结合抗原　特异性识别和结合抗原是抗体的主要功能，并由此发挥免疫作用。在体内可导致生理或病理效应，如可结合病原微生物及其产物，具有中和毒素、阻断病原入侵、扩散等免疫防御功能，但抗体本身并不能清除病原微生物。在体外进行各种抗原抗体结合反应，有利于抗原或抗体的检测和功能判断。

2.激活补体　当抗体与相应抗原结合成免疫复合物后，抗体发生变构，使原来被掩盖的C_H2或C_H3上补体结合位点暴露，从而可通过经典途径激活补体。

3.与细胞表面Fc受体结合　不同类别的抗体可通过其Fc段与多种细胞表面的Fc受体结

合，从而产生不同的免疫效应。如IgE的Fc段与肥大细胞或嗜碱性粒细胞表面的IgE Fc受体结合，可导致Ⅰ型超敏反应的发生；IgG的Fc段与中性粒细胞、吞噬细胞、NK细胞表面的IgG Fc受体结合后可分别产生调理作用、ADCC作用等（图13-3、图13-4）。

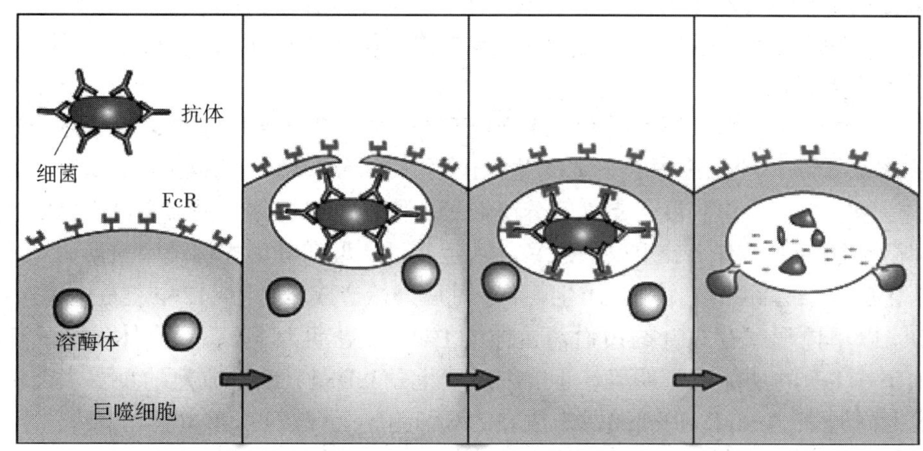
抗体
细菌
FcR
溶酶体
巨噬细胞
抗体与细菌表面的相应抗原表位特异性结合
被调理的细菌结合到巨噬细胞的FcR上并被吞噬
形成吞噬体
形成吞噬溶酶体来杀伤细菌

图13-3 抗体介导的调理作用

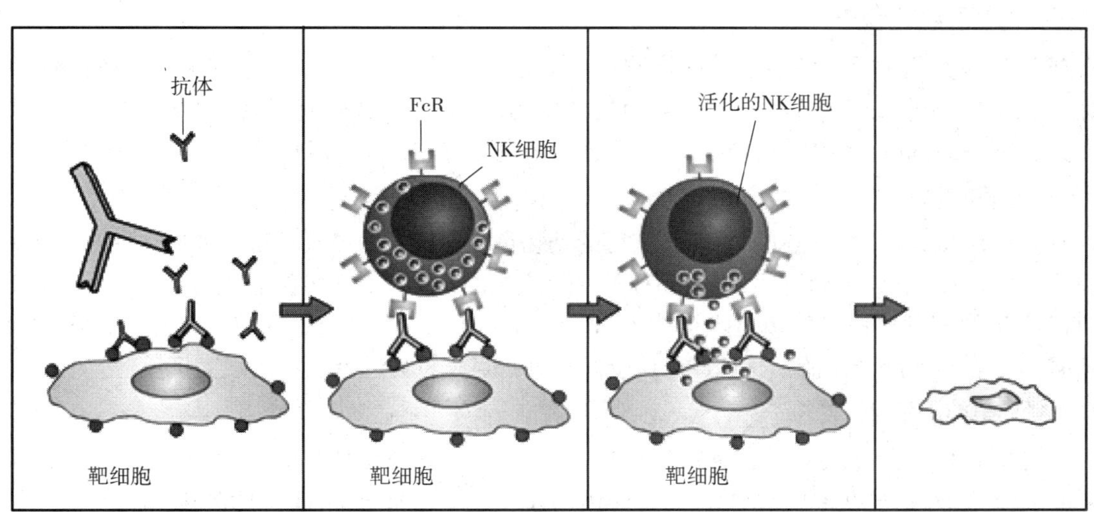
抗体
FcR
NK细胞
活化的NK细胞
靶细胞
靶细胞
靶细胞
抗体与靶细胞表面相应的抗原决定簇发生特异性结合
NK细胞通过其表面FcR和与靶细胞连接在一起的抗体Fc段结合
活化的NK细胞可以释放穿孔素、颗粒酶等细胞毒性物质，来杀伤靶细胞
靶细胞凋亡

图13-4 NK细胞介导的ADCC作用

4.通过胎盘和黏膜 IgG能借助Fc段主动通过胎盘进入胎儿血液循环，形成新生儿的天然被动免疫，对新生儿抗感染起着重要作用。SIgA可分布于泪液、乳汁和消化道、呼吸道等黏膜表面，发挥局部免疫作用。

二、各类抗体的特性

1. IgG 是血清中抗体的主要成分，占血清抗体总量的75%，是抗感染的主要抗体。有四个亚类，即IgG1、IgG2、IgG3、IgG4。IgG于出生后3个月开始合成，5岁时达成人水平，半衰期约为20~23天。IgG是唯一能通过胎盘的抗体，对防止新生儿感染起重要作用。

2. IgM 在细胞膜上以单体形式存在，在血清中为五聚体形式，是分子量最大的一种抗体，

又称巨球蛋白。由于不易通过血管壁，故主要存在于血液中，占血清抗体总量的5%~10%，半衰期短，约为5天。

IgM是个体发育中最早合成和分泌的抗体，在胚胎后期已能合成，由于其不能通过胎盘，故临床上常把脐血中IgM水平升高作为宫内感染的诊断依据。免疫应答过程中最早产生的抗体也是IgM，故检测针对特定微生物的特异性IgM抗体可用于传染病的早期诊断。天然血型抗体、类风湿因子等均为IgM。

3. IgA 分为血清型和分泌型两种。①血清型IgA主要存在于血清中，为单体分子，占血清抗体总量的10%~15%，在血清中起一定的免疫作用。②分泌型IgA（SIgA）主要存在于外分泌液（如初乳、唾液、泪液、胃肠液、支气管分泌液等）中，为二聚体，是其中最丰富的抗体，对机体防止局部微生物感染具有十分重要的意义。新生儿可从母亲分泌的初乳中获得SIgA，对其抵御呼吸道和消化道感染起到重要作用。出生4~6个月后开始合成IgA，至12岁左右达成人水平。

4. IgD 以单体形式存在，约占血清抗体的1%。半衰期为3天，在个体发育的任何时间均可产生。血清中IgD的功能尚不明确，但B细胞膜上的IgD是B细胞成熟的重要表面标志，成熟的B细胞膜上同时表达mIgD和mIgM，未成熟的B细胞膜上仅表达mIgM。

5. IgE 是正常人血清中含量最少的一种抗体，仅占血清抗体总量的0.002%。IgE是由呼吸道和消化道黏膜固有层的浆细胞产生的，这些部位也正是变应原入侵和发生过敏反应的场所。IgE是亲细胞抗体，参与Ⅰ型超敏反应。此外，IgE可能与宿主抗寄生虫的感染有关。

三、人工制备的抗体

抗体是一类非常重要的生物活性物质，在疾病的诊断、预防、治疗过程中以及在科研工作、临床实验中发挥着重要的作用，故人类对抗体的需求非常大，需要利用各种方法制备、获得抗体。人工制备的抗体，因制备的方法不同可分为多克隆抗体、单克隆抗体及基因工程抗体。

（一）多克隆抗体

通常是由抗原性物质免疫动物后所获得的动物免疫血清。由于天然抗原物质往往含有多种抗原决定基，因此免疫动物后，可刺激多种具有相应抗原识别受体的B细胞克隆增殖。由这些B细胞克隆产生的多种抗体，即多克隆抗体（polyclonal antibody，PcAb或pAb）。其优点是来源广泛、制备容易，由于是混合血清，其免疫作用全面；其缺点是特异性差、易出现交叉反应。

（二）单克隆抗体

单克隆抗体（monoclonal antibody，McAb）是由单一克隆B细胞杂交瘤细胞产生的，只识别一种抗原表位的具有高度特异性的抗体。1975年Kohler和Milstein通过体外细胞融合技术，建立了杂交瘤细胞。每个杂交瘤细胞由一个B细胞与一个骨髓瘤细胞融合而成，而每个B细胞克隆仅识别一种抗原表位，故经筛选和克隆化的杂交瘤细胞仅能合成和分泌单一的特异性抗体。单克隆抗体的优点是结构均一、高度特异、纯度高、产量高、交叉反应少、可长期保存。

（三）基因工程抗体

基因工程抗体制备的原理是借助DNA重组和蛋白质工程技术，对编码抗体分子的基因进行切割、拼接或修饰，构成新型的抗体分子。

PPT

第四节　免疫应答

一、免疫应答的基本特征

（一）免疫应答的概念

免疫应答是机体免疫系统识别与清除抗原性异物的整个过程。针对抗原刺激，体内的APC

对抗原进行加工、处理和提呈，继而抗原特异性淋巴细胞对提呈的抗原进行识别，引起相应的淋巴细胞发生活化、增殖、分化，产生一系列免疫效应，从而将入侵的抗原性异物进行清除。免疫应答的生物学意义是及时清除体内抗原性异物，以维持内环境的相对稳定。

（二）免疫应答的类型

根据免疫应答的获得方式、识别特点和效应机制，可分为固有免疫（innate immunity）和适应性免疫（adaptive immunity）。按照参与的细胞类型及效应机制不同，可分为体液免疫应答和细胞免疫应答。按照免疫应答发生时与抗原接触次数分为初次应答和再次应答。

固有免疫又称先天性免疫或非特异性免疫（non-specific immunity），适应性免疫又称获得性免疫（acquired immunity）或特异性免疫（specific immunity）。参与固有免疫的物质主要有组织屏障（皮肤黏膜屏障、血-脑屏障、胎盘屏障等）、固有免疫细胞（吞噬细胞、NK细胞等）、固有免疫分子（补体、细胞因子等）；而适应性免疫需要T细胞和B细胞通过膜表面的TCR和BCR精细识别抗原而介导。固有免疫和适应性免疫密切联系并相互促进。

（三）适应性免疫应答的过程

适应性免疫应答可分为三个阶段：①抗原提呈与识别阶段（感应阶段），是指抗原提呈细胞捕获、加工、处理、提呈抗原，以及免疫活性细胞（T、B细胞）识别抗原阶段；②活化、增殖与分化阶段（反应阶段），是指T、B细胞接受抗原刺激后，在细胞因子参与下，活化、增殖、分化为效应淋巴细胞的阶段，在此阶段产生免疫记忆细胞；③效应阶段，是浆细胞分泌抗体发挥特异性体液免疫作用，效应T细胞通过释放细胞因子或直接杀伤靶细胞发挥特异性细胞免疫作用阶段。

（四）适应性免疫应答的主要特点

适应性免疫应答具有特异性、放大性、记忆性和MHC限制性等主要特点。①特异性：即免疫应答具有针对性，只能对刺激机体免疫系统发生免疫应答的抗原物质产生免疫效应，而不能对其他抗原产生免疫反应。②放大性：即免疫系统对抗原的刺激所发生的免疫应答在一定条件下可以扩大，少量的抗原进入即可引起全身性的免疫应答。③记忆性：即免疫系统对抗原的初次刺激具有记忆性，当相同抗原再次进入机体时，机体的免疫系统可产生比初次应答更迅速、强烈和持久的免疫效应。④MHC限制性：T细胞受体在识别APC呈递的抗原肽时，也要同时识别提呈抗原的MHC分子，这一现象称为MHC限制性。

二、T细胞介导的细胞免疫应答

细胞免疫应答是在多种免疫细胞协同作用下完成的，主要包括：①抗原提呈细胞；②效应T细胞，即$CD4^+$Th1细胞和$CD8^+$Tc细胞；③单核吞噬细胞和NK细胞等。

（一）抗原的加工提呈

抗原提呈是特异性免疫应答的关键步骤，是APC摄取抗原，将其加工处理成抗原肽，随后与APC内的MHC分子结合成抗原肽-MHC分子复合物，将该复合物转运到APC表面，提呈给相应T细胞识别的过程。抗原提呈分为两条途径，分别是内源性抗原加工提呈途径和外源性抗原加工提呈途径。

1. 内源性抗原的加工提呈　内源性抗原是指在细胞内合成的抗原，如病毒蛋白、肿瘤抗原等。内源性抗原合成后被细胞内的蛋白酶降解为短肽，经加工修饰后与细胞内MHC Ⅰ类分子结合成抗原肽-MHC Ⅰ类分子复合物，转运到细胞膜上，提呈给$CD8^+$T细胞识别，启动细胞免疫应答。

2. 外源性抗原的加工提呈　外源性抗原是APC通过胞吞作用从细胞外摄入胞内的抗原，如细菌和某些可溶性蛋白等。外源性抗原被APC摄入细胞内后，被细胞内溶酶体内的酶降解为适

合与MHC Ⅱ类分子结合的抗原肽，随后两者结合为抗原肽-MHC Ⅱ类分子复合物，该复合物表达于APC表面，供$CD4^+$T细胞识别，启动适应性免疫应答。

（二）细胞免疫应答的过程

1. $CD4^+$效应Th1细胞的形成和作用 初始T细胞（未与特异性抗原接触过的成熟T细胞）通过表面TCR-CD3复合体和CD4与APC表面相应抗原肽-MHC Ⅱ类分子复合物相互作用，获得T细胞活化第一信号；通过细胞表面CD28等协同刺激分子与APC表面相应的B7等协同刺激分子相互作用，获得T细胞活化第二信号即协同刺激信号。在双信号刺激下，初始$CD4^+$T细胞活化，增殖分化为$CD4^+$Th0细胞。$CD4^+$Th0细胞在局部微环境中受到IL-12、IFN-γ等细胞因子作用，分化为效应Th1细胞。该细胞可通过释放IL-2、IFN-γ和TNF-β等细胞因子发挥细胞免疫效应，同时使局部组织产生以单个核细胞浸润为主的慢性炎症反应或迟发型超敏反应。

2. $CD8^+$CTL的形成和作用 $CD8^+$初始T细胞通过表面TCR-CD3复合体和CD8与APC表面相应抗原肽-MHC Ⅰ类分子复合物相互作用，获得T细胞活化第一信号；通过细胞表面CD28等协同刺激分子与APC表面相应B7等协同刺激分子相互作用，获得T细胞活化第二信号。在双信号刺激下，$CD8^+$初始T细胞活化，在IL-2等多种细胞因子参与下，$CD8^+$T细胞增殖分化为效应CTL细胞。

效应CTL细胞通过表面TCR-CD3复合体、协同刺激分子与病毒感染细胞或肿瘤细胞表面相应抗原肽-MHC Ⅰ类分子复合物、相应协同刺激分子相互作用后，可通过分泌穿孔素、颗粒酶及TNF-α/β等细胞毒性介质和高表达FasL，使病毒感染细胞或肿瘤细胞溶解破坏或发生凋亡，而对周围正常组织细胞没有杀伤作用（图13-5）。

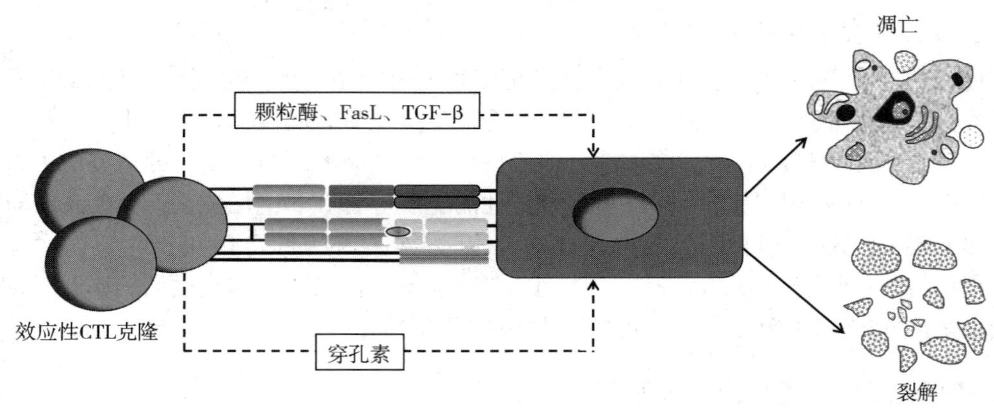

图13-5 CTL介导的细胞毒作用示意图

在T细胞增殖分化过程中，有部分细胞停止分化，成为具有免疫记忆功能的长寿T细胞。此类记忆T细胞参与淋巴细胞再循环，再次接受相同抗原刺激后可迅速活化、增殖、分化为效应Th/CTL细胞和产生新的记忆细胞。

（三）细胞免疫的生物学意义

Th1细胞主要通过细胞因子发挥作用，在排除异物的同时伴随炎症反应的发生，对机体造成一定损伤；CTL则特异性杀伤具有相应抗原和自身MHC分子的靶细胞。其生物学意义包括：①抗胞内病原体感染；②抗肿瘤作用；③免疫调节；④参与移植排斥反应。

三、B细胞介导的体液免疫应答

特异性体液免疫应答是指抗原进入机体后诱导相应B细胞活化、增殖并最终分化为浆细胞，产生特异性抗体（存在于体液中），发挥重要的免疫效应。B细胞识别的抗原包括胸腺依赖性抗原（thymus dependent antigen，TD-Ag）和胸腺非依赖性抗原（thymus independent antigen，

TI-Ag），两类抗原的结构组成有所不同，它们刺激机体产生体液免疫应答所需的免疫细胞种类和免疫应答特点也不尽相同。B细胞对TD-Ag的应答需要Th细胞的辅助，而对TI-Ag的应答则无需Th细胞的参与。

（一）体液免疫应答的过程

TD抗原引起的体液免疫应答至少需要三种免疫细胞，即APC、$CD4^+$Th细胞和B细胞。其过程包括三个阶段：抗原提呈与识别阶段；活化、增殖与分化阶段；效应阶段。

1. 初始$CD4^+$T细胞活化和$CD4^+$Th2细胞的形成 初始$CD4^+$T细胞在双信号作用下活化、增殖、分化为$CD4^+$Th0细胞；$CD4^+$Th0细胞在IL-4等细胞因子作用下分化为$CD4^+$Th2细胞。

2. B细胞对抗原的识别提呈及其与$CD4^+$Th2细胞的相互作用 ①B细胞作为专职APC可通过表面BCR-Igα/Igβ复合体有效识别结合相应抗原、摄取抗原，并将抗原加工产物以抗原肽-MHC Ⅱ类分子复合物形式表达于B细胞表面，供抗原特异性$CD4^+$Th细胞识别，产生B细胞活化第一信号。②$CD4^+$Th细胞在B细胞的帮助下活化、增殖、分化为Th2细胞。Th2细胞表达的CD40L与B细胞表面的CD40结合，为B细胞活化提供第二信号。活化的B细胞表达的细胞因子受体与Th2细胞分泌的IL-4、IL-5和IL-6等细胞因子结合，促使B细胞充分活化。B细胞与Th细胞相互作用见图13-6。

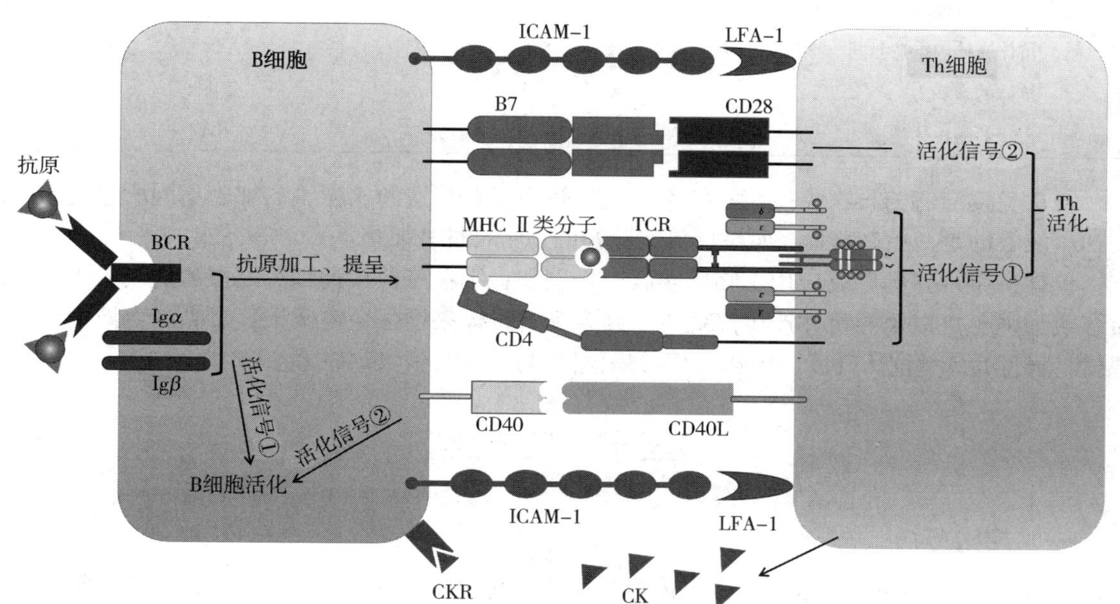

图13-6 B细胞与Th细胞相互作用示意图

活化的B细胞在IL-2、IL-4、IL-6等细胞因子的作用下分化为浆细胞。在B细胞分化阶段，有部分B细胞停止分化，成为长寿记忆B细胞。该记忆B细胞再次与相同抗原接触后，可迅速增殖分化为浆细胞，合成分泌抗体产生免疫效应。

3. 体液免疫效应 浆细胞在不同细胞因子作用下合成分泌不同类型抗体，通过抗体的生物学作用发挥体液免疫效应。其作用方式包括：①中和作用；②调理作用；③激活补体产生溶菌效应；④抗体依赖细胞介导的细胞毒作用（ADCC作用）。

（二）抗体产生的一般规律

TD抗原初次进入机体引发的体液免疫应答为初次应答，机体再次接受相同抗原刺激产生的体液免疫应答为再次应答。两次应答中产生的抗体的性质和浓度随时间会发生变化（图13-7）。

1. 初次应答 初次免疫应答与再次免疫应答相比具有如下特征：①抗体产生所需潜伏期较长；②产生抗体的量较少；③在体内持续时间较短；④血清中以低亲和性IgM类抗体为主，IgG为辅且出现相对较晚。

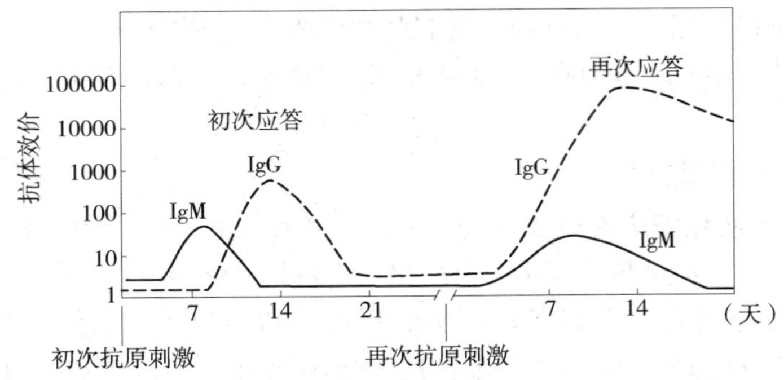

图13-7　初次及再次免疫应答抗体产生的一般规律

2. 再次应答　其应答特征为：①抗体产生所需潜伏期缩短；②产生抗体的量多；③在体内维持时间较长；④血清中以高亲和性IgG类抗体为主（表13-1）。

表13-1　初次免疫应答与再次免疫应答的区别

	初次应答	再次应答
潜伏期	长（5~15天）	短（2~3天）
产生抗体的量	少	多
抗体在体内维持时间	短	长
抗体的亲和力	低	高
占优势的抗体类型	IgM	IgG

初次免疫应答与再次免疫应答特点的差异是由于参与这两次应答的细胞不同所引起的，参与初次应答的是初始B细胞，而参加再次应答的为记忆性B细胞。

抗体产生规律已广泛应用于临床实践中。例如：①在疫苗接种和免疫血清的制备中，可通过多次加强免疫以诱导机体产生高效价、高亲和力抗体来增强免疫效果；②患者血液中如果病原体特异性IgM类抗体升高，可作为相关病原体早期感染的诊断依据之一。

PPT

第五节　临床免疫

一、超敏反应

超敏反应（hypersensitivity）是机体对某些抗原初次应答后，再次接受相同抗原刺激时发生的一种以生理功能紊乱和（或）组织细胞损伤为主的病理性适应性免疫应答。引发超敏反应的抗原称为变应原（allergen）。

根据超敏反应的发生机制和临床特点，可将其分为Ⅰ、Ⅱ、Ⅲ和Ⅳ型。Ⅰ~Ⅲ型超敏反应由抗体介导，为异常体液免疫应答；Ⅳ型超敏反应由T细胞介导，为异常细胞免疫应答。

案例讨论

案例　患者，男，50岁，在劳动时，脚被田地里的生锈铁丝扎伤，因自觉伤口不大，所以未对伤口进行处理。14天后，患者伤口开始化脓，并出现嘴巴张不开，脖子转不动等症状。去医院就诊，被诊断为破伤风。医生给予破伤风抗毒素（TAT）进行治疗。

讨论　1. 为什么用TAT治疗？

2. 注射TAT前要做什么？为什么？

（一）Ⅰ型超敏反应

Ⅰ型超敏反应又称过敏反应或速发型超敏反应。

1.参与Ⅰ型超敏反应的主要成分

（1）变应原　引起Ⅰ型超敏反应的变应原来源广泛，种类繁多，主要有：①吸入性变应原，如植物花粉、尘螨、真菌菌丝和孢子、动物毛屑等；②食入性变应原，如奶类、蛋类、鱼虾、蟹贝、花生等；③注入性变应原，如昆虫毒液和排泄物、抗毒素、疫苗等；④某些药物及化学物质，如青霉素、有机碘化合物、化妆品、农药等。

（2）抗体　IgE是引发Ⅰ型超敏反应的主要抗体，IgG4亦可以。

（3）参与细胞　参与Ⅰ型超敏反应的效应细胞主要有肥大细胞、嗜碱性粒细胞和嗜酸性粒细胞。肥大细胞主要分布于呼吸道、消化道和泌尿生殖道的黏膜下层和皮肤血管周围的结缔组织中。嗜碱性粒细胞数量较少，主要存在于外周血中。

（4）生物活性介质　参与Ⅰ型超敏反应的生物活性介质有组胺、激肽原酶、白三烯、前列腺素D2、血小板活化因子等。组胺（histamine）释放快、发挥作用快，但维持时间较短，是导致早期相反应的主要介质，可引起小血管扩张、血管壁通透性增加，支气管平滑肌收缩、痉挛，黏液腺体分泌增强等生物学效应，也是引起痒感的唯一介质。白三烯（leukotrienes，LTs）发挥作用较慢，但维持时间长，主要参与晚期相反应，可强烈持久地收缩平滑肌、扩张血管、增强毛细血管的通透性以及促进黏液腺体的分泌。

2.发生机制　Ⅰ型超敏反应的发生过程可分为致敏、激发和效应三个阶段（图13-8）。

（1）致敏阶段　变应原初次进入机体，刺激机体内产生特异性IgE类抗体。IgE的Fc段与肥大细胞或嗜碱性粒细胞表面的Fc ε R结合，使机体处于致敏状态。致敏状态一般可持续数月至数年不等，如长期不接触相同变应原，致敏状态可逐渐消失。

（2）激发阶段　相同的变应原再次进入机体，与致敏肥大细胞或嗜碱性粒细胞表面的IgE特异性结合，使致敏的细胞活化、脱颗粒释放生物活性介质。一般需要多价变应原与两个或两个以上相邻IgE发生交联结合才能启动活化信号。

（3）效应阶段　生物活性介质与效应器官上相应受体结合后，引起局部或全身病理变化。主要表现为平滑肌收缩，毛细血管扩张、通透性增加，腺体分泌增加等。

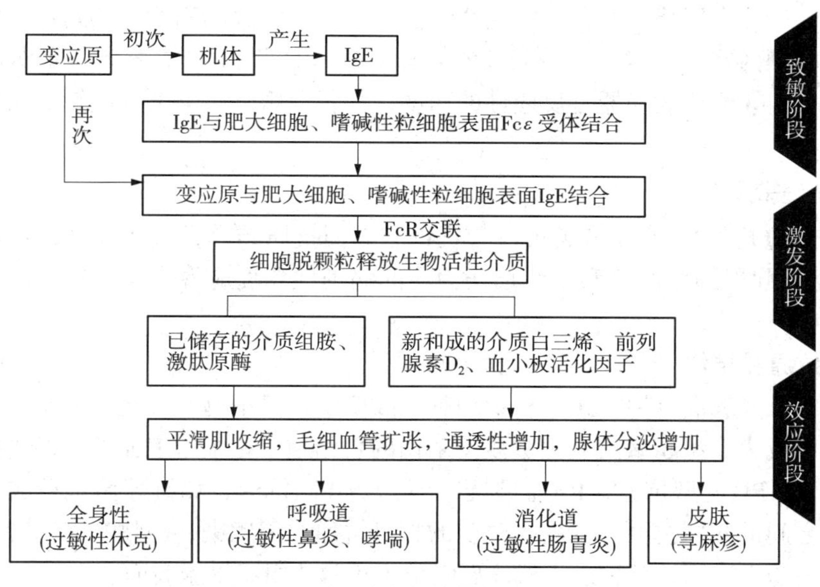

图13-8　Ⅰ型超敏反应发生机制示意图

3.临床常见疾病

（1）全身性过敏反应　①药物过敏性休克：以青霉素引起最为常见。青霉素本身无免疫原性，但其降解产物青霉噻唑醛酸或青霉烯酸可与体内蛋白质结合获得免疫原性，进而刺激机体产生IgE，致敏机体。当机体再次接触青霉素时，可诱发过敏反应，严重者导致过

敏性休克，甚至死亡。其他药物如普鲁卡因、链霉素、有机碘也可引起过敏性休克。②血清过敏性休克：临床上使用破伤风抗毒素或白喉抗毒素等动物免疫血清进行治疗或紧急预防时，也可引发过敏性休克。因此，临床上使用抗毒素血清时，应注意做皮试，防止过敏反应的发生。

（2）呼吸道过敏反应　常因吸入植物花粉、尘螨、真菌孢子、动物皮毛等引起，常见的有过敏性鼻炎和过敏性哮喘。

（3）消化道过敏反应　少数人进食鱼、虾、蛋、乳等食物后，可出现恶心、呕吐、腹痛和腹泻等症状为主的过敏性胃肠炎。

（4）皮肤过敏反应　多因食物、药物、花粉、冷热刺激等引起，主要表现为荨麻疹、湿疹及血管神经性水肿。

4.防治原则

（1）查明变应原，避免接触　可通过详细询问病史及皮肤试验查明变应原。避免接触变应原是最理想的预防方法。

（2）脱敏疗法　对于抗毒素皮试阳性但又必须使用者，可采用小剂量、短间隔（20~30分钟）、连续多次注射抗毒素的方法进行脱敏治疗，然后再注射治疗剂量抗毒素。本疗法机制是小剂量变应原进入机体，仅激活少数致敏细胞，释放活性介质较少，不足以引起明显的临床反应。短时间内经多次注射变应原，使体内致敏细胞分批次脱敏，直至机体完全脱敏，此时再注射大剂量变应原不会发生过敏反应。这种脱敏是暂时的，经一定时间后机体又可重新致敏。

（3）减敏疗法　对于已查明变应原（如花粉、尘螨等），但日常生活中又难以避免再接触者，可采用小剂量、长间隔（1周左右）、多次皮下注射相应变应原的方法进行减敏治疗，以减轻症状或防止疾病复发。其作用机制是反复多次皮下注射（改变了变应原进入机体的途径）变应原，诱导机体产生大量特异性IgG类抗体，该抗体能与再次进入机体的相应变应原结合，阻止其与致敏细胞上的IgE结合，从而阻断超敏反应。

（4）药物治疗　常用药物有：①抑制活性介质合成与释放的药物，如阿司匹林、色苷酸二钠、肾上腺素、异丙肾上腺素、麻黄碱及前列腺素E；②活性介质拮抗药，如苯海拉明、氯苯那敏、异丙嗪等；③改善效应器官反应性的药物，如肾上腺素、葡萄糖酸钙、氯化钙、维生素C等。

（二）Ⅱ型超敏反应

Ⅱ型超敏反应是指IgG和IgM类抗体与靶细胞表面抗原结合，激活补体，并在巨噬细胞和NK细胞参与下引起以细胞溶解和组织损伤为主的病理性免疫应答，故又称为细胞溶解型或细胞毒型超敏反应。

1.参与的抗原和抗体

（1）靶细胞及其表面抗原　正常组织细胞、改变的自身细胞和被抗原或半抗原结合的自身组织细胞，均可成为Ⅱ型超敏反应中被攻击杀伤的靶细胞。靶细胞表面的抗原主要包括：①同种异型抗原，如ABO血型抗原、Rh血型抗原等；②共同抗原，如链球菌胞壁成分与人心脏瓣膜、关节组织之间的共同抗原；③发生改变的自身抗原，因感染、药物和多种理化因素作用所致；④外来的药物半抗原，药物进入机体后吸附于正常的组织细胞表面。

（2）抗体　参与Ⅱ型超敏反应的主要是IgG和IgM类抗体。

2.发生机制　IgG和IgM类抗体与相应靶细胞抗原结合后，在补体、巨噬细胞和NK细胞的参与下，通过以下三条途径损伤破坏靶细胞。①经典途径激活补体，溶解靶细胞。②激活吞噬细胞，发挥调理吞噬作用。③激活NK细胞，通过ADCC效应，溶解或杀伤靶细胞（图13-9）。

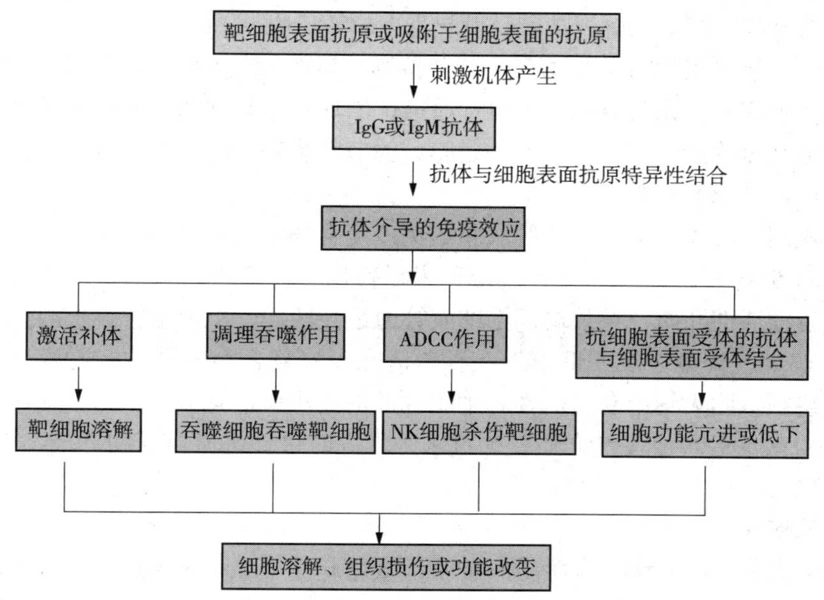

图13-9　Ⅱ型超敏反应发生机制示意图

3.临床常见疾病

（1）输血反应　多见于ABO血型不符的输血。人体血清中存在天然血型抗体（IgM类），与输入的异型红细胞表面抗原结合，可迅速激活补体导致溶血。

（2）新生儿溶血症　常因母子之间Rh血型不符引起。如母亲为Rh^-，因输血、流产或分娩等原因，接受红细胞表面Rh抗原刺激，体内可产生以IgG类为主的抗Rh抗体。当再次妊娠且胎儿血型为Rh^+时，母体内抗Rh抗体（IgG）可通过胎盘进入胎儿体内，并与胎儿红细胞膜上的Rh抗原结合，导致胎儿红细胞溶解，引起流产或新生儿溶血症。

（3）自身免疫性溶血性贫血　服用甲基多巴类药物、病毒感染或辐射等可使自身红细胞膜表面成分发生改变，成为自身抗原，刺激机体产生自身抗体，与相应的自身抗原结合，引起自身免疫性溶血性贫血。

（4）药物过敏性血细胞减少症　青霉素等药物半抗原进入机体后，能与血细胞膜蛋白或血浆蛋白结合获得免疫原性，刺激机体产生针对药物的抗体，引发Ⅱ型超敏反应导致相应血细胞溶解。

（5）肾小球肾炎和风湿性心肌炎　见于A群溶血性链球菌感染后，可发生肾小球肾炎和风湿热。由于链球菌与肾小球基底膜和心肌细胞间存在共同抗原，链球菌感染后刺激机体产生的抗体，可与肾小球基底膜和心肌细胞发生交叉反应，导致肾小球和心肌细胞的病变。

（6）甲状腺功能亢进　又称Graves病，是一种特殊的Ⅱ型超敏反应。患者体内产生针对甲状腺上皮细胞表面的甲状腺刺激素（TSH）受体的自身抗体，自身抗体与TSH受体结合可持续刺激甲状腺细胞合成分泌甲状腺素，引起甲状腺功能亢进。

（三）Ⅲ型超敏反应

Ⅲ型超敏反应是可溶性抗原与相应抗体结合形成中等大小免疫复合物沉积于局部或全身多处毛细血管基底膜，通过激活补体并在中性粒细胞、血小板参与下，引起以局部组织充血水肿、坏死和中性粒细胞浸润为主要特征的炎症反应和组织损伤，故又称为免疫复合物型或血管炎型超敏反应。

1.发生机制

（1）可溶性免疫复合物的形成和沉积　血液循环中的可溶性抗原与相应的IgG或IgM类抗体结合，形成中等大小的抗原抗体复合物（IC），既不易被单核–巨噬细胞吞噬清除，也不随尿

液排出体外，而易沉积于毛细血管基底膜引起Ⅲ型超敏反应。

影响免疫复合物沉积的因素主要有：①IC持续性存在，免疫复合物的量过大，吞噬细胞功能异常或缺陷，不能有效将其清除；②血管通透性增加；③解剖和血流动力学因素。IC易沉积于血压较高的毛细血管迂回处。肾小球基底膜、关节滑膜等处的毛细血管血压高，并且血流缓慢，是免疫复合物易于沉积的部位。

（2）损伤机制　沉积于毛细血管基底膜的免疫复合物可通过经典途径激活补体，产生补体活性片段C3a、C5a等。C3a、C5a具有过敏毒素样作用，可刺激肥大细胞或嗜碱性粒细胞脱颗粒释放组胺等生物活性介质，导致局部毛细血管通透性增加，出现水肿。C5a还具有趋化作用，促使大量中性粒细胞聚集于沉积部位，在吞噬清除免疫复合物的同时，还可释放多种溶酶体酶，损伤局部组织。肥大细胞和嗜碱性粒细胞释放的血小板活化因子，可使血小板聚集到免疫复合物沉积处，激活后释放炎性介质，加重水肿。同时可促进微血栓的形成，引起局部缺血、出血和组织坏死。

2.临床常见疾病

（1）Arthus反应　是一种实验性局部Ⅲ型超敏反应。Arthus于1903年发现给家兔皮下反复多次注射马血清后，可在注射局部出现红肿、出血和坏死等剧烈炎症反应，此种现象被称为Arthus反应。

（2）人类局部免疫复合物病（类Arthus反应）　多次注射胰岛素、狂犬疫苗、抗毒素等制剂后，注射局部可出现红肿、出血和坏死等与Arthus反应类似的局部炎症反应。

（3）血清病　通常在初次大量注射抗毒素（如马血清）后1~2周发生，临床表现为发热、皮疹、淋巴结肿大、关节肿痛和一过性蛋白尿等，病程一般较短，多能自愈。临床有时大剂量使用青霉素、磺胺类等药物也可引起类似血清病样的反应，俗称药物热。

（4）链球菌感染导致的肾小球肾炎　一般发生于A族溶血性链球菌感染后2~3周。由IC引起的肾炎也可在其他病原微生物如葡萄球菌、肺炎球菌等感染后发生。

（5）类风湿性关节炎　病因尚不清楚，可能与病毒或支原体的持续感染有关。上述病原体或其代谢产物能使体内IgG分子发生变性，从而刺激机体产生抗变性IgG的自身抗体（IgM为主），称为类风湿因子（rheumatoid factor，RF）。RF与变性IgG结合形成免疫复合物，沉积于关节滑膜时即可引起炎症。

（6）系统性红斑狼疮　患者体内出现多种自身抗体，如抗核抗体。自身抗体与自身成分结合形成免疫复合物，沉积于肾小球、关节或其他部位小血管内壁，引起肾小球肾炎、皮肤红斑、关节炎和脉管炎等多种病症。

（四）Ⅳ型超敏反应

Ⅳ超敏反应是由致敏T细胞再次与相同抗原作用后，引起的以单个核细胞浸润和组织损伤为主要特征的炎症反应。IV型超敏反应发生较慢，接触抗原后48~72小时方出现炎症反应，故称迟发型超敏反应。

1.发生机制　引起Ⅳ型超敏反应的抗原主要有胞内寄生菌（如结核杆菌）、病毒、寄生虫和某些化学物质（如油漆、染料）等。抗原进入机体经APC加工处理后，被提呈给$CD4^+$Thl细胞和$CD8^+$CTL细胞，两者活化、增殖、分化后形成效应Thl和CTL细胞，也称致敏T细胞。致敏$CD4^+$Thl细胞可释放多种细胞因子，如IFN-γ、TNF和IL-2等，引起以单核细胞及淋巴细胞浸润为主的免疫损伤。$CD8^+$CTL细胞与靶细胞表面相应抗原结合作用后，通过释放穿孔素和颗粒酶或Fas/FasL途径，直接杀伤靶细胞。

2.临床常见疾病

（1）传染性超敏反应　胞内寄生菌（如结核杆菌）、病毒和某些真菌感染机体时，在感染过程中可刺激机体发生IV型超敏反应，称为传染性超敏反应，如肺结核病患者出现的干酪样坏死、结核空洞。结核菌素试验也为典型的实验性传染性超敏反应。

（2）接触性皮炎　引起接触性皮炎的主要是半抗原，包括油漆、染料、农药、化妆品、医用药物（如磺胺、青霉素等）以及某些金属物质如佩戴的手表、首饰及衣服上的金属物件等。这些小分子半抗原与表皮细胞内角蛋白结合形成完全抗原，从而刺激机体产生特异性的效应T细胞，如机体再次接触相同抗原，24~72小时后可发生接触性皮炎。患者局部皮肤出现红肿、皮疹、水泡，严重者可出现剥脱性皮炎。

临床超敏反应性疾病的发生机制十分复杂，同一疾病可能几型超敏反应同时存在，而以某型为主。同一抗原在不同条件下也可诱发不同类型的超敏反应。各型超敏反应的比较见表13-2。

表13-2　四型超敏反应的比较

	Ⅰ型	Ⅱ型	Ⅲ型	Ⅳ型
变应原	外源性抗原	细胞抗原、基质抗原	可溶性抗原	细胞膜和细胞内抗原
抗体	IgE、IgG4	IgG、IgM	IgG、IgM	无
补体	无	有	有	无
参与的免疫细胞	肥大细胞、嗜碱性粒细胞、嗜酸性粒细胞	吞噬细胞、NK细胞	中性粒细胞、肥大细胞、嗜碱性粒细胞、血小板	致敏T细胞、单核巨噬细胞
病理特点	毛细血管扩张、通透性增高，平滑肌收缩，腺体分泌增加	细胞溶解、组织损伤	中性粒细胞浸润为主的血管炎症	单个核细胞浸润和组织细胞损伤为主要特征的炎症反应
临床常见疾病	过敏性休克、过敏性鼻炎、荨麻疹等	输血反应、新生儿溶血症等	血清病、类风湿关节炎、系统性红斑狼疮等	传染性超敏反应、接触性皮炎等

二、免疫耐受

免疫耐受（immunological tolerance）是指机体免疫系统接受某种抗原刺激后所产生的特异性免疫无应答状态。诱导免疫耐受形成的抗原称为耐受原。免疫耐受具有高度特异性，即只对特定抗原无应答，对其他抗原仍具有正常应答能力。这不同于免疫缺陷和免疫抑制所致的非特异性的无应答或低应答状态。无论是免疫耐受还是免疫应答，都是机体维护自身内环境稳定的重要免疫机制，若二者功能异常，均可引起免疫性疾病。

（一）免疫耐受的类型

免疫耐受分为天然免疫耐受和获得性免疫耐受。

1.天然免疫耐受　指在胚胎期及出生后T、B细胞在发育过程中接触自身抗原后所形成的耐受，又称为自身耐受。

2.获得性免疫耐受　由外来抗原诱导产生的免疫耐受，又称为人工诱导的免疫耐受。

（二）免疫耐受与临床医学

免疫耐受与多种临床疾病的发生、发展及转归密切相关，我们可以通过建立或打破免疫耐受来治疗疾病。如影响器官移植成功的因素之一是移植后的免疫排斥反应，而解决这一问题的理想方法就是建立对移植器官的免疫耐受。在慢性感染和肿瘤患者中，常因诱导免疫应答的条件缺陷而导致免疫耐受，这种情况就需要打破已建立的免疫耐受，重新建立免疫应答来治疗感染和肿瘤。一些建立或打破免疫耐受的策略和方法已经开始应用于临床实践，而更多的尝试还处在临床前和临床试验阶段。

PPT

第六节 免疫学在医学中的应用

一、免疫学诊断

通过免疫学原理检测病原体、疾病相关因子及相关基因等，用于相应疾病的诊断。免疫学检测具有特异性强、敏感性高、稳定、便捷、快速等优点，在评估机体免疫功能状态，研究传染病、自身免疫病、肿瘤、超敏反应等有关疾病的发病机制、病情监测与疗效评价等方面亦有广泛应用。

（一）抗原或抗体的体外检测

1. 抗原或抗体检测的原理 在适宜条件下，抗原和相应抗体在体外可发生特异性结合，出现肉眼可见反应，或借助仪器能检测到各种结果，据此对样品中的抗原或抗体进行定性、定量、定位检测。

2. 抗原和抗体的检测方法

（1）凝集反应 红细胞等颗粒性抗原与相应抗体在一定条件下结合，形成肉眼可见的凝集团块的现象，称为凝集反应。凝集反应分为直接凝集反应和间接凝集反应。

1）直接凝集反应 颗粒性抗原本身直接与相应抗体反应出现的凝集现象，如红细胞凝集。常用方法有玻片凝集和试管凝集。玻片凝集主要用于定性检测抗原；试管凝集主要用于定量或半定量检测抗体。

2）间接凝集反应 将可溶性抗原或抗体吸附在某种与免疫反应无关的载体颗粒如乳胶颗粒等表面，形成致敏颗粒，再与相应抗体或抗原进行反应出现的凝集现象，如将γ球蛋白包被乳胶颗粒用于检测血清中的类风湿因子。

（2）沉淀反应 可溶性抗原与相应抗体在适宜条件下结合，出现肉眼可见的沉淀物，称为沉淀反应。经典的沉淀反应有单向琼脂扩散、双向琼脂扩散等。

免疫比浊是指在一定量的抗体中分别加入浓度递增的抗原，经一定时间后形成免疫复合物使液体浑浊，浊度与复合物的量呈正相关，通过绘制标准曲线可计算样品中的抗原含量。

（3）免疫标记技术 是将易于检测的示踪物（如荧光素、酶、放射性核素、胶体金或化学发光物质等）标记到已知抗体或抗原上，通过检测示踪物以间接检测抗原或抗体的检测方法，具有灵敏度高、快速、可定性、定量、定位等优点。

（二）免疫细胞的检测

检测免疫细胞的类别、数量与功能是判断机体免疫功能状态的重要指标。

1. 免疫细胞的分离、鉴定与计数

（1）外周血单个核细胞的分离 外周血单个核细胞主要包括淋巴细胞和单核细胞。常用的分离方法为葡聚糖-泛影葡胺密度梯度离心法，原理是根据外周血中各种细胞比重的差别，使不同密度的细胞呈梯度分布，分离获得单个核细胞。

（2）淋巴细胞群、亚群的分离 淋巴细胞具有异质性，可根据各种淋巴细胞表面标志的不同将其分为不同的细胞群和亚群。目前常用的方法有免疫吸附分离法、免疫磁珠分离法、流式细胞术等。

（3）免疫细胞的分类计数 免疫细胞计数最简单直接的方法是采用计数板在显微镜下直接计数，也可根据淋巴细胞表面标志的不同对其进行分类计数，常用的方法有免疫荧光法、流式细胞术。

2. 免疫细胞功能检测 包括T细胞、B细胞、吞噬细胞等功能测定。其中以T细胞功能测定尤为重要。常用检测方法如下。

（1）T细胞增殖（转化）试验　T细胞在体外受丝裂原（如PHA）、特异性抗原的刺激后发生增殖，可采用形态计数法、^{3}H-TdR掺入法、MTT比色法等进行检测。

（2）细胞毒试验　CTL、NK细胞对其靶细胞有直接的细胞毒效应，常用检测方法有^{51}Cr释放法、乳酸脱氢酶释放法、细胞染色法等。该试验主要用于机体肿瘤免疫、病毒感染、移植排斥反应等方面的研究。

（3）细胞因子的检测　细胞因子的检测有助于了解其在免疫调节中的作用、鉴定分离淋巴细胞及监测某些疾病状态的细胞免疫功能。细胞因子的检测方法主要有生物活性检测法、免疫学检测法和分子生物学技术检测法。

二、免疫学预防

免疫学预防是指利用免疫学原理，应用各种生物或非生物制剂，建立或增强机体免疫功能，达到预防疾病的目的。免疫学预防可分为自然免疫和人工免疫两种类型。自然免疫主要指机体感染病原微生物后建立的特异性免疫，也包括胎儿或新生儿经胎盘或乳汁从母体得到抗体而产生的免疫。人工免疫则是人为地给机体输入抗原或免疫效应物质从而使机体获得特异性免疫力，包括人工主动免疫和人工被动免疫两种方式。

（一）人工主动免疫

人工主动免疫是给机体接种疫苗等抗原性生物制品，刺激机体产生针对该抗原的特异性抗体和（或）致敏淋巴细胞，从而预防感染，也称预防接种。其特点是免疫力出现较慢，但免疫力维持时间较长（数月至数年），主要用于某些传染病的预防。常用的疫苗如下。

1.灭活疫苗　即死疫苗，是将免疫原性较强的标准株微生物用理化方法灭活后制成。如流脑、狂犬病、百日咳及钩端螺旋体疫苗等。其优点是易于制备，较稳定，易保存。缺点是需多次重复接种，且用量较大，注射后局部和全身反应较明显。

2.减毒活疫苗　是用毒力高度减弱或基本无毒的活病原微生物制成的疫苗，接种过程类似隐性感染或轻症感染。常用的减毒活疫苗有卡介苗（BCG）、麻疹疫苗和脊髓灰质炎疫苗等。其优点是接种剂量小，一般只需接种一次，除可诱导机体产生体液免疫外，还可产生细胞免疫，免疫效果好且持久。缺点是保存条件要求较严，并且有回复突变的风险。

3.类毒素　常用的类毒素有白喉类毒素和破伤风类毒素等。

4.新型疫苗　随着免疫学、生物化学和分子生物学的发展，目前已研制出许多新型疫苗，包括亚单位疫苗、合成肽疫苗、基因工程疫苗（如乙型肝炎疫苗）等。

（二）人工被动免疫

人工被动免疫是给机体注射特异性抗体等生物制剂，使机体立即获得特异性免疫力，以治疗或紧急预防感染的免疫方法。其特点是免疫力产生快，但维持时间较短（2~3周）。常用的生物制剂如下。

1.抗毒素　即动物免疫血清，常用的有破伤风抗毒素、白喉抗毒素等。

2.人免疫球蛋白　是从大量混合血浆或胎盘血中分离制成的免疫球蛋白浓缩剂。特异性免疫球蛋白则是由针对某种病原体或外毒素具有高效价抗体的血浆制备而成，用于特定病原体感染的紧急预防（表13-3）。

表13-3　人工主动免疫与人工被动免疫的区别

	人工主动免疫	人工被动免疫
接种或输入的物质	抗原（疫苗、类毒素）	抗体
免疫力产生的时间	慢，接种后2~4周产生	快，输入后立即产生
免疫力维持的时间	长，数月至数年	短，2~3周
主要用途	预防	紧急预防或治疗

（三）计划免疫

计划免疫是根据特定传染病疫情的监测和人群免疫状况分析，按照国家规定的免疫程序有计划地进行人群预防接种的措施，以最终达到控制乃至消灭相应传染病的目的。儿童计划免疫程序是周密而有计划地安排好的预防接种方案，是确保儿童健康成长的重要手段。我国于2007年扩大了计划免疫免费提供的疫苗种类，具体如表13–4所示。

表13–4　国家免疫规划疫苗接种程序

疫苗名称	接种时间	接种次数	接种途径	预防传染病
儿童免疫规划接种疫苗				
卡介苗	出生时	1	皮内注射	肺结核
乙肝疫苗	0、1、6月龄	3	肌内注射	乙型肝炎
脊髓灰质炎疫苗	2、3、4月龄，4周岁	4	口服或肌内注射	脊髓灰质炎
百白破疫苗	3、4、5月龄，18~24月龄	4	肌内注射	百日咳、白喉、破伤风
白破疫苗	6周岁	1	肌内注射	白喉、破伤风
麻风疫苗	8月龄	1	皮下注射	麻疹、风疹
麻腮风疫苗	18~24月龄	1	皮下注射	麻疹、流行性腮腺炎、风疹
乙脑疫苗	8月龄，2周岁	2	皮下注射	流行性乙型脑炎
A群流脑疫苗	6~18月龄	2	皮下注射	流行性脑脊髓膜炎
A+C群流脑疫苗	3周岁，6周岁	2	皮下注射	流行性脑脊髓膜炎
甲肝疫苗	18月龄	1	皮下注射	甲型肝炎
高危人群接种疫苗				
出血热双价纯化疫苗		3	肌内注射	出血热
炭疽减毒活疫苗		1	皮上划痕	炭疽
钩体灭活疫苗		2	皮下注射	钩体病

三、免疫治疗

免疫治疗是指利用免疫学原理，针对疾病的发生机制，人为地干预或调整机体的免疫功能，以达到治疗目的所采取的措施。

（一）免疫增强疗法

免疫增强疗法是指给机体输入具有促进和调节免疫功能的制剂，使低下的免疫功能上调。具有免疫增强作用的制剂称为免疫增强剂，常用的有：①微生物制剂，如卡介苗、丙酸杆菌、伤寒杆菌脂多糖等；②化学制剂，如左旋咪唑、胞壁酰二肽等；③免疫因子制剂，如胸腺肽、白介素、干扰素等；④多糖类制剂，如灵芝多糖、枸杞多糖、人参多糖等。

（二）免疫抑制疗法

免疫抑制疗法是指使用各种制剂及方法抑制或调节机体的免疫功能。可用于自身免疫病、各型超敏反应性疾病、移植排斥反应的治疗。常用的免疫抑制剂有：①化学制剂，如糖皮质激素、环磷酰胺等；②微生物制剂，如环孢菌素A、雷帕霉素等；③中药制剂，如雷公藤多甙。

（三）免疫重建疗法

免疫重建疗法是通过干细胞移植，将免疫功能正常个体的造血干细胞或淋巴细胞移植给免疫功能缺陷的个体，使后者的免疫功能全部或部分得到恢复。主要用于治疗原发性和继发性免疫缺陷病。

本章小结

免疫系统是机体重要的效应系统，可以识别并清除“非己”成分，以维持机体的生理平衡。免疫系统由免疫器官、免疫细胞和免疫分子组成。免疫器官包括中枢免疫器官和外周免疫器官。T、B细胞表面具有多种重要分子，如TCR、BCR等。在生理情况下，补体主要以酶原形式存在，需经激活后发挥溶细胞作用、调理作用、清除免疫复合物和炎症介质作用。MHC是一组复杂的基因群，编码产生的MHC Ⅰ类、Ⅱ类分子可以结合抗原肽，并将其呈递给T细胞，启动特异性免疫应答。抗原具有免疫原性和免疫反应性。决定抗原特异性的结构基础是抗原表位。医学上重要的抗原有微生物及其代谢产物、免疫血清、血型抗原、肿瘤抗原等。抗体是发挥体液免疫的重要效应分子，具有四肽链结构，分为可变区、恒定区和铰链区。抗体具有识别结合抗原、激活补体、结合效应细胞表面Fc受体和穿过胎盘的效应。抗体分为IgG、IgM、IgA、IgD和IgE五类，各类抗体有着不同的特性和功能。免疫应答是实现免疫的整个过程，包括固有免疫应答和适应性免疫应答。适应性免疫应答分为细胞免疫应答和体液免疫应答。初次应答和再次应答的抗体产生规律不一样，具有临床指导意义。超敏反应是已经致敏的机体再次接受相同抗原刺激后发生的病理性适应性免疫应答。不同类型的超敏反应的发生机制和临床特点不同。免疫耐受是机体免疫系统接受某种抗原刺激后所产生的特异性免疫无应答状态。免疫学应用较为广泛，包括免疫学诊断、免疫学预防和免疫治疗。

习题

习题

一、单项选择题

1. 免疫监视功能低下时易发生（　）。

A. 自身免疫病　B. 超敏反应　C. 肿瘤　D. 免疫缺陷病　E. 移植排斥反应

2. 免疫细胞包括（　）。

A. 淋巴细胞　B. 粒细胞　C. 巨噬细胞　D. 红细胞　E. 以上都是

3. 抗毒素对人体来说是（　）。

A. 抗原　B. 抗体　C. 半抗原

D. 抗原-抗体复合物　E. 以上都不是

4. 血清中含量最高且能通过胎盘的Ig是（　）。

A. IgA　B. IgD　C. IgE　D. IgG　E. IgM

5. 胎儿期就能合成的免疫球蛋白是（　）。

A. IgE　B. IgG　C. IgA　D. IgM　E. IgD

6. 参与组成TCR复合体，并可向T细胞内转导抗原信号的分子是（　）。

A. CD2　B. CD3　C. CD4　D. CD8　E. CD28

7. 发挥特异性体液免疫作用的物质是（　）。

A. 抗体　B. 补体　C. 淋巴毒素　D. 干扰素　E. 转移因子

8. 下列哪种疾病属于Ⅰ型超敏反应（　）。

A. 新生儿溶血病　B. 荨麻疹

C. 类风湿性关节炎　D. 接触性皮炎

E. 肾小球肾炎

9. 自身免疫性溶血性贫血属于（　）。

A. Ⅰ型超敏反应　B. Ⅱ型超敏反应

C. Ⅲ型超敏反应　D. Ⅳ型超敏反应

E. 四型都有

10. 患传染病后获得的免疫称为（　　）。

A. 人工免疫　　B. 自然主动免疫

C. 自然被动免疫　　D. 人工主动免疫

E. 人工被动免疫

二、简答题

1. 试述各类抗体的特性及功能。

2. 简述抗体产生的一般规律及意义。

3. 以青霉素引起的过敏性休克为例，试述Ⅰ型超敏反应的发生机制。

（张佳伦）

第十四章　病原性生物

知识目标

1.掌握　微生物的概念；细菌的结构和测量单位；消毒、灭菌、防腐、无菌、无菌操作的概念；构成细菌毒力的物质基础；细菌侵袭力和毒素的概念和组成；细菌内毒素和外毒素的区别；细菌的感染类型；病毒的结构及其功能；病毒的大小、化学组成；寄生虫、宿主、生活史的概念；常见病原性生物的致病性。

2.熟悉　细菌繁殖的条件与方式；细菌的变异现象；物理消毒、灭菌的方法及其应用；细菌感染的来源，感染的发生发展和结局；病毒感染的类型；常见寄生虫的寄生部位；常见病原性生物的传播方式和防治原则。

3.了解　细菌代谢及其意义；病毒的复制周期；理化因素对病毒的影响；常见病原性生物感染的检查或诊断方法；病原性生物的分类和命名原则；我国寄生虫病的防治现状。

技能目标

1.学会　革兰染色的操作方法。

2.具备　对常见感染性疾病的来源、感染途径及发生发展结局的认知和初步诊断能力以及应用所学知识降低感染风险的能力。

病原性生物是指在自然界能够给人类和动、植物造成危害的生物，包括病原微生物和人体寄生虫两大部分。

微生物是存在于自然界的一群体形微小、结构简单、肉眼看不见，必须借助光学显微镜或电子显微镜放大数百倍、几千倍乃至几万倍方能看到的微小生物的总称。微生物的种类繁多，依据分化程度、化学组成可分为三大类。

1.非细胞型微生物　是最小的一类微生物。能通过除菌滤器，无典型的细胞结构，缺乏产生能量的酶系统，必须寄生于活的宿主细胞内才能增殖，如病毒。病毒的核酸类型为DNA或RNA，但两种核酸不同时存在。

2.原核细胞型微生物　细胞核分化程度低，仅有DNA盘绕形成的拟核，无核膜、核仁，细胞器不完善，仅有核糖体。DNA和RNA同时存在。原核细胞型微生物种类较多，包括细菌、支原体、衣原体、立克次体、螺旋体和放线菌。

3.真核细胞型微生物　细胞核分化程度较高，具有核膜、核仁和染色体，胞浆中具有完整的细胞器，如真菌。

第一节　细　菌

PPT

案例讨论

案例　王某，男，55岁，农民。因张口困难，全身抽筋而急诊入院。患者1周前在地里劳动时不慎被一生锈铁钉刺破左足底，伤口立即由当地卫生员处理包扎，但至今未愈。入院前24小时开始觉得张口困难，逐渐加重，不能进食，颈项发硬，不能弯腰。5小时前开始全身抽筋，发作历时几秒钟，间歇20~30分钟。查体：体温38℃，脉搏80次/分。神志清楚，心肺未见异常。牙关紧闭，痉笑，颈项强直。左足底有一个2~3cm深的伤口，轻度化脓感染。体检时阵发痉挛一次，呈角弓反张，历时约10秒。

讨论 1. 患者最可能患有什么疾病？为什么？

2. 如何治疗？如何预防该疾病的发生？

一、概述

（一）细菌的形态结构

细菌属于原核细胞型微生物，有相对恒定的形态与结构，可用显微镜观察与识别，常以微米（μm）作为测量单位。细菌按其外形分为球菌、杆菌和螺形菌三大类（图14–1）。

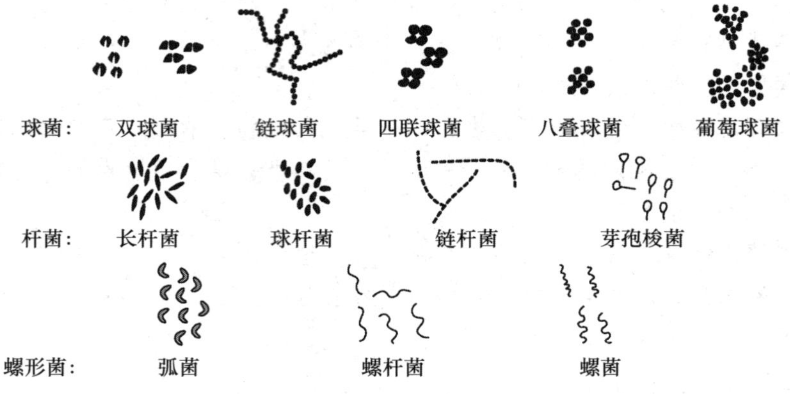

图14–1 细菌的基本形态

细菌的结构分为基本结构和特殊结构。基本结构包括细胞壁、细胞膜、细胞质、核质，特殊结构仅某些细菌具有，如荚膜、鞭毛、菌毛、芽孢（图14–2）。

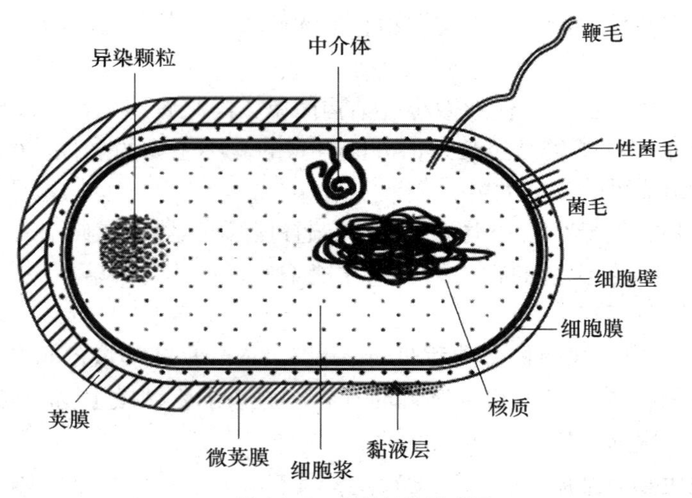

图14–2 细菌结构模式图

1. 细胞壁 位于细菌细胞最外层，是一种无色透明坚韧而有弹性的结构。细胞壁的主要功能是维持细菌固有形态，并保护细菌抵抗低渗环境。细胞壁化学组成较复杂，用革兰染色法可将细菌分为革兰阳性菌和革兰阴性菌两大类。细胞壁的共有成分为肽聚糖（图14–3），革兰阳性菌的肽聚糖由聚糖骨架、四肽侧链和五肽交联桥构成。各种细菌细胞壁的聚糖骨架基本相同。革兰阴性菌肽聚糖仅由聚糖骨架和四肽侧链两部分组成。革兰阳性菌细胞壁特有成分是磷壁酸，穿插于肽聚糖层中，分为壁磷壁酸和膜磷壁酸（图14–4）。革兰阴性菌细胞壁特有成分是外膜，位于细胞壁肽聚糖层的外侧，包括脂蛋白、脂双层和脂多糖三部分。脂多糖为细菌内毒素的主要成分（图14–5）。肽聚糖是细胞壁的主要成分，医学上可选择相应的药物破坏肽聚糖的结构或抑制其合成，通过破坏细胞壁而杀伤细菌。

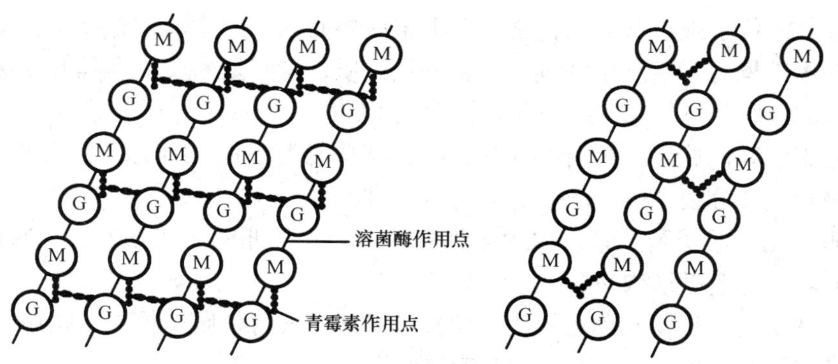

图14-3 细菌细胞壁肽聚糖结构

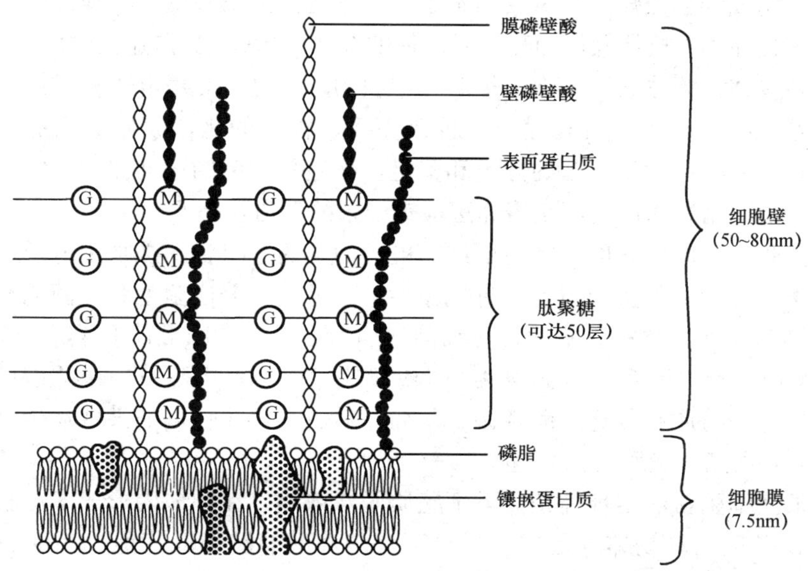

图14-4 革兰阳性菌细胞壁结构模式图

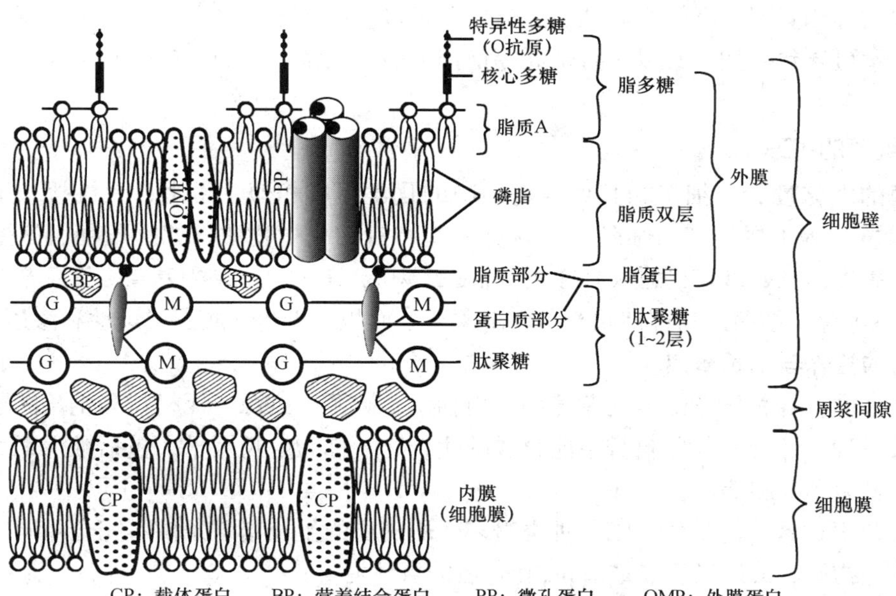

图14-5 革兰阴性菌细胞壁结构模式图

2.细胞膜 是位于细胞壁内侧，紧包在细胞质外面的一层柔软、有弹性、具有半渗透性的生物膜。其基本结构为脂双层中间镶嵌有多种蛋白质，这些蛋白质多为具有特殊作用的酶和载体蛋白。细菌的细胞膜不含胆固醇，与真核细胞不同。

中介体是细胞膜向胞浆内陷折叠成囊状物，其功能类似真核细胞的线粒体。中介体参与细菌呼吸、生物合成及分裂繁殖，多见于革兰阳性菌。

3.细胞质 无色透明胶状物，内含多种酶，是新陈代谢的主要场所。细胞质中尚有质粒、核糖体、胞质颗粒等超微结构。

4.核质 细菌的遗传物质称为核质、拟核或核区，没有核膜、核仁。核质具有与细胞核相同的功能，控制细菌的生命活动，是细菌遗传变异的物质基础。

5.荚膜 某些细菌细胞壁外包绕的一层黏液性物质，对碱性染料亲和力低，普通染色法不易着色，显微镜下仅能看到在菌体周围有未着色的透明圈，常用特殊染色法或墨汁负染法染色。荚膜一般在动物体内或营养丰富的（含有血清或糖）培养基中容易形成，多数细菌的荚膜为多糖。荚膜是构成细菌致病力的重要因素之一，它能保护细菌抵抗吞噬细胞的吞噬及消化作用，抵抗溶菌酶、补体、抗体及抗菌药物对菌体的损伤，增强细菌的侵袭力。

6.鞭毛 某些细菌菌体表面的细长呈波状弯曲的丝状物，需用电子显微镜观察。用特殊染色法将鞭毛增粗后在普通光学显微镜下也能观察到。鞭毛的化学成分主要是蛋白质，抗原性强，通常称为H抗原，可用于细菌的分类和鉴定。鞭毛是细菌的运动器官，常用悬滴法直接观察活菌的运动，也可用半固体培养基培养法检查细菌的动力。

7.菌毛 某些细菌菌体表面比鞭毛更细、更短而直的丝状物，必须用电子显微镜才能观察到。菌毛的化学成分主要是蛋白质，具有抗原性。菌毛包括普通菌毛和性菌毛两种。普通菌毛数量多，遍布细菌表面，具有黏附性，与细菌致病力有关。性菌毛仅1~4根，中空呈管状。性菌毛由F质粒编码，有性菌毛的细菌称为F^+菌或雄性菌，无性菌毛的细菌称为F^-菌或雌性菌。雄性菌能通过性菌毛将质粒传递给雌性菌，从而使后者获得雄性菌的某些遗传性状。细菌的耐药性、产毒性等均可通过此种方式传递。

8.芽孢 某些细菌在一定环境条件下细胞质脱水浓缩，在菌体内形成多层膜状结构的圆形或椭圆形小体，一般在动物体外形成。只有革兰阳性菌能够形成芽孢。芽孢是细菌的休眠形式。芽孢的大小、形态和位置随细菌种类而异，有助于细菌的鉴别。芽孢对热、干燥、化学消毒剂以及辐射等均有强大抵抗力。细菌芽孢并不直接引起疾病，当条件适宜，其发芽成为繁殖体后大量繁殖可导致疾病。常以是否杀灭芽孢作为检测灭菌效果的指标，常用高压蒸汽灭菌法除去芽孢。

（二）细菌的生理

1.细菌的理化性状 细菌和其他生物细胞的化学组成相似，由水、无机盐、蛋白质、糖类、脂类、核酸等组成。细菌细胞内还含有一些特有的化学物质，如肽聚糖、胞壁酸、磷壁酸、D型氨基酸、二氨基庚二酸（DAP）、吡啶二羧酸（DPA），2-酮基-3-脱氧辛酸（KDO）、脂多糖（LPS）等。细菌的物理性状有带电现象、表面积、光学性质、半透性和渗透压。

2.细菌的营养与生长繁殖

（1）细菌的营养物质 细菌的营养物质包括水、碳源、氮源、无机盐和生长因子。某些细菌在其生长过程中还必需一些自身不能合成的化合物，称为生长因子，包括维生素、某些氨基酸、脂类、嘌呤和嘧啶等。

（2）细菌生长繁殖的条件 细菌种类繁多，所需要的生长繁殖条件不完全相同，但必须具备充足的营养物质、最适温度、最适pH和合适的氧环境。

（3）细菌的繁殖方式 细菌以二分裂方式无性繁殖。在适宜条件下，细菌繁殖速度极快，多数细菌20~30分钟分裂繁殖一代。在体外人工培养物中研究细菌生长过程的规律，以培养时间为横坐标，培养物中活菌数的对数为纵坐标，可得出一条反映细菌群体增殖规律的曲线，称为细菌的生长曲线，分为迟缓期、对数期、稳定期和衰亡期。

3.细菌的代谢 包括分解代谢和合成代谢两个方面。细菌在分解代谢和合成代谢中可产生多种代谢产物，在医学上具有重要意义。

（1）分解代谢产物及其意义 不同细菌对糖和蛋白质的分解能力及代谢产物不同，可借以鉴别细菌。常用于鉴别肠杆菌科细菌的生化反应有糖发酵试验、吲哚试验、甲基红试验、VP试验、枸橼酸盐利用试验。

（2）合成代谢产物及其意义 细菌能够合成很多在医学上具有重要意义的代谢产物。①热原质：即革兰阴性细菌细胞壁的特殊成分脂多糖，注入人或动物体内能引起发热反应，故名热原质。②毒素及侵袭性酶：内毒素即热原质，其毒性成分为脂质A，菌体死亡崩解后释放出来。外毒素是由革兰阳性菌及少数革兰阴性菌在生长代谢过程中释放至菌体外的蛋白质。具有抗原性强、毒性强、特异性强的特点。某些细菌可产生具有侵袭性的酶，能损伤机体组织，促进细菌的侵袭和扩散，是细菌重要的致病物质，如链球菌产生的透明质酸酶。③色素：细菌产生的色素有水溶性和脂溶性两种。水溶性色素能扩散到培养基或周围组织中，使其变色。脂溶性色素不溶于水，仅菌体本身着色而培养基或周围组织不变色。多数细菌产生脂溶性色素。④抗生素：多由放线菌和真菌产生。⑤细菌素：某些细菌能产生一种仅作用于近缘细菌的抗菌物质，称细菌素。细菌素为蛋白类物质，抗菌范围窄，无治疗意义，可用于细菌分型和流行病学调查。⑥维生素：某些细菌可合成自身需要的维生素，并能分泌到菌体外供人体吸收利用。

4.细菌的人工培养 指根据细菌生长繁殖的条件及其规律，用人工方法提供细菌必需的培养物质和适宜的生长环境来培养细菌，进行细菌生物学性状的研究、生物制品的制备及传染性疾病的诊断与治疗。在固体培养基上，单个细菌分裂繁殖形成的肉眼可见的细菌集团称为菌落。多个菌落融合成片形成菌苔。根据菌落的特征可以初步鉴别细菌。细菌培养对疾病的诊断、治疗和科学研究等方面具有重要作用。

（三）细菌的分类和命名原则

细菌的分类方法包括传统分类和种系分类。传统分类的依据是细菌的形态和生理特征等较为稳定的生物学性状。细菌分类的层次与其他生物相同，也是界、门、纲、目、科、属、种。在细菌学中常用的是属和种。种是细菌分类的基本单位。生物学性状基本相同的细菌构成一个菌种，性状相近关系密切的若干菌种组成一个菌属。

细菌的命名原则为拉丁文双名法。第一个为属名，用名词，第一个字母大写，可简写为第一个大写字母。第二个为种名，不大写，用形容词，全名用斜体字印刷，不可简写。中文名称种名在前属名在后。例如，Escherichia coli，大肠埃希菌，可简写为E.coli。

（四）细菌的遗传与变异

细菌同其他生物一样，也具有遗传和变异的生命特征。子代与亲代之间生物学特征的相似性称为遗传。子代与亲代之间生物学特征的差异称为变异。细菌的变异分为遗传性变异和非遗传性变异。遗传性变异是基因结构发生改变引起的变异，又称基因型变异。基因型变异发生于个别细菌，变异产生的新性状可以稳定地传给子代，而且是不可逆的。细菌的变异现象包括形态变异、结构变异、毒力变异、耐药性变异、抗原性变异和菌落变异。细菌遗传变异的物质基础包括细菌的染色体、质粒、转位因子和噬菌体。细菌变异在病原学诊断、治疗、传染病预防等方面具有重要意义，在检测致癌物质和基因工程方面有广泛应用。

（五）消毒与灭菌

1.基本概念 ①消毒：杀死物体上病原微生物的方法。②灭菌：杀灭物体上所有微生物（包括病原微生物、非病原微生物以及细菌芽孢）的方法。③无菌：物体上没有活的微生物存

在。防止微生物进入机体或物体的操作技术称为无菌操作。④防腐：防止或抑制微生物生长繁殖的方法。

2.物理消毒灭菌法 用于消毒灭菌的物理学方法有加热、紫外线照射、电离辐射、滤过除菌等。

3.化学消毒灭菌法 常用的消毒剂包括酚类（苯酚、来苏、氯己定）、醇类（乙醇）、重金属盐类（升汞、红汞、硫柳汞、硝酸银）、氧化剂（高锰酸钾、过氧化氢、过氧乙酸）、卤素及其化合物（碘伏、碘酒、氯、漂白粉）、表面活性剂（新洁尔灭、杜灭芬）、醛类（甲醛、戊二醛）、烷化剂（环氧乙烷）、酸碱类（醋酸、生石灰）和染料（甲紫）。

（六）细菌的感染与免疫

1.细菌感染 细菌的致病性是细菌能够引起机体感染的能力。病原菌侵入机体引起疾病，与细菌的毒力、侵入数量、侵入途径、机体的免疫力及环境因素等密切相关。构成病原菌毒力的物质主要包括侵袭力和毒素。侵袭力与细菌菌体表面结构和侵袭性物质相关，包括黏附素、荚膜、侵袭性酶类和细菌生物被膜等。细菌毒素是细菌在生长繁殖过程中产生和释放的毒性物质，主要有外毒素和内毒素两种（表14-1）。

表14-1 内毒素与外毒素的主要区别

区别要点	外毒素	内毒素
来源	G^+菌及部分G^-菌	G^-菌
存在部位	活菌分泌，少数菌崩解后释放	细胞壁组分，细菌崩解后释放
化学成分	蛋白质	脂多糖（热原质）
稳定性	60~80℃，30分钟被破坏	160℃，2~4小时才被破坏
毒性作用	强，对组织器官有选择性作用，引起特殊临床表现	较弱，毒性作用大致相同，引起发热、微循环障碍等
免疫原性	强，刺激机体产生抗毒素，甲醛处理可脱毒形成类毒素	较弱，不可被甲醛脱毒形成类毒素

2.感染的发生与发展

（1）感染的来源 细菌感染中根据病原菌来源可分为外源性感染和内源性感染。引起感染的病原菌来自于宿主体外的称外源性感染，传染源主要包括：①患者：患者在疾病潜伏期至病后恢复期一段时间内都可向体外排菌，使病原菌以各种方式在人与人之间水平传播。②带菌者：无临床症状，但体内带有某种致病菌并可不断排出体外传染健康人群，也称为健康带菌者。带菌者不易被发觉，其危害性高于患者，是重要的传染源。③病畜及带菌动物：某些细菌可引起人畜共患病，病畜或带菌动物所携带的致病菌能够传播至人类。对患者、带菌者和患病动物应早期诊断并尽早采取治疗、隔离和预防等措施。内源性感染的病原菌来自宿主体内，又称自身感染。这类感染主要来源于人体内寄居的正常菌群，这些细菌一般情况下不致病，当某些条件改变时，其中一些条件致病菌可引起感染。

（2）感染的传播方式和途径 包括呼吸道感染、消化道感染、泌尿生殖道感染和经损伤的皮肤黏膜感染等。有些病原菌可经呼吸道、消化道、皮肤创伤等多途径传播。

（3）感染的类型 根据病原菌和宿主力量的对比及临床表现，可将感染分为不感染、隐性感染、潜伏感染、显性感染和带菌状态五种类型。根据病情的轻重缓急，显性感染可分为急性感染和慢性感染。根据感染部位不同，显性感染可分为局部感染与全身感染。全身感染在临床上常见毒血症、菌血症、败血症、脓毒血症和内毒素血症五种情况。

3.抗细菌免疫 是指机体对入侵致病菌的防御能力。免疫防御机制包括固有免疫和适应性免疫。细菌侵入机体后，首先发挥防御作用的是固有免疫，一般经7~10天后，机体才产生适应性免疫，然后二者相互配合，共同发挥抗菌免疫作用。

固有免疫主要通过机体屏障结构、吞噬细胞以及正常体液中的免疫分子发挥免疫防御作用。机体的屏障结构主要包括皮肤与黏膜屏障、血–脑屏障和胎盘屏障。病原微生物穿过皮肤黏膜屏障向机体内部入侵扩散时，机体的吞噬细胞及体液中的抗微生物因子会发挥抗感染作用。吞噬细胞是固有免疫中最有效的防御组分。人类吞噬细胞分为两类，一类为小吞噬细胞，主要是血液中的中性粒细胞；另一类是大吞噬细胞，即单核–吞噬细胞系统，包括血液中的单核细胞和组织中的巨噬细胞。免疫分子包括溶菌酶、补体、防御素和急性期蛋白等。

适应性免疫又称获得性免疫，是机体抗菌感染的第二道防线，包括体液免疫、细胞免疫和黏膜免疫。不同的病原菌侵入机体后，根据致病菌与宿主细胞的关系，可分为胞外菌和胞内菌。机体抗胞外菌免疫主要为体液免疫，抗胞内菌感染主要通过适应性细胞免疫发挥作用。

（七）细菌感染的诊断与防治

病原微生物检查的程序包括标本的正确采集送检、标本的直接检查、病原体的分离培养与鉴定、病原体成分检测和血清学试验等（图 14–6）。

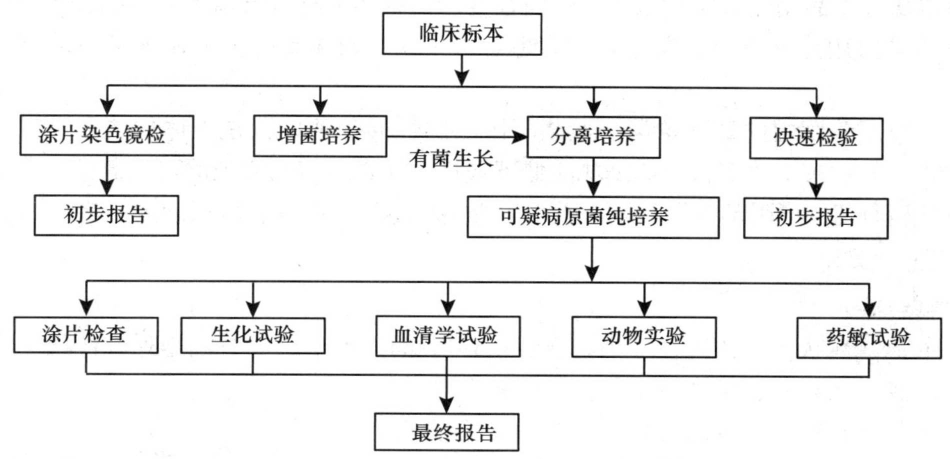

图 14–6　临床标本的细菌学鉴定基本程序

病原微生物感染的预防分为一般性预防和特异性预防。一般性预防原则主要是围绕控制传染源、切断传播途径及增强人群免疫力三个方面来进行。特异性预防主要是通过人工免疫实现，常用的人工主动免疫的疫苗有灭活疫苗、减毒活疫苗、亚单位疫苗和基因工程疫苗等。人工被动免疫使机体立即获得特异性免疫，可用于急性传染病的紧急预防和治疗。

由于不同病原微生物感染致病机制不同，因此在不同感染性疾病治疗时使用的药物有较大区别。细菌感染的治疗主要使用具有杀菌或抑菌作用的抗菌药物如抗生素等。

二、化脓性细菌

化脓性细菌指能引起化脓性炎症的细菌，包括革兰阳性菌和革兰阴性菌两大类。常见的革兰阳性化脓性细菌有葡萄球菌属、链球菌属和肠球菌属等，常见的革兰阴性化脓性细菌有奈瑟菌属、莫拉菌属、假单胞菌属、埃希菌属、无芽孢厌氧菌等。

（一）葡萄球菌属

1. 金黄色葡萄球菌　金黄色葡萄球菌是最常见的化脓性球菌，一般人鼻咽部带菌率为 20%~30%，医护人员带菌率可高达 80%~85%，是医院感染的重要来源。

（1）生物学性状　革兰阳性球菌，直径约 1μm，常呈葡萄串状排列。无鞭毛和芽孢，体外培养一般不形成荚膜，体内多数菌株可形成荚膜。营养要求不高，需氧或兼性厌氧，最适生长温度为 37℃，最适酸碱度为 pH7.4。在普通琼脂平板上可形成圆形、光滑、不透明的隆起菌落。可产生脂溶性的金黄色色素。在血琼脂平板上，其菌落周围有明显透明溶血环（β 溶血）。耐盐性强，能在含有 10% NaCl 的培养基中生长，故可用高盐培养基分离此菌。金黄色葡萄球菌有

微课

多种抗原，其中葡萄球菌A蛋白（SPA）和多糖抗原与医学关系密切。

（2）致病性　①致病物质：金黄色葡萄球菌可产生多种侵袭性酶和外毒素，包括血浆凝固酶、溶血素、杀白细胞素、肠毒素、表皮剥脱毒素和性休克综合征毒素-1（TSST-1）。②所致疾病：分为化脓性感染和毒素性疾病两种。化脓性感染包括皮肤及软组织感染（毛囊炎、疖、痈、蜂窝组织炎、伤口化脓等）、器官感染（肺炎、胸膜炎、中耳炎、脑膜炎、心包炎、心内膜炎等）、全身感染（败血症、脓毒血症）。毒素性疾病包括食物中毒、烫伤样皮肤综合征和毒性休克综合征。

（3）微生物学检查　根据临床表现选择不同标本直接涂片革兰染色镜检，根据细菌形态、排列和染色性进行初步诊断。培养后根据菌落特点再做涂片染色镜检、甘露醇发酵试验、血浆凝固酶和耐热核酸酶试验进行鉴定。可采用ELISA方法检测葡萄球菌肠毒素。

（4）防治原则　注意个人卫生，及时处理皮肤创伤。加强医院管理，严格无菌操作，防止医院内感染。加强对食堂和饮食行业的卫生监督，对皮肤化脓性感染者，尤其是手部感染者，治愈前不能从事食品制作或饮食服务。目前葡萄球菌耐药菌株日益增多，对感染者的治疗需根据药敏试验结果用药。对反复发作的疖病患者可采用自身菌苗疗法或用葡萄球菌类毒素进行治疗。

2.血浆凝固酶阴性的葡萄球菌　血浆凝固酶阴性的葡萄球菌是人体皮肤和黏膜的正常菌群，正常情况下对人不致病，当免疫功能低下或进入非正常定居部位时可引起感染，是医源性感染的常见病原菌。可引起泌尿系统、手术后等多种感染，严重者可引起败血症。

（二）链球菌属

1.A群链球菌

（1）生物学性状　革兰阳性球菌，直径0.6~1.0μm，单个、成对或排列成链状（图14-7）。临床标本以成对或短链状排列者多见，易与葡萄球菌相混淆。无芽孢和鞭毛，有菌毛样结构。营养要求较高，需氧或兼性厌氧，在血琼脂平板上形成边缘整齐、圆形、灰白色、表面光滑、透明或半透明的细小菌落，形成透明溶血环。不产生触酶，可与葡萄球菌鉴别。

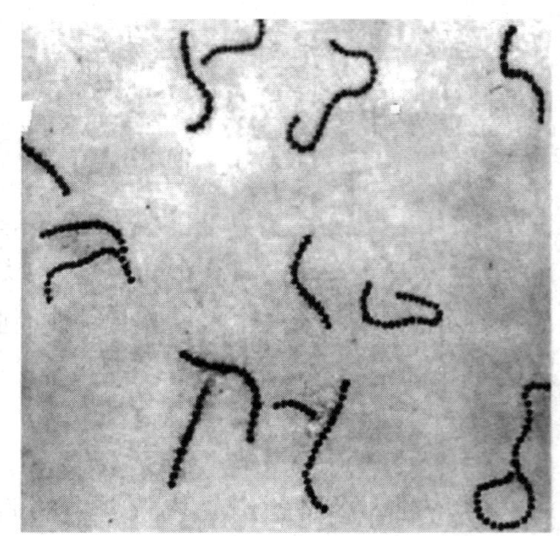

图14-7　链球菌（革兰染色）

（2）致病性　①致病物质：A群链球菌致病力最强，可产生致热外毒素（又称红疹毒素或猩红热毒素）、链球菌溶血素O（SLO）、链球菌溶血素S（SLS）、M蛋白、透明质酸酶、链激酶、链道酶等多种外毒素和胞外酶。②所致疾病：A群链球菌引起的疾病约占人类链球菌疾病的90%，可引起人类化脓性炎症（扁桃体炎、咽炎、新生儿败血症和细菌性心内膜炎）、中毒性疾病（猩红热）和超敏反应性疾病（风湿热和急性肾小球肾炎）。

（3）微生物学检查　脓汁标本直接涂片染色镜检，发现典型的链状排列革兰阳性球菌可初步判断。分离培养常采用血琼脂平板。对败血症患者，先取血液用肉汤增菌后再作分离培养。根据菌体形态、染色性、菌落特点和溶血性及相关鉴定实（试）验进行鉴定。β溶血菌落应与金黄色葡萄球菌鉴别。抗链球菌溶血素O抗体试验（ASO test）简称抗“O”试验，是毒素和抗毒素的中和试验。对可疑风湿热或急性肾小球肾炎患者，可进行抗链球菌溶血素“O”抗体测定，若血清中ASO超过1∶400单位有诊断意义。

（4）防治原则　一般防治原则同葡萄球菌，及时治疗患者和带菌者以减少传染源。治疗首选青霉素G。对急性咽喉炎和扁桃体炎患者须彻底治疗，以防止发生急性肾小球肾炎和风湿热等变态反应性疾病。

2.肺炎链球菌 肺炎链球菌俗称肺炎球菌，常寄居在正常人的鼻咽部，一般不致病，当机体免疫力下降时可导致细菌性肺炎等疾病。

（1）生物学性状 革兰阳性球菌，菌体呈矛头状，多成对排列，宽端相对，尖端向外，在痰液和脓汁中可呈短链状排列（图14-8）。兼性厌氧，营养要求高，血平板上肺炎链球菌菌落与甲型溶血性链球菌菌落相似。培养时间稍久，因细菌产生自溶酶，菌落中心凹陷呈脐状。在血清肉汤中呈混浊生长，培养时间较长时可因细菌自溶使培养液变澄清。可用胆汁溶菌试验和菊糖分解试验与甲型溶血性链球菌相区别。

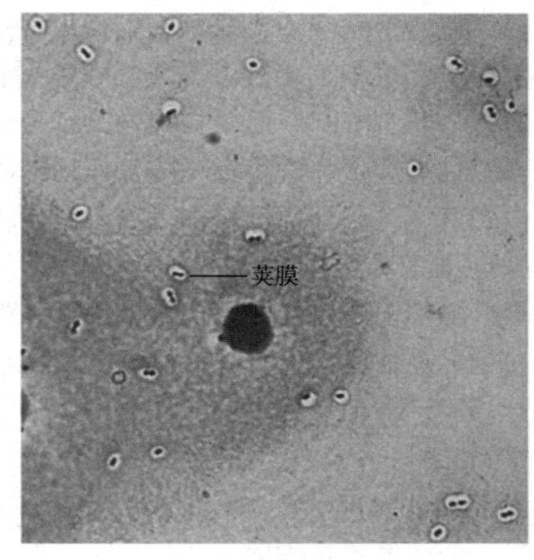

图14-8 肺炎链球菌（革兰染色）

（2）致病性 ①致病物质：主要的致病物质是荚膜，荚膜具有抗吞噬作用，使细菌侵入人体后能迅速繁殖而致病。此外，本菌产生的溶血素O、脂磷壁酸及神经氨酸酶等物质参与致病。②所致疾病：肺炎链球菌寄生在正常人的口腔及鼻咽腔，一般不致病。当免疫力低下时，肺炎链球菌可由上呼吸道侵入，经支气管到达肺组织引起大叶性肺炎，可继发胸膜炎、脓胸、中耳炎、乳突炎、脑膜炎和败血症等。

（3）微生物学检查 取痰、脓等标本直接涂片革兰染色镜检，如发现典型的革兰阳性、有荚膜的双球菌即可初步诊断。将痰或脓汁直接接种血琼脂平板分离培养，发现有草绿色溶血环的可疑菌落，再做胆汁溶菌试验与甲型溶血性链球菌相鉴别。血液和脑脊液标本须经肉汤增菌后再做分离培养。

（4）防治原则 用荚膜多糖疫苗预防接种儿童、老人和慢性感染者效果较好。由于肺炎链球菌耐药菌株日益增多，因此应根据药敏试验选择抗生素治疗。

3.其他链球菌

（1）甲型溶血性链球菌 常寄居于鼻咽、口腔、龈隙、消化道等部位，为条件致病菌。当拔牙或摘除扁桃体时，口咽部的甲型链球菌可乘机侵入血流，若心瓣膜有病损或人工瓣膜者，细菌易在损伤部位增殖，可引起亚急性细菌性心内膜炎。

（2）变异链球菌 变异链球菌常存在于牙菌斑中，有很强的产酸和耐酸能力，具有葡糖基转移酶，能够分解蔗糖等糖类产酸，与龋齿关系密切。

（三）奈瑟菌属

1.脑膜炎奈瑟菌 俗称脑膜炎球菌，是流行性脑脊髓膜炎（简称流脑）的病原菌。

（1）生物学性状 革兰阴性双球菌，在患者脑脊液中多位于中性粒细胞内，豆样或肾形，成对排列，新分离株大多有荚膜和菌毛（图14-9）。专性需氧，初次分离培养需补充5%~10% CO_2。营养要求高，常用巧克力琼脂培养基进行分离培养，菌落直径1~1.5mm，无色透明、圆形、似露滴状。一般能分解葡萄糖和麦芽糖，产酸不产气。氧化酶和触酶试验阳性。对理化因素抵抗力弱，对干燥、热、寒冷等十分敏感。常用消毒剂可迅速将其杀死。对磺胺、青霉素、

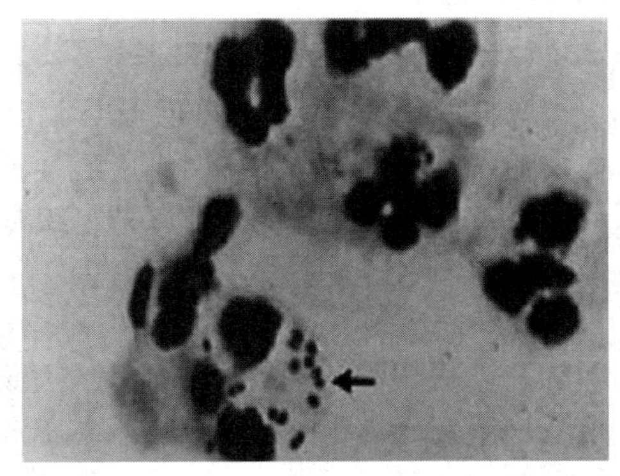
图14-9 脑膜炎奈瑟菌（革兰染色）

氯霉素和链霉素等抗生素敏感。

（2）致病性　①致病物质：有菌毛、荚膜和脂寡糖（LSO）。菌毛可使细菌黏附于宿主细胞表面，有利于细菌入侵。荚膜有抗吞噬作用。LOS是脑膜炎奈瑟菌最主要的致病物质。②所致疾病：流行性脑脊髓膜炎。患者和带菌者为传染源，主要通过飞沫传播。患者突然恶寒、高热、恶心、呕吐、皮肤黏膜出现出血点或瘀斑。少数患者可因细菌突破血－脑屏障到达脑膜引起脑脊髓膜炎，出现剧烈头痛、喷射性呕吐、颈强直等脑膜刺激症状。严重者因微循环障碍、DIC、肾上腺出血导致中毒性休克，预后不良。

（3）微生物学检查　脑脊液标本离心沉淀后取沉渣直接涂片染色，镜检时发现中性粒细胞内外有革兰阴性双球菌即可初步诊断。对出血斑（点）应先消毒，然后用无菌针头刺破，挤出少量血液或组织液制成涂片，革兰染色镜检。本法检出率较高。

（4）防治原则　及时隔离和治疗患者，控制传染源。治疗首选青霉素G和磺胺类抗生素。儿童可接种流脑疫苗进行特异性预防。

2.淋病奈瑟菌　俗称淋球菌，是人类淋病的病原菌。淋病是国内发病率最高的一种性传播疾病。

（1）生物学性状　与脑膜炎球菌形态相似，专性需氧。多用巧克力琼脂平板进行分离培养，初次分离培养时须提供5%~10% CO_2，培养后形成圆形、凸起、灰白色的光滑型菌落。只分解葡萄糖产酸，不分解其他糖类，据此可与脑膜炎奈瑟菌相区别，氧化酶试验阳性。抵抗力弱，对干燥、热、寒冷和常用消毒剂敏感。

（2）致病性　①致病物质：主要是表面结构，如菌毛、外膜蛋白、脂多糖、IgA1酶等。②所致疾病：淋病。人是淋球菌的唯一自然宿主。淋球菌主要经性接触传播，也可经患者分泌物污染的衣服、毛巾、浴巾、浴盆等间接传播。患淋病的孕妇可因胎儿宫内感染导致流产或早产。新生儿也可经产道感染引起眼结膜炎，眼内有大量脓性分泌物，称为脓漏眼。

（3）微生物学检查　取泌尿生殖道脓性分泌物涂片革兰染色镜检，发现中性粒细胞内有革兰阴性双球菌可初步诊断。将脓性分泌物及时接种含多种抗生素的巧克力血平板，置5%~10% CO_2培养箱中培养后，取可疑菌落涂片染色镜检并做生化反应鉴定，多用于慢性淋病的检查。

（4）防治原则　开展防治性病知识教育是预防的重要环节。取缔娼妓，杜绝不正当的两性关系可减少感染。治疗首选青霉素G，由于耐药菌株不断增加，还应根据药敏试验结果合理用药。

三、消化道感染细菌

消化道感染细菌是指在胃肠道中增殖，引起胃肠道疾病或食物中毒的病原菌，以及一些正常寄居于肠道引起肠道外感染的细菌。主要包括肠杆菌科的埃希菌属、志贺菌属、沙门菌属、变形杆菌属、肠杆菌属、沙雷菌属、枸橼酸杆菌属，以及摩根菌属、弧菌属、螺杆菌属和弯曲菌属的细菌。

（一）肠杆菌科

肠杆菌科细菌是一大群生物学性状相似的革兰阴性无芽孢杆菌，常寄居于人和动物的肠道内，随人和动物的粪便排出。广泛分布于土壤、水和腐物中。大多数为肠道的常驻菌。当人体免疫力下降或细菌侵入肠道以外组织时，可成为条件致病菌。少数为致病菌，如致病性大肠埃希菌、伤寒沙门菌、痢疾志贺菌等，可引起人类某些肠道传染病。

1.埃希菌属　包括6个种，一般不致病，为人和动物肠道中的正常菌群，其中大肠埃希菌（E.coli）是最常见的临床分离菌。大肠埃希菌某些血清型菌株具有较强的毒力，可引起肠道内感染，称为致病性大肠埃希菌。在环境和食品卫生学中，大肠埃希菌常被用作粪便污染的检测指标。

（1）生物学性状　大肠埃希菌在肠杆菌科致病菌选择鉴别培养基上，因发酵乳糖产酸使菌落呈现红色，易与沙门菌、志贺菌等致病菌区别。大肠埃希菌主要有O、H、K三类抗原，是血清学分型的基础，其血清型的表示方式按O∶K∶H排列。

（2）致病性　①致病物质：主要包括定居因子和外毒素。主要的外毒素有不耐热肠毒素、耐热肠毒素、志贺样毒素及肠集聚耐热毒素。②所致疾病：大肠埃希菌主要引起肠外感染和肠道感染。肠外感染多为机会感染，以泌尿系统感染和化脓性感染最为常见。肠道感染多为外源性感染，引起腹泻的大肠埃希菌主要有肠产毒素型大肠埃希菌（ETEC）、肠致病型大肠埃希菌（EPEC）、肠侵袭型大肠埃希菌（EIEC）、肠出血型大肠埃希菌（EHEC）、肠集聚型大肠埃希菌（EAEC）五种类型。

（3）微生物学检查　①临床细菌学检查：肠道外感染根据感染部位可取中段尿、脓汁、血液、脑脊液等，肠道感染者取新鲜粪便。分离培养后主要依据生化反应和血清学进行鉴定。②卫生细菌学检查：在环境卫生学和食品卫生学中，常以细菌总数和大肠菌群数作为粪便污染的检测指标。

（4）防治原则　抗生素治疗应在药敏试验的指导下进行。

2.志贺菌属　俗称痢疾杆菌，是人类和灵长类动物细菌性痢疾（简称菌痢）的病原体。

（1）生物学性状　在SS培养基上形成无色半透明菌落。有K抗原和O抗原，无H抗原。我国最常见的是福氏志贺菌，其次是宋内志贺菌。宋内志贺菌感染病情较轻，非典型病例多。福氏志贺菌感染排菌时间长，易转为慢性。

（2）致病性　①致病物质：主要为侵袭力和内毒素，有些菌株还可产生志贺毒素。②所致疾病：细菌性痢疾。常见急性、中毒性和慢性菌痢三种感染类型。

（3）微生物学检查　在使用抗生素之前取新鲜粪便的黏液脓血部分立即送检。标本接种于肠道选择鉴别培养基，培养后挑取可疑菌落进行生化反应和玻片凝集试验，确定其菌群（种）和菌型。可采用分子生物学等方法快速诊断。

（4）防治原则　可采用口服减毒活菌苗进行特异性预防。抗生素治疗应在药敏试验的指导下进行。

3.沙门菌属

（1）生物学性状　在SS琼脂平板上因不分解乳糖而形成无色菌落，生化反应对本属细菌各菌种的鉴定具有重要意义。主要有O和H两种抗原，有的菌株还有M抗原和Vi抗原。

（2）致病性　①致病物质：主要有侵袭力、内毒素和肠毒素。②所致疾病：急性胃肠炎（食物中毒）、伤寒与副伤寒（又称肠热症）、败血症。

（3）微生物学检查　①细菌分离培养与鉴定：伤寒或副伤寒应根据不同的病程采集标本。通常第1~2周取外周血，第2~3周取粪便、尿液，整个病程中均可取骨髓。败血症取血液，食物中毒取患者吐泻物或可疑食物，胆道带菌者取十二指肠引流液。将标本接种于SS培养基，培养后挑选无色半透明的菌落接种双糖铁培养基。若疑为沙门菌，可通过系列生化反应和玻片凝集试验进行鉴定，也可用ELISA和PCR等方法进行快速诊断。②血清学试验：用于伤寒、副伤寒辅助诊断的血清学试验主要有肥达试验（Widal test）。肥达试验的结果必须结合临床表现、病程、病史、地区流行病学等情况进行综合分析。③伤寒带菌者检查：先用血清学方法检测可疑患者血清Vi抗体，如效价≥1∶10，再多次取粪便标本进行病原菌分离培养以确定是否带菌。

（4）防治原则　可口服减毒活菌苗进行特异性预防。

（二）弧菌属

弧菌属的主要致病菌有霍乱弧菌和副溶血弧菌，以肠道感染为主，可引起霍乱和食物中毒，偶尔引起浅部创伤感染。

1. 霍乱弧菌 是烈性消化道传染病霍乱的病原菌。霍乱为我国甲类法定传染病。

（1）生物学性状 霍乱弧菌菌体一端有一根单鞭毛，运动极为活泼。取霍乱患者米泔水样粪便进行悬滴观察，可见菌体呈流星或穿梭运动，粪便涂片染色可见呈鱼群状排列的霍乱弧菌。耐碱不耐酸，在pH8.8~9.2的碱性蛋白胨水中生长良好，首次分离霍乱弧菌常用碱性蛋白胨水增菌。TCBS常作为霍乱弧菌的选择性培养基。根据O抗原可将弧菌分为155个血清群，引起霍乱流行的主要是O1群和O139群。

（2）致病性 ①致病物质：主要有霍乱肠毒素、鞭毛、菌毛和黏液素酶。②所致疾病：霍乱。在自然情况下，人是霍乱弧菌的唯一易感者。

（3）微生物学检查 霍乱是烈性传染病，对首例患者的病原学诊断应快速、准确，并及时报告疫情。

（4）防治原则 霍乱为国际检疫性传染病，必须贯彻预防为主的方针。接种霍乱死疫苗可增强人群免疫力。及时补充水和电解质是治疗霍乱的关键。

2. 副溶血性弧菌 营养要求不高，但具有嗜盐性。神奈川现象阳性菌株为致病菌株。致病物质主要有耐热直接溶血素与耐热相关溶血素。常因食用烹饪不当的海产品或盐腌制品引起食物中毒。取患者粪便、肛拭子或剩余食物直接分离培养，如出现可疑菌落，进一步做嗜盐性试验与生化反应，最后用血清学试验进行鉴定。也可用分子生物学方法进行快速诊断。治疗可用抗菌药物，严重患者需输液和补充电解质。

（三）螺杆菌属

螺杆菌属中与人类疾病关系密切的主要是幽门螺杆菌。

1. 生物学性状 微需氧，营养要求高。尿素酶丰富，可迅速分解尿素释放氨，快速尿素酶试验呈强阳性，是鉴定该菌的主要依据之一。

2. 致病性 ①致病物质：可能的致病因素主要有黏附定植因素（鞭毛、黏附素、尿素酶）、破坏胃黏膜上皮细胞的因素（细胞毒素相关蛋白和细胞空泡毒素；蛋白酶、脂酶和磷脂酶A；LPS）和可能的致癌相关因素。②所致疾病：胃炎、消化性溃疡、胃癌与胃MALT淋巴瘤等。

3. 微生物学检查 直接镜检、尿素酶活性检测（快速尿素酶试验、^{13}C或^{14}C呼气试验）、分离培养与鉴定、血清学检查、粪便抗原检测、分子生物学检测。

4. 防治原则 药物治疗一般采用质子泵抑制剂或胶态铋制剂加两种抗菌药物的三联疗法。

四、呼吸道感染细菌

（一）结核分枝杆菌

（1）生物学性状 结核分枝杆菌简称结核杆菌，为细长略带弯曲的杆菌，具有分枝特征，纵行条索状排列（图14-10）。在陈旧培养基或临床治疗后的标本中，结核杆菌可变异成细菌L型。在常用的抗酸染色中结核杆菌被染成红色，为抗酸阳性菌。结核杆菌专性需氧，最适生长温度为37℃，最适pH为6.5~6.8。常用Lowenstein-Jensen固体培养基分离和长期培养。典型的菌落为颗粒、结节或菜花状粗糙型，乳白色或米黄色。结核杆菌细胞壁中含大量脂质，可防止菌体水分丢失，因此对干燥有较强的抵抗力。黏附在尘埃上可保持传染性8~10天，在干燥的痰内可存活6~8个月。对链霉素、异烟肼、利福平等敏

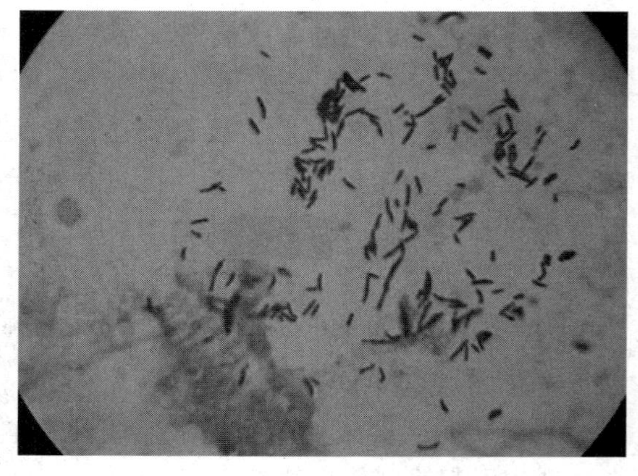

图14-10 结核分枝杆菌（抗酸染色）

感，但是长期用药容易出现耐药性。

2.致病性与免疫性

（1）致病物质　①脂质：毒性成分有磷脂、索状因子、蜡质D和硫酸脑苷脂。②蛋白质：主要成分为结核菌素。本身无毒，但和蜡质D结合后能诱发超敏反应，引起组织坏死和全身中毒症状，并在结核结节的形成中起一定的作用。③荚膜：荚膜的作用为抗吞噬、黏附作用、阻止药物及化学物质渗透入菌体内。

（2）所致疾病　主要有原发性肺结核、急性血行播散性肺结核、继发性肺结核、结核性胸膜炎和肺外结核病五种类型。

（3）免疫特点和结核菌素试验　①免疫特点：结核菌的免疫属于感染免疫，又称有菌免疫，即只有当结核杆菌或其组分存在时才有免疫力。②结核菌素试验：常规试验方法一般取PPD 5单位注射前臂屈侧皮内，48~72小时后观察结果。阳性结果为红肿硬结直径在0.5~1.5cm之间，表明机体曾感染过结核菌或卡介苗接种成功，对结核菌出现超敏反应并有免疫力，但不表示正患结核病。强阳性结果为硬结直径超过1.5cm，表明可能有活动性结核，需进一步检查。阴性结果为红肿硬结直径小于0.5cm，表明受试者可能未感染过结核分枝杆菌或未接种过卡介苗，但应考虑受试者处于原发性感染的早期，T淋巴细胞尚未致敏，或正患有严重的结核病或者其他严重的传染病导致结果呈假阴性，或者应用免疫抑制剂暂时转为阴性等可能。某些老年人结核菌素试验经常为阴性。

结核菌素试验可用于选择卡介苗接种对象并测定免疫效果，测定肿瘤患者的细胞免疫功能，对未接种卡介苗的人群做结核杆菌感染的流行病学调查，也可作为婴幼儿（尚未接种卡介苗者）结核病诊断的参考，小儿越小，诊断价值越大。

3.微生物学检查　直接涂片抗酸染色后镜检、分离培养、PCR等方法快速诊断。

4.防治原则　新生儿接种卡介苗。第一线的治疗药物有利福平、异烟肼、乙胺丁醇和链霉素。利福平和异烟肼合用可以减少耐药性的产生。

（二）白喉棒状杆菌

菌体细长微弯，一端或两端膨大成棒状，排列不规则，常呈L、V、Y形或栅栏状。革兰染色阳性，用亚甲蓝等染色可见异染颗粒。在凝固血清培养基上生长迅速，形成灰白色、圆形菌落，异染颗粒明显。白喉毒素是其主要致病物质，所致疾病为白喉，五岁以下儿童最易感。目前我国采用白百破（白喉类毒素、百日咳菌苗和破伤风类毒素）三联疫苗进行人工主动免疫。白喉患者应及时隔离并尽早使用白喉抗毒素和抗生素治疗。常用抗生素为青霉素或红霉素。

（三）百日咳鲍特菌

革兰阴性卵圆形短小杆菌，有毒力菌株有荚膜和菌毛。在B-G培养基上可见细小、光滑、银灰色菌落，周围有模糊的溶血环，常发生光滑型至粗糙型变异。致病物质包括百日咳外毒素、腺苷酸环化酶毒素、血凝素、荚膜、菌毛、内毒素。百日咳鲍特菌主要通过飞沫经呼吸道传播，病程分为卡他期、痉咳期和恢复期。由于病程较长，咳嗽为主要症状，故名百日咳。目前常用白百破三联疫苗进行人工主动免疫。治疗可用红霉素、氨苄西林等。

五、其他病原菌

（一）厌氧性细菌

厌氧菌根据能否形成芽孢分为厌氧芽孢梭菌属和无芽孢厌氧菌两类，常见的致病性厌氧芽孢梭菌有破伤风梭菌、产气荚膜梭菌和肉毒梭菌，无芽孢厌氧菌大多为条件致病菌。

1.破伤风梭菌　是破伤风的病原菌，大量存在于人和动物肠道中，形成芽孢污染土壤，经伤口感染而致病。菌体细长，有周身鞭毛。芽孢位于菌体一端，使菌体呈鼓槌状。致病条件为伤口深而窄，能够形成厌氧微环境。致病物质为破伤风痉挛毒素，属嗜神经毒素。破伤风患者典型的症状为牙关紧闭、张口困难，继而出现苦笑面容，发展到颈项强直、角弓反张等全身症状。破伤风的诊断主要根据病史和临床症状，一般不需要做微生物学检查。破伤风一旦发病治疗困难，应以预防为主。易受伤的儿童、战士、建筑工人、兽医和检疫人员等应接种破伤风类毒素进行人工主动免疫。3~6个月儿童可注射白百破三联苗进行预防。有污染且易形成厌氧性微环境的伤口要清创、扩创后消毒，除用类毒素加强免疫外，同时注射破伤风抗毒素（TAT）。确诊患者应立即早期足量注射破伤风抗毒素，注射前须做皮肤试验，防止发生过敏性休克。确诊患者可适当给予镇静剂和肌肉解痉剂以减轻患者的痛苦，防止患者呼吸肌痉挛窒息死亡。

2.产气荚膜梭菌 是气性坏疽的主要病原菌。气性坏疽是一种严重的创伤感染，以局部水肿、气肿、剧烈疼痛、肌肉坏死及全身中毒为特征。革兰阳性粗大梭菌，无鞭毛，有荚膜，芽孢呈椭圆形，位于菌体次极端。汹涌发酵试验阳性是产气荚膜梭菌的特征之一。可产生多种毒素和侵袭性酶，引起气性坏疽、食物中毒和坏死性肠炎。气性坏疽发病急剧，后果严重，及早诊断甚为重要。从伤口深部取材涂片革兰染色镜检，见到革兰阳性大杆菌，有荚膜，再结合临床表现诊断。

3.肉毒梭菌 为腐物寄生菌，芽孢大于菌体，位于次极端，菌体呈网球拍状。肉毒毒素是已知最强烈的神经毒素，其毒性比氰化钾强1万倍，1mg纯化物能杀死2亿只小鼠，人的致死量约为0.1μg。可引起成人肉毒中毒、伤口型肉毒中毒症和婴儿肉毒中毒。微生物检查主要检测可疑食物及呕吐物中的肉毒毒素。可早期大量注射多价肉毒抗毒素进行特异性治疗。

4.无芽孢厌氧菌 是一类寄生于人和动物体内的正常菌群，临床常见的厌氧菌感染中95%为无芽孢厌氧菌感染。

（二）医院感染细菌

大部分为条件致病菌，常对多种抗生素耐药。

1.铜绿假单胞菌 革兰阴性杆菌，有荚膜、鞭毛和菌毛。该菌能产生水溶性的绿色色素，感染伤口时形成蓝绿色脓液，俗称绿脓杆菌，是医院内感染的主要病原菌之一，为条件致病菌。该菌主要通过污染医疗器具和带菌的医护人员引起医源性感染。当机体免疫力低下时，可引起继发感染或混合感染，多发于烧伤、烫伤等皮肤黏膜受损部位。

2.鲍曼不动杆菌 为革兰阴性杆菌，广泛存在于自然界，属于条件致病菌。该菌是医院感染的重要病原菌，主要引起呼吸道感染，也可引发泌尿系统感染、手术部位感染、脑膜炎和菌血症等。菌血症是鲍曼不动杆菌感染中最严重的临床类型，病死率超过30%，多继发于其他感染部位或静脉导管术后，少数原发于输液后。

3.肺炎克雷伯菌 革兰阴性杆菌，常定植于人体上呼吸道和肠道，是院内感染的主要致病菌，可引起急性肺炎。

4.肠球菌 革兰阳性球菌，广泛分布于自然环境及人和动物消化道内，是院内感染的重要病原菌，可引起尿路感染，还可引起盆腔感染、皮肤软组织感染以及危及生命的腹腔感染、心内膜炎、脑膜炎和败血症等。

（三）动物源性细菌

动物源性细菌是动物作为传染源引起人畜共患病的病原菌，人类通过接触病畜及其污染物等途径感染，主要发生在畜牧区或自然疫源地。引起人类感染的动物源性细菌主要有布鲁菌、鼠疫耶尔森菌和炭疽杆菌等。

1.布鲁菌 革兰阴性球杆菌，感染家畜后可引起母畜流产，随流产的胎畜和羊水排出大量的细菌，隐性感染动物也可经乳汁、粪、尿等长期排菌。当人接触污染物后可经皮肤黏膜、眼结膜、消化道、呼吸道等多种途径感染，引起波浪热。

2.鼠疫耶尔森菌 俗称鼠疫杆菌，为革兰阴性球杆菌，是自然疫源性烈性传染病鼠疫的病原体，主要通过带菌鼠蚤叮咬传播给人。临床常见腺鼠疫、肺鼠疫、败血症型鼠疫（黑死病）

三种类型，病死率极高。

3.炭疽杆菌 是一群能产生芽孢的革兰阳性大杆菌，主要是草食动物（牛、羊、马等）炭疽病的病原菌，可经皮肤、呼吸道和消化道侵入机体引起人类炭疽病。临床常见皮肤炭疽、肠炭疽和肺炭疽三种类型，病死率高。

（四）其他原核细胞型微生物

1.支原体 是一类无细胞壁、呈多形性、可通过滤菌器、能在无生命培养基上生长繁殖的最小的原核细胞型微生物，因其生成时呈分支状，故称为支原体。对人体致病的支原体主要有肺炎支原体和溶脲脲原体。肺炎支原体主要经呼吸道飞沫传播，引起间质性肺炎。溶脲脲原体是非淋菌性尿道炎的重要病原体，主要通过性接触传播，引起人类非淋菌性尿道炎、阴道炎、前列腺炎等泌尿生殖道感染，经胎盘传播可引起早产、流产、死胎和新生儿呼吸道感染。

2.螺旋体 是一类细长、弯曲、柔软、呈螺旋状且运动活泼的原核细胞型微生物。其基本结构与细菌相似，属于广义的细菌范畴。临床常见的是梅毒螺旋体。梅毒螺旋体是引起人类梅毒的病原体，人是唯一传染源。主要通过性接触传播，引起获得性梅毒，也可经胎盘传播，引起先天性梅毒。

第二节 病 毒

PPT

一、概述

（一）病毒的基本性状

1.病毒的形态与结构

（1）病毒的形态和大小 完整成熟的病毒颗粒称为病毒体，具有感染性，是病毒在细胞外的典型结构形式。病毒体的测量单位为纳米，其形态多种多样，多数病毒呈球形或近似球形，少数呈杆状、丝状、弹状、砖形和蝌蚪状（图14–11）。

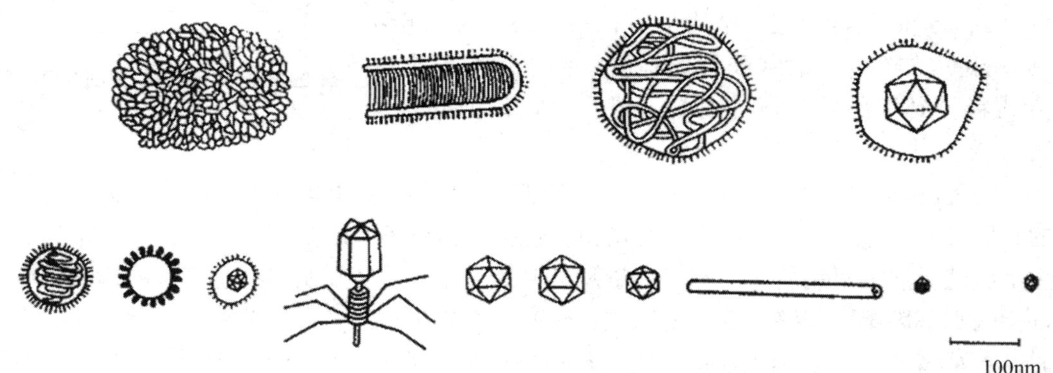

图14–11 病毒的形态与结构示意图

（2）病毒的结构和化学组成 病毒的基本结构是由核心和衣壳构成的核衣壳（图14–12）。有些病毒的核衣壳外有包膜和包膜的构成成分刺突。无包膜的病毒体称裸病毒，有包膜的病毒称为包膜病毒。核心位于病毒体的中心，化学成分为DNA或RNA，构成病毒的基因组，为病毒的复制、遗传和变异提供遗传信息。衣壳是包绕在病毒核酸外的一层蛋白质，具有抗原性，是病毒体的主要抗原成分，具有保护病毒核酸免受环境中的核酸酶或其他因素的破坏并介导病毒进入宿主细胞的作用。衣壳由一定数量的亚单位壳粒聚合而成，根据壳粒数目和排列方式不同可分为螺旋对称型、二十面体立体对称型和复合对称型三种对称类型。包膜是包绕在病毒核衣壳外面的双层膜，含有宿主细胞膜或核膜成分，包括脂质、多糖和少量蛋白质。包膜表面常有不同形状的呈放射状排列的包膜子粒或刺突，主要成分为糖蛋白，与免疫性和致病性密切相关。

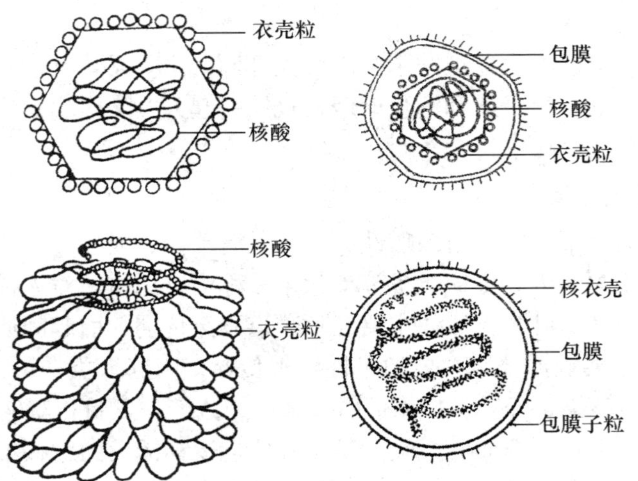

图14-12　病毒的基本结构

2.病毒的增殖

（1）病毒的复制周期　病毒增殖的方式是自我复制，即以病毒基因组为模板进行复制。从病毒进入宿主细胞开始，经过基因组复制到最后释放出子代病毒，称为一个复制周期，包括吸附、穿入、脱壳、生物合成、组装与释放等阶段（图14-13）。病毒吸附于宿主细胞表面是感染的第一步，主要通过病毒表面的吸附蛋白与易感细胞表面特异性受体相结合。病毒吸附在宿主细胞膜后，主要通过胞饮、融合、转位作用等方式进入细胞。多数病毒穿入细胞后，在细胞溶酶体的作用下衣壳蛋白水解，释放出基因组核酸，进入到病毒的生物合成阶段，即病毒基因利用宿主细胞提供的低分子物质和能量合成大量的病毒核酸、结构蛋白和非结构蛋白。组装完成后，裸病毒随宿主细胞破裂而释放病毒，包膜病毒以出芽方式释放到细胞外，宿主细胞一般不死亡，仍可分裂繁殖。

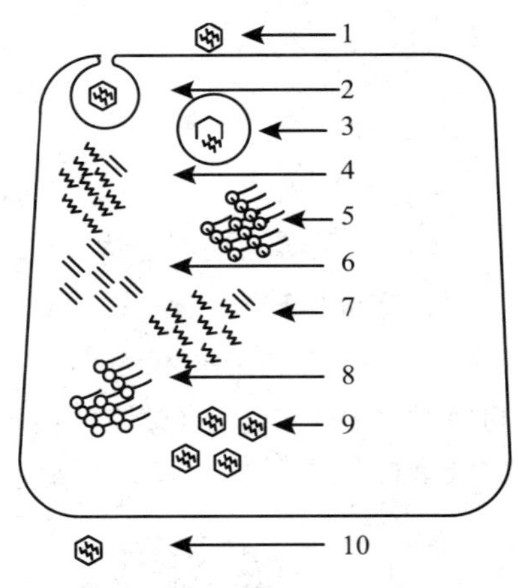

图14-13　病毒的复制过程示意图

（2）病毒的异常增殖与干扰现象　病毒在细胞内复制时，并非所有的病毒成分都能组装为完整的有感染性的病毒体，常出现异常增殖，包括顿挫感染和缺陷病毒。顿挫感染指病毒进入的宿主细胞缺乏病毒复制所需的酶、能量及必要的成分，不能复制出有感染性的病毒颗粒。缺陷病毒指病毒基因组不完整或某一基因位点改变，不能正常增殖。当缺陷病毒同另一病毒共同培养时，若后者能为前者提供所缺乏的物质就能弥补缺陷病毒的不足，产生完整的病毒颗粒，这种具有辅助作用的病毒称为辅助病毒。

两种病毒同时或先后感染同一宿主细胞时，可发生一种病毒抑制另一种病毒增殖的现象，称为病毒的干扰现象。干扰现象可发生在不同病毒之间，也可发生在同种、同型、甚至同株病毒间。常常是先进入的干扰后进入的，灭活的干扰活的，缺陷病毒干扰完整病毒。病毒之间的干扰现象能阻止发病，也可使感染终止。

3.理化因素对病毒的影响　病毒受理化因素作用而失去感染性称为病毒的灭活。灭活的病毒仍能保留抗原性。大多数病毒耐冷不耐热，X射线、γ射线、紫外线等均可使病毒灭活，病毒对化学因素的抵抗力一般较细菌强。

4.病毒的分类　可依据核酸类型和结构、病毒体的形状和大小、衣壳对称性和壳粒数目、有无包膜、对理化因素的敏感性、抗原性等方式对病毒进行分类。此外，自然界中还存在一类比病毒更小、结构更简单的微生物，称为亚病毒，包括类病毒、卫星病毒和朊粒。

5. 病毒的感染与免疫

（1）病毒的传播方式　病毒在人群个体之间的传播称为水平传播，为大多数病毒的传播方式。常见的传播途径包括呼吸道、消化道、泌尿生殖道、皮肤黏膜和医源性传播等。垂直传播是指病毒由宿主的亲代传给子代的传播方式，主要通过胎盘或产道传播。很多病毒都可通过垂直传播方式由母体传染给胎儿。

（2）病毒的感染类型　根据有无临床症状分为隐性感染和显性感染。病毒侵入机体未引起典型临床症状，称为隐性感染。病毒在宿主细胞内大量增殖，引起细胞破坏和组织损伤，机体出现明显症状，即显性感染。显性感染根据潜伏期长短、发病缓急、病程长短可分为急性感染和持续性感染。病毒侵入机体后，在细胞内增殖，经数日或数周的潜伏期后发病称为急性感染。有些病毒可在机体内持续存在数月至数年甚至数十年，称为持续性感染。根据病毒持续感染的发生机制不同可分为慢性感染、潜伏感染和慢发病毒感染等不同类型。

（3）病毒的致病机制　包括病毒对宿主细胞的直接损伤和病毒感染引起的免疫病理损伤。病毒对宿主细胞的直接致病作用表现为杀细胞效应、稳定状态感染、包涵体形成、细胞凋亡、整合感染与细胞转化等。病毒侵入机体后，感染细胞表面除表达病毒抗原外还会出现自身抗原，除引起免疫保护作用外还可引起免疫病理损伤。

（4）机体的抗病毒免疫　固有免疫是针对病毒感染的第一道防线，包括皮肤黏膜的屏障作用，吞噬细胞、NK细胞的吞噬与杀伤作用及干扰素的作用等。其中干扰素、巨噬细胞和NK细胞起主要作用。病毒是一种良好抗原，具有较强的免疫原性，能诱导机体产生适应性免疫应答，包括体液免疫应答与细胞免疫应答，前者主要作用于胞外的病毒，后者主要对胞内病毒发挥作用。病毒感染后，机体产生多种特异性抗体，起特异性保护作用。细胞内病毒的清除主要依赖于细胞免疫，参与抗病毒细胞免疫的主要效应细胞有CTL和Th1细胞。

6. 病毒感染的诊断与防治　病毒感染诊断的基本原则是特异、敏感、快速、简便。根据流行病学和临床表现初步判定可能感染的病毒，对潜伏期较短的病毒感染可以测定病毒颗粒、病毒抗原和病毒核酸；对潜伏期较长的病毒感染可以检测特异性抗体，也可检测病毒核酸；对原因不明的病毒感染可采集相应标本做病毒的分离和血清学鉴定。采集病毒标本的基本原则与细菌相同。传统常用鸡胚接种、组织细胞培养和易感动物接种等方法分离培养和鉴定病毒。

病毒感染尚无理想的治疗药物。抗病毒药物的应用都有一定的限制，甚至对机体有毒性作用。目前，对一些病毒有较明显抑制作用的药物有无环鸟苷、金刚烷胺、阿糖腺苷、齐多夫定、甲酸磷霉素、3-氮唑核酸、拉米呋定、耐维拉平、德拉维拉丁、赛课拉瓦、瑞托纳瓦、英迪纳瓦、干扰素及其诱生剂和中草药等。

二、呼吸道感染病毒

呼吸道病毒是以呼吸道为主要侵入门户，引起呼吸道局部感染或其他组织器官病变的病毒。

（一）流行性感冒病毒

流行性感冒病毒简称流感病毒，属正黏病毒科，是人和动物流行性感冒（简称流感）的病原体。

（1）生物学性状　病毒体由核衣壳和包膜构成。核衣壳位于病毒体核心，由分节段的单负链RNA、核蛋白及RNA多聚酶组成。A、B型流感病毒RNA分8个节段，C、D型流感病毒RNA分7个节段。核蛋白（NP）是主要的结构蛋白，抗原性稳定，很少发生变异。流感病毒包膜分两层，内层为基质蛋白（MP），外层为脂质双层。病毒包膜上镶嵌有血凝素（HA）和神经氨酸酶（NA）两种糖蛋白刺突（图14-14）。根据NP和MP抗原性不同可将流感病毒分为甲（A）、

乙（B）、丙（C）、丁（D）四型。根据表面HA、NA抗原性的不同又可将甲型流感病毒分为若干亚型（H1~H18，N1~N11）。流感病毒抗原变异有两种形式：①抗原漂移，通常由基因点突变造成，编码的抗原变异幅度小，属量变，即亚型内变异，每2~5年出现一次，常引起中、小规模流感流行；②抗原转变，基因变异幅度大，编码的抗原发生重大变化，属质变，常导致新亚型的出现，每次新亚型出现即伴随着一次较大规模的流感流行。可在鸡胚羊膜腔和尿囊腔中培养。在细胞中增殖但不引起明显的细胞病变效应。抵抗力较弱，不耐热，56℃ 30分钟即可使病毒灭活。病毒在0~4℃能存活数周，室温下传染性很快丧失。对干燥、紫外线、脂溶剂、酸等敏感。

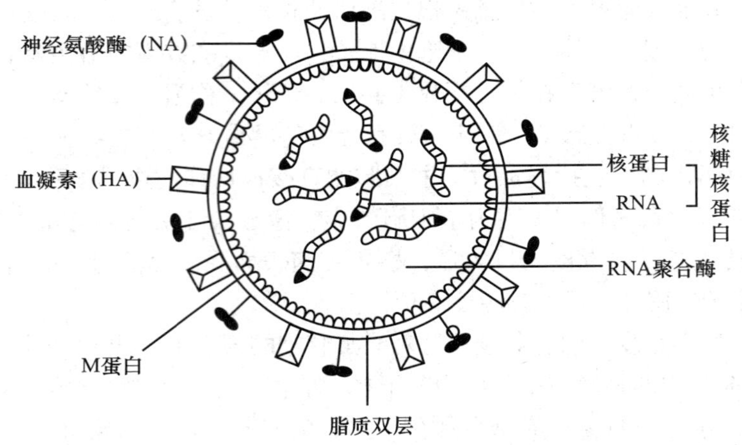

图14-14 流感病毒结构示意图

（2）致病性 流感的传染源主要是患者和隐性感染者，主要经飞沫、气溶胶等通过呼吸道传播。无并发症者1周左右即可恢复，有并发症者病程延长，严重者可危及生命。禽流感病毒属甲型流感病毒，能感染野生禽类与家禽。感染人的禽流感病毒亚型主要有H5N1、H5N2、H7N3、H7N7、H9N2等。人类禽流感的传染源主要为患者和携带禽流感病毒的家禽，可通过接触病禽传播。人类禽流感急性起病，多表现为重症病毒性肺炎，并迅速发展为急性肺损伤、急性呼吸窘迫综合征。

（3）微生物学检查 可采用PCR技术、核酸杂交等方法快速检出病毒核酸或进行分型，也可采用常规方法对病毒进行分离培养。

（4）防治原则 加强锻炼，流感流行期间避免人群聚集，公共场所可用乳酸熏蒸进行空气消毒。接种疫苗是预防流感最有效的方法，但疫苗毒株必须与当前流行毒株抗原型别相同。流感治疗以对症治疗和预防继发性细菌感染为主。

（二）冠状病毒

冠状病毒属于冠状病毒科冠状病毒属。冠状病毒属包括人冠状病毒、禽传染性支气管炎冠状病毒、鼠肝炎病毒等。目前从人体分离的冠状病毒主要有呼吸道冠状病毒229E和OC43、SARS冠状病毒（SARS-CoV）和MERS冠状病毒（MERS-CoV）等。

SARS冠状病毒是严重急性呼吸综合征（SARS）的病原体。SARS的传染源主要是患者，以近距离飞沫传播为主，亦可经粪-口途径传播。主要在冬春季流行。SARS起病急，潜伏期1~12天，大多数患者首发症状为发热，伴乏力、头痛、关节痛，继而出现咳嗽、胸闷伴憋气等肺部感染症状，有的患者伴有腹泻。严重者可出现呼吸困难、低氧血症、休克、DIC等，病死率极高。SARS的预防主要是隔离患者和严格消毒，治疗主要是采取综合性支持疗法和对症治疗。

中东呼吸综合征冠状病毒（MERS-CoV）是引起中东呼吸综合征（MERS）的病原体。目前，其确切的宿主和传播途径尚不清楚。MERS可表现为重症、轻症和无症状感染，通常表现为重症肺炎等呼吸道感染。

（三）麻疹病毒

（1）生物学性状　麻疹病毒是麻疹的病原体。病毒体呈球形，核酸为不分节段的单负链RNA，包膜表面有血凝素（HA）和溶血素（HL）两种糖蛋白刺突。病毒能在多种原代和传代细胞中增殖，引起细胞融合形成多核巨细胞，胞质、胞核内可见嗜酸性包涵体。麻疹病毒只有一个血清型。

（2）致病性　传染源为麻疹患者（自潜伏期至出疹期均有传染性），经飞沫或污染的玩具、用具等传播。患者出现发热、畏光、眼结膜充血、咳嗽、流涕等临床症状；发热2天后口颊黏膜出现Koplik斑（柯氏斑）；此后1~2天出现特征性皮疹。（0.6~2.2）/10万麻疹患者在痊愈2~17年（平均7年）后可出现亚急性硬化性全脑炎（SSPE），患者大脑功能渐进性衰退，一般在1~2年内死亡。

（3）微生物学检查　典型麻疹病例无需实验室检查，根据临床症状即可诊断。对轻症和不典型病例则需做微生物学检查以求确诊。由于病毒分离鉴定方法复杂而且费时，至少需2~3周，因此多用血清学方法进行诊断。

（4）防治原则　隔离患者，采用麻疹减毒活疫苗和麻风腮三联疫苗进行人工主动免疫。

（四）风疹病毒

核酸为+ssDNA，有包膜，包膜刺突有血凝性，核衣壳为二十面体立体对称。只有一个血清型，人是其唯一自然宿主，主要易感人群为儿童。经呼吸道传播，在局部淋巴结增殖后经病毒血症散播全身，可垂直传播导致胎儿先天性感染，引起流产或死胎，亦可引起先天性风疹综合征，患儿可表现为先天性心脏病、先天性耳聋、白内障、智力低下等畸形。可接种风疹减毒活疫苗或麻风腮三联疫苗（MMR）进行预防。

（五）腮腺炎病毒

腮腺炎病毒是流行性腮腺炎的病原体。病毒呈球形，核酸为–ssRNA。衣壳呈螺旋对称型。包膜上有HN和F蛋白。病毒可在鸡胚羊膜腔内增殖，在猴肾等细胞中增殖能使细胞融合，出现多核巨细胞。腮腺炎病毒只有一个血清型，人是其唯一宿主。病毒通过飞沫或直接接触传播，易感人群为学龄儿童，出现症状前2~3天及症状消失后9天仍有传染性。潜伏期2~3周，在上皮细胞和局部淋巴结内增殖入血，出现病毒血症。病毒随血侵入腮腺及其他器官，病程1~2周，主要症状为腮腺肿大，但约30%的感染无症状。并发症有睾丸炎、卵巢炎及病毒性脑炎。

三、消化道感染病毒

消化道感染病毒是一类主要通过消化道传播的病毒，包括人类肠道病毒和急性胃肠炎病毒。人类肠道病毒属于小RNA病毒科肠道病毒属，主要包括脊髓灰质炎病毒、柯萨奇病毒、人肠道致细胞病变孤儿病毒（简称埃可病毒，ECHO）1~9、11~27、29~33型和新型肠道病毒68~71血清型。

（一）脊髓灰质炎病毒

（1）生物学性状　病毒体呈球形，24~30nm，无包膜，核酸为+ssRNA，衣壳呈二十面体立体对称。能在灵长类动物细胞中增殖，常用猴肾、人胚肾或人羊膜细胞进行培养。最适生长温度为36~37℃。抵抗力较强，在粪便、污水中存活较久，在酸性环境中较稳定，对胃酸、胆汁抵抗力较强。对干燥、热、紫外线、氧化剂敏感。

（2）致病性　传染源为患者、无症状带病毒者及隐性感染者，经粪–口途径传播。脊髓灰质炎病毒是脊髓灰质炎的病原体。病毒侵犯脊髓前角运动神经细胞，导致弛缓性肢体麻痹，多

见于儿童，故脊髓灰质炎亦称小儿麻痹症。

（3）防治原则　口服脊髓灰质炎减毒活疫苗。

（二）柯萨奇病毒、埃可病毒和新型肠道病毒

柯萨奇病毒与埃可病毒的生物学性状及传播途径与脊髓灰质炎病毒相似。临床表现多样，可引起无菌性脑炎、疱疹性咽炎、麻痹、胸痛、心肌炎、心包炎、婴幼儿腹泻、手足口病和肝炎等。其显著的致病特点是病毒在肠道中增殖却很少引起肠道疾病。感染后可获得对同型病毒的持久免疫力。目前对柯萨奇病毒与埃可病毒尚无特效防治方法，加强粪便、水源和饮食管理尤为重要。新型肠道病毒是指1969年以来新分离并鉴定的肠道病毒，目前包括68、69、70和71型。引起人类肺炎（68型）、急性出血性结膜炎（俗称“红眼病”，70型）、无菌性脑炎（70型和71型）、无菌性脑膜炎（70型和71型）、手足口病（71型）等。

（三）轮状病毒

轮状病毒呈球形，70~75nm，核酸为dsRNA。双层衣壳，从内向外呈放射状排列，无包膜。抵抗力较强，在粪便中可存活数天至数周；耐乙醚、耐酸碱，能在pH3.5~10的环境中存活。室温下相对稳定，55℃ 30分钟可被灭活。A组轮状病毒是引起6个月至2岁婴幼儿急性腹泻最常见的病原体，占病毒性腹泻的80%以上，秋冬流行，是导致婴幼儿死亡的主要原因之一。传染源是患者和无症状病毒携带者，主要经粪–口途径传播。常伴有发热、呕吐、腹痛等症状，大多数患者为自限性，轻者3~5天完全恢复，重者可因脱水、酸中毒而导致死亡。B组轮状病毒引起成人腹泻，可产生暴发流行。病愈后可重复感染，对症治疗。

四、肝炎病毒

肝炎病毒是引起病毒性肝炎的病原体。目前已证实的人类肝炎病毒有甲、乙、丙、丁、戊等5型。其中甲型、戊型肝炎病毒由消化道传播，可引起急性肝炎；乙型、丙型和丁型肝炎病毒主要经血液、血制品、体液等非胃肠道途径传播，既可导致急性肝炎，也可发展为慢性肝炎，并与肝硬化及肝癌相关。

（一）甲型肝炎病毒

（1）生物学性状　甲型肝炎病毒（HAV）呈球形，24~30nm，无包膜，核酸为+ssRNA，属于小RNA病毒科肠道病毒属72型。抵抗力强，在粪便和污水中可存活数月，25℃干燥条件下至少存活1个月。耐热，100℃煮沸5分钟灭活，2%过氧乙酸4小时可消除传染性。

（2）致病性　HAV的传染源为患者和隐性感染者，主要经粪–口途径传播，传染性强。HAV随感染者粪便排出体外，通过污染水源、食物、海产品（如毛蚶）、食具等传播而造成散发流行或暴发流行。临床表现为厌食、恶心、黄疸，发热，肝功能异常。易感人群为儿童和青少年。

（3）微生物学检查　诊断甲型肝炎一般不做病原体的分离培养。血清学检查主要是应用ELISA、放射免疫测定（RIA）等方法检测患者血清中HAV–IgM。病原学检查可采集粪便标本，用ELISA法检测病毒抗原、RT–PCR法检测HAV RNA、免疫电镜法检测病毒颗粒等。

（4）防治原则　以加强卫生宣传教育、加强粪便管理、保护水源、搞好食品卫生为主要措施。可注射甲肝减毒活疫苗进行人工主动免疫。

（二）乙型肝炎病毒

乙型肝炎病毒（HBV）属于嗜肝DNA病毒科正嗜肝DNA病毒属，是乙型肝炎的病原体。HBV感染后可表现为急性肝炎、慢性肝炎、重症肝炎或无症状病毒携带者，部分可演变为肝硬化或原发性肝细胞癌。

（1）生物学性状　大球形颗粒又称Dane颗粒，是完整的HBV颗粒，有感染性。球形，双层衣壳，内含双股环状未闭合的DNA和DNA聚合酶。小球形颗粒是感染者血清中最常见的颗

粒，为病毒体组装过程中过剩的衣壳，不具传染性，不含DNA和DNA聚合酶。管形颗粒由小球形颗粒串联形成。HBV具有表面抗原（HBsAg）、核心抗原（HBcAg）和e抗原（HBeAg）。HBsAg是HBV感染的主要标志，抗HBs是乙肝恢复的标志，也是注射疫苗的免疫效应，对机体有保护作用。HBcAg血清中不易检出，抗HBcIgG为非保护性抗体，抗HBcIgM阳性提示病毒正在复制。HBeAg是病毒复制及血清具有强传染性的一个指标，抗HBe有保护作用。抵抗力强，耐干燥、紫外线和低温。100℃ 10分钟、0.5%过氧乙酸等可灭活。

（2）致病性　传染源是乙肝患者和无症状病毒携带者，通过血液和血制品、母婴、性接触及密切接触途径传播。HBV不直接引起肝细胞损伤，但其抗原成分可诱导免疫病理反应，引起肝细胞损伤。急、慢性肝炎和慢性活动性肝炎、重症肝炎与原发性肝癌、肝硬化有关。

（3）微生物学检查　目前，HBV抗原抗体系统检测主要用血清学方法检测HBsAg、抗-HBs、HBeAg、抗-HBe、抗-HBc，俗称“两对半”。具体结果分析如表14-2。

表14-2　HBV抗原、抗体检测结果的临床分析

HBsAg	抗-HBs	HBeAg	抗-HBe	抗-HBc IgM	抗-HBc IgG	结果分析
+	-	-	-	-	-	感染HBV或无症状携带者
+	-	+	-	+	-	急性或慢性乙型肝炎，传染性强（俗称“大三阳”）
+	-	-	+	-	+	急性感染趋向恢复（俗称“小三阳”）
+	-	+	-	+	+	急性或慢性肝炎无症状携带者
-	-	-	-	-	+	既往感染
-	+	-	-	-	-	既往感染或接种过疫苗
-	+	-	+	-	+	乙肝恢复期

（4）防治原则　控制传染源，切断传播途径。可接种乙型肝炎疫苗进行人工主动免疫，注射高效价抗-HBs的人血清免疫球蛋白进行人工被动免疫。目前无特效治疗药物。

（三）丙型肝炎病毒

丙型肝炎病毒（HCV）是丙型肝炎的病原体，呈球形，直径40~60nm，有包膜，基因组为+ssRNA。HCV对三氯甲烷、甲醛、乙醚等有机溶剂敏感。丙型肝炎的传染源是患者和病毒携带者，传播途径与HBV相似，主要通过输血传播，故有输血后肝炎之称。丙型肝炎患者康复后仅有微弱免疫力。在免疫力低下的人群中，可同时感染HBV和HCV，常导致疾病加重。加强血制品管理、严格筛选献血员是预防丙型肝炎的主要措施。

（四）丁型肝炎病毒

丁型肝炎病毒（HDV）是丁型肝炎的病原体，核酸为RNA，传播途径与HBV相同。HDV是缺陷病毒，不能独立复制，必须在HBV或其他嗜肝DNA病毒辅助下才能复制。

（五）戊型肝炎病毒

戊型肝炎病毒（HEV）是引起戊型肝炎的病原体，病毒体呈球形，直径27~34nm，基因组为+ssRNA，无包膜。戊型肝炎的传染源为患者和亚临床感染者，主要通过粪-口途径传播。

五、人类免疫缺陷病毒

人类免疫缺陷病毒（HIV）属于逆转录病毒科的慢病毒属，是获得性免疫缺陷综合征（AIDS，简称艾滋病）的病原体。

（1）生物学性状　病毒体呈球形，核衣壳呈截头圆锥状，核心为两条相同的+ssRNA，含

逆转录酶。衣壳由病毒结构蛋白组成，其中p24有高度特异性。包膜表面含有gp120（刺突）、gp41（跨膜糖蛋白）两种糖蛋白（图14-15）。HIV感染的宿主范围和细胞范围较窄，仅感染表面有CD4分子的细胞，故实验室常用新鲜分离的正常人T细胞或患者自身分离的T细胞培养病毒。抵抗力较弱，56℃ 30分钟可灭活。

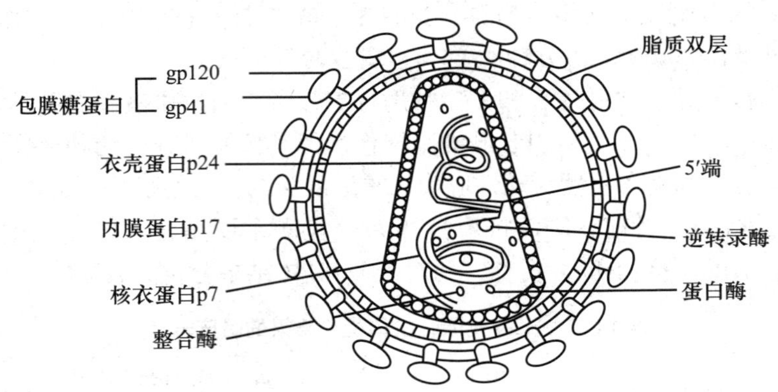

图14-15　HIV的结构模式图

（2）致病性　传染源为艾滋病患者和HIV无症状携带者，传播途径有性传播、血液传播、垂直传播。潜伏期长，大约10年。临床感染过程分为4个时期。急性感染期为2~3周，无症状感染期为6个月至10年，AIDS相关综合征期开始出现症状，典型艾滋病期常合并机会致病菌感染和AIDS相关恶性肿瘤。

（3）微生物学检查　主要检测HIV抗体、抗原、核酸。

（4）防治原则　①开展全民预防控制AIDS的宣传教育。②严厉打击卖淫、嫖娼、贩毒、吸毒行为，提倡安全性行为。③建立HIV感染的监测系统，及时掌握疫情。④对献血者、献器官者和献精液者必须进行严格的HIV抗体检测。⑤HIV抗体阳性的女性应避免怀孕或哺乳。⑥禁止共用注射器、注射针、牙刷及剃须刀等。目前尚无理想的疫苗。目前批准用于临床治疗HIV感染的药物主要有逆转录酶抑制剂、蛋白酶抑制剂、整合酶抑制剂和病毒入胞抑制剂4类，常采用多药联用的鸡尾酒疗法进行治疗。

六、其他病毒

（一）疱疹病毒

疱疹病毒（herpes virus）是一群中等大小、有包膜的双股DNA病毒，分为α、β、γ三个亚科。人疱疹病毒有8种。

1.单纯疱疹病毒（HSV） 是疱疹病毒的典型代表，为有包膜的双股DNA病毒，可在多种细胞内增殖，出现细胞肿胀变圆和核内嗜酸性包涵体。人类感染HSV非常普遍，成人感染率达80%~90%。患者和病毒携带者为传染源，主要通过直接密切接触和性接触传播。HSV也可通过胎盘和产道感染胎儿，引起流产、胎儿畸形或新生儿疱疹。HSV有两个血清型HSV-1和HSV-2。HSV-1原发感染常发生于6个月至2岁的婴幼儿，以腰以上部位感染为主，常见的有龈口炎，此外还可引起唇疱疹、疱疹性角膜炎、疱疹性脑炎等。HSV-2原发感染多见于14岁以上人群，主要引起生殖器疱疹。HSV-1常潜伏于三叉神经节或颈上神经节，HSV-2常潜伏于骶神经节。当机体发热、受寒、情绪紧张或使用某些激素等，潜伏的病毒可被激活，沿神经轴索下行至感觉神经末梢所支配的上皮细胞内继续增殖，引起疱疹的复发。目前尚无预防HSV感染的特异性预防措施。

2.水痘-带状疱疹病毒（VZV） 在儿童初次感染可引起水痘，水痘病愈后，病毒潜伏在脊髓后根神经节或颅神经的感觉神经节中，当机体受到某些刺激，如发热、受寒以及使用免疫抑制剂等导致细胞免疫功能低下时，潜伏病毒被激活，沿感觉神经轴索下行到其所支配的皮肤细胞内增殖，引起疱疹复发。由于疱疹沿着感觉神经所支配的皮肤分布，串联成带状，故称为带状疱疹。传染源主要是水痘患者和带状疱疹患者，主要通过飞沫或直接接触传播。水痘-带状疱疹病毒减毒活疫苗对预防VZV感染和传播有良好的效果，紧急预防可采用含特异性抗体的人免疫球蛋白。阿昔洛韦、阿糖腺苷和大剂量干扰素治疗可限制病情发展及缓解局部症状。

3. EB病毒（EBV） Epstein和Barr于1964年首次从非洲儿童恶性淋巴瘤细胞株中分离出的一种新型疱疹病毒。传染源是患者和病毒携带者。EBV主要通过唾液传播，也可经性接触或输血传播。病毒先在口咽部上皮细胞内增殖，然后感染B淋巴细胞，大量进入血液循环而造成全身性感染。EBV可长期潜伏在人体淋巴组织中，当机体免疫功能低下时，潜伏的病毒活化形成复发感染。与EBV感染有关的疾病主要有传染性单核细胞增多症、非洲儿童恶性淋巴瘤和鼻咽癌。预防EBV感染的疫苗在研制中。无理想的抗病毒药物，阿昔洛韦和丙氧鸟苷有一定疗效。

（二）狂犬病病毒

狂犬病病毒是狂犬病的病原体，属于弹状病毒科狂犬病病毒属，是一种嗜神经病毒。主要在野生动物（狼、狐狸等）和家养宠物（犬、猫等）中传播，人可因带病毒动物咬伤或抓搔伤而感染。病毒呈子弹状，大小为（65~75）nm×（130~300）nm，核酸为-ssRNA，衣壳呈螺旋对称型。狂犬病病毒在易感动物中枢神经细胞（主要是大脑海马回的锥形细胞）中增殖，可在胞浆内形成嗜酸性、圆形或椭圆形包涵体，称内基小体，在狂犬病的诊断上很有价值。狂犬病病毒抵抗力不强，室温下传染性可保持1~2周。狂犬病病毒感染的动物范围较广，所有温血动物对此病毒均敏感。人的感染多由狂犬或其他带毒动物咬伤所致。潜伏期一般1~3个月，其长短取决于被咬伤部位距离中枢神经系统的远近及伤口内感染的病毒量、毒力等因素。发病早期有发热、乏力、流涎等症状，2~4天后神经兴奋性增高，出现躁动不安、恐光、恐水、恐声、咽喉肌肉痉挛等症状，甚至在饮水、见到水或闻水声时即引起咽喉肌痉挛，故有恐水症之称，3~5天后转入麻痹期，出现昏迷、呼吸衰竭、循环衰竭而死亡。病死率几乎达100%。疫苗接种对预防该病有效。根据临床表现和病史较容易做出诊断。也可观察咬人的动物7~10天，如观察期间动物发病，取动物脑部海马回查病毒抗原或内基小体。防治原则：①处理伤口：立即用3%~5%的肥皂水、0.1%新洁尔灭或清水反复冲洗伤口，再用75%乙醇或碘酊涂擦。②人工被动免疫：于伤口周围及底部浸润注射高效价狂犬病病毒抗血清，也可采取肌内注射。③人工主动免疫：及时接种狂犬病疫苗。

（三）虫媒病毒

虫媒病毒是一大类通过吸血节肢动物（蚊、蜱等）叮咬易感的脊椎动物而传播的病毒。

1.流行性乙型脑炎病毒 简称乙脑病毒，为黄病毒科黄病毒属成员，是流行性乙型脑炎（乙脑）的病原体。乙脑病毒的传染源主要是携带病毒的家畜、家禽，新生的幼猪是最重要的中间宿主和传染源。三带喙库蚊是乙脑病毒的主要传播媒介和储存宿主。乙脑的流行有明显的季节性，以夏、秋季节为主，流行高峰期在6~9月份，与蚊子的密度高峰期一致。人群对乙脑病毒普遍易感，但绝大多数感染者表现为隐性感染及顿挫感染，显性感染者多为10岁以下的儿童。病后或隐性感染后产生稳定而持久的免疫力。预防乙脑的措施主要是疫苗接种、防蚊灭蚊和动物管理。在流行季节前给幼猪接种疫苗可降低人群乙脑的发病率。目前对乙脑尚无特效治疗方法。

2.登革病毒 是登革热和登革出血热/登革休克综合征的病原体。人和灵长类动物是登革病毒的主要储存宿主，主要由白纹伊蚊和埃及伊蚊传播。在人类居住地区，患者和隐性感染者是主要传染源。可通过蚊虫叮咬在人群之间传播。登革热病情较轻，表现为发热、头痛、肌肉和关节疼痛、淋巴结肿大及皮疹等临床特征，为自限性疾病，少数患者疼痛剧烈，故俗称断骨热。登革出血热/登革休克综合征是登革病毒感染的严重类型，初期有登革热的症状体征，病情发展迅速，出现皮肤紫癜和瘀斑、消化道等腔道出血、休克，死亡率高。目前登革病毒疫苗尚未研制成功，也无特效治疗方法，防蚊、灭蚊是预防登革热的主要手段。

（四）出血热病毒

汉坦病毒是流行性出血热（又称肾综合征出血热）和汉坦病毒肺综合征的病原体，属于布尼亚病毒科汉坦病毒属。汉坦病毒呈球形或卵圆形，平均直径约120nm，有包膜。核酸为-ssRNA，有长、中、短三个片段。黑线姬鼠、长爪沙鼠、大鼠、小鼠等为易感动物。对酸和脂溶剂敏感，56~60℃ 1小时、一般化学消毒剂能灭活病毒。我国汉坦病毒的宿主动物和传染源主要是黑线姬鼠和褐家鼠。病毒随宿主动物的唾液、尿、粪便排出体外而污染环境，人或动物通过呼吸道、消化道或直接接触等途径感染。人群对汉坦病毒普遍易感。肾综合征出血热潜伏期一般为两周，起病急，发展快，典型临床表现为发热、出血、肾损害。初期眼结膜、咽部充血，常伴有三红（面、颈、上胸部潮红）、三痛（头痛、眼眶痛、腰痛），几天后病情加重，表现为多脏器出血及肾功能衰竭。典型临床过程为发热期、低血压休克期、少尿期、多尿期和恢复期。接种汉坦病毒灭活疫苗预防效果好。一般采取灭鼠、防鼠、消毒和个人防护等措施预防。肾综合征出血热患者可采用卧床休息、调节水与电解质平衡、应用抗病毒药物等综合治疗措施。

PPT

第三节　寄生虫

一、概述

（一）基本概念

1.寄生关系　两种生物共同生活的现象称为共生。根据两种生物之间的利害关系，可将共生分为互利共生、共栖和寄生三种类型。两种生物共同生活，双方互相依靠彼此受益，称为互利共生。两种生物共同生活，其中一方受益另一方既不受益也不受害，称为共栖。两种生物共同生活，其中一方受益另一方受害，称为寄生。受益者称为寄生物，受害者称为宿主。

2.寄生虫与宿主的类别　寄生于人体的寄生虫按寄生虫与宿主的关系，可分为专性寄生虫、兼性寄生虫、体内寄生虫、体外寄生虫和机会性致病寄生虫。

寄生虫在发育过程中需要一种或一种以上的宿主。按照寄生虫不同发育阶段对宿主的需求，可将其分为以下类别。

（1）终宿主　寄生虫成虫或有性生殖阶段所寄生的宿主。

（2）中间宿主　寄生虫幼虫或无性生殖阶段所寄生的宿主。有些寄生虫需两个中间宿主，按其寄生顺序依次称为第一和第二中间宿主。

（3）保虫宿主　有些寄生虫既可寄生于人体也可寄生于其他脊椎动物，后者在一定条件下将其体内的寄生虫传播给人，这些脊椎动物称之为保虫宿主。

（4）转续宿主　某些蠕虫的幼虫侵入非适宜宿主后不能发育至成虫，长期维持幼虫状态，当该幼虫有机会进入其适宜宿主体内时，则可发育为成虫，此种非适宜宿主称为转续宿主。

3.寄生虫的生活史与寄生虫感染　寄生虫完成一代生长、发育和繁殖的全过程称为寄生虫的生活史。按是否需要中间宿主，可将生活史分为直接型和间接型两类。通常将具有直接型生活史的蠕虫称为土源性蠕虫，将具有间接型生活史的蠕虫称为生物源性蠕虫。

寄生虫的生活史过程中具有感染人体能力的发育阶段称为感染阶段。寄生虫侵入人体并能在人体内继续存活、发育或繁殖的现象称为寄生虫感染。人体感染寄生虫后，出现明显的临床症状或体征，这种寄生虫感染称寄生虫病。

（二）寄生虫与宿主的相互关系

1.寄生虫对宿主的损害 夺取营养、机械性损伤、毒性作用和免疫损伤。

2.寄生虫感染的免疫 包括固有免疫和适应性免疫。适应性免疫包括消除性免疫和非消除性免疫两类。消除性免疫指人体感染某种寄生虫后所产生的免疫，既可清除体内寄生虫又能完全抵抗再感染，这是寄生虫感染中很罕见的一种免疫状态。非消除性免疫是人体感染某种寄生虫后所产生的免疫并未完全消除体内的寄生虫，而仅表现在一定程度上能抵抗再感染，一旦虫体被完全清除后，这种免疫力将在短期内消失。多数寄生虫感染属于此种类型。如疟疾患者发作停止后体内仍有低密度原虫，此时人体对同种疟原虫再感染具有一定抵抗力，这种免疫状态称带虫免疫。某些蠕虫（如血吸虫）感染所产生的免疫力对体内活的成虫无明显杀伤效应，但可杀伤再次侵袭的童虫，这种免疫状态称为伴随免疫。

（三）寄生虫病的流行与防治

1.流行的基本环节 传染源指有寄生虫感染，并且其体内的寄生虫在生活史的某一阶段可以直接或间接进入另一宿主体内继续发育的人和动物，包括患者、带虫者和保虫宿主。传播途径指寄生虫从传染源排出，在外界或动物体内生存或发育为感染阶段后进入新宿主的全过程。易感人群指对某种寄生虫缺乏免疫力或免疫力低下而处于易感状态的人群。一般而言，人体对寄生虫普遍易感。

2.流行因素 包括自然因素、生物因素和社会因素。

3.流行特点 地方性、季节性、自然疫源性。

4.防治原则 针对寄生虫的生活史、感染方式、传播规律及流行特征采取综合措施。控制传染源、切断传播途径、保护易感人群。

二、医学原虫

原虫为单细胞真核动物，在生物学分类上属于原生生物界、原生动物亚界。依据运动细胞器的类型和生殖方式，可分为叶足纲、动鞭纲、孢子纲和动基裂纲4个纲。

（一）叶足虫

仅溶组织内阿米巴可引起人类疾病。某些营自生生活的阿米巴偶然侵入人体可引起严重疾病。溶组织内阿米巴又称痢疾阿米巴，主要寄生于人体结肠内，引起阿米巴痢疾，也可引发肠外阿米巴病。

1.形态 溶组织内阿米巴生活史有包囊和滋养体两个发育阶段。滋养体具有侵袭性，其内常含有被吞噬的红细胞。包囊呈圆球形，未成熟包囊含1~2个核，成熟包囊含有4个核。

2.生活史 溶组织内阿米巴基本生活史为包囊–滋养体–包囊。4核包囊是溶组织内阿米巴的感染阶段，经口感染，主要寄生于人体的结肠。当宿主的免疫力下降、肠功能紊乱及肠壁受损时，结肠内的滋养体侵入肠壁黏膜组织，引起肠阿米巴病。滋养体还可进入血液循环，引起肠外阿米巴病。

3.致病 肠阿米巴病的病变部位多为盲肠、升结肠，典型的病理损害为“烧瓶状”溃疡，典型症状为排出果酱样粪便，伴奇臭。慢性阿米巴病表现为长期间歇性腹泻、腹部不适等消化道症状，有些患者可出现阿米巴肿。肠外阿米巴病包括阿米巴肝脓肿、肺脓肿、脑脓肿及皮肤阿米巴病，最多见的是阿米巴肝脓肿。

4.实验诊断 粪便生理盐水直接涂片法检查滋养体是诊断急性肠阿米巴病最有效的方法。对于排成形粪便者，可采用碘液涂片法检查包囊。还可采用活组织检查、体外培养法、免疫学诊断和核酸诊断等方法。

5.流行与防治 传染源为粪便中可持续排包囊者，粪–口途径是阿米巴病传播的主要方式，人群普遍易感。加强粪便管理，注意饮食卫生。治疗患者和带虫者，首选药物为甲硝咪唑，对

带包囊者的治疗首选糠酯酰胺。

（二）鞭毛虫

鞭毛虫属于肉足鞭毛门的动鞭纲，以鞭毛作为运动细胞器。寄生于人体危害较大的有蓝氏贾第鞭毛虫、阴道毛滴虫、利什曼原虫和锥虫等。

阴道毛滴虫虫体无色透明，呈梨形或水滴形，仅有滋养体期（图14-16）。生活史简单。滋养体主要寄生于女性阴道，尤以后穹窿多见，偶可侵入尿道；男性感染者一般寄生于尿道、前列腺，也可侵及睾丸、附睾或包皮下组织。虫体以纵二分裂法繁殖。滋养体既是繁殖阶段也是感染和致病阶段，通过直接或间接接触方式在人群中传播。多数感染者症状不明显或成为带虫状态，典型者表现为滴虫性阴道炎、尿道炎或前列腺炎。取阴道后穹窿分泌物、尿液沉淀物或前列腺分泌物，生理盐水直接涂片或涂片染色镜检，若检得滋养体即可确诊。传染源为患者和带虫者，传播途径包括直接和间接传播两种方式，属于性传播疾病。防治原则为注意卫生，规范个人行为，及时治疗患者和带虫者。首选药物为甲硝唑。

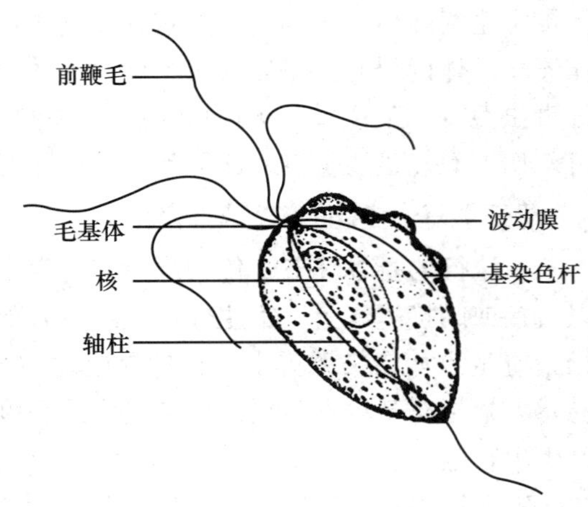

图14-16　阴道毛滴虫

（三）孢子虫

1.疟原虫　寄生于人体的疟原虫有4种，分别是间日疟原虫、恶性疟原虫、三日疟原虫和卵形疟原虫。在我国主要有间日疟原虫和恶性疟原虫，三日疟原虫少见，卵形疟原虫罕见。

（1）形态　早期滋养体胞核小、胞质少，中间有空泡，虫体多呈环状，又称为环状体或小滋养体。晚期滋养体胞核增大、胞质增多，有时伸出伪足，胞质中开始出现疟色素，又称为大滋养体。早期裂殖体胞质中疟色素增多、集中，核开始分裂胞质未分裂，也称为未成熟裂殖体。核反复分裂后胞质随之分裂，每个核都被部分胞质包裹，形成裂殖子。当裂殖子达到12~24个，疟色素集中成团块状，此时称为成熟裂殖体。雌配子体圆形或卵圆形，核致密而偏于虫体一侧，胞质致密深染，疟色素多而粗大。雄配子体圆形，核较疏松，位于虫体中央，胞质稀薄，疟色素少而细小。

（2）生活史　疟原虫的生活史中需要人和按蚊两个宿主。人是中间宿主，在人体内先后寄生于肝细胞和红细胞内，进行裂体增殖和配子体的形成。蚊是终宿主，在蚊体内完成配子生殖和孢子增殖。子孢子是疟原虫的感染阶段，感染方式是雌性按蚊叮咬人。

（3）致病　红细胞内期的裂体增殖期是疟原虫的主要致病阶段。致病力强弱与侵入的虫种、数量和人体免疫状态有关。疟原虫侵入人体到出现临床症状的间隔时间为潜伏期。疟疾的典型发作表现为寒战、高热和出汗退热三个连续阶段常引起贫血。发作是由红细胞内期的裂体增殖所致。疟疾初发停止后，患者若无再感染，仅因体内残存的少量红细胞内期疟原虫在一定条件下重新大量繁殖又引起的疟疾发作，称为疟疾的再燃。疟疾初发患者红细胞内期疟原虫已被消灭，未经蚊媒传播感染，经过数周至年余，又出现疟疾发作，称疟疾复发。凶险型疟疾多见于恶性疟原虫感染患者，其临床表现复杂，常见的有脑型和超高热型，死亡率高。

（4）免疫　固有免疫与宿主的种类和遗传特性有关。适应性免疫包括体液免疫、细胞免疫、带虫免疫。人体感染疟原虫后产生能抵抗同种疟原虫再感染的免疫力，同时体内又有低水平的原虫血症，但未能完全消灭虫体，一旦用药物杀灭残存的疟原虫后，已获得的免疫力逐渐消失，这种免疫状态称疟疾的带虫免疫。

（5）实验诊断　从受检者外周血液中检出疟原虫是确诊的最可靠依据。最常用的方法为厚、薄血膜联合染色镜检。也可使用免疫学诊断和分子生物学技术。

（6）流行　疟疾是严重危害人类健康的疾病之一，也是全球广泛关注的重要公共卫生问题之一。多分布于热带和亚热带，尤其是非洲和南美洲。我国的高传播区为海南和云南。外周血中存在配子体的患者和带虫者是疟疾的传染源。传播媒介是按蚊，包括中华按蚊、嗜人按蚊、微小按蚊和大劣按蚊。人群对疟原虫普遍易感。温度、雨量等自然因素及政治、经济、文化、卫生水平以及人类活动等社会因素均可影响疟疾的传播和流行。

（7）防治　预防措施有蚊媒防治和预防服药。蚊媒防治包括灭蚊和使用蚊帐及驱蚊剂。常用的预防性抗疟药有氯喹、哌喹、乙胺嘧啶、伯氨喹等，但使用不宜超过6个月。疫苗预防尚处于试验阶段。

2.刚地弓形虫　简称弓形虫，广泛寄生于人及多种脊椎动物和鸟类的有核细胞内，引起人兽共患的弓形虫病，是一种重要的机会致病性原虫。

（1）形态　弓形虫发育的过程有5种形态，分别是滋养体、包囊、裂殖体、配子体和卵囊。其中滋养体、包囊和卵囊与传播和致病有关。

（2）生活史　猫科动物是弓形虫的终宿主兼中间宿主，人或其他哺乳动物及鸟类为中间宿主。卵囊、包囊、假包囊均具有感染性，主要经口感染，亦可经胎盘、输血、器官移植等方式感染。弓形虫可寄生在除红细胞外的几乎所有的有核细胞中。假包囊和包囊是中间宿主之间或中间宿主与终宿主之间互相传播的主要感染阶段。

（3）致病　①先天性弓形虫病：表现为流产、早产、畸胎或死胎，存活者多有精神发育障碍。②获得性弓形虫病：淋巴结肿大最常见，还可导致弓形虫眼病。免疫缺陷者症状严重。

（4）实验诊断　血清学试验是目前广泛应用的重要辅助诊断手段。还可使用病原学检查，但阳性率不高。

（5）流行　弓形虫呈世界性分布，广泛存在于多种哺乳动物体内，人群感染亦较普遍。动物是本病的传染源，尤其是猫及猫科动物。食入未煮熟的含弓形虫的肉、蛋、奶制品或被卵囊污染的食物和水可致感染。另外，弓形虫有可能经口、鼻、眼结膜或破损的皮肤、黏膜感染；输血或器官移植也可能引起感染；节肢动物携带卵囊也具有一定的传播意义。人群对弓形虫普遍易感，尤其是胎儿和婴幼儿及免疫功能缺陷者易感性更高。

（6）防治　加强动物的监测和隔离，加强食品卫生管理和肉类检疫制度，不吃生或半生的肉、蛋和奶制品。孕妇应避免与猫、猫粪和生肉接触。目前治疗没有特效药，乙胺嘧啶、复方新诺明对增殖阶段弓形虫有抑制作用，孕妇首选螺旋霉素。

三、医学蠕虫

（一）线虫

线虫成虫呈线形或圆柱形，体不分节；雌雄异体，雌虫尾端尖直，雄虫尾端多向腹面卷曲；有较完整的消化系统，包括口、咽、肠及肛门。线虫卵多为椭圆形，呈棕黄色或无色，无卵盖，卵壳薄厚不等，内含卵细胞或幼虫。

1.似蚓蛔线虫

（1）形态　成虫形似蚯蚓，口孔周围有3个呈“品”字形排列的唇瓣。雌虫尾端钝直，雄虫尾端向腹面卷曲（图14-17）。受精蛔虫卵呈宽椭圆形，棕黄色。卵壳厚，其外常有一层凹凸不平的蛋白质膜。卵内含1个大而圆的卵细胞，卵细胞与卵壳两端常见新月形空隙。未受精蛔虫卵呈长椭圆形，棕黄色，卵壳与蛋白质膜均较受精蛔虫卵薄，卵内含大、小不等的屈光颗粒（图14-18）。

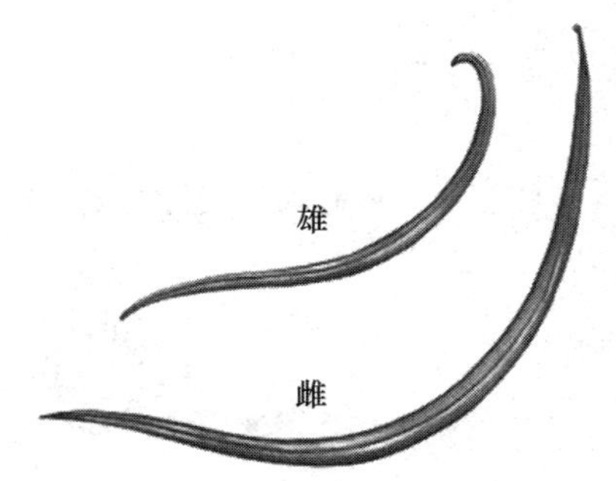

图14-17　蛔虫成虫形态

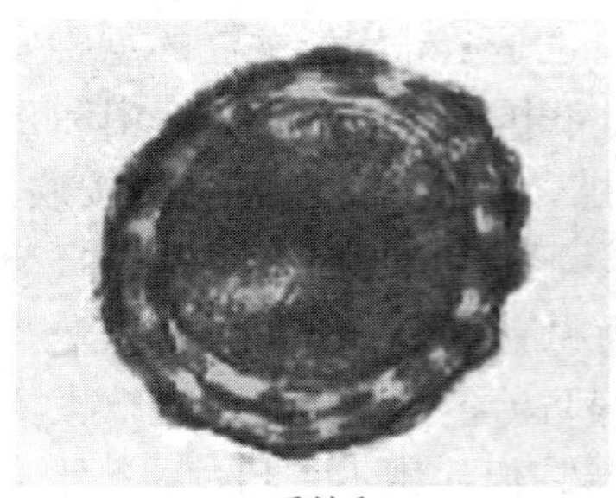
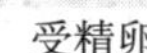
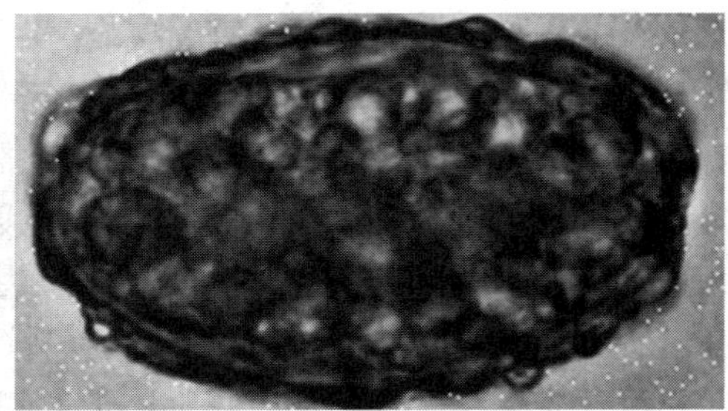

受精卵　　　　未受精卵

图14-18　蛔虫卵形态

（2）生活史　成虫寄生于人体小肠，受精雌虫产的卵随宿主粪便排出体外，受精卵在土壤中发育为感染期卵，经口感染，卵内幼虫在小肠内孵出，侵入小肠黏膜下小静脉，随血液经肺循环进入肺泡，沿支气管移行至咽部，被吞咽后到达小肠，发育为成虫。

（3）致病　蛔虫幼虫主要引起蛔蚴性肺炎。成虫为主要致病阶段，可引起腹痛、腹泻等消化道症状；成虫还可引起胆道蛔虫症、蛔虫性胰腺炎、蛔虫性阑尾炎、肠穿孔、蛔虫性肠梗阻等并发症。

（4）实验诊断　采用直接涂片法在患者粪便中检出虫卵即可确诊。

（5）流行　传染源为患者和带虫者。感染方式为食入被感染期卵污染的食物感染。蛔虫病的流行因素包括生活史简单、雌虫产卵量大、虫卵的抵抗力强、粪便污染环境、人们卫生习惯不良以及苍蝇、蟑螂及禽、畜的机械性传播虫卵。

（6）防治　加强卫生宣传教育，注意个人卫生和饮食卫生。加强粪便管理，消灭苍蝇和蟑螂，加强家禽和家畜的管理。治疗药物有阿苯达唑、甲苯达唑。

2.蠕形住肠线虫　成虫细小呈线状，头端角皮膨大形成头翼，雌虫尾端长而尖细，雄虫尾端向腹面卷曲（图14-19）。虫卵呈不对称椭圆形，一侧较平，一侧稍凸，无色透明，卵壳厚，内含1个胚蚴。成虫寄生于人体回盲部，受精雌虫移行至肛门外周围皮肤上产卵。虫卵发育为感染期卵，经口感染，卵内幼虫在小肠内孵出，移行至回盲部发育为成虫。雌虫在肛周爬行、产卵时可刺激皮肤，引起肛周皮肤瘙痒，并可引起异位损害。用透明胶纸法在患者肛门周围皮肤上检查到虫卵或成虫即可确诊。传染源为患者和带虫者。感染方式多样化，主要为自体重复感染，即"肛门-手-口"方式感染，其次为异体感染、吸入感染。防治原则包括：加强卫生宣传教育，注意个人卫生、饮食卫生和环境卫生。治疗药物有阿苯达唑、甲苯达唑。

3.十二指肠钩口线虫和美洲板口线虫

（1）形态　成虫细小略弯曲，头端的口囊内有钩齿或板齿。头腺开口于口囊两侧，能分泌抗凝素。雌虫尾端呈圆锥状；雄虫尾端角皮膨大成膜质交合伞（图14-20）。虫卵呈椭圆形，无色透明，卵壳薄，卵内含2~4个卵细胞，卵细胞与卵壳间有明显的空隙。

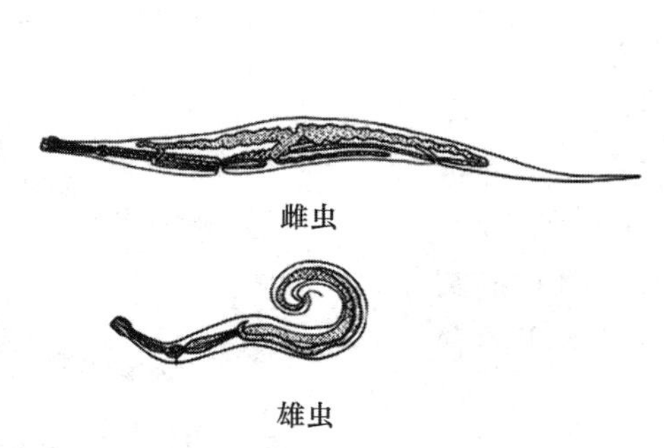

图14-19　蛲虫成虫

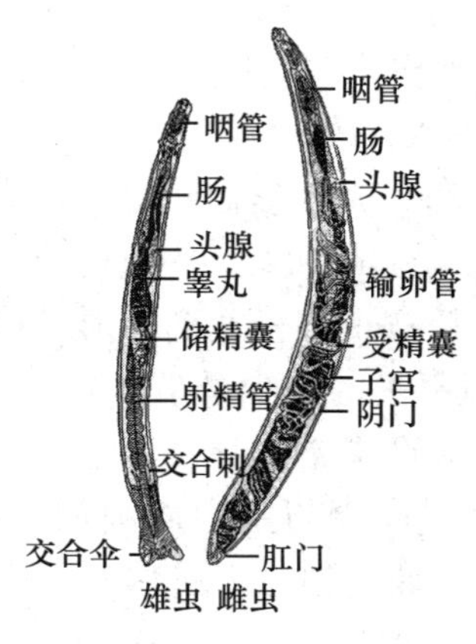

图14-20　十二指肠钩虫成虫

（2）生活史　成虫寄生于人体小肠上段，受精雌虫产的卵随宿主粪便排出体外，在土壤中发育为丝状蚴，经皮肤感染，进入皮下静脉，随血液经肺循环进入肺泡，沿支气管移行至咽部，被吞咽后到达小肠，发育为成虫。

（3）致病　钩虫幼虫主要引起钩蚴性皮炎、钩蚴性肺炎。成虫主要引起腹痛、恶心、呕吐、腹泻等消化道症状；严重感染者可引起缺铁性贫血，即低色素小细胞型贫血，其原因为：①成虫吸血时边吸边排；②头腺分泌抗凝素，使咬附部位黏膜伤口不断渗血；③虫体经常更换咬附部位，造成多部位出血；④钩虫损伤肠黏膜，影响宿主对营养物质的吸收，可加重贫血；⑤虫体直接损伤血管，引起出血。少数患者表现为“异嗜症”。

（4）实验诊断　在患者粪便中检出虫卵即可确诊，常用的方法为饱和盐水浮聚法。

（5）流行　钩虫呈世界性分布，多见于热带和亚热带地区。在我国，广泛流行于淮河及黄河以南地区。一般南方感染高于北方，南方以美洲钩虫为主，北方则十二指肠钩虫占优势，大部分地区为两种钩虫混合感染。钩虫病患者和带虫者为传染源。用未处理的人粪施肥，赤足下地种植旱地作物时极易感染。矿井下也是感染钩虫的场所。

（6）防治　钩虫病的防治应采取加强卫生宣传教育、加强粪便管理、注意个人防护、查治感染者等综合性措施。常用驱虫药物有阿苯达唑、甲苯达唑、左旋咪唑、噻嘧啶等，合并用药可提高效果。不随地大便，不用新鲜粪便施肥，对粪便进行无害化处理。尽量减少手、足直接与泥土接触，必要时可涂用防护剂1.5%左旋咪唑硼酸乙醇、15%噻苯达唑软膏等预防感染。

（二）吸虫

医学上常见的吸虫有华支睾吸虫（肝吸虫）、卫氏并殖吸虫（肺吸虫）和日本血吸虫（血吸虫）。

1. 华支睾吸虫

（1）形态　成虫形似葵花籽，雌雄同体。虫卵形似芝麻，黄褐色，为常见蠕虫卵中最小者。一端较窄有盖，卵盖周围的卵壳增厚形成肩峰，另一端钝圆有小疣，卵内含一毛蚴。

（2）生活史　成虫寄生于人和肉食类哺乳动物（猫、犬等）的肝胆管内，虫卵随胆汁进入肠道，随粪便排出体外。虫卵入水后，被第一中间宿主淡水螺（豆螺、沼螺等）吞食，在其消化道孵出毛蚴，经过胞蚴、雷蚴无性增殖后发育为尾蚴，尾蚴逸出螺体后侵入第二中间宿主（淡水鱼、虾）体内发育为囊蚴。人或哺乳动物若食入含有活囊蚴的鱼、虾，囊内幼虫可破囊而出，经胆总管逆行或经血管、肠壁到达肝内胆管发育为成虫并产卵。

（3）致病　成虫寄生于肝胆管内，引起胆管内膜和胆管周围的炎症，导致胆管呈腺瘤样病变，管壁增生、管腔狭窄引起胆汁流通不畅，易合并细菌感染，出现胆管炎、胆囊炎和阻塞性黄疸，感染严重时可出现胆汁淤积性肝硬化。已证实华支睾吸虫感染与胆管癌有关。

（4）诊断　粪检找到华支睾吸虫卵是确诊的依据。

（5）流行与防治　流行区居民常因吃生的或未熟的鱼虾而感染。预防需加大宣传教育，注意不生吃或半生吃鱼和虾，把好入口关。加强粪便管理，进行无害化处理。药物治疗首选吡喹酮。

2. 日本血吸虫

（1）形态　成虫呈长圆柱状，雌雄异体，在宿主体内呈雌雄合抱状态。雄虫略短粗，乳白色；雌虫细长，灰褐色（图14-21）。虫卵椭圆形，淡黄色，大小（74~106）μm×（55~80）μm，卵壳薄，无卵盖，卵壳一侧有一小棘，表面常附有许多宿主组织残留物。卵内含有一成熟的毛蚴，毛蚴和卵壳间常可见到大小不等的圆形或椭圆形的油滴状毛蚴分泌物，含有可溶性虫卵抗原。尾蚴长280~360μm，分体部和尾部（图14-22）。

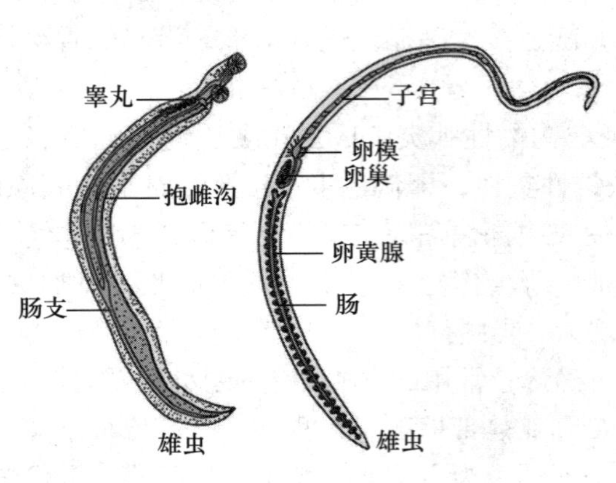

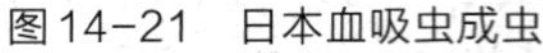
图14-21　日本血吸虫成虫

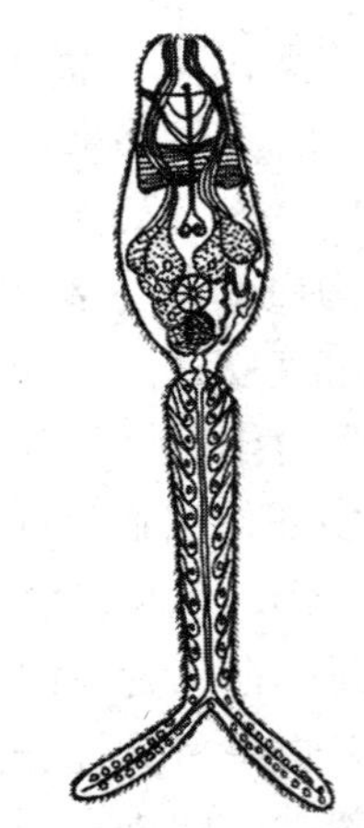
图14-22　日本血吸虫尾蚴

（2）生活史　成虫寄生于人和多种哺乳动物的门脉–肠系膜静脉系统。雌虫在肠黏膜下层静脉末梢内产卵。一部分虫卵沉积在肠壁的小静脉中，有些随门静脉系统流至肝门静脉并沉积在肝脏。虫卵内毛蚴的分泌物可引起肠壁组织坏死，形成嗜酸性脓肿。在血流的压力、肠蠕动、腹内压增加的情况下，坏死组织中的虫卵可溃破至肠腔，随粪便排出体外，污染水体。虫卵在适宜的温度、光照和水的渗透压等条件下毛蚴孵出，继而钻入钉螺体内，在钉螺体内经母胞蚴、子胞蚴的无性繁殖形成尾蚴，逸出螺体。当尾蚴接触到人或哺乳动物时，约需10秒即可钻入皮肤，发育为童虫。童虫侵入末梢血管或淋巴管内，随血流经右心到肺，再由左心入体循环，到达肠系膜动脉再穿过毛细血管进入肝门静脉，发育到性器官初步分化后，与异性童虫呈雌雄合抱状态，移行到肠系膜和直肠静脉寄居、交配和产卵。

（3）致病　日本血吸虫的尾蚴、童虫、成虫、虫卵都有致病作用，虫卵是主要致病阶段。日本血吸虫病可分为急性期、慢性期和晚期三个不同的病期。急性血吸虫病多发生于缺乏免疫力的初次感染者。慢性血吸虫病再次感染大量尾蚴也可导致发热、肝脾肿大及外周血嗜酸粒细胞增多等一系列的急性症状。慢性期患者多为急性血吸虫病迁延而来，常出现乏力、腹痛、间歇性腹泻或痢疾样大便、肝脾肿大等症状或体征。随着病情的发展，可出现肝硬化、门脉高压、巨脾、腹水等临床表现，称晚期血吸虫病。儿童反复大量感染可致侏儒症。

（4）诊断　病原学诊断可利用粪便直接涂片法、毛蚴孵化法等，对于轻度感染或晚期患者可在直肠镜下取组织活检，也可通过环卵沉淀试验检测抗体。

（5）流行与防治　血吸虫病患者或感染动物是传染源，其中患者和病牛是最主要的传染源。传播途径中含有血吸虫卵的粪便污染水源、水中存在钉螺和人群接触疫水是3个重要环节，人对日本血吸虫普遍易感。防治原则为：综合治理、科学防治、因地制宜、分类指导，消灭钉螺，避免接触疫水，减少和消灭传染源，治疗患者和病畜。治疗药物首选吡喹酮，也可涂擦邻苯二甲酸二丁酯油膏或乳剂预防感染。

（三）绦虫

医学上重要的绦虫主要有链状带绦虫和细粒棘球绦虫。

1. 链状带绦虫

（1）形态　成虫长2~4m，节片较薄略透明。头节近似球形，有顶突、4个吸盘、两圈20~50个小钩。链体由700~1000个节片组成。虫卵卵壳薄且无色透明，在虫卵自孕节散出后多数已脱落。脱掉卵壳的虫卵呈圆球形，外层的胚膜较厚，呈棕黄色，有放射状条纹，胚膜内是球形的六钩蚴。幼虫即囊尾蚴，为白色半透明、卵圆形的囊状体，囊内充满透明的液体，头节凹入囊内，呈白色点状，其结构与成虫头节相似。

（2）生活史　终宿主是人，中间宿主包括人、猪和野猪等。成虫寄生于人体小肠上段，以头节固着于肠壁。孕节以单节或5~6节相连从链体脱落，随粪便排出。当中间宿主食入虫卵或孕节后，虫卵在其小肠内经消化液的作用，六钩蚴逸出钻入肠壁，经血、淋巴循环到达中间宿主的全身各处后发育为囊尾蚴。当人食入含活囊尾蚴的猪肉后，囊尾蚴在人小肠内受胆汁的刺激翻出头节，附着于肠壁，经2~3个月发育为成虫。

（3）致病　成虫寄生于人体小肠可引起猪带绦虫病，引起的临床表现一般较轻，感染者在粪便中发现节片是求医最常见的原因。幼虫寄生于人体各组织器官可引起囊尾蚴病，是致病的主要阶段。病情的严重程度与囊尾蚴寄生的部位和数量以及宿主免疫力有关。囊尾蚴可寄生于人体的全身各处，其中皮下及肌肉囊尾蚴病最为常见，脑囊尾蚴病的危害最为严重。

（4）诊断　询问食用猪肉的方式和排节片史对猪带绦虫病的诊断具有重要价值。粪便检查可能查到虫卵或孕节。皮下或浅表部位的囊尾蚴结节可采用手术摘除活检。眼部的囊尾蚴可进行眼底镜检查。对于脑和深部组织的囊尾蚴可用B超、X线、CT等影像学检查。

（5）流行与防治　猪带绦虫病呈世界分布，在我国呈区域性流行。中药南瓜子–槟榔合剂、吡喹酮、阿苯哒唑等都有较好的驱虫效果。治疗囊尾蚴病常用外科手术。

2.细粒棘球绦虫

（1）形态　成虫长2~7mm，平均3.6mm。头节似梨形，有4个吸盘和1个顶突，还有两圈小钩，有28~48个，呈放射状排列。链体包括幼节、成节和孕节各一节，偶或多一节。虫卵光镜下形态结构同猪带绦虫卵。幼虫即棘球蚴，呈球形囊状体，直径从不足1cm至数十厘米不等。棘球蚴为单房性囊，由囊壁和内含物两部分构成。

（2）生活史　终宿主为犬、狼等食肉动物，中间宿主为羊、牛等偶蹄类动物，偶尔可感染某些啮齿类、灵长类动物和人。成虫寄生于犬科动物的小肠上段，脱落的孕节和虫卵随粪便排到外界。当中间宿主吞食虫卵或孕节后，六钩蚴在其小肠内孵出，钻入肠壁，经血、淋巴循环至全身各组织器官，经过3~5个月发育为棘球蚴。含棘球蚴的中间宿主被终宿主犬科动物吞食后，囊内所含的原头蚴在胆汁刺激下，头节外翻，吸附在小肠壁上，经8周左右发育为成虫。

（3）致病　棘球蚴病对人体的危害以机械损害为主，病情的严重程度与棘球蚴的体积、数量、寄生时间和部位以及宿主的免疫力有关。因棘球蚴生长缓慢，往往在感染5~20年后才出现症状。原发感染多为单个，继发感染常为多发，可同时累及多个器官。棘球蚴在人体内可寄生于全身各组织器官，最多见的是肝，其次是肺，之后是腹腔、脑、脾、肾等。

（4）诊断　询问病史，了解患者是否来自或去过流行区，以及与犬、羊等动物和皮毛接触史对诊断具有重要价值。通过手术从患病部位取出棘球蚴，或从痰液、胸腔积液、腹腔积液及尿中直接涂片镜检，查找棘球蚴碎片或原头蚴。

（5）流行与防治　棘球蚴病分布广泛，在我国主要流行在西部和北部广大农牧地区。治疗以手术为主，注意避免囊液外溢导致过敏性休克和继发腹腔感染。对早期的棘球蚴病可选用阿苯哒唑、甲苯哒唑和吡喹酮等药物进行治疗。

本章小结

常见的病原性生物有细菌、病毒和寄生虫三大类，可经呼吸道、消化道、血液等多种途径在人群中水平传播，也可通过胎盘或产道垂直传播。了解常见细菌、病毒和寄生虫的生物学性状、致病性、诊断和防治原则对预防和控制感染性疾病具有重要的意义。

细菌是一类具有细胞壁和核质的单细胞微生物，属于原核细胞型微生物，以二分裂方式繁殖。化脓性细菌可引起化脓性炎症，常见的化脓性球菌有金黄色葡萄球菌、A群链球菌、肺炎链球菌、脑膜炎球菌和淋病奈瑟菌。消化道感染细菌主要是引起胃肠道疾病或食物中毒的病原菌，以及一些正常寄居于肠道，引起肠道外感染的细菌，主要有大肠埃希菌、志贺菌、沙门菌、霍乱弧菌、副溶血性弧菌和幽门螺杆菌。呼吸道感染细菌主要有结核分枝杆菌、白喉棒状杆菌和百日咳鲍特菌。引起人类感染性疾病的其他病原菌还有破伤风梭菌、产气荚膜梭菌、肉毒梭菌、铜绿假单胞菌、鲍曼不动杆菌、肺炎克雷伯菌、布鲁菌、鼠疫耶尔森菌、炭疽杆菌、支原体和螺旋体。

病毒是一类仅含一种类型核酸、严格细胞内寄生的非细胞型微生物，以复制方式增殖。常见的呼吸道感染病毒有流感病毒、冠状病毒、麻疹病毒风疹病毒和腮腺炎病毒。消化道感染病毒主要有脊髓灰质炎病毒、柯萨奇病毒、埃可病毒和新型肠道病毒，均为无包膜的RNA病毒，主要经粪–口途径传播。肝炎病毒是引起病毒性肝炎的常见病原体，主要包括甲、乙、丙、丁、戊型肝炎病毒。HIV是AIDS的病原体。引起人类感染性疾病的其他病毒还有单纯疱疹病毒、水痘–带状疱疹病毒、EB病毒感染、狂犬病病毒、流行性乙型脑炎病毒、登革病毒和汉坦病毒。

寄生虫是营寄生生活的多细胞无脊椎动物和单细胞原生动物，对人致病的有医学原虫和医学蠕虫两大类。医学原虫为单细胞真核动物，常见的有溶组织内阿米巴、阴道毛滴虫、疟原虫和刚地弓形虫。医学蠕虫包括线虫、吸虫和绦虫三类。线虫成虫呈线状或圆柱状，雌雄异体，有较完整的消化系统。常见的致病性线虫有蛔虫、蛲虫和钩虫。吸虫成虫有吸盘，多数雌雄同体，生活史复杂。常见的致病性吸虫有华支睾吸虫、卫氏并殖吸虫和日本血吸虫。寄生在人体的绦虫成虫扁长如带，分头节、颈部和链体三部分，颈部有生发功能。链体又分为幼节、成节和孕节。常见的致病性绦虫有链状带绦虫和细粒棘球绦虫。

习题

习 题

一、单项选择题

1.判断灭菌是否彻底的依据是（　）。

A.细菌繁殖体被完全杀死　　B.芽孢被完全杀死

C.细菌菌毛蛋白变性　　D.鞭毛蛋白被破坏

E.细菌的荚膜被破坏

2.细菌的生长繁殖方式是（　）。

A.复制　B.二分裂　C.出芽　D.破胞　E.萌管

3.与金黄色葡萄球菌无关的疾病是（　）。

A.毛囊炎　B.食物中毒　C.脓毒血症　D.风湿热　E.假膜性肠炎

4.与链球菌无关的疾病是（　）。

A.过敏性鼻炎　　B.扁桃体炎

C.亚急性细菌性心内膜炎　　D.中耳炎

E.猩红热

5.破伤风梭菌感染的重要条件是（　）。

A.该菌芽孢污染伤口　　B.菌群失调

C.伤口厌氧微环境　　D.该菌的繁殖体污染伤口

E.机体无免疫力

6.病毒的增殖方式是（　）。

A.复制　B.二分裂　C.有性分裂　D.有性孢子　E.出芽

7.孕妇感染风疹病毒后最严重的危害是（　）。

A.激活机体内潜伏感染的病毒　　B.诱发肿瘤形成

C.造成机体免疫低下　　D.引起胎儿畸形

E. 形成慢性感染

8. HIV的传播途径不包括（ ）。

A. 性接触
B. 日常生活的一般接触
C. 输血和器官移植
D. 垂直传播
E. 静脉吸毒者共用污染HIV的注射器

9. 寄生是指两种生物生活在一起的利害关系是（ ）。

A. 一方受益，另一方无害
B. 一方受益，另一方受害
C. 双方都有利
D. 双方都无利
E. 双方无利也无害

10. 食入生猪肉可能患（ ）。

A. 猪囊虫病
B. 猪带绦虫病
C. 华支睾吸虫病
D. 布氏姜片吸虫病
E. 日本血吸虫病

二、简答题

1. 流感病毒为什么容易引起大流行？如何预防和控制流感？

2. 简述细菌、病毒和寄生虫所致感染性疾病的防治原则。

（徐 佳）

第十五章　病理学基础

知识目标

1.掌握　疾病的概念及基本病理变化（损伤与抗损伤反应、局部血液循环障碍）特点；炎症的基本特点；常见炎症性疾病和心身疾病的病因、病理变化及病理临床联系等特点；肿瘤的概念、生物学特性及良恶性肿瘤的区别。

2.熟悉　疾病发生发展的一般规律；疾病的各种损伤与抗损伤形式的发生机制；各种局部血液循环障碍对机体的影响；炎症的类型、结局。

3.了解　萎缩对机体的影响及结局；组织再生能力、再生过程及影响再生及修复的因素；肿瘤的原因、发病机制及分类。

技能目标

1.学会　用现代信息技术手段，熟练掌握损伤与抗损伤反应、各种局部血液循环障碍形式、炎症及炎症性疾病、心身疾病、肿瘤的形态结构的观察方法。

2.具备　应用疾病基本知识，初步分析各种常见疾病的病理与临床联系的能力。

PPT

第一节　疾病概论

一、健康与疾病的概念

1.健康　世界卫生组织（WHO）对健康（health）的定义是：健康不仅是没有疾病或病痛，而且是一种躯体上、心理上及社会适应上的完好状态。躯体上的完好状态指人体组织结构和生理功能正常；精神上的完好状态指人的情绪、心理、学习、记忆及思维等处于正常状态，心理与行为的整体协调；社会适应上的完好状态指人的行为与环境的和谐状态，自身价值的认同感和对社会的贡献。

彩图

2.疾病　疾病（disease）是健康的对立面。是机体在病因和条件的共同作用下，自稳调节发生紊乱而出现的一种异常生命活动。在这个异常生命活动中，机体出现功能、代谢和形态结构的变化，在躯体、心理和社会行为上表现出一系列的临床症状和体征。症状（symptom）是疾病过程中患者主观感觉到的异常现象，如恶心、头痛、心悸、烦躁、焦虑等。体征（sign）是指体格检查时的客观发现，如心脏杂音、血压升高、脾大、CT检查发现的占位性病变等。

3.亚健康　亚健康（sub-health）是指介于健康与疾病之间的生理功能低下状态，有“次健康”“第三状态”“中间状态”“灰色状态”等称谓。此时临床检查虽无明显器质性病变，但躯体上表现出疲乏无力，精神不振，反应低下；在心理上表现为烦躁易怒，失眠焦虑；在社会适应能力上表现为适应性差，心理距离大，孤独感。这些与长期的压力过大、不良生活习惯及环境污染等多种因素有关，如果不及时调整，可能转化为疾病。

二、病因学概述

病因学主要研究疾病发生的原因和条件。

（一）疾病发生的原因

疾病发生的原因简称病因，即能引起疾病并决定疾病特异性的因素。它是指作用于机体能引起疾病不可缺少的、并决定疾病特异性的因素。病因在一定条件下发挥致病作用。机体发生疾病不单纯是病因直接作用的结果，与机体的反应性和诱发疾病的条件也有密切关系。了解疾

病发生的原因对于疾病的预防、诊断、治疗具有十分重要的意义。

1.环境因素

（1）生物因素　是最常见的病因，主要包括各种病原微生物（如细菌、病毒、真菌、支原体、衣原体、立克次体、螺旋体）和寄生虫（如原虫、线虫、蠕虫）。它们常通过一定的门户、一定的传播途径引起机体特定部位的感染性疾病，其致病作用主要取决于病原体侵入机体的数量、毒力、侵袭力以及机体的抵抗力，双方力量的抗衡决定着疾病的发展。同一病原生物可以引起不同的疾病，同一疾病也可由不同的病原生物引起。

（2）物理因素　如机械力、高温、低温、噪声及电离辐射等。其致病特点：①常是发挥疾病的始动作用；②潜伏期一般较短或没有；③无明显器官组织选择性，如刀割伤、子弹贯通伤可发生在身体的任何部位。其致病性主要取决于病因作用的部位、强度及持续时间。

（3）化学因素　如强酸、强碱、化学毒物以及动植物毒性物质（如白毒伞）等。其致病作用与毒物的性质、剂量、作用部位和机体的功能状态有关。很多毒物对机体的损伤有一定的部位选择性，如四氯化碳主要损伤肝细胞；一氧化碳主要与红细胞中的血红蛋白结合而导致缺氧。长期摄入的少量毒性物质，可以在体内积蓄引起慢性中毒。

2.遗传因素　遗传因素往往是通过染色体异常和基因突变引起疾病。遗传因素可直接引起疾病或使机体获得遗传易感性（即遗传因素决定易于罹患某种疾病的倾向性）。染色体异常可表现为染色体数目异常和结构畸变，如常染色体数目异常导致Down综合征（即唐氏综合征，21–三体综合征）。基因突变（如基因缺失、点突变、插入和融合等）可引起相应的分子病，如X染色体Ⅷ因子基因突变可引起血友病。而高血压、精神分裂症、糖尿病、癌症等常常是多个基因变异的综合，其发病常常是遗传因素与环境因素共同作用的结果。

3.机体因素

（1）营养因素　机体必需物质缺乏或过多，均会影响机体代谢和功能，从而导致疾病。如维生素A缺乏可引起夜盲症；维生素D缺乏可引起佝偻病；营养物质摄入过多可致肥胖症。

（2）免疫因素　免疫功能异常导致免疫性疾病发生。①超敏反应性疾病：即机体对某些抗原产生异常强烈的免疫反应所致的疾病。如机体对某些药物（青霉素、磺胺类）、花粉或某些食物（鱼、虾、牛奶）引起的荨麻疹、支气管哮喘、过敏性休克等。②自身免疫性疾病：即机体对自身抗原产生免疫反应而引起自身组织的损伤，如类风湿性关节炎、系统性红斑狼疮等。③免疫缺陷病：由于免疫系统发育不全或遭受损害所致的免疫功能缺陷所引起的疾病。可以是先天性的，如先天性胸腺发育不全（DiGeorge综合征），也可以是获得性的（如艾滋病）。机体免疫功能低下或缺陷时，常易发生感染和恶性肿瘤。

4.精神、心理及社会因素　不良社会环境、社会关系、社会活动所引起的高度精神紧张和过度喜、怒、忧、思、悲、恐、惊等心理反应均能导致或加重某些疾病发生，如高血压、消化性溃疡等疾病就与长期处于高度紧张和精神压力有关。

（二）疾病发生的条件

疾病发生的条件是指在病因作用于机体的前提下，影响疾病发生发展的各种体内外因素，包括环境因素和机体状况（年龄、性别、气温、营养状况）等。如结核杆菌是结核病的病因，但感染结核杆菌不一定发病，只有在发病条件（过度劳累、营养不良等导致机体抵抗力低下）具备时才患结核病。发病条件中促进疾病发生、发展的因素又称为诱因。如心功能不全者可由感染、妊娠、分娩等诱因致心力衰竭发生。

原因与条件在疾病发生中的关系可表现为：①病因决定疾病的特异性，但致病条件可能影响疾病的发生和发展；②并不是每一种疾病的发生都需要有条件的存在，如机械暴力、毒物中毒等并不需要条件即可致病；③病因和条件是相对的。同一因素，在某一疾病中是病因，而在另一疾病中则可能是条件。如营养不良既是某些疾病的原因，也是某些疾病如结核病的发病条件。此外某些能促进疾病发生的因素，目前尚未明确其到底是该疾病的原因还是条件称为危险因素，如高脂血症、高血压、吸烟、糖尿病等是动脉粥样硬化的危险因素。

三、疾病发生发展的一般规律

发病学主要研究疾病发生、发展过程中的一般规律和共同机制。

1.损伤与抗损伤反应 在疾病的发生发展过程中，机体始终存在着损伤与抗损伤反应。损伤反应包括初始病因作用于机体所引起的原发性损伤以及疾病过程中所产生的继发性损伤；而抗损伤反应则是机体针对损伤反应产生的防御反应和代偿反应。损伤与抗损伤反应相互抗争，两者的力量对比决定着病程发展的方向和转归。应当注意的是，抗损伤反应有一定局限性，并且有的损伤与抗损伤反应之间并无严格的界限。随着病情的发展和条件的改变，抗损伤反应可能转变为损伤反应。临床上对疾病的防治应尽量支持和加强抗损伤反应和消除或减轻损伤反应。

2.因果交替转化 疾病发生发展过程中，致病的原因（因）作用于机体后产生一定的损伤（果）。这些损伤性变化在一定条件下又可作为新的“因”引起新的损伤“果”。这种由一些原因引起的后果在一定条件下转化为另一些变化的原因，这个过程称为因果交替转化。因果交替转化是疾病发展的重要形式，在它的推动下，疾病可有以下两种发展。①良性循环：通过机体的抗损伤反应和及时妥善治疗，病情向康复方向发展。②恶性循环；疾病进一步恶化，甚至死亡。临床上需要仔细观察，认真分析病情变化，采取及时有效的措施，针对疾病过程中的主导环节，积极中止恶性循环，促使疾病向有利于机体的良性循环方向发展。

3.局部与整体相互影响 机体作为一个有机的整体，局部与整体关系密切。局部的任何疾病都可通过神经-体液等途径引起不同程度的整体反应，而机体的整体反应又可以影响局部病变的发展，两者相互影响，相互促进。例如冠状动脉粥样硬化虽然是冠状动脉的局部病变，但它能使心肌缺血缺氧而影响心脏泵血功能，影响全身血供。正确地认识局部与整体的相互关系，客观全面地分析疾病的发生发展，对提高疾病的诊断和治疗水平具有重要意义。

四、疾病的经过与转归

（一）疾病的经过

疾病的发生发展过程可分为四个阶段，即潜伏期、前驱期、症状明显期、转归期。

1.潜伏期 潜伏期是指病因侵入机体后到最初症状出现前的一段时间，患者一般无明显自觉症状。潜伏期的长短取决于病因的特异性、疾病的类型以及机体自身状况。但不是所有的疾病都有潜伏期，如外伤没有潜伏期，而传染性疾病有明显的潜伏期，并且潜伏期有一定的传染性。

2.前驱期 前驱期是指潜伏期后到出现某些特异症状之前的一段时间，此期可出现一些非特异性症状，如全身不适、乏力、头痛、食欲不振、低热等。重视并尽早发现前驱症状，便有益于疾病的早期诊断和治疗。

3.症状明显期 症状明显期是指疾病出现特征性临床表现的时期。此期所出现的典型症状与体征常常是某种疾病的诊断依据，如大叶性肺炎患者咳铁锈色痰，呼吸困难及胸片显示病变肺叶的致密阴影等。

4.转归期 转归期是疾病发展的最后阶段，主要取决于疾病过程中损伤与抗损伤反应的力量对比以及是否得到准确及时的治疗。其结局包括康复与死亡两种形式。

（二）疾病的转归

1.康复 分为完全康复和不完全康复两种。完全康复又称完全痊愈。是指疾病时所出现的损伤性变化及临床表现完全消失，机体形态结构、代谢、功能和自稳调节均恢复正常。有些传

染病（如天花、麻疹等）痊愈后机体可获得特异性免疫。不完全康复又称不完全痊愈。是指损伤性变化虽然得到了控制，主要症状已经消失，但机体形态结构、代谢和功能尚未完全恢复，需要机体通过代偿才能维持相对正常的生命活动，有时留下后遗症。

2.死亡 是生命活动的终结，也是生命最终的必然结果，包括濒死期、临床死亡期和生物学死亡期三阶段。传统的死亡标准是呼吸、心跳停止（即“心肺死亡”模式），而随着起搏器、呼吸机等复苏技术的普及和不断进步，“心肺死亡”不能明确死亡时间，再加之器官移植的广泛开展，提出了脑死亡作为判断现代死亡的重要标准。

脑死亡（brain death）指全脑（枕骨大孔以上）功能的不可逆的永久性丧失以及机体作为一个整体功能的永久停止，但各个器官组织并非同时发生死亡。其具体标准为：①不可逆的昏迷和大脑无反应性；②呼吸停止，人工呼吸15分钟仍无自主呼吸；③瞳孔散大及固定；④颅神经反射（瞳孔反射，角膜反射，咳嗽反射，吞咽反射等）消失；⑤脑电波消失；⑥脑血液循环完全停止。脑死亡一旦确立，就能精确地判断患者死亡时间，提供死亡的法律依据；它可以协助医务人员确定终止复苏抢救的界限，减少无谓的人力、物力消耗；也能为器官移植争取良好的时机和提供法律根据。

脑死亡作为人类个体死亡的判断标准自1968年美国哈佛医学委员会正式提出此后，世界上许多国家医学界相继支持并采用和完善了这一标准。我国于2013年发布了《脑死亡判定标准与技术规范》（成人质控版）作为医学行业标准推动我国脑死亡判定工作有序、规范地开展。

“植物状态”（vegetative state）与脑死亡是两个不同的概念。植物状态（植物人）是指因颅脑严重病变（外伤或大脑缺血缺氧等）导致脑认知功能完全丧失，无任何言语、意识、思维，但仍保留皮层下中枢的一些功能，如可有自主呼吸、脉搏、血压、体温等，能吞咽食物,有睡眠–醒觉周期及新陈代谢，有生长发育等躯体的基本功能。

第二节　细胞组织的适应、损伤与修复

PPT

生理情况下，细胞组织能够对内外环境的刺激，做出规律性的变化来适应环境生存下来，若超出适应范围可致损伤。轻度的损伤是可逆性变化，严重损伤可致细胞死亡（不可逆），并可刺激周围的健康组织进行修复。因此正确认识和掌握这些变化的基本规律，对研究疾病的发生和发展、促进机体的康复非常重要。

一、细胞和组织的适应性反应

适应（adaptation）是正常机体器官、组织和细胞对不断变化的内、外环境或各种致病因子的作用，通过调节其自身的代谢、功能和形态，来加以协调的过程。适应在形态上一般表现为萎缩、肥大、增生和化生。

（一）萎缩

萎缩（atrophy）是指发育正常的实质细胞、组织或器官的体积缩小。细胞萎缩可导致相应组织、器官的体积缩小。萎缩的器官除有实质细胞体积缩小外，常伴细胞数目的减少。

1.病因和分类

（1）生理性萎缩　机体的组织、器官随年龄的增长而体积逐渐缩小，这种萎缩称为生理性萎缩，如青春期后的胸腺萎缩，绝经后的卵巢、子宫和乳腺的萎缩等。

（2）病理性萎缩　按发生原因分以下几类。①营养不良性萎缩：全身营养不良性萎缩见于长期饥饿、消化道梗阻、慢性消耗性疾病及恶性肿瘤等，首先发生萎缩的组织是脂肪组织，其后为肌肉、肝、肾、脾等组织和器官，最后是心肌和脑的萎缩，这种萎缩顺序对保护重要器官

的功能有一定的临床意义。局部营养不良性萎缩常因局部慢性缺血引起，如脑动脉粥样硬化引起的脑萎缩（图15-1）。②压迫性萎缩：组织或器官长期受压后，由于其代谢减慢而逐渐发生萎缩，如尿路梗阻时，因肾盂积水，肾实质长期受压而发生萎缩。③失用性萎缩：因长期工作负荷减少而引起的萎缩，如骨折后，久卧不动的肢体肌肉因代谢减慢而发生萎缩。④去神经性萎缩：是由于运动神经元或轴突损伤后，其所支配的效应器发生萎缩，如脊髓灰质炎患者的肢体肌肉萎缩。⑤内分泌性萎缩：因内分泌腺体功能低下引起相应靶器官的萎缩，如腺垂体功能低下时，甲状腺、肾上腺皮质和性腺等器官因缺乏促激素刺激而萎缩。

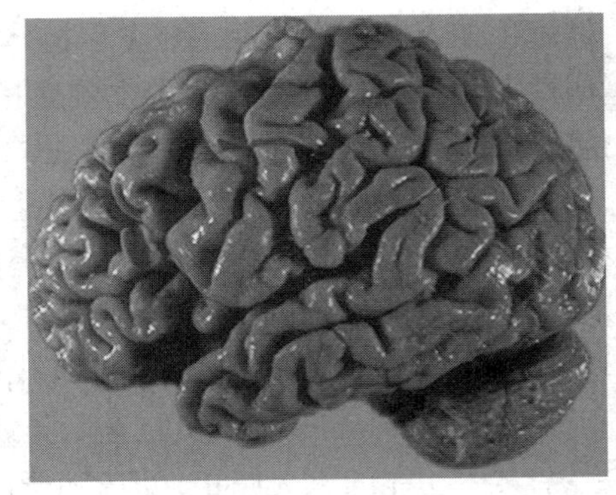

图15-1　脑萎缩

知识链接　“瘦脸针”瘦脸的真相？——咬肌萎缩

“瘦脸针”专业名称是肉毒素，肉毒素是肉毒杆菌分泌的A型毒素，是一种神经毒素，可抑制胆碱能神经末梢释放乙酰胆碱，影响神经–肌肉接头处信息的传递，使肌肉麻痹、进而萎缩。人们食入和吸收这种毒素后，神经系统功能不同程度受到抑制，出现眼睑下垂、复视、斜视、吞咽困难、头晕、呼吸困难和肌肉乏力等症状，严重者可因呼吸麻痹而死亡。根据这一原理把稀释到安全剂量的肉毒素进行咬肌局部注射，可使因脸部咬肌过于肥大而造成的下颌宽大的症状得以改善，俗称“瘦脸”。

2. 病理变化　萎缩的组织器官体积缩小，重量减轻，质地变硬。脑萎缩时可见脑回变窄，脑沟变宽，切面皮质变薄。镜不可见其实质细胞体积缩小，或伴有数量减少，而间质纤维组织和脂肪组织有不同程度的增生。

3. 影响及结局　萎缩的组织或器官代谢减慢、功能下降，一旦原因消除，萎缩的器官、细胞组织可逐渐恢复；若病变继续可发展至细胞死亡。

（二）肥大

肥大（hypertrophy）是指细胞、组织或器官的体积增大。组织、器官的肥大通常是由于实质细胞的体积增大所致，可伴有细胞数量的增多。肥大可分为生理性肥大和病理性肥大。

1. 生理性肥大　如运动员的骨骼肌肥大、女性哺乳期乳腺肥大。

2. 病理性肥大　常见以下两类。①代偿性肥大：某些组织和器官为了适应长期负荷过度而发生的肥大，称为代偿性肥大，如高血压患者左心室肥大（图15-2）。②内分泌性肥大：因内分泌器官分泌激素增多或某些激素的代谢紊乱引起的相应组织、器官的肥大，称为内分泌性肥大，如脑垂体生长激素分泌过多引起的肢端肥大。

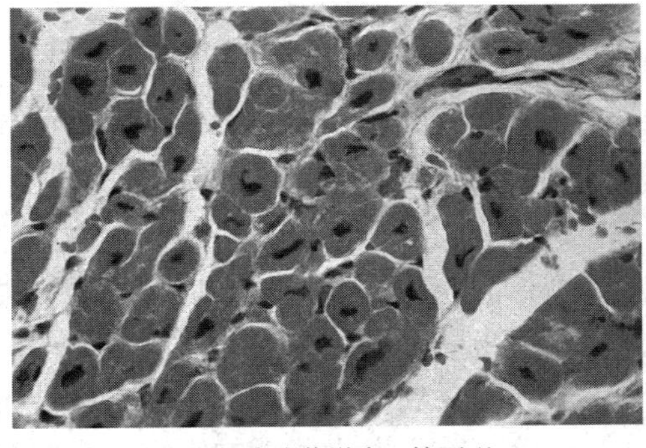

心肌细胞胞浆增多，镜下观

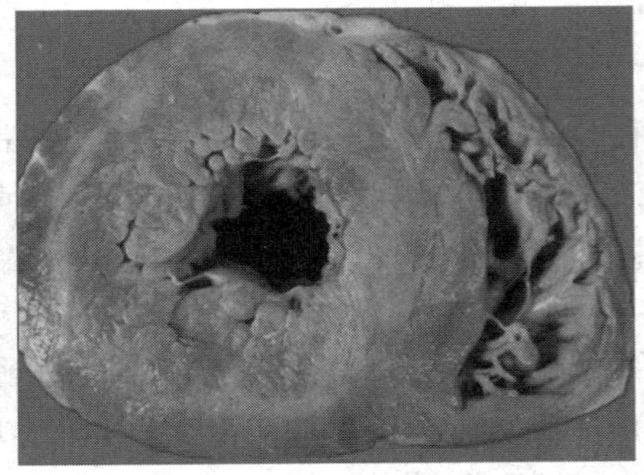

左心室壁增厚，心腔相对缩小，肉眼观

图15-2　左心室肥大

（三）增生

增生（hyperplasia）是指器官或组织的实质细胞数量增多。根据原因不同可分为生理性增生和病理性增生。

1. 生理性增生 常因激素刺激引起相应靶细胞增生，如青年女性月经期子宫内膜腺体的增生，哺乳期乳腺的增生。

2. 病理性增生 分为以下几类。①代偿性增生：如部分肝脏切除后残存肝细胞的增生。②内分泌性增生：内分泌异常引起靶器官细胞的增生，如女性体内雌激素水平升高引起的子宫内膜增生。③再生性增生：组织损伤时，可通过周围正常细胞的再生而修复，如皮肤手术创口处的上皮和肉芽组织增生。

（四）化生

化生（metaplasia）是指细胞、组织为了适应新的环境，由一种分化成熟的细胞或组织转变为另一种分化成熟的细胞或组织的过程。化生通常发生在同源组织之间，如一种上皮组织可转化为另一种上皮组织，但不能转化为结缔组织。

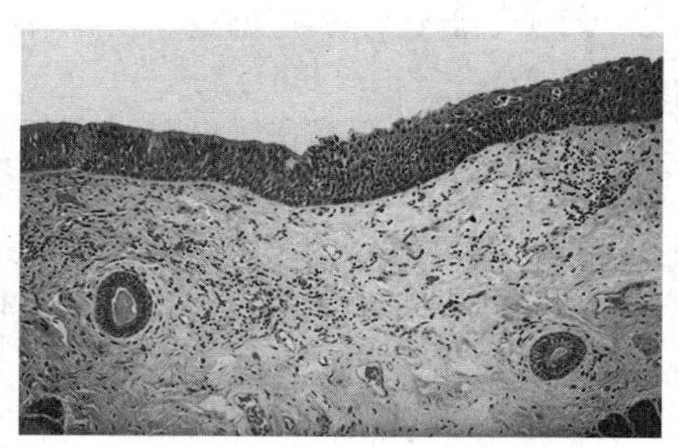

图 15-3　鳞状上皮化生

慢性支气管炎，支气管假复层纤毛柱状上皮化生为鳞状上皮

常见化生有以下几类。①鳞状上皮化生：最常见，简称鳞化，常发生于呼吸道黏膜上皮、子宫颈管黏膜上皮等。如慢性支气管炎时，支气管假复层纤毛柱状上皮可化生为鳞状上皮（图15-3）。②肠上皮化生：简称肠化，常发生于胃，如慢性萎缩性胃炎时，部分胃黏膜上皮化生为肠黏膜上皮，有肠化的胃黏膜易发生胃癌。③间叶组织化生：其中结缔组织化生比较多见，常由纤维结缔组织化生为骨、软骨或脂肪组织。

化生对机体有利有弊。如呼吸道黏膜上皮化生为鳞状上皮后增强了局部抵御外界刺激的能力（细胞层次增多），但鳞状上皮表面削弱了黏膜自净能力（不具有纤毛结构），若引起化生的因素持续存在，则可致细胞恶变。例如，支气管鳞状上皮化生和胃黏膜肠上皮化生，分别与肺鳞癌和胃腺癌的发生有一定关系，从某种程度来说，某些化生属于癌前病变。

二、细胞和组织的损伤

当机体内外环境的变化超过了细胞、组织的适应能力，可引起细胞和细胞间质发生代谢、功能、结构和形态等方面的异常变化，称为损伤（injury）。轻度的损伤为变性，在原因消除后可恢复正常，为可逆性损伤；严重的损伤即细胞死亡，细胞死亡是细胞受损后的不可逆终末阶段，包括坏死和凋亡。坏死为细胞病理性死亡的主要形式，凋亡多见于细胞生理性死亡。

（一）变性

变性是指由于组织细胞代谢障碍，在细胞质内或细胞间质中出现异常物质或原有物质数量增多的一类形态改变。

1. 细胞水肿 细胞水肿（cellular swelling）是最早也是最常见的细胞变性，也称水变性（hydropic degeneration），是由于能量代谢障碍导致细胞内钠水积聚过多，引起细胞体积肿大的现象。常见于心、肝、肾等实质性器官。

（1）原因及发生机制　缺氧、感染、中毒等原因引起细胞内线粒体受损，ATP生成减少，细胞膜钠－钾泵功能下降，导致细胞内的Na^+、水增多而形成细胞肿胀。

（2）病理变化　肉眼观，发生细胞肿胀的组织、器官体积增大，包膜紧张，重量增加，颜色苍白而无光泽。镜下观，早期细胞肿大，胞质淡染，并可见许多红染的颗粒（电镜观察为肿

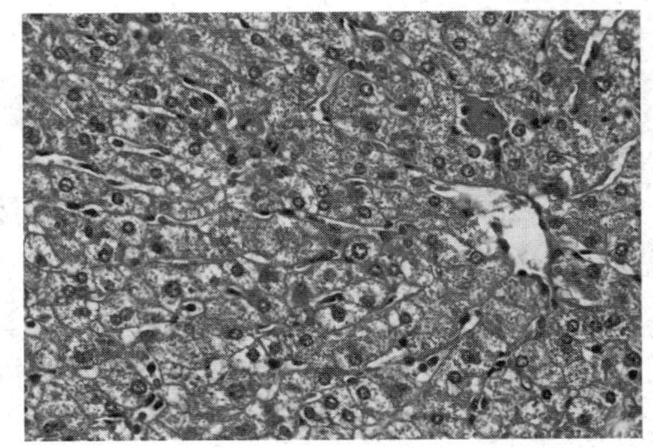
图15-4 肝细胞水肿（病毒性肝炎）

大的线粒体）。若病变发展，胞质内水分含量进一步增多，胞质更加淡染、透明，整个细胞膨大如气球，又称气球样变（图15-4）。

（3）结局 细胞肿胀属细胞的轻度损伤，发生细胞肿胀的细胞和器官其功能降低。细胞肿胀是一种可复性损伤，当原因消除后，细胞和器官的代谢、功能、形态可恢复正常。但若原因持续存在，病变继续发展，可致细胞坏死。

2.脂肪变 非脂肪细胞内出现脂滴或脂滴明显增多，称为脂肪变（hydropic degeneration），简称脂变。多见于心、肝、肾等实质性器官等，与感染、酗酒、中毒、营养不良、缺氧等导致细胞脂代谢障碍有关。

脂肪变的组织器官体积增大，淡黄色，质软，触之有油腻感。镜下见细胞体积增大，胞质内出现空泡（常规HE染色时有机溶剂溶解脂质所致），严重时可融合成大空泡。苏丹Ⅲ染色脂质被染成橘红色。肝细胞广泛脂肪变时，肝脏体积增大，重量增加，包膜紧张，色黄、触之油腻感，简称脂肪肝（图15-5）。心肌脂肪变多发生在左心室的心内膜下，常由严重贫血和中毒引起。肉眼见心内膜下的心肌呈现红黄相间的条纹，状似老虎的斑纹，称“虎斑心”。

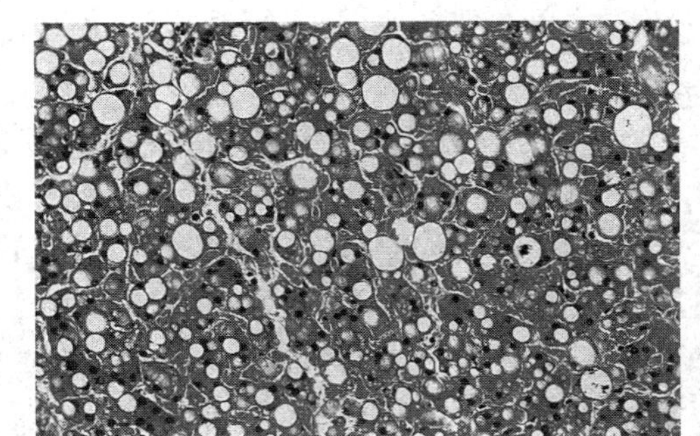
图15-5 肝脂肪变性

肝细胞质内可见大小不等的脂肪空泡，细胞核偏向一侧

3.玻璃样变性 简称玻变，又称透明变（hyaline degeneration），是指细胞内或间质中出现均质、半透明的玻璃样物质，是蛋白质蓄积所致，在HE染色切片中呈嗜伊红均质状。

4.黏液样变性 是指间质内出现黏多糖和蛋白质积聚的现象。常见于风湿病、动脉粥样硬化、间叶组织肿瘤等。肉眼观，呈灰白色、半透明胶胨状。镜下见间质疏松，有淡蓝色的黏液样物质积聚，其间有一些多角形、星芒状细胞散在分布。

5.病理性色素沉着 病理状态下，某些色素异常地沉积在细胞和组织内。主要是内源性色素（如胆红素、含铁血黄素、黑色素），偶有外源性色素（如肺内碳末及纹身所用的色素）。如巨噬细胞吞噬红细胞后，血红蛋白被氧化为含铁血黄素微粒为棕黄色颗粒。常见于陈旧性出血、左心衰竭所致的肺淤血等。

（二）坏死

活体内局部组织细胞的死亡称为坏死（necrosis）。坏死为细胞病理性死亡的主要形式，死亡细胞的质膜崩解，细胞结构溶解，代谢停止功能丧失，并引发急性炎症反应。凋亡多见于细胞生理性死亡。

1.基本病理变化 细胞核的改变是细胞坏死的主要形态学标志，包括核浓缩、核碎裂、核溶解三种形式。

（1）核浓缩 也称核固缩。由胞核脱水而成，染色质浓缩，染色变深（图15-6）。

（2）核碎裂 核膜破裂，核染色质崩解为小碎片，分散在胞浆中。

（3）核溶解 在胞浆内的蛋白水解酶和DNA酶作用下，染色质被分解因而染色变淡，甚至完全消失。细胞质内的结构崩解呈颗粒状，HE染色嗜酸性。在各种溶解酶的作用下，间质内基质崩解，胶原纤维肿胀、断裂或液化。最后坏死的细胞与崩解的间质融合成红染无结构的颗粒状物质。

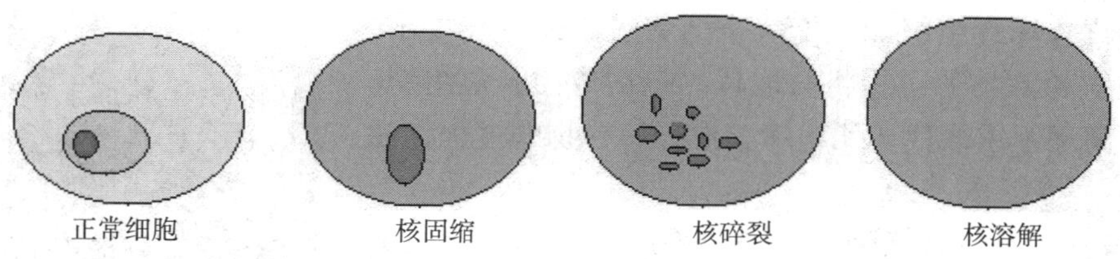

图15-6　细胞坏死模式图

2.坏死的类型　根据坏死组织的病理变化特点，将坏死分为三类。

（1）凝固性坏死　组织坏死后由于脱水及蛋白质凝固，坏死组织呈现为灰黄干燥质实的凝固体，故称为凝固性坏死。多见于蛋白含量多的脾、肾和心等实质器官。坏死灶与周围正常组织分界清楚，有明显的充血出血带（图15-7）。干酪样坏死是凝固性坏死的特殊类型，主要见于由结核杆菌引起的坏死，坏死组织与来自结核杆菌的脂质混杂呈黄色，质软细腻似奶酪，故称为干酪样坏死。

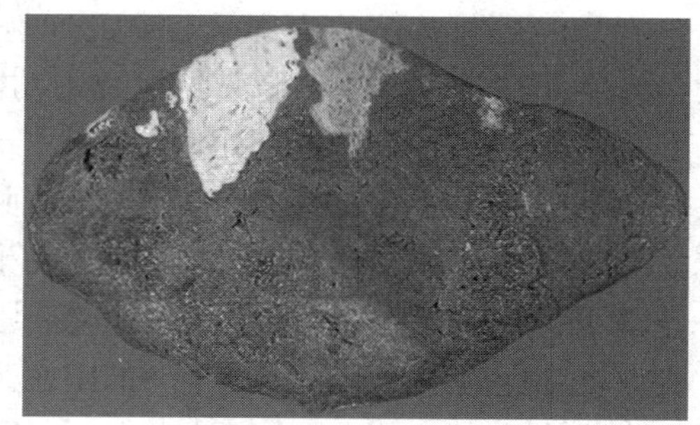

图15-7　凝固性坏死

（2）液化性坏死　坏死组织被水解酶分解液化而呈液体状，常伴囊腔形成，称为液化性坏死（图15-8）。多见于脂质含量高而蛋白质少的组织。脑组织坏死属液化性坏死，又称脑软化，其他如脂肪坏死、急性胰腺炎的酶解性脂肪坏死、化脓性感染形成的脓肿等均属液化性坏死。

（3）坏疽　组织坏死后继发腐败菌感染，称为坏疽（图15-9）。坏死组织经腐败菌分解产生H_2S，与血红蛋白降解产生的铁相结合，形成硫化铁，使坏死组织呈黑褐色或暗绿色，并伴有臭味。

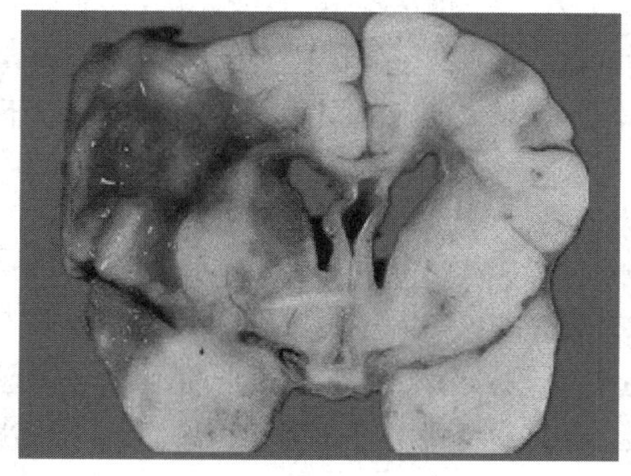

图15-8　液化性坏死

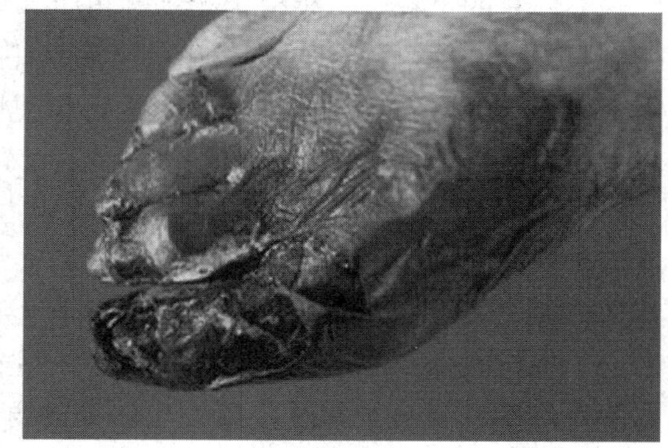

图15-9　干性坏疽

3.坏死的结局

（1）溶解吸收　坏死组织范围较小时，可被坏死细胞或中性粒细胞的溶酶体酶分解液化，再经淋巴管或血管吸收，碎片由巨噬细胞吞噬消化。小的坏死灶可被完全吸收，较大的坏死灶液化后可形成囊腔。

（2）分离排出　坏死组织范围较大时，不易被完全吸收，周围发生炎症反应，中性粒细胞释放水解酶将坏死组织溶解、吞噬、吸收，使坏死组织与健康组织分离，并通过各种途径排出。坏死发生于皮肤、黏膜时，坏死物脱落后形成浅表缺损称为糜烂，较深的缺损称为溃疡；肾、肺等内脏的坏死组织液化后可通过自然管道（如输尿管、支气管）排出，留下的空腔称空洞（图15-10）。

（3）机化　坏死组织如不能完全溶解吸收或分离排出，则由肉芽组织长入坏死组织将其取代，最后成为瘢痕组织。这种由新生肉芽组织取代坏死组织、血栓、异物的过程称为机化。

（4）包裹、钙化　大范围的组织坏死，不能溶解吸收又不能完全机化时，则由肉芽组织将其包裹使病变局限，其内可有钙盐沉积。

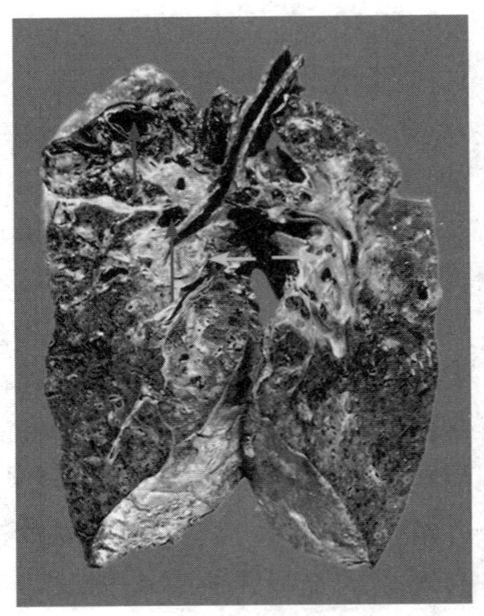

图15-10　空洞型肺结核

（三）凋亡

凋亡（apoptosis）是基因控制的细胞主动程序性的死亡，多为生理性过程，是细胞衰老过程中功能逐渐衰退的结果，一般表现为单个细胞或小团细胞的死亡，不引起周围组织的炎症反应，也可见于病理过程，如某些肿瘤细胞也可发生凋亡。凋亡对人体的生理平衡和疾病的发生具有重要意义。在光镜下，细胞皱缩，质膜完整，胞浆致密，细胞器密集退变，核染色质致密形成大小不一的团块边集于核膜处，进而裂成碎片；胞膜下陷包裹核碎片和细胞器并迅速脱落形成许多凋亡小体（也称嗜酸性小体）而被吞噬细胞吞噬。

三、细胞和组织的修复

组织和细胞损伤后，由邻近健康细胞对缺损部分在结构和功能上进行修补恢复的过程，称为修复。修复是机体的一种防御性反应，包括再生和纤维性修复。再生后的组织能完全恢复原组织的结构和功能，属于完全修复；而由结缔组织完成的纤维性修复则属于不完全修复。

（一）再生

再生（regeneration）是指机体的细胞或组织损伤后，由周围健康的同种组织细胞分裂增生加以修补恢复的过程。再生分为生理性再生和病理性再生。生理情况下，某些组织、细胞也在不断更新为生理性再生，如表皮脱落后基底细胞的再生，月经期子宫内膜脱落后由再生的内膜修复，血细胞的更新等。病理性再生是指病理状态下，组织、细胞缺损后发生的再生，以下主要介绍病理性再生。

1.细胞的再生能力及分类　根据细胞的再生能力不同，可将机体的细胞分为三类。

（1）不稳定细胞　这类细胞的再生能力很强，终生都在不断进行衰老与更新，又称持续分裂细胞，见于表皮、呼吸道、消化道和泌尿生殖道等被覆上皮、淋巴及造血细胞等。

（2）稳定细胞　这类细胞的再生能力较强，但在生理状态下多处于静止期（稳定状态），又称静止细胞，一旦组织受损爆发出较强的再生能力。如肝细胞、各种腺细胞、成纤维细胞、骨及软骨细胞等。

（3）永久性细胞　这类细胞没有再生能力或再生能力极弱，一旦坏死不能再生，即永久性缺失，如神经细胞、骨骼肌细胞和心肌细胞等。

2.各种组织的再生过程

（1）上皮组织的再生　被覆上皮再生能力强，受损后由边缘的基底细胞分裂增生来完全修复。腺上皮细胞缺损而腺体的基底膜完好时，可由残留的上皮细胞分裂增生来修复；基底膜结构遭到严重破坏，则难以完全再生而进行纤维性修复。

（2）纤维组织的再生　在损伤的刺激下，受损处的成纤维细胞分裂增生进行修复。成纤维细胞可由静止状态的纤维细胞转变而来，也可由未分化的间叶细胞分化而来，成纤维细胞合成并分泌前胶原蛋白，在细胞周围形成胶原纤维，成纤维细胞逐渐分化成熟为长梭形的纤维细胞。

（3）血管的再生　毛细血管的再生多以生芽的方式。毛细血管内皮细胞分裂、增生，以出芽的方式向外突起形成实心的细胞条索，在血流的冲击下形成中空管腔，继而相互吻合成毛细血管网状，毛细血管为适应功能的需要可不断改建，有的管壁增厚形成小动脉、小静脉。但大血管离断后，需手术缝合，吻合处两侧内皮细胞分裂增生，互相连接，恢复原来的内膜结构。但离断的肌层不易完全修复，而由结缔组织再生连接，形成瘢痕修复。

（4）神经组织再生　脑和脊髓的神经细胞损伤后不能再生，只能由神经胶质细胞及其纤维修补，形成胶质瘢痕。外周神经损伤时，如果与其连接的神经细胞仍存活，则可完全再生。若神经损伤太大或断离的两端相隔太远，则不能完全再生而形成创伤性神经瘤，引起顽固性疼痛。

（二）纤维性修复

当组织损伤范围大，不能由同类细胞完全再生修复时，则通过肉芽组织增生修复填补缺损，最后形成瘢痕组织，这个过程称为纤维性修复。

1. 肉芽组织

（1）形态特征　肉芽组织（granulation tissue）是由新生的毛细血管和增生的成纤维细胞构成的幼稚结缔组织，常伴各种炎细胞浸润。肉眼观，健康的肉芽组织呈鲜红颗粒状，柔软湿润，触之易出血，形似鲜嫩的肉芽，故名肉芽组织。镜下见大量新生毛细血管，其生长方向与创面垂直，临近创面时毛细血管末端呈袢状吻合，血管间可见大量成纤维细胞和炎细胞（图15–11）。

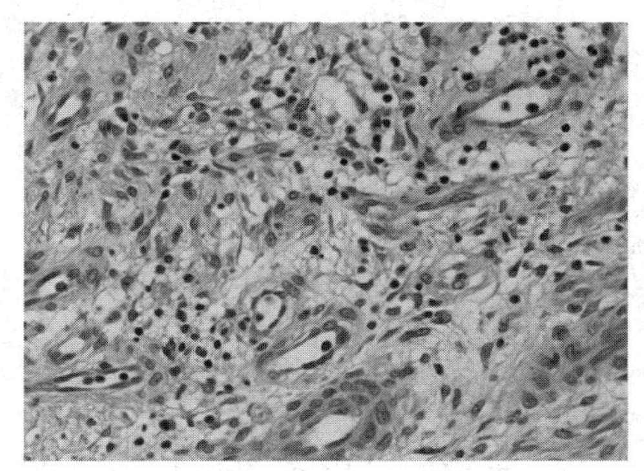

图15–11　肉芽组织

（2）肉芽组织功能　①抗感染，保护创面。②填补创口及其他组织缺损。③机化或包裹坏死组织、血栓、血凝块、炎性渗出物及其他异物。

（3）肉芽组织的结局　随着时间推移，肉芽组织逐渐成熟，其中炎细胞崩解消失，毛细血管减少并被改建，成纤维细胞产生大量胶原纤维后转变为纤维细胞，肉芽组织即转化成为瘢痕组织。

2. 瘢痕组织　肉芽组织经改建成熟后形成的纤维结缔组织称瘢痕（scar）组织，主要由大量平行或交错排列的胶原纤维组成，外观灰白色、质地坚韧、缺乏弹性。

（三）创伤愈合

创伤愈合（wound healing）是指机体遭受外力作用，皮肤等组织出现离断或缺损后的修复过程，包括各种组织的再生、肉芽组织形成和瘢痕形成等过程。根据损伤程度及是否感染，创伤愈合常分为以下两类。

1. 一期愈合　见于组织缺损少、创缘整齐、无感染或无异物、对合严密的伤口，如手术切口。这种伤口出血少，炎症反应轻，24~48小时内表皮再生覆盖伤口，第2~3天肉芽组织长入填补缺损，第5~7天胶原纤维形成连接断端（此时可拆线，达到临床愈合标准）。一期愈合的时间短，形成瘢痕小（线状瘢痕）（图15–12）。

2. 二期愈合　见于组织缺损大、创缘不整齐、对合不严密、有感染或异物的伤口。这种伤口只有坏死组织被清除，感染被控制以后才开始修复。又由于组织缺损较大，需从伤口底部及边缘长出多量肉芽组织将伤口填平之后，表皮细胞才再生覆盖伤口表面。因此，二期愈合的伤口愈合时间较长，形成的瘢痕较大。

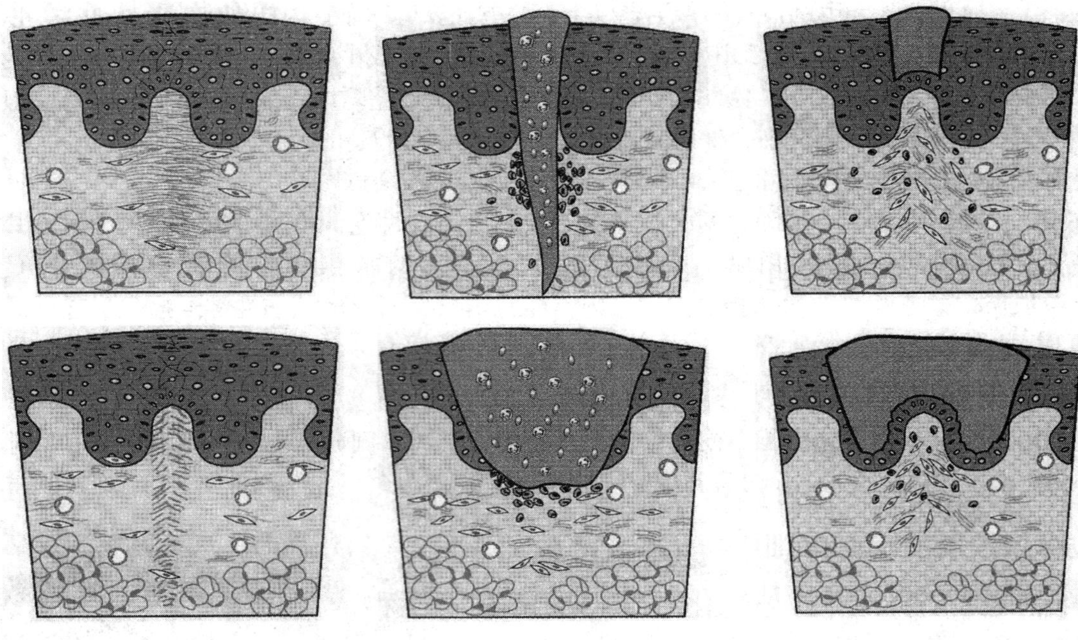

图15-12 创伤愈合模式图

PPT

第三节 局部血液循环障碍

血液循环的主要功能是完成体内的物质运输。各种疾病的病因都会导致不同程度的血液循环障碍，当超过神经-体液调节范围，组织器官将无法进行正常的物质交换而发生代谢障碍，严重时重要器官功能衰竭而死亡。血液循环障碍按发生范围可分为全身血液循环障碍和局部血液循环障碍两类，前者包括弥散性血管内凝血和休克（将在后续课程介绍），本节主要介绍局部血液循环障碍，通常表现为：①局部组织血管内血液含量异常：缺血（梗死）、充血和淤血；②局部血液性状异常：血栓形成、栓塞和梗死；③血管内成分逸出：水肿、出血。

一、充血

广义的充血是指机体局部组织或器官血管内血液含量的增多。通常将充血分为动脉性充血（充血）和静脉性充血（淤血）两种类型。

（一）动脉性充血

器官或组织因动脉输入血量的增多而发生的充血，称为动脉性充血，简称充血（hyperemia）。充血多是主动过程，一般发生快，消退也快。

1.原因 各种原因通过神经或体液因素作用使血管舒张神经兴奋性增高、血管收缩神经兴奋性降低，都可引起细小动脉扩张，局部组织和器官发生充血。常见的充血类型可分为生理性充血和病理性充血。

（1）生理性充血 为适应器官和组织生理需要和代谢增强而发生的局部充血，称生理性充血。如情绪激动时面部皮肤、运动时的肢体骨骼肌、进食后的胃肠道黏膜充血等。

（2）病理性充血 常见于炎症性充血、减压后充血等。①炎症性充血：是最常见的病理性充血，在炎症早期出现。②减压后充血：局部器官或组织长期受压，当压力骤然降低或解除后，受压组织内的细动脉发生反射性扩张引起的充血，称减压后充血。如迅速抽吸大量腹水、胸水或腹腔内巨大肿瘤取出时，局部压力突然解除，受压组织内的细动脉发生反射性扩张，导致局部充血。

2.病理变化 肉眼观，由于动脉输入血量增多，使充血的器官和组织体积轻度增大，鲜红色；局部温度增高。镜下观，可见局部细动脉及毛细血管扩张充血。

3.后果 大多数的动脉性充血是短暂的，原因消除后，通常对机体无不良影响。炎症时的动脉性充血还具有积极的防御作用。但在有脑血管畸形或动脉粥样硬化等疾病的基础上，可造成脑血管充血破裂，而产生严重后果。

（二）静脉性充血

因静脉血液回流受阻，致器官或局部组织血管内血液淤积于小静脉和毛细血管称静脉性充血，简称淤血（congestion）。淤血多是被动过程，是常见的临床现象，既可发生于局部，也可发生于全身。

1.原因

（1）静脉受压　静脉管壁薄，易受外界各种因素压迫而使血管管腔变狭窄或闭塞，血液回流受阻，引起器官或组织淤血。如绷带包扎过紧或肿瘤压迫局部静脉引起组织或器官的淤血；妊娠时增大的子宫压迫髂总静脉引起下肢淤血水肿；肠套叠、肠扭转、肠嵌顿性疝压迫肠系膜静脉引起局部肠段淤血水肿。

（2）静脉受阻　静脉内血栓的形成或栓塞等，在静脉管腔阻塞，机体未能有效地建立侧支循环的情况下，才会发生淤血。

（3）心力衰竭　二尖瓣瓣膜病变和高血压病等引起的左心衰竭，常导致肺淤血、肺水肿，临床表现为呼吸困难、咳嗽、咳粉红色泡沫痰；因肺动脉狭窄、肺源性心脏病等引起的右心衰竭，则致体循环淤血，临床表现为颈静脉怒张、肝脾肿大、双下肢水肿等。

2.病理变化 肉眼观，发生淤血的局部组织和器官体积增大。若发生于体表时，由于血液内氧合血红蛋白含量减少而还原血红蛋白含量增加，局部皮肤常呈紫蓝色，称为发绀；局部温度下降。镜下观，局部细静脉及毛细血管扩张，充满大量的红细胞。

3.后果 淤血的后果取决于发生淤血的器官或组织的性质、淤血的程度和范围、淤血发生的速度和持续时间以及局部侧支循环建立的状况等因素。长期淤血可引起以下变化。

（1）淤血性水肿　淤血导致毛细血管内流体静压升高，其通透性增加，使血管内液体通过血管壁进入组织间隙或体腔，形成水肿或积液。

（2）淤血性出血　随着毛细血管通透性进一步增高，引起红细胞漏出，形成淤血性出血。

（3）实质细胞发生萎缩、变性和坏死　长时间淤血，使局部组织严重缺氧，营养物质供应不足，导致实质细胞发生萎缩、变性，甚至坏死。

（4）淤血性硬化　长时间淤血，间质纤维组织增生，加上组织内的网状纤维胶原化，器官质地变硬。形成淤血性硬化。常见于肺和肝的慢性淤血。

4.重要器官淤血

（1）慢性肺淤血　常见于左心衰竭时，肺静脉血液回流受阻引起肺淤血。肉眼观，肺体积增大，重量增加，质地稍实，暗红色，切面流出淡红色或暗红色泡沫状液体。镜下观，肺泡壁毛细血管和小静脉扩张充血，肺泡壁增厚，肺泡腔内可见水肿液、红细胞及心衰细胞。因巨噬细胞吞噬了红细胞并将血红蛋白氧化为褐色的含铁血黄素颗粒，且多发生于心力衰竭时，故称心衰细胞（图15-13）。长期慢性肺淤血时，肺间质纤维结缔组织增生致质地变硬，呈棕褐色，故称肺褐色硬化。肺淤血患者临床可出现气促、发绀和咳粉红色泡沫样痰等，听诊可闻及湿啰音。

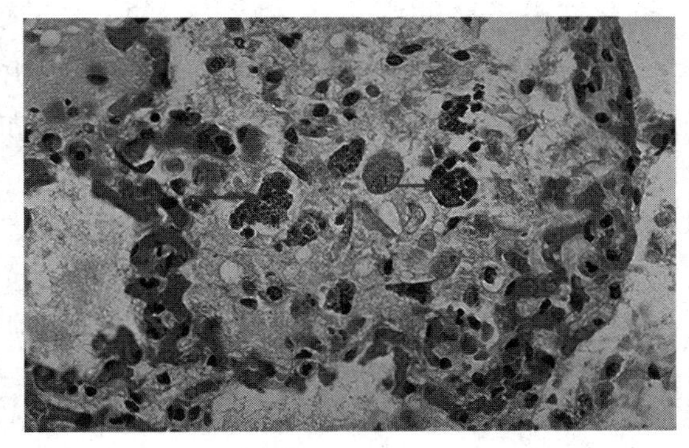

图15-13　慢性肺淤血

→：心衰细胞

（2）慢性肝淤血　常见于右心衰竭时，腔静

脉血回流受阻引起淤血。镜下观，肝小叶中央静脉及周围的肝窦扩张淤血，严重时可有小叶中央区的部分肝细胞萎缩甚至消失，小叶周边区肝细胞可见脂肪变性（图15-14）。肉眼观，肝脏体积增大，重量增加，包膜紧张，质地较实，呈暗红色。在肝的切面上出现红（淤血）黄（脂肪变性）相间、状如槟榔样的花纹结构，故称为槟榔肝（图15-15）。长期慢性肝淤血，由于纤维组织增生可致淤血性肝硬化。肝淤血的患者临床可因肝肿大、包膜紧张刺激感觉神经末梢而引起肝区疼痛或触痛。在肝细胞损害严重时，还可有肝功能障碍表现。

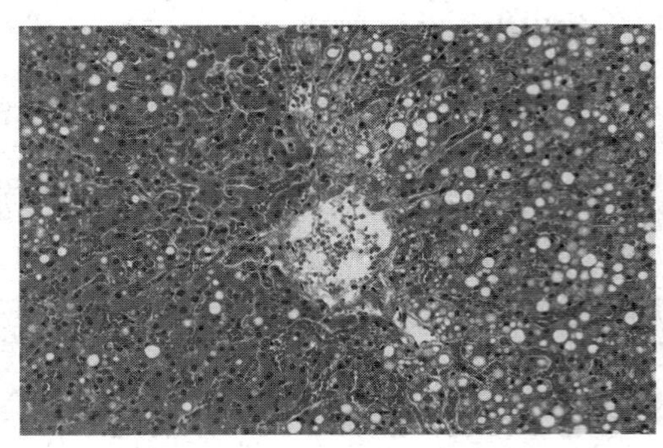

图15-14　慢性肝淤血

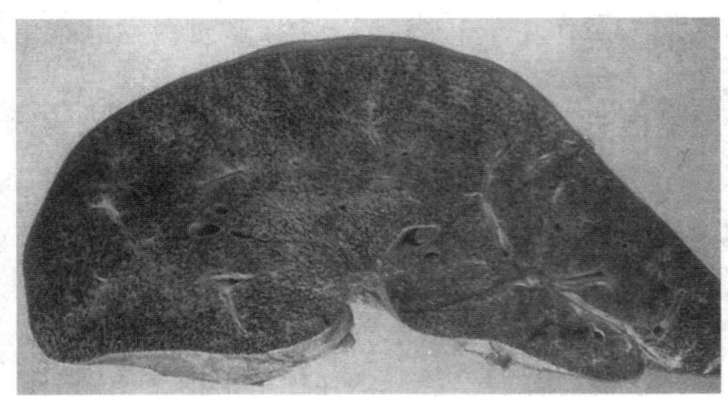

图15-15　槟榔肝

二、出血

出血（hemorrhage）主要指红细胞从心血管逸出，称为出血。逸出的血液进入体腔和组织内为内出血，流出到体外为外出血。

（一）病因及类型

出血有生理性出血和病理性出血两类。前者如正常月经的子宫内膜出血，后者多由创伤、血管病变及出血性疾病等引起。按血液逸出的机制可分为破裂性出血和漏出性出血。

1.破裂性出血　指由心脏或血管壁破裂所发生的出血。原因有：①血管机械性损伤，如割伤、刺伤、弹伤等；②心血管壁的病变，如心肌梗死室壁瘤、主动脉瘤、动脉粥样硬化等；③血管壁周围的病变侵蚀，见于肿瘤、溃疡、肺结核空洞等病变；④肝硬化时食管下段静脉曲张出血。

2.漏出性出血　由于微循环内血管壁通透性增高，使血液漏出血管外，这种出血称为漏出性出血。常见原因有血管壁的损害、血小板减少和功能障碍、凝血因子缺乏。

（二）病理变化

新鲜的出血呈红色，以后随红细胞降解形成含铁血黄素而带棕黄色。镜下组织的血管外见红细胞和巨噬细胞，巨噬细胞胞浆内可见吞噬的红细胞及含铁血黄素。皮肤、黏膜的出血灶可表现为瘀点、瘀斑或紫癜；呼吸道出血可表现为咯血；消化道出血可表现为呕血或便血；泌尿道出血可表现为血尿；血液积聚于组织内称血肿，血液蓄积于体腔内为积血。

（三）后果

出血对机体的影响取决于出血的类型、出血量、出血速度和出血部位。破裂性出血若出血过程迅速，在短时间内丧失循环血量20%~25%时，可发生出血性休克。漏出性出血，若出血广泛时如亦可导致出血性休克。出血量虽然不多，但如果发生在重要的器官，亦可引起严重的后果，如心脏破裂引起心包内积血，由于心包填塞，可导致急性心功能不全。脑出血尤其是脑干出血，因重要的神经中枢受压可致死亡。局部组织或器官的出血，可导致相应的功能障碍，如脑内囊出血引起对侧肢体的偏瘫，视网膜出血可引起视力减退或失明。慢性出血可引起贫血。

三、血栓形成

在活体的心血管内，血液发生凝固或血液中有形成分析出，形成固体质块的过程，称为血栓形成（thrombosis），所形成的固体质块称为血栓（thrombus）。在生理状态下，血液中的凝血系统和抗凝血系统（纤维蛋白溶解系统）相互拮抗，维持动态平衡，既保证了血液的流体状态，又保证血液在血管破裂的情况下可迅速地在局部凝固，防止出血。若在某些促凝血因素的作用下，这种动态平衡被破坏，内源性或外源性凝血系统被激活，流动的血液在血管内凝固，形成血栓。

（一）血栓形成的条件和机制

血栓形成是在一定的条件下，血液在流动状态中由于血小板的活化和凝血因子被激活而导致的血液凝固。血栓形成条件目前公认的主要有三个。

1.心血管内皮细胞的损伤 是血栓形成最重要和最常见的因素。心血管内膜的内皮细胞具有抗凝和促凝两种功能，但以抗凝作用为主。内皮损伤后，暴露内皮下的胶原，激活血小板和凝血因子Ⅻ，启动内源性凝血；它还能促使血小板易于黏集于损伤的内膜表面，促发血小板释放ADP，ADP又可促使更多的血小板互相黏集。与此同时，损伤的内皮细胞释放组织因子，激活凝血因子Ⅶ，启动外源性凝血系统。

2.血流状态的改变 主要指血流缓慢和血流产生涡流两个方面。血流缓慢一般是静脉内血栓形成的主要原因，而心脏和动脉形成血栓主要是由于涡流的产生。当血流缓慢或形成涡流时，将导致正常的轴流消失，血小板易进入边流，增加与血管壁的接触机会；被激活的凝血因子和凝血酶在局部易达到凝血所需的浓度，有利于血栓形成；血流缓慢导致缺氧，内皮细胞变性、坏死脱落，使得内皮下的胶原暴露，从而触发了内源性和外源性凝血系统。

3.血液凝固性增高 指血液中血小板或凝血因子增多，纤溶系统活性降低，血液处于高凝状态。如严重创伤、大手术后或产后大失血、大面积烧伤时，血液浓缩，血中纤维蛋白原、凝血酶原及其他凝血因子的含量增多，以及血液中补充大量幼稚的血小板，黏性增加，都易于血栓形成；广泛转移的晚期恶性肿瘤，由于大量组织因子释放入血，引起外源性凝血系统激活，可诱发多发性、反复发作的静脉血栓形成（游走性血栓性脉管炎）。此外，高脂血症、冠状动脉粥样硬化、吸烟、妊娠高血压综合征和肥胖症等，也可有血小板增多及黏性增加。

血栓形成的条件往往是同时存在的，但常会以某种因素为主，诸多因素共同作用，引发了血栓的形成。

（二）血栓形成过程及类型

1.血栓形成的过程 血栓形成过程中，首先是血小板黏附于内皮细胞下裸露的胶原表面，血小板被胶原激活，释放ADP、TXA_2、5-HT等物质，促血小板不断在局部黏附、堆集形成血小板小堆。此时的血小板小堆是可逆的，可被血流冲散消失。随着内、外源性凝血系统的激活，纤维蛋白的形成，血小板小堆牢固附着在血管壁上成为不可逆的血小板血栓，并成为血栓的起始点。由于不断形成的凝血酶、ADP和TXA_2的协同作用，使血流中的血小板不断被激活并黏附于血小板血栓上，致使血栓不断增大。同时血流在其下游形成漩涡，又促使新的血小板黏集堆形成。该过程反复进行，血小板黏附形成不规则珊瑚梁状的血小板小梁。较多的中性粒细胞吸附于血小板小梁表面，小梁间可见纤维蛋白网，网眼中网有大量红细胞（图15-16）。

2.血栓类型

（1）白色血栓　白色血栓常位于血流较快的心瓣膜、心腔、动脉内，如风湿性心内膜炎时二尖瓣瓣膜闭锁缘上的赘生物即为白色血栓。在静脉延续性血栓中，白色血栓常位于起始部（血栓的头部）。肉眼观，血栓呈灰白色，表面粗糙，与心血管壁黏着紧密不易脱落。镜下观，血栓主要由血小板及少量纤维蛋白构成。

（2）混合血栓　混合血栓常位于静脉延续性血栓的体部。在静脉血栓头部形成后，其下游的血流变慢形成漩涡，导致另一个血小板小梁的形成。在血小板小梁之间的血流缓慢，纤维蛋白网形成并网罗大量的红细胞，形成呈红（红细胞）白（血小板小梁）相间的血栓，即混合血栓。

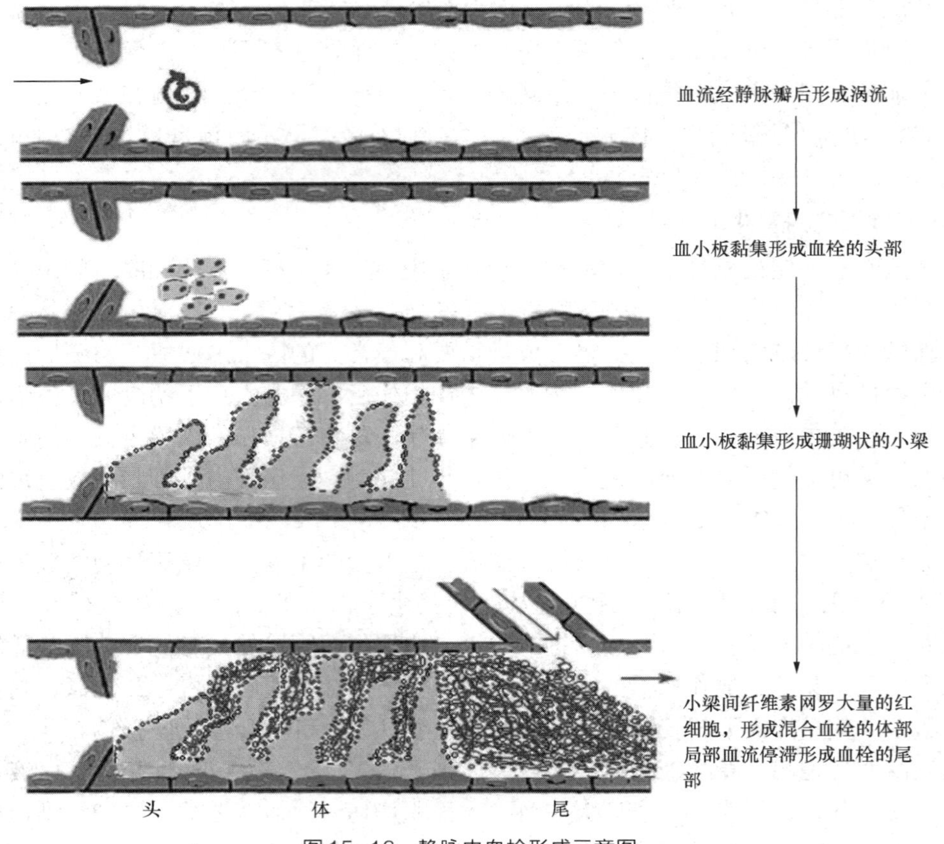
血流经静脉瓣后形成涡流
血小板黏集形成血栓的头部
血小板黏集形成珊瑚状的小梁
小梁间纤维素网罗大量的红细胞，形成混合血栓的体部
局部血流停滞形成血栓的尾部
头
体
尾

图15-16　静脉内血栓形成示意图

（3）红色血栓　红色血栓主要见于静脉延续性血栓的尾部。当混合血栓逐渐增大并阻塞血管腔时，局部血流停止后，血液凝固为血凝块即红色血栓。肉眼观，血栓呈红色，新鲜时湿润，有弹性，与血管壁无粘连。经过一段时间后，由于血栓内水分被吸收而变得干燥、质脆易碎、无弹性，易脱落形成栓塞。镜下观，在纤维蛋白网眼中充满大量的红细胞和少量均匀分布的白细胞。

（4）透明血栓　透明血栓发生于微血管内，只能在显微镜下观察到，又称微血栓。主要由纤维蛋白构成，呈均匀红染半透明状，故称透明血栓，常见于DIC。

（三）血栓的结局

1.软化、溶解、吸收　血栓内的纤溶酶和白细胞崩解释放的蛋白水解酶，可使血栓软化并逐渐被溶解。血栓溶解的快慢取决于血栓的大小及新旧程度。小的新鲜血栓可被完全溶解而不留痕迹；大的血栓多发生部分软化、溶解，在血流冲击下，可呈碎片状甚至脱落导致血栓栓塞。

2.机化、再通　血栓形成1~2天后，肉芽组织逐渐长入并取代血栓，即血栓机化。在血栓机化过程中，水分吸收，血栓干燥收缩或部分溶解，使得血栓内部或血栓与血管壁间出现裂隙，周围新生的血管内皮细胞长入并被覆于裂隙表面形成新的血管，并相互吻合沟通，血流重新通过即再通。

3.钙化　若血栓未能溶解吸收又未完全机化，可发生钙盐沉积，称为钙化。血栓钙化可发生在静脉或动脉，形成静脉石或动脉石。

（四）血栓对机体的影响

血栓形成对机体有利有弊，有利的一面是止血和防止出血的作用，不利影响是：①阻塞血管；②栓塞，当血栓与血管壁黏着不牢固或血栓软化时，血栓可整体或部分脱落成为栓子，随血流运行，阻塞相应大小的血管及其分支，引起栓塞；③心瓣膜病，风湿性心内膜炎和感染性心内膜炎时，心瓣膜上反复形成的血栓发生机化，可引起瓣膜狭窄或关闭不全，导致心瓣膜病；④广泛性出血，主要见于DIC，可引起患者全身广泛性出血和休克。

四、栓塞

在循环血液中出现不溶于血液的异常物质，随着血液流动，阻塞血管腔的现象称为栓塞（embolism），阻塞血管腔的异常物质称为栓子（embolus）。栓子可以为固体、液体或气体，其中最常见的是血栓栓子。

（一）栓子运行的途径

一般来说，栓子的运行途径与血流方向一致（图15-17），最终停留在口径与其相当的血管并阻断血流。来自不同血管系统的栓子，其运行途径也不同。

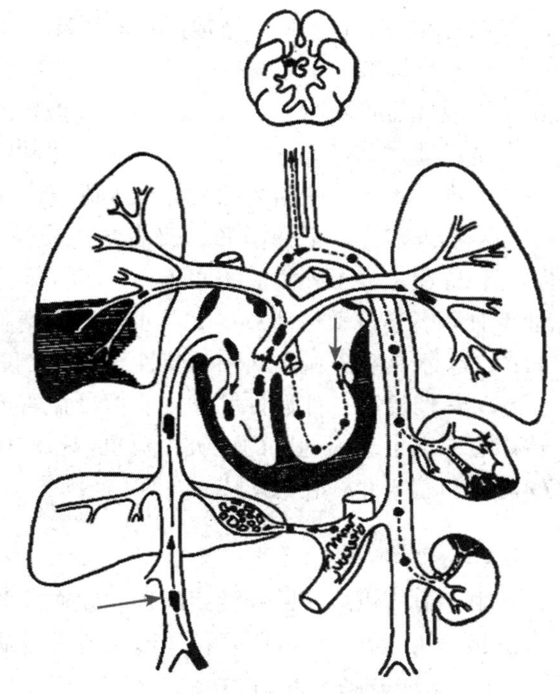

图15-17 栓子运行途径与栓塞模式图

1.左心和体循环动脉系统的栓子 来自左心和体循环动脉系统的栓子，随血流运行阻塞各脏器动脉分支，常见于脑、脾、肾及四肢等处。

2.右心和体循环静脉系统的栓子 来自右心和体循环静脉系统的栓子，随血流阻塞肺动脉主干或其分支，引起肺栓塞，但某些体积小且富于弹性的栓子（如脂肪栓子），可通过肺泡壁毛细血管回流到左心，再进入体循环动脉系统，进而引起动脉分支的栓塞。

3.门静脉系统的栓子 来自肠系膜静脉或胃肠静脉等门静脉系统的栓子，可引起肝内门静脉分支的栓塞。

（二）栓塞的类型及其对机体的影响

由于栓子的种类不同，可引起不同类型的栓塞。栓塞对机体的影响，因栓子的种类、大小、栓塞的部位及侧支循环建立的情况不同而有所差别，但大致相同。

1.血栓栓塞 最常见，由血栓或血栓部分脱落引起的栓塞称为血栓栓塞。因血栓栓子的来源、大小和栓塞部位的不同，对机体的影响也不一样。

（1）肺动脉栓塞 95%以上的血栓栓子来自下肢深部静脉，特别是腘静脉、股静脉和髂静脉，少数可来自盆腔静脉或右心附壁血栓。肺动脉栓塞的后果与栓子的大小、数量、有无肺淤血等有关。①肺动脉小分支栓塞，多影响不大。因为肺有双重血液循环，肺动脉和支气管动脉间有丰富的吻合支，除了多发性或短期内多次发生肺动脉小分支的栓塞外，一般不会引起严重后果；若栓塞前已有严重的肺淤血，此时肺静脉压明显升高，使得支气管动脉供血受阻，可造成局部肺组织缺血而发生出血性梗死。②肺动脉主干或大分支栓塞，可致呼吸困难、发绀、休克，甚至急性呼吸、循环衰竭而猝死。③广泛肺动脉小分支栓塞，也可致呼吸、循环衰竭而猝死。

（2）体循环动脉栓塞 栓子大多数来自左心，如二尖瓣狭窄并发纤颤时左心房的附壁血栓、心肌梗死区的附壁血栓及亚急性感染性心内膜炎时心瓣膜上的赘生物脱落，少数来源于动脉，如动脉粥样硬化斑块溃疡或动脉瘤内的附壁血栓。栓塞可发生于全身，但以脑、脾、肾和下肢等常见。

2.脂肪栓塞 循环血流中脂肪滴阻塞血管，称为脂肪栓塞。常见于长骨粉碎性骨折、脂肪组织严重挫伤时，脂肪细胞破裂释出大量脂滴，脂滴通过破裂的静脉进入血流引起脂肪栓塞。

少量脂滴入血，可被巨噬细胞吞噬或由血中脂酶分解清除，对机体无影响；脂滴从静脉经右心入肺，直径大于20μm的脂滴引起肺动脉分支、小动脉或毛细血管的栓塞；若短期内大量脂滴（9~20g）进入肺循环，广泛阻塞肺微血管，可引起猝死；直径小于20μm的脂滴可通过肺泡壁毛细血管至体循环，到达全身各器官，引起全身各器官动脉栓塞和梗死。

3.气体栓塞 大量空气迅速进入血液或血液内溶解的气体迅速游离形成气泡阻塞血管，称为气体栓塞。前者称为空气栓塞，后者多发生于从高压环境迅速进入低压或常压环境时发生的气体栓塞，称减压病（潜水员病）。少量气体入血，可溶解在血液内，不引起严重后果；若大量气体（>100ml）迅速进入血液，随血流回到右心，因心脏搏动把气体和血液搅拌成泡沫状，阻塞右心和肺动脉出口，造成严重的循环障碍而导致猝死。

4.羊水栓塞 羊水栓塞是分娩期羊水突然进入母体血液循环引起的急性肺栓塞，过敏性休克，弥散性血管内凝血，肾功能衰竭或猝死的严重分娩期并发症，死亡率高达80%以上。少量羊水也可通过肺循环达左心，引起体循环动脉栓塞。羊水栓塞的证据是在肺微血管内见到角化鳞状上皮、胎毛、胎脂、胎粪等羊水成分，亦可在血液中找到羊水的成分。

本病发病急，后果严重，患者常在分娩过程中或分娩后突然出现呼吸困难、发绀、抽搐、休克、昏迷，甚至死亡。羊水栓塞引起猝死主要与以下机制有关：①羊水中胎儿代谢产物进入母体血液引起过敏性休克；②羊水栓子阻塞肺动脉及羊水内的血管活性物质引起反射性血管痉挛；③羊水具有凝血致活酶的特性导致DIC发生。

5.其他栓塞 如恶性肿瘤细胞侵蚀血管形成瘤栓，阻塞血管引起栓塞，且在栓塞部位形成转移瘤；寄生于门静脉的血吸虫及虫卵也可栓塞肝内门静脉小分支；细菌菌团入血引起病原体的播散和栓塞性脓肿的形成。

五、梗死

由于血流供应中断而致组织器官缺血性坏死，称为梗死（infarction）。梗死多由于动脉阻塞而引起，偶也可因静脉阻塞使局部血流停滞缺氧引起。

（一）梗死形成的原因和条件

1.梗死形成的原因 任何引起血管腔阻塞，导致局部组织血流中断和缺血的原因均可引起梗死。

（1）血栓形成 是梗死最常见的原因。如脑动脉和冠状动脉粥样硬化合并血栓形成时，可分别引起脑梗死和心肌梗死。

（2）动脉栓塞 多为血栓栓塞，有时也可是气体、脂肪、羊水栓塞。

（3）血管受压闭塞 如动脉受肿瘤压迫；肠扭转、肠套叠及嵌顿性肠疝时肠系膜静脉和动脉先后受压闭塞致血流供应中断等引起组织坏死。

（4）动脉痉挛 在严重的冠状动脉粥样硬化基础上，冠状动脉若发生强烈和持续的痉挛可引起心肌梗死。

2.梗死形成的条件

（1）供血血管的分布特点 如肾、脾及脑等器官，由于动脉吻合支少，一旦动脉阻塞，有效侧支循环不易建立，易发生梗死。而有双重血液循环的器官，如肺有肺动脉和支气管动脉双重供血，不易发生梗死。

（2）局部组织对缺血缺氧的耐受性 大脑神经细胞的耐受性最低，3~4分钟血流中断即引起梗死；心肌细胞对缺血缺氧的敏感性也很强，缺血20~30分钟就会导致梗死发生；而骨骼肌、纤维结缔组织对缺血耐受性最强，梗死不易发生。

（二）梗死的病变特点及类型

1.梗死的病变特点 梗死是局部组织的缺血性坏死，其形态特点因组织器官结构特点不一

而有所差别。梗死灶的形状取决于该器官的血管分布方式。大多数器官如脾、肾、肺等，血管分布呈锥形，故梗死灶也呈锥形，切面呈扇形、楔形或三角形，基底部朝向器官表面，尖端位于血管阻塞处，常指向脾门、肾门、肺门；心冠状动脉由于分支不规则，故梗死灶的形状也不规则，呈地图状或不规则形；肠系膜血管呈扇形分布供应某段肠管，故肠梗死灶呈节段性，长短不一。梗死灶内的含血量多少决定梗死灶的颜色。含血量少时颜色灰白，故称贫血性梗死或白色梗死；含血量多时颜色暗红，称为出血性梗死或红色梗死。

2. 梗死类型 根据梗死灶内含血量的多少，将梗死分为以下两种类型。

（1）贫血性梗死　发生于组织结构较致密且侧支循环不丰富的实质器官，如心、脑、肾、脾。肉眼观，梗死灶呈灰白色（即白色梗死），梗死灶与正常组织分界清楚，后期病灶表面下陷，质地坚实，充血出血带消失，梗死灶发生机化，形成瘢痕组织。镜下观，心、脾、肾梗死灶呈凝固性坏死改变，后期肉芽组织长入，最终被瘢痕组织代替，呈红染均质性结构。脑梗死灶为液化性坏死，脑组织坏死、液化以后形成囊状或被增生的星形胶质细胞和胶质纤维所代替，最后形成胶质瘢痕。

（2）出血性梗死　主要见于组织结构疏松、有双重血液供应或侧支循环丰富的器官，如肺和肠，严重淤血为先决条件，故梗死灶含血量丰富呈红色（即红色梗死）。①肺出血性梗死：多发生在肺淤血基础上肺动脉分支阻塞时，梗死灶常位于肺下叶（图15-18），尤以肋膈角处多见。梗死灶质实暗红，久之因机化而呈灰白。镜下见梗死灶呈凝固性坏死。②肠出血性梗死：多发生于肠系膜动脉栓塞和静脉血栓形成或在肠套叠、肠扭转、肿瘤压迫等情况下，且多见于小肠。肠梗死灶呈节段性（图15-19），肠壁因淤血、水肿和出血而明显增厚并呈暗红色，继之肠壁坏死，质脆易破裂；肠腔内充满浑浊的暗红色液体，浆膜面可有纤维蛋白性脓性渗出物被覆。

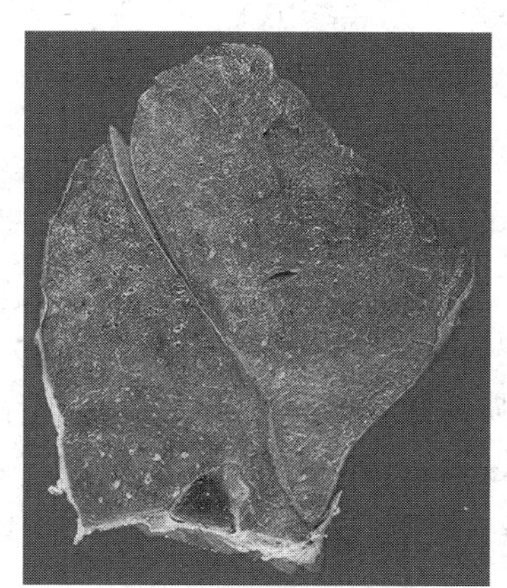

图15-18　肺出血性梗死

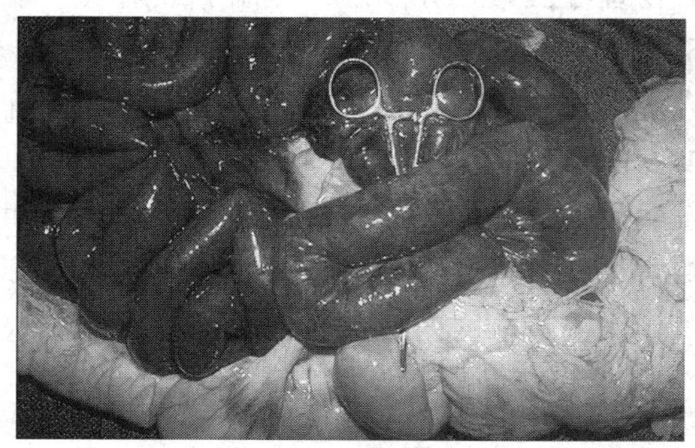

图15-19　肠出血性梗死

3. 梗死的结局和对机体的影响

（1）梗死的结局　梗死是组织细胞的缺血性坏死，根据范围大小和部位，组织坏死可被溶解吸收、机化、包裹或钙化，相应组织器官功能下降。

（2）梗死对机体的影响　取决于发生梗死的器官、梗死灶的大小和部位，以及是否合并感染等因素。梗死若发生在重要器官可导致严重后果，如大面积心肌梗死可导致心功能不全；脑梗死可因梗死灶大小部位不同而出现相应部位的功能障碍，甚至死亡；肾梗死可出现腰痛和血尿，多不影响肾功能；脾梗死常累及包膜，出现左上腹部疼痛；肺梗死出现胸痛和咯血；肠梗死常出现剧烈腹痛、血便，若并发肠穿孔后可造成化学性腹膜炎。

PPT

第四节　炎症概论

案例讨论

案例　患儿，男，10岁，因左小腿内侧红肿、疼痛逐渐加重，活动受限3天入院。体检：左小腿内侧4cm×4cm红肿区，略隆起，触之有波动感，体表发热，压痛明显活动受限。左腹股沟淋巴结肿大，压痛。T 39.5℃，血常规：白细胞15×10^9/L，N：80%。临床诊断：左小腿脓肿。入院后手术切开，排出黄色黏稠液体15ml，给予抗生素治疗病愈出院。

讨论　1.本例临床诊断你是否同意？诊断根据是什么？

2.什么是脓肿？脓液是如何形成的？

一、炎症的概念

炎症（inflammation）是具有血管系统的活体组织对致炎因子引起的损伤所发生的以防御为主的基本病理过程。其基本病理变化表现为局部组织发生变质、渗出和增生。临床局部表现为红、肿、热、痛、功能障碍，严重时伴有发热、外周血白细胞数目改变等全身反应。炎症是临床上最常见的病理过程，可发生在人体的不同部位和组织，如肺炎、阑尾炎、肝炎、细菌性痢疾、伤寒、风湿病等。

二、炎症的原因

凡能引起组织、细胞损伤的因素都可引起炎症，这些因素又称致炎因子。根据致炎因子的性质不同可归纳为以下几类。

1.生物性因素　如细菌、病毒、立克次体、支原体、真菌和寄生虫等，是炎症最常见的原因。由生物性因素引起的炎症称为感染。

2.物理性因素　如高温、低温、放射线、紫外线、电击、切割、机械性创伤等。

3.化学性因素　包括外源性化学物质和内源性化学物质。外源性化学物质如强酸、强碱等，内源性化学物质多为组织坏死所生成的分解物和体内代谢所产生的尿酸、尿素等。

4.变态反应　当机体免疫反应状态异常时，可引起不适当或过度的免疫反应，造成组织损伤，发生炎症反应。例如过敏性鼻炎、荨麻疹和肾小球肾炎等。

致炎因子作用于机体是否引起炎症，以及炎症反应的强弱和类型不仅与损伤因子的性质、强度及作用的持续时间有关，而且还与机体对致炎因子的敏感性、自身状态等有关。

三、炎症的基本病理变化

炎症局部的基本病理变化包括变质、渗出和增生。在炎症的过程中，它们通常以一定的先后顺序发生，病变的早期以变质或渗出为主，病变的后期以增生为主。变质为炎症的损伤过程，渗出和增生为炎症的抗损伤过程。

（一）变质

变质（alteration）是指炎症局部组织、细胞发生的变性和坏死，包括细胞水肿、脂肪变性、黏液样变性、凝固性坏死、液化性坏死和纤维素样坏死等。变质是由致炎因子的直接作用或血液循环障碍和炎症反应产物的间接作用所致。变质反应的轻重程度取决于致炎因子的性质、强度和机体的反应性。

在致炎因子的作用下，局部组织细胞或血浆产生和释放的参与炎症反应的化学活性物质，称为炎症介质。炎症介质除内源性炎症介质（来源于血浆和细胞）外，还有外源性炎症介质（如细菌及产物）。最常见的炎症介质及其作用如下（表15-1）。

表15-1 常见炎症介质及作用

功能	炎症介质种类
扩张血管	组胺、缓激肽、前列腺素（PGI_2、PGE_2、PGD_2、PGF_2）、NO
血管壁通通透性升高	组胺、缓激肽、C3a、C5a、白细胞三烯（LTD_4、LTC_4、LTE_4）、血小板激活因子（PAF）、活性氧化代谢产物、P物质
趋化作用	C5a、LTB_4、细菌代谢产物、肿瘤坏死因子（TNF）
发热	前列腺素（PG）、IL-1、IL-6、TNF
疼痛	前列腺素、缓激肽、P物质
组织损伤	氧自由基、溶酶体酶、一氧化氮（NO）

（二）渗出

渗出（exudation）是指炎症局部组织血管内的液体和细胞成分通过血管壁进入组织间隙、体腔、黏膜表面和体表的过程。渗出的细胞和液体统称为渗出物。渗出是炎症的重要标志，在局部发挥着重要的防御作用。渗出过程以血管反应为中心，包括血管反应、液体渗出、白细胞渗出。

1.血管反应

（1）血流状态改变　在炎症介质作用下，很快发生局部微循环的血流动力学变化（图15-20）。①细动脉短暂痉挛：当组织受到致炎因子刺激时，通过神经反射使局部细动脉迅速发生短暂痉挛收缩，持续仅几秒钟时间。②动脉性充血：细动脉短暂痉挛后，通过神经轴突反射和组胺、缓激肽、前列腺素等炎症介质的释放，使细动脉和毛细血管扩张，局部血流加快，血流量增多，形成动脉性充血（即炎性充血），持续数秒至数小时不等。神经因素引起的充血多数是短暂的，炎症介质作用引起的炎性充血常常是持久的。③静脉性充血：随着炎症继续发展，因炎症介质的释放及局部酸中毒，逐渐出现毛细血管静脉端、小静脉扩张以及毛细血管床大量开放，血流逐渐缓慢，导致静脉性充血（即淤血）。

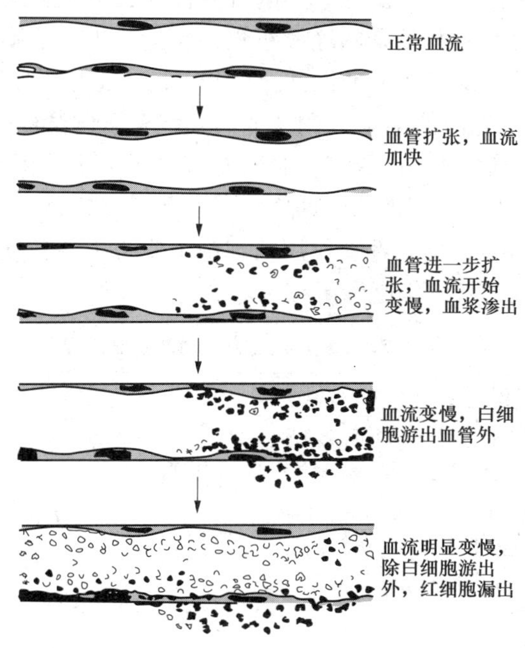

图15-20 血流动力学变化模式图

（2）血管壁通透性升高　微循环血管壁通透性升高是导致局部液体和蛋白质渗出血管的重要因素。血管壁通透性升高与内皮细胞收缩、内皮细胞损伤、内皮细胞的穿胞作用加强、新生毛细血管壁的高通透性等有关。

2. 血液成分的渗出

（1）液体渗出　炎症时，血管内的液体成分通过血管壁到达血管外的过程称为液体渗出。渗出的液体称为渗出液。渗出液积聚于组织间隙引起炎性水肿，积聚于体腔或关节腔则引起炎性积液。局部组织水肿或体腔积液不但可由渗出液引起，也可由漏出液引起。正确区分渗出液和漏出液，对某些疾病的诊断和鉴别诊断有一定的帮助（表15-2）。

表15-2　渗出液与漏出液的区别

	渗出液	漏出液
原因	炎症	非炎症
蛋白量	>30g/L	<30g/L
相对密度（比重）	>1.018	<1.018
细胞数	$>500\times10^6$/L	$<100\times10^6$/L
蛋白定性试验	阳性	阴性
凝固性	能自凝	不能自凝
透明度	混浊	澄清

液体渗出具有重要的防御作用：①局部炎性水肿液可稀释毒素，减轻损害，并带来营养物质，运走代谢产物；②渗出物内含有抗体、补体和溶菌酶等物质，有利于中和毒素、消灭病原体等；③渗出物中所含的纤维蛋白原形成纤维素并互相交织成网，可阻止病原菌扩散，并有利于吞噬细胞发挥其吞噬作用。纤维素网在炎症的后期还可成为组织修复的支架。若渗出物过多，可对机体带来不利的影响：①可压迫邻近器官影响其功能（如过多的心包腔和胸腔积液可压迫心脏和肺）；②渗出物中有大量纤维蛋白不能完全溶解、吸收时，则发生机化，造成组织粘连，影响器官功能等。

（2）白细胞的渗出　白细胞通过血管壁游出到血管外的过程称为白细胞渗出。渗出到血管外的白细胞称为炎细胞。炎细胞在炎症灶聚集的现象称为炎细胞浸润，是炎症反应最重要的特征。白细胞渗出是一种主动又极其复杂的连续过程，包括：①白细胞边集和附壁：炎症时，随血管的扩张、血管壁通透性升高、血流变慢甚至停滞，白细胞靠近血管壁缓慢地滚动发生边集，然后贴附在血管内皮细胞。②白细胞黏着：附壁的白细胞靠细胞表面的黏附分子相互识别、相互作用黏着在内皮细胞。③白细胞游出和聚集：黏着的白细胞通过阿米巴样的运动形式穿过内皮细胞间隙游出血管，在趋化作用下向损伤部位聚集。④发挥吞噬和免疫作用（表15-3）：吞噬是炎症防御反应中极为重要的环节，具有吞噬作用的细胞主要有中性粒细胞和巨噬细胞，发挥免疫作用的细胞主要有巨噬细胞、淋巴细胞和浆细胞。

表15-3　常见各类炎细胞的功能及临床意义

类别	功能	临床意义
中性粒细胞	运动活跃，吞噬力强，能吞噬细菌、组织碎片、抗原抗体复合物，崩解后释放蛋白溶解酶，释放内源性致热原	见于急性炎症，炎症早期以及化脓性炎症
单核细胞及巨噬细胞	运动及吞噬力很强，能吞噬非化脓菌、较大组织碎片、异物；参与特异性免疫，释放内源性致热原	见于急性炎症后期、慢性炎症、非化脓性炎症
嗜酸性粒细胞	吞噬抗原抗体复合物及组织胺	见于寄生虫感染、变态反应性炎症
淋巴细胞及浆细胞	T细胞参与细胞免疫，致敏后产生淋巴因子，杀伤靶细胞；B淋巴细胞在抗原刺激下转变为浆细胞，产生抗体，参与体液免疫过程	见于慢性炎症和病毒、立克次体感染
嗜碱性粒细胞	释放组胺、5-HT、肝素	参与变态反应性炎症

（三）增生

增生（proliferation）是指炎症局部实质细胞和间质细胞增生。实质细胞的增生如慢性宫颈炎时宫颈上皮细胞的增生，慢性肝炎时肝细胞的增生。间质细胞的增生包括纤维细胞、血管内皮细胞、巨噬细胞等。增生性反应一般在急性炎症后期或慢性炎症较明显，但少数疾病在炎症初期即可见明显增生，如伤寒初期有大量巨噬细胞增生；急性肾小球肾炎可见肾小球毛细血管内皮细胞和系膜细胞明显增生。

增生也是炎症过程中的一种重要防御反应，可限制炎症的扩散，增强对病原体的吞噬和异物清除功能，并使受损组织得以修复。但过度的纤维组织增生对机体产生不利影响，如慢性病毒性肝炎时，间质纤维组织过度增生，可引起肝硬化。

四、炎症的临床表现

（一）局部临床表现

1. 红 炎症早期由于动脉性充血，局部血液中的氧合血红蛋白增多，故呈鲜红色。后期血流变慢，逐渐发生静脉性充血，局部血中还原血红蛋白增多而呈暗红色。

2. 肿 急性炎症时病灶区肿胀主要由于组织充血、水肿所致。而慢性炎症局部肿胀多由局部组织增生所致。

3. 热 主要是由于炎症时动脉性充血及分解代谢增强，产热增多所致。

4. 痛 炎症时局部组织疼痛常与以下因素有关：①炎症介质如前列腺素、5-羟色胺、缓激肽等可引起疼痛；②渗出物压迫或神经末梢受到牵拉，引起疼痛；③代谢产物刺激神经末梢也可引起疼痛。在组织结构比较致密或感觉神经末梢分布较多的部位，如手指、牙髓、外耳道等炎症疼痛剧烈。

5. 功能障碍 由于炎症时局部组织细胞变性、坏死或肿胀、疼痛、机械性阻塞等，都可引起相应组织、器官的功能障碍。

（二）全身反应

1. 发热 是由于内、外源性致热原作用于下丘脑体温调节中枢，使其调定点上移而引起的体温升高。发热是疾病发生发展的重要信号，尤其是病原微生物感染时常引起发热。一定程度的发热可促进抗体形成，并增强单核-巨噬细胞系统的功能，也增强肝脏的解毒功能，对机体是有利的。但长期或过高发热，可导致各系统，特别是中枢神经系统功能紊乱，引起不良后果。

2. 末梢血白细胞的变化 炎症时，外周血白细胞计数增多是炎症反应的常见临床表现。由于炎症性质、病原种类或感染程度不同，血液中增多的白细胞种类不同。大多数细菌感染引起中性粒细胞增多；慢性炎症或病毒感染时以淋巴细胞增多为主；寄生虫感染或某些变态反应性炎症，以嗜酸性粒细胞增多为主。但有些疾病，如伤寒、流行性感冒等，白细胞反而减少。当感染严重时，血中白细胞明显升高并出现幼稚的中性粒细胞（临床上称“核左移”现象）；相反，如患者抵抗力差，感染又严重时，血中白细胞无明显增多，甚至减少，则预后较差。因此，临床上通过检查白细胞总数和分类来辅助诊断疾病。

3. 单核-巨噬细胞系统增生 炎症过程中，单核-巨噬细胞系统的增生也是机体防御反应的一种表现。临床上表现为肝、脾及局部淋巴结肿大。该系统细胞增生、功能增强，有利于吞噬、消化病原体和崩解坏死组织等。

4. 实质器官的病变 炎症严重时，心、肝、肾等器官的实质细胞常发生不同程度的变性，甚至坏死，以致影响器官功能。

五、炎症的类型

（一）炎症的临床类型

根据炎症病程长短和起病缓急，临床上将炎症分为四种类型。

1. 超急性炎症 起病急骤，呈暴发经过，炎症反应非常剧烈，整个病程仅数小时至几天，短期内引起组织和器官的严重损伤，甚至导致机体死亡。

2. 急性炎症 起病急且症状明显，病程多在一个月内，局部病变常以变质、渗出为主。

3. 亚急性炎症 病程为一个月至数月，介于急慢性炎症之间，常由急性炎症迁延所致。

4. 慢性炎症 病程在半年以上甚至持续数年。可由急性炎症转化而来，或因致炎因子长期刺激而呈现慢性经过。局部病变常以增生为主，炎症灶内浸润的炎细胞以淋巴细胞和浆细胞为主。当机体抵抗力下降时，慢性炎症也可转变为急性炎症。

（二）炎症的病理类型

任何炎症的局部基本病理变化均包括变质、渗出、增生，但常以其中的一种病理变化为主，根据炎症的主要病理变化将炎症分为以下三种类型。

1. 变质性炎 是指以局部组织细胞变性、坏死为主要病理变化的炎症，而渗出和增生相对轻微。常见于肝、肾、心、脑等实质器官。常见于严重的感染和中毒，如急性重型病毒性肝炎时以肝细胞广泛变性、坏死为主，可出现严重肝功能障碍；流行性乙型脑炎时以神经细胞的变性、坏死为主可导致严重的中枢神经功能障碍；白喉内毒素引起的中毒性心肌炎时心肌细胞变性、坏死，可导致心功能不全。

2. 渗出性炎 是指以渗出为主要病理变化的炎症，而变质和增生相对较轻。渗出性炎多见于急性炎症。根据渗出物成分不同，将渗出性炎症分为以下几种。

（1）浆液性炎 是指以浆液渗出为主要病变特点的炎症。浆液的主要成分是血清，其中含有3%~5%的白蛋白、少量的纤维素和中性粒细胞。浆液性炎多见于急性炎症的早期，常发生于皮肤、浆膜、黏膜和疏松结缔组织。如皮肤Ⅱ度烫伤时，渗出的浆液聚集在皮下形成水疱；风湿性关节炎时引起的关节腔积液；结核性胸膜炎或结核性腹膜炎时引起的浆膜腔积液；感冒初期的鼻黏膜炎。

（2）纤维素性炎 是指大量纤维蛋白原渗出，继而形成以纤维素为特征的渗出性炎。病变常发生于黏膜、浆膜和肺组织。发生在黏膜的纤维素性炎，渗出的纤维素、坏死组织和中性粒细胞等在黏膜表面形成一层灰白色膜状物称为“假膜”，故黏膜纤维素性炎又称假膜性炎。如白喉、细菌性痢疾。白喉时假膜易脱落，脱落的假膜阻塞气管引起窒息。浆膜的纤维素性炎，常见于胸腔和心包腔，如风湿性心外膜炎，渗出的纤维素随心脏的搏动在心包的脏、壁两层表面可形成绒毛状物，称为“绒毛心”。肺的纤维素性炎，如大叶性肺炎。

（3）化脓性炎 是指以大量中性粒细胞渗出为主，并伴有不同程度的组织坏死和脓液形成为特征的炎症。常由葡萄球菌、链球菌、脑膜炎双球菌、大肠埃希菌等化脓性细菌的感染引起。渗出的中性粒细胞变性、坏死后释放出蛋白溶解酶将坏死组织溶解液化的过程，称为化脓。化脓后形成的肉眼灰黄或黄绿色浑浊的凝乳状液体，称为脓液。脓液含有大量变性、坏死的中性粒细胞（称脓细胞）、坏死液化的组织、数量不等的细菌和少量浆液。根据其病因及发生部位，化脓性炎分为脓肿（局限性化脓性炎）、蜂窝织炎（弥漫性化脓性炎）、表面化脓和积脓。

（4）出血性炎 是指由于毛细血管壁损伤严重，通透性升高，渗出物中含有大量红细胞的炎症称为出血性炎。常见于流行性出血热、鼠疫、炭疽、钩端螺旋体病等一些急性传染病。

3. 增生性炎 是指炎症局部以组织细胞增生为主，而变质、渗出轻微的炎症。多属于慢性炎症，少数为急性炎症，如伤寒。根据病因和病变特点，可将增生性炎分为一般增生性炎和肉芽肿性炎两种类型。

（1）一般增生性炎症　属于非特异性炎症。炎症灶内以巨噬细胞、淋巴细胞和浆细胞等慢性炎细胞浸润为主，并伴有成纤维细胞、血管内皮细胞以及上皮或实质细胞增生，而变质、渗出轻微，如慢性阑尾炎、慢性支气管炎等。局部被覆的黏膜上皮、腺体和肉芽组织过度增生，形成带蒂的肿块，突出于黏膜表面称为炎性息肉，如鼻息肉、子宫颈息肉、结肠息肉等。若形成境界清楚的瘤样肿块，其大体形态和X线检查都与肿瘤相似，称为炎性假瘤。好发于眼眶和肺。

（2）肉芽肿性炎　是指以巨噬细胞及其演变的细胞增生形成境界清楚的结节状病灶为特征的炎症。此结节状病灶称为炎性肉芽肿。根据致病原因不同，肉芽肿可分为感染性肉芽肿和异物性肉芽肿两类。感染性肉芽肿是由某些病原体（如结核杆菌、伤寒杆菌、梅毒螺旋体、血吸虫等）引起的具有特征性的肉芽肿，如结核性肉芽肿（图15-21）；异物性肉芽肿是由外来异物如外科缝线、粉尘、木刺、寄生虫虫卵等长期刺激机体组织而形成的肉芽肿。

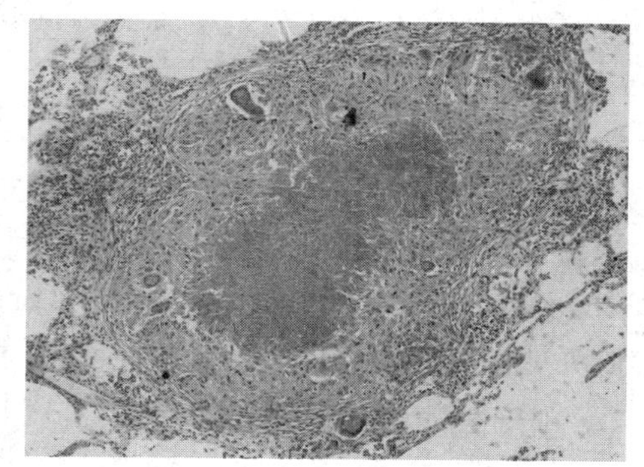

图15-21　结核结节

六、炎症的结局

在炎症过程中，致炎因子引起的损伤和机体的抗损伤反应贯穿于炎症的始终，并决定着炎症的发生、发展和结局。大多数急性炎症能够痊愈，少数迁延为慢性炎症，极少数可蔓延扩散到全身。

（一）痊愈

在炎症的过程中，若炎症局部组织损伤小，机体抵抗力较强，治疗及时，病因被清除，组织崩解产物及炎性渗出物溶解吸收或排出，通过周围健康细胞的再生修复，病变组织的功能、代谢和形态结构完全恢复正常，称完全痊愈；若局部组织损伤范围较大，或渗出物不能被完全溶解、排出，或周围组织再生能力有限，则由肉芽组织增生修复，形成瘢痕，称不完全痊愈。

（二）迁延不愈

当机体抵抗力低下或治疗不及时、不彻底，致炎因子未能被完全清除而持续存在，不断地损伤组织，可造成炎症过程迁延不愈，最后转变成慢性炎症。如慢性支气管炎、慢性阑尾炎等。

（三）蔓延扩散

当机体抵抗力低下，病原微生物毒力强、数量多，病原微生物可不断繁殖，向周围组织蔓延使病灶扩大；或侵入淋巴管、血管内向全身扩散。

1.局部蔓延　炎症局部的病原微生物可通过组织间隙或自然腔道向周围组织和器官扩散蔓延。如膀胱的炎症可向上蔓延，引起输尿管甚至肾盂炎症。

2.淋巴道蔓延　病原微生物经组织间隙侵入淋巴管，随淋巴流到达局部淋巴结，引起淋巴管炎和淋巴结炎。如足部感染时可引起同侧腹股沟淋巴结肿大、疼痛。

3.血道蔓延　病原微生物及其毒素或毒性产物可直接侵入或随淋巴液回流进入血液循环，可引起菌血症、毒血症、败血症和脓毒败血症。

案例讨论

案例　患儿，男性，10岁。因眼睑浮肿、尿少3天入院。患儿入院前2周扁桃体化脓，未治疗。入院前1天出现眼睑浮肿，尤以早上起床时明显，尿量减少，每天不足500ml。体格检

查：血压130/90mmHg，眼睑浮肿，双下肢浮肿。实验室检查：尿常规示，红细胞（+），尿蛋白（++）；24小时尿量400ml；尿素氮13.2mmol/L；肌酐192μmol/L。B超检查示：双肾对称增大。

讨论 1.根据上述资料该患儿的初步诊断是什么？

2.与扁桃体化脓有无联系？为什么？

3.为何出现高血压、水肿、少尿、血尿、蛋白尿等改变？

PPT

第五节　炎症性疾病

一、风湿病

风湿病是一种与A组乙型溶血性链球菌感染有关的变态反应性疾病。病变累及全身结缔组织，最常见于关节和心脏，以心脏病变最重，其次为皮肤、皮下组织、脑和血管等。病理特征为形成具有诊断意义的风湿小体。急性期称为风湿热，除有心脏和关节症状外，常伴有发热、血沉加快、皮疹、皮下结节、抗“O”抗体升高等临床表现。多见于儿童，秋、冬、春季多发。

（一）病因和发病机制

风湿病的病因和发病机制尚未完全清楚。一般认为风湿病的发生与A组乙型溶血性链球菌感染有关。本病的发病机制目前多倾向于抗原抗体交叉反应学说，即链球菌细胞壁的M蛋白、C多糖与人体结缔组织具有相同的抗原性，当机体感染链球菌时所产生的抗体，既可作用于链球菌，又作用于自身结缔组织，从而引起组织损伤。

（二）基本病理变化

风湿病根据病变发展过程分为三期。

1.变质渗出期　风湿病的早期改变。病变部位的结缔组织发生黏液样变性和纤维素样坏死，同时有浆液、纤维素渗出及少量淋巴细胞、浆细胞、单核细胞浸润。此期持续约1个月。

2.增生期或肉芽肿期　特征性病变是形成风湿小体或阿少夫小体。风湿小体是风湿病时形成的炎性肉芽肿，圆形或椭圆形结节样病灶，多位于心肌间质、心内膜下的小血管旁。中央是纤维素样坏死，周围出现大量风湿细胞和少量淋巴细胞、浆细胞及成纤维细胞。风湿细胞又称阿少夫细胞，是巨噬细胞吞噬纤维素样坏死物后所形成。风湿细胞呈圆形，体积大，胞浆丰富而略嗜碱性，核大，圆形或卵圆形，核膜清晰，染色质聚集于中央，细胞核的横切面似枭眼状，所以又称枭眼细胞，纵切面似毛虫状（图15-22）。此期持续2~3个月。

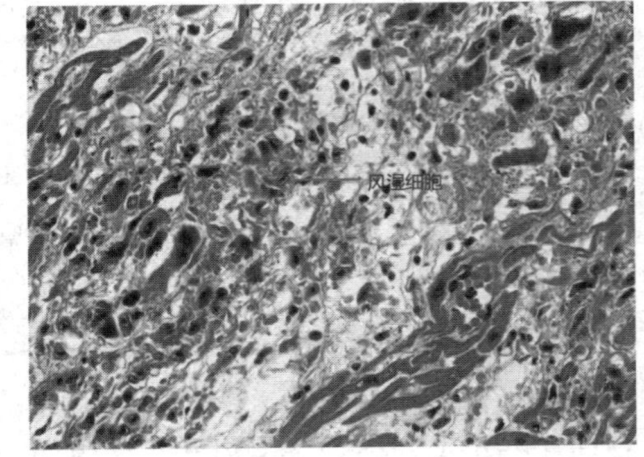

图15-22　风湿性心肌炎

3.纤维化期或愈合期　风湿小体中的纤维素样坏死物被逐渐溶解吸收，风湿细胞转变为成纤维细胞，合成胶原纤维，并演变为纤维细胞，使风湿小体纤维化，最终形成梭形小瘢痕。此期持续2~3个月。

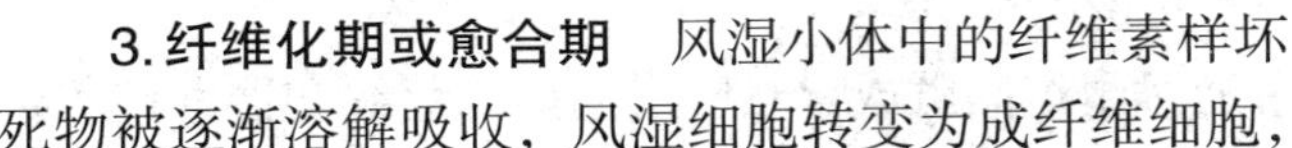

整个病程为4~6个月。因风湿病常反复发作，在受累器官中可有新旧病变同时并存。病变持续反复进展，可致组织、器官纤维化和瘢痕形成，甚至器官功能障碍。

（三）风湿病各器官病变

1.风湿性心脏病　根据病变累及的部位、范围不同分为风湿性心内膜炎、风湿性心肌炎、风湿性心外膜炎和风湿性全心炎。

（1）风湿性心内膜炎　最常累及二尖瓣，其次为二尖瓣和主动脉瓣联合受累。病变早期，受累瓣膜肿胀、增厚，闭锁缘上可见粟粒大小，灰白色、半透明呈串珠状单行排列的疣状赘生物，其与瓣膜附着牢固，不易脱落。光镜下见赘生物是由血小板和纤维蛋白构成的白色血栓。病变后期赘生物逐渐机化，可导致瓣膜增厚、变硬、卷曲，瓣膜间相互粘连，腱索增粗、缩短，最终导致瓣膜口狭窄或关闭不全，引起心瓣膜病。

（2）风湿性心肌炎　常与风湿性心内膜炎同时发生，也可单独发病。镜下观心肌间质小血管旁边形成风湿小体，是该病的特征性病变。病变反复发作，风湿小体逐渐纤维化，可形成瘢痕。风湿性心肌炎在儿童可发生急性充血性心力衰竭。累及传导系统时可出现传导阻滞。

（3）风湿性心外膜炎　风湿性心外膜炎主要累及心包膜脏层，呈浆液性或纤维素性炎。当以浆液渗出为主时，形成心包积液，当渗出以纤维蛋白为主时，覆盖于心包表面的纤维蛋白可因心脏搏动牵拉而呈绒毛状称为“绒毛心”。渗出物可被溶解吸收，若渗出纤维蛋白量较多未被完全溶解吸收，可发生机化，导致心包脏、壁两层粘连，形成缩窄性心包炎。

2. 风湿性关节炎　风湿性关节炎多见于成年患者，儿童少见。常侵犯膝、肩、腕、肘和髋等大关节，呈游走性、多发性、反复性。关节局部有红、肿、热、痛、活动受限等症状。炎症缓解后，一般不遗留关节畸形。

3. 皮肤病变　急性风湿病时，皮肤可出现渗出性病变引起的环形红斑和增生性病变引起的皮下结节。

4. 风湿性动脉炎　大、小动脉均可受累，以小动脉受累较为常见。急性期，血管壁发生纤维素样坏死，伴淋巴细胞、单核细胞浸润，并伴有风湿小体形成。后期，血管壁可纤维化而增厚，使管腔狭窄，甚至闭塞。

5. 风湿性脑病　多见于5~12岁儿童，女孩多见。病变多累及大脑皮质、基底节。表现为风湿性动脉炎和皮质下脑炎。当病变主要累及基底节（尤为纹状体）黑质时，患儿可出现头面部及肢体的不自主的运动，称为小舞蹈症。

二、肺炎

肺炎是指肺的急性渗出性炎症，是呼吸系统的常见病、多发病。通常按病因不同，可将肺炎分为细菌性肺炎、病毒性肺炎、支原体性肺炎、霉菌性肺炎等；按病变累及的部位和范围不同，肺炎又可分为大叶性肺炎、小叶性肺炎和间质性肺炎等。

（一）大叶性肺炎

大叶性肺炎是由肺炎链球菌感染引起的急性肺泡内弥漫性纤维素性炎。本病多见于青壮年，起病急，临床上出现寒战、高热、胸痛、咳嗽、咳铁锈色痰、呼吸困难，发绀并有肺实变体征及外周血白细胞计数增高等表现。

1. 病因及发病机制　95%以上是由肺炎链球菌感染引起，少数病例可由肺炎杆菌、金黄色葡萄球菌、溶血性链球菌、流感嗜血杆菌等引起。肺炎链球菌可寄居在上呼吸道，当机体受寒、疲劳、醉酒等使机体抵抗力和呼吸道的防御功能减弱，细菌可由气管、支气管到达肺泡，并沿肺泡间孔或呼吸性细支气管迅速向周围肺组织蔓延，波及一个肺段或整个肺大叶。

2. 病理变化和病理临床联系　常累及单侧肺，多见于左肺下叶，其次是右肺下叶，也可发生于两个以上肺叶。典型的病变分为四个期。

（1）充血水肿期　发病的第1~2天。肉眼观，病变的肺叶充血、肿胀，呈暗红色，挤压切面可见淡红色浆液流出。镜下观，肺泡壁毛细血管扩张充血，肺泡腔内有大量浆液性渗出物及少量红细胞、中性粒细胞和巨噬细胞，渗出物中可检出细菌。临床表现为寒战、高热、咳嗽、咳痰。当病变波及胸膜，常伴胸痛。听诊可闻及湿啰音。X线检查病变肺叶呈大片状模糊的阴影。

（2）红色肝样变期　发病的第3~4天。肉眼观，病变肺叶肿大，因充血而呈暗红色，质实

如肝，胸膜表面有纤维素性渗出物，较粗糙。镜下观，肺泡壁毛细血管进一步扩张充血，肺泡腔内充满大量纤维素和红细胞，少量中性粒细胞和巨噬细胞。渗出的纤维素可穿过肺泡间孔与相邻肺泡腔中的纤维素交织成网，渗出物中仍可检出细菌。肺泡腔内的红细胞被巨噬细胞吞噬，其中的血红蛋白被氧化为含铁血黄素颗粒混入痰液中，使痰呈铁锈色。临床表现为高热、呼吸困难、咳嗽、咳铁锈色痰。触觉语颤增强，叩诊呈浊音，听诊可闻及支气管呼吸音和胸膜摩擦音。X线检查可见大片均匀致密的阴影。

（3）灰色肝样变期　发病的第5~6天。肉眼观，病变肺叶肿大，呈灰白色，质实如肝。镜下观，肺泡壁毛细血管因渗出物不断增加受压呈贫血状，肺泡腔内纤维素渗出物增多，纤维素网中见大量中性粒细胞，红细胞大部分溶解消失（图15-23）。渗出液中的细菌大多已被消灭而不易检出。此期患者肺实变体征及X线检查与红色肝样变期基本相同，但痰逐渐变成黏液脓性。

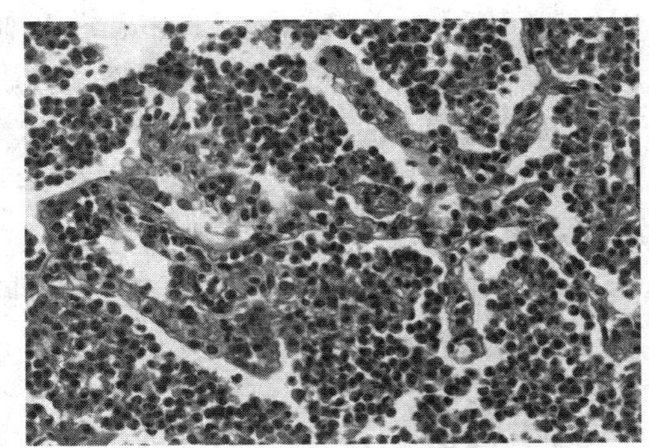

图15-23　大叶性肺炎（灰色肝样变期）

（4）溶解消散期　大约发病的第7天。肉眼观，病变肺叶质地变软，切面可见少量混浊的脓性液体流出。镜下观，肺泡壁毛细血管逐渐恢复正常，肺泡腔内巨噬细胞明显增多，中性粒细胞发生变性、坏死，并释放出大量蛋白溶解酶将纤维素逐渐溶解液化，随痰排出或经血管、淋巴管吸收，肺泡逐渐恢复正常。临床表现以上症状减轻，咳大量稀薄痰液，体温降至正常，肺实变体征逐渐消失。听诊可闻及湿啰音。X线检查阴影变淡并逐渐恢复正常。

目前由于抗生素的广泛应用以及肺炎链球菌经过反复变异，上述四期典型病变已不多见，临床表现亦不典型。

3.结局及并发症　绝大多数的大叶性肺炎经及时而合理的治疗可以痊愈。对于机体免疫力低下的患者，因渗出的纤维素过多，而中性粒细胞渗出过少或释放的蛋白水解酶不足，导致肺泡腔内纤维素不能被完全溶解吸收，而被肉芽组织机化而取代，使病变部位肺组织变成褐色肉样，称肺肉质变。若治疗不及时、感染严重时可发生感染性休克、肺脓肿及脓胸、败血症或脓毒败血症等。

（二）小叶性肺炎

小叶性肺炎是以细支气管为中心、肺小叶为单位的肺组织的急性化脓性炎症，故又称支气管肺炎。主要发生于小儿、年老体弱者。临床上患者有发热、咳嗽、咳痰、呼吸困难等症状，肺部可闻及散在的湿性啰音。

1.病因及发病机制　常见的致病菌有肺炎链球菌、葡萄球菌、流感嗜血杆菌、大肠埃希菌等。常为多种细菌混合感染。小叶性肺炎发病常有明显诱因，如传染病、营养不良、醉酒、受寒、手术后等。常为其他疾病的并发症，如麻疹后肺炎、手术后肺炎、吸入性肺炎等。

2.病理变化及病理临床联系　肉眼观，双肺出现散在分布的灰黄色或暗红色实变病灶，以下叶和背侧多见。病灶大小不等，直径多在0.5~1cm（相当于肺小叶范围）。病变严重时，病灶相互融合甚至累及整个大叶，形成融合性支气管肺炎。镜下观以细支气管为中心的急性化脓性炎，细支气管黏膜上皮变性、坏死、脱落，支气管管腔和肺泡腔内有大量脓性渗出物。周围肺组织有不同程度的代偿性肺气肿（图15-24）。临床表现为高热、咳嗽、咳黏液脓性痰等。听诊可闻及两肺散在湿性啰音。X线检查可见散在不规则小片状或斑点状模糊阴影。融合性支气管肺炎时，可出现呼吸困难及发绀等症状。

3.结局及并发症　小叶性肺炎经及时合理的治疗，多数患者预后良好，肺内渗出物可完全吸收而痊愈。婴幼儿及年老体弱者预后较差，常并发呼吸衰竭、心力衰竭、脓毒血症、肺脓肿、脓胸及支气管扩张症等。

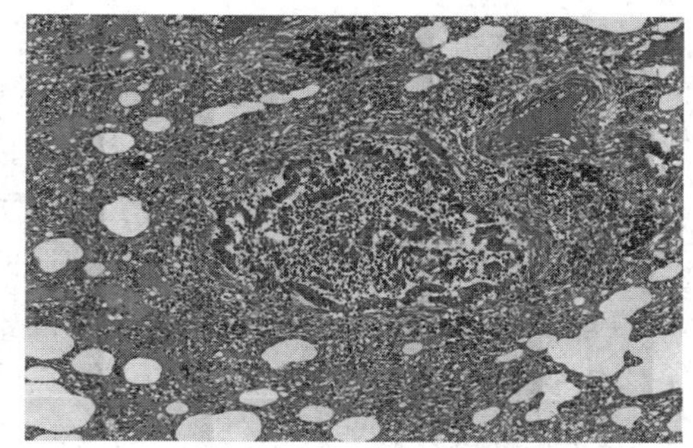
图15-24 小叶性肺炎

（三）间质性肺炎

间质性肺炎是指发生于肺泡壁、细支气管周围及小叶间隔等肺间质的渗出性炎症。多由病毒或支原体引起。

1.病毒性肺炎 病毒性肺炎多为上呼吸道病毒感染向下蔓延所致的急性间质性肺炎。主要为流感病毒、腺病毒、副流感病毒、麻疹病毒、冠状病毒等，多发生于冬、春季节，主要通过呼吸道传染，传播速度快。肉眼观，肺组织呈暗红色，气管及支气管内见黏液性渗出物。镜下观，肺间质充血、水肿，淋巴细胞、单核细胞浸润，肺泡间隔明显增宽。肺泡腔内一般无渗出物或仅有少量浆液。病毒性肺炎病理诊断的重要依据是在肺上皮细胞核内或胞质内找到病毒包涵体。临床表现为干咳、发热、头痛和全身不适等症状。X线检查肺部可见斑点状、片状阴影。重症或合并细菌感染者，可发生心力衰竭、呼吸衰竭和中毒性脑病。

2.支原体性肺炎 支原体肺炎是由肺炎支原体引起的急性间质性肺炎。主要经飞沫传播，多发生于青少年，秋、冬季节较多见。病理变化同病毒性肺炎，表现为节段性或局灶性分布的间质性肺炎。临床突出症状为支气管和细支气管的炎症刺激引起的阵发性剧烈干咳。X线检查，肺部显示节段性分布的网状或斑片状阴影，痰、分泌物及咽拭子可培养出肺炎支原体。本病预后良好，大多患者可痊愈。

三、结核病

（一）概述

结核病是由结核杆菌引起的一种慢性传染性炎症，全身各组织器官均可发生，以肺结核最常见。其病变特征是结核结节形成并伴有不同程度的干酪样坏死。临床主要表现为低热、盗汗、疲乏无力、食欲不振、进行性消瘦等全身中毒症状和相应器官损害的表现。

1.病因及发病机制 病原菌是结核分枝杆菌，属革兰阳性耐酸杆菌，对人有致病作用的是人型和牛型。主要经呼吸道传染，少数经消化道感染，偶有经皮肤伤口感染。结核病的发生发展取决于感染细菌的数量、毒力和机体反应性（免疫力或变态反应），以细胞免疫为主。机体初次感染结核杆菌后，刺激T淋巴细胞致敏，当再次接触结核杆菌时，T淋巴细胞被激活并分裂、增殖，释放多种淋巴毒素（巨噬细胞趋化因子、移动抑制因子、活化因子等），使巨噬细胞向结核杆菌移动，形成结核性肉芽肿，限制细菌运动，巨噬细胞活化、吞噬、杀灭细菌能力增强。引起的变态反应属迟发性变态反应（Ⅳ型变态反应）。

2.基本病理变化

（1）以渗出为主的病变 当机体免疫力低下，菌量多，毒力强或变态反应强时，局部病变主要表现为浆液性或浆液纤维素性炎。多发生在结核病早期或病变恶化时，好发于肺、浆膜、滑膜、脑膜等处。渗出物可完全吸收，部分转变为增生性病变或变质性病变。

（2）以增生为主的病变 当菌量少，毒力低或机体免疫反应较强时，可形成具有诊断意义的结核结节。单个结核结节肉眼不易看见，3~4个结节融合成较大结节时才能见到。其境界分明，约粟粒大小，呈灰白半透明状，微隆起于器官表面。镜下观，结节中央为干酪样坏死，周围有类上皮细胞、Langhans巨细胞，外周有少量成纤维细胞和大量淋巴细胞浸润。类上皮细胞是由巨噬细胞吞噬结核菌转变而来，体积大，胞浆丰富、淡染，核圆形或卵圆形，染色质甚少或可呈空泡状，核内有1~2个核仁。多个类上皮细胞融合形成Langhans巨细胞，可有数十个核，核排列成花环状、马蹄形或密集于胞体一端。

（3）以坏死为主的病变　当菌量多、毒力强、机体抵抗力低下或变态反应强时可以直接发生坏死也可以在渗出、增生的基础上发生坏死，表现为干酪样坏死。肉眼观，病灶呈淡黄色、均匀细腻，状似奶酪；镜下观红染无结构的颗粒状坏死物，坏死物含大量结核杆菌，坏死物液化排出后病变可好转，也可使细菌播散而造成病变恶化。

渗出、增生和坏死三种变化往往同时存在而以某一种改变为主，而且可以相互转化。在同一器官或不同器官中的结核病变往往是复杂多变的。

3.转归

（1）转向愈合　渗出性病变及小的干酪样坏死灶主要经淋巴管吸收消散，临床上称为吸收好转期；增生性病变和大干酪样坏死灶，可逐渐纤维化而愈合。较大的干酪样坏死灶则通过周围纤维组织增生包裹，可有钙盐沉着。临床称为硬结钙化期。

（2）转向恶化　包括浸润进展及溶解播散。病灶周围渗出性病变不断扩大，即浸润进展；若干酪样坏死物液化经自然管道排出可形成空洞，其中坏死物中的结核杆菌可播散到其他部位形成新的结核病灶即溶解播散。此外，结核杆菌还可进入血道或淋巴道扩散至全身。临床上称为溶解播散期。

（二）肺结核

1.原发型肺结核　原发型肺结核是指机体初次感染结核杆菌所引起的肺结核，多发生于儿童，又称儿童型肺结核，偶见于未感染过结核杆菌的青少年或成人。结核杆菌被吸入肺泡后，多直接到达肺上叶下部、下叶上部近胸膜处形成1~1.5cm大小的原发病灶。初次感染，机体缺乏免疫力，结核杆菌容易沿淋巴管扩散至肺门淋巴结，引起结核性淋巴管炎和淋巴结炎。肺内原发病灶、淋巴管炎和肺门淋巴结结核三者合称原发综合征（图15-25）。X线检查呈哑铃状阴影。临床体征、症状不明显，少数发热、盗汗、怠倦。病程短，95%左右的病例因机体对结核杆菌的特异性免疫逐渐增强而自然痊愈，病灶可完全吸收、纤维化或钙化。少数患者机体抵抗力低下，病灶不断扩大，亦可通过淋巴道、血道或支气管播散到全身。

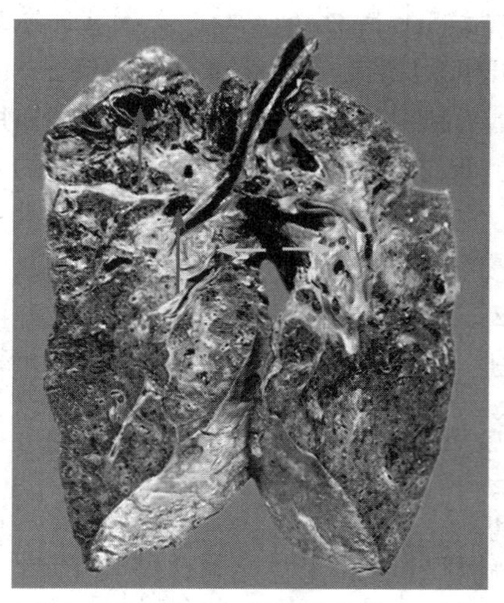

右肺上叶的下部近肺膜处可见原发灶，同时肺门淋巴结肿大、干酪样坏死，形成典型的原发综合征，并可见气管分叉淋巴结受累

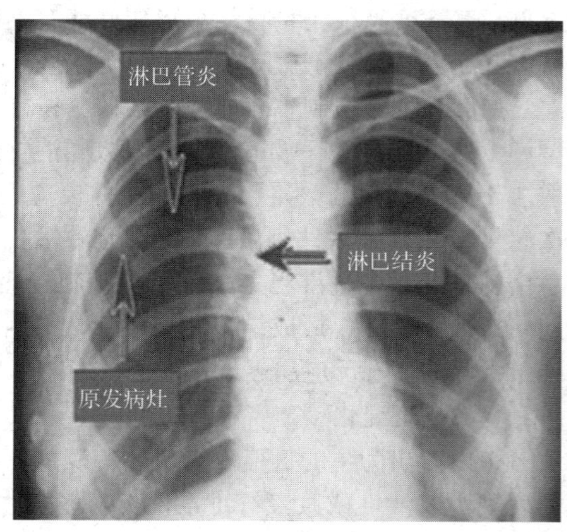

X光片示原发综合征

图15-25　肺结核原发综合征

2.继发型肺结核　继发型肺结核病是指机体再次感染结核杆菌所引起的肺结核病，多见于成年人，故又称成人型肺结核病。肺内的病变常开始于肺尖，称再感染灶。由于再次感染，患者对结核杆菌已有一定的免疫力，但个体差异导致病变多样，多经支气管播散。根据病变特点分为局灶性肺结核（静止性肺结核）、浸润性肺结核（活动性肺结核）、慢性纤维空洞性肺结核

（开放性肺结核）、干酪性肺炎（奔马痨）、结核球、结核性胸膜炎等类型。

（三）肺外器官结核病

肺外结核病除淋巴结结核由淋巴道播散所致，消化道结核可由咽下含菌的食物或痰液直接感染引起，皮肤结核可通过损伤的皮肤感染外，其他各器官的结核病多为原发性肺结核病血源播散所形成的潜伏病灶进一步发展所致。

四、病毒性肝炎

病毒性肝炎是由肝炎病毒引起的以肝实质细胞变性、坏死为主要病变的传染病。世界各地均有发病和流行，其发病无性别及年龄差异。

（一）病因及发生机制

各型肝炎病毒的传播途径和危害不尽相同（表15–4），引起肝细胞损伤的机制也有所不同。

表15–4　各型肝炎病毒的特点

病毒类型	病毒大小、性质	潜伏期（周）	传染途径
HAV	27nm，单链RNA	2~6	肠道
HBV	43nm，DNA	4~26	血液、母婴
HCV	30~60nm，单链RNA	2~26	血液、母婴
HDV	缺陷性RNA	4~7	血液、母婴
HEV	32~34nm，单链RNA	2~8	肠道
HGV	单链RNA	不祥	血液、母婴

各种肝炎的发病机制可能不同，一般认为HAV和HDV可直接损伤肝细胞；许多研究表明HBV侵入人体后进入肝细胞，在肝细胞内繁殖，使细胞膜表面出现病毒抗原，引起机体免疫反应，致敏T淋巴细胞与肝细胞表面抗原结合，造成肝细胞损伤。患者细胞免疫反应的强弱是决定肝炎病情轻重的重要因素，当患者免疫反应正常，感染病毒数量少，毒力弱时，发生急性普通型肝炎，免疫反应过强，感染病毒数量多，毒力强时则发生重型肝炎；当免疫反应较低或受抑制时，病毒不能清除，持续在肝细胞内繁殖，引起肝细胞反复损伤而成为慢性肝炎；免疫反应耐受或缺陷时，病毒与宿主肝细胞共生，持续存在，肝细胞不受损害，成为无症状的病毒携带者。

（二）基本病理变化

各型病毒性肝炎病变基本相同，都以肝细胞变性、坏死为主，同时伴有不同程度的炎细胞浸润、肝细胞再生和纤维组织增生。

1.变质

（1）肝细胞变性　多出现在急性肝炎。细胞水肿是最常见的病变。光镜下肝细胞明显肿大，胞质疏松呈网状、半透明，称为胞质疏松化。进一步发展，肝细胞体积更加肿大，由多角形变为圆球形，胞质几乎透明，称气球样变。嗜酸性变少见，光镜下见病变肝细胞由于胞质水分脱失、浓缩使肝细胞体积缩小，胞质嗜酸性增强。

（2）肝细胞坏死　多出现在慢性肝炎和急性重型肝炎。溶解坏死多由肝细胞水肿发展而来。点状坏死是指肝小叶内散在的灶状肝细胞坏死。每个坏死病灶仅累及几个肝细胞；碎片状坏死是指肝小叶周边的界板周围肝细胞灶状坏死；桥接坏死是指肝小叶中央静脉与汇管区之间或两个中央静脉之间的细胞条带状坏死；大片坏死是指肝细胞大片坏死，几乎整个肝小叶坏死，仅有极少数肝细胞存活。嗜酸性坏死是嗜酸性变进展而来，胞质进一步浓缩，核固缩或消失，最后形成深红色球形小体，称嗜酸性小体。

2.渗出　在肝小叶坏死区、汇管区炎性细胞浸润，以淋巴细胞、单核细胞为主，可有少量

中性粒细胞。

3. 增生 慢性肝炎时，坏死的肝细胞周围常出现肝细胞的再生，再生的肝细胞体积较大，可见双核。如坏死严重，肝细胞索的纤维支架塌陷，再生的肝细胞则形成结构紊乱的细胞团，称为肝细胞结节状再生。此外，可见间质反应性增生和小胆管增生。间质反应性增生包括枯否细胞、成纤维细胞、间叶细胞。若纤维组织大量增生，可形成纤维隔，形成肝硬化。

（三）临床病理类型

1. 普通型病毒性肝炎

（1）急性（普通型）病毒性肝炎 最常见。临床分为黄疸型和无黄疸型。我国以无黄疸型多见，主要为乙型肝炎，一部分为丙型。黄疸型肝炎病变稍重，病程较短，多见于甲型、丁型和戊型肝炎。临床表现为肝区疼痛或压痛；血清转氨酶升高；黄疸、肝功能异常等。多数在半年内恢复，少数可发展为慢性肝炎。

（2）慢性（普通型）肝炎 病毒性肝炎病程持续半年以上即为慢性肝炎。分为轻、中、重度三类。①轻度慢性肝炎：有点状坏死，偶见轻度碎片状坏死，汇管区周围纤维组织增生，肝小叶结构完整。②中度慢性肝炎：肝细胞坏死明显，中度碎片状坏死和桥接坏死，小叶内有纤维间隔形成，小叶结构大部分保存。③重度慢性肝炎：肝细胞坏死严重而广泛，重度碎片状坏死及桥接坏死，肝细胞不规则再生，纤维间隔形成，分割肝小叶，小叶结构紊乱，甚至形成假小叶。轻度慢性肝炎可痊愈或病变相对静止，少数转为中、重度慢性肝炎。慢性中、重度肝炎，及时治疗有可能治愈或者停止进展，病程长者可进展为肝硬化，甚至癌变。临床表现为肝大、肝区痛等。

2. 重型病毒性肝炎

（1）急性重型肝炎 少见，起病急，病情凶险，也称爆发型肝炎。①病理变化：肉眼观肝显著缩小，重量减轻至600~800g，质地柔软，表面被膜皱缩。切面呈黄色或红褐色，又称急性黄色肝萎缩或急性红色肝萎缩。镜下观肝细胞大片坏死，仅小叶周边部残留少数变性的肝细胞；肝细胞再生不明显（图15-26）。②病理临床联系：黄疸、出血（皮肤或黏膜瘀点、瘀斑、呕血、便血等），肝功能障碍，甚至肾衰竭，称肝肾综合征。③结局：预后极差，多数患者在短期内死亡，死于肝功能衰竭，消化道大出血、肾功能衰竭、DIC等。少数如能度过急性期，部分病例可发展为亚急性重型。

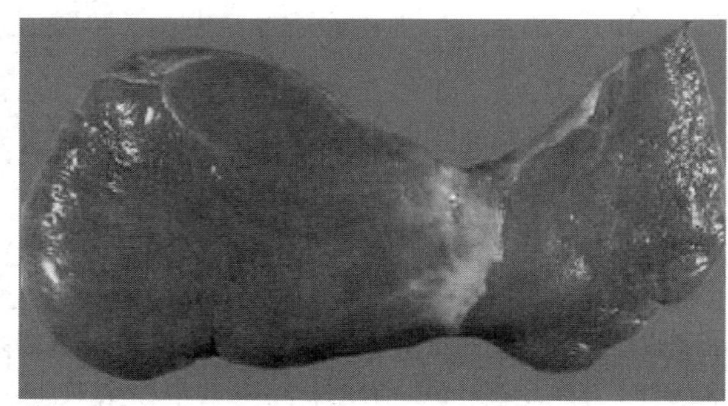

图15-26 急性重型病毒性肝炎

（2）亚急性重型肝炎 多由急性重型肝炎迁延而来，少数病例可能由普通型肝炎恶化而来。①病理变化：肉眼观肝不同程度缩小，被膜皱缩，呈黄绿色（亚急性黄色肝萎缩）。病程长者可形成大小不等的结节，质地略硬，切面黄绿色（胆汁淤积）。镜下既有肝细胞的大片坏死，又有肝细胞的结节状再生。②病理临床联系：表现为肝功能不全，多项检查异常。如及时治疗有停止进展和治愈的可能，病程迁延者，则逐渐过渡为坏死后肝硬化。

五、肾小球肾炎

肾小球肾炎简称肾炎，是以肾小球病变为主的变态反应性疾病。临床主要表现为蛋白尿、血尿、水肿、高血压及轻重不等的肾功能障碍。

肾小球肾炎多属Ⅲ型变态反应。抗原包括外源性抗原（包括细菌、病毒等病原微生物感染的产物、药物、异种血清等）和内源性抗原（包括肾小球性抗原和非肾小球性抗原）。抗原作用于机体产生相应的抗体，抗原–抗体复合物形成是引起肾小球损伤的主要原因。以下仅介绍临床常见的几种病理类型。

（一）急性弥漫性增生性肾小球肾炎

急性弥漫性增生性肾小球肾炎简称急性肾炎，多与A组乙型溶血性链球菌的感染有关，又称链球菌感染后肾小球肾炎。多见于儿童，起病急，预后较好。

1.病理变化 肉眼观双侧肾脏对称性肿大，表面光滑，颜色较红，称“大红肾”。肾表面及切面有散在出血点，称“蚤咬肾”。镜下观双侧肾小球弥漫受累，肾小球毛细血管内皮细胞和系膜细胞增生（图15–27），伴炎细胞浸润，肾小球体积增大，肾球囊内有红细胞、浆液和纤维蛋白等。病变严重处血管壁发生纤维素样坏死。肾间质充血、水肿、炎细胞浸润。

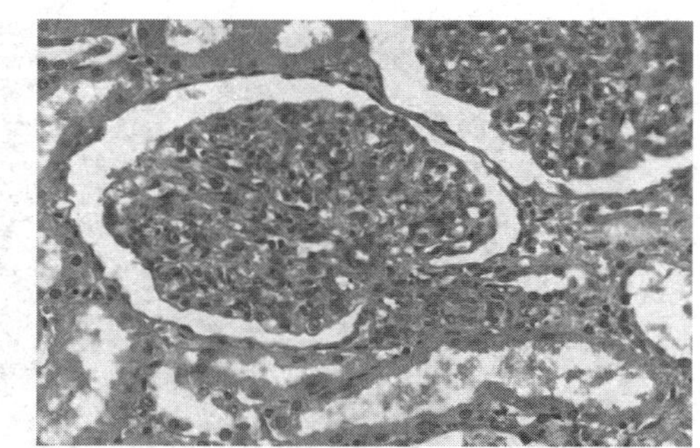

图15–27 急性弥漫性增生性肾小球肾炎（镜下）

2.病理临床联系 主要表现为急性肾炎综合征。尿的改变为少尿、血尿、蛋白尿、管型尿，严重者可出现无尿、氮质血症；水肿一般出现在组织疏松眼睑部，严重时可波及全身；高血压主要是由于钠、水潴留使血容量增加所致，常为轻、中度高血压，严重时可引起心衰或高血压脑病。

3.转归 80%~90%的患者可在数周或数月内痊愈；少数患者病变可迁延不愈转为慢性肾小球肾炎；极少数严重者可转变为急进性肾小球肾炎。

（二）快速进行性肾小球肾炎

快速进行性肾小球肾炎较少见，患者多为成年人，预后差。临床主要表现为快速进行性肾炎综合征。病变特点为肾球囊壁层上皮细胞增生形成新月体，故又称新月体性肾小球肾炎。

1.病理变化 肉眼观，双侧肾脏肿大、颜色苍白，切面肾皮质增厚，可见散在点状出血。镜下观，肾小囊壁层上皮细胞增生，增生的上皮细胞与渗出的单核细胞、纤维素和少量的中性粒细胞、淋巴细胞等在毛细血管球外侧形成新月形或环状结构（图15–28）。

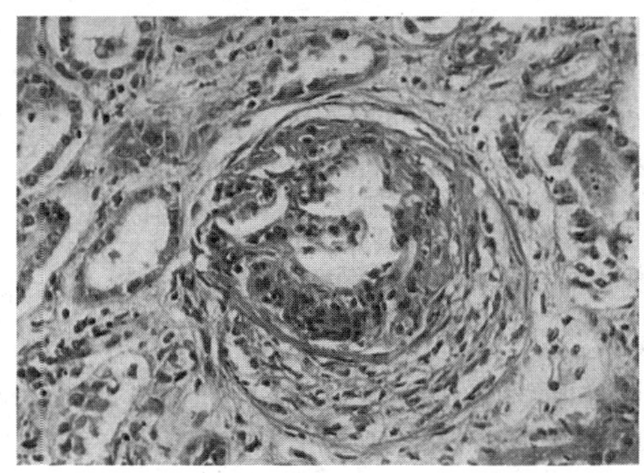

肾脏体积增大，颜色苍白，表面可见出血点

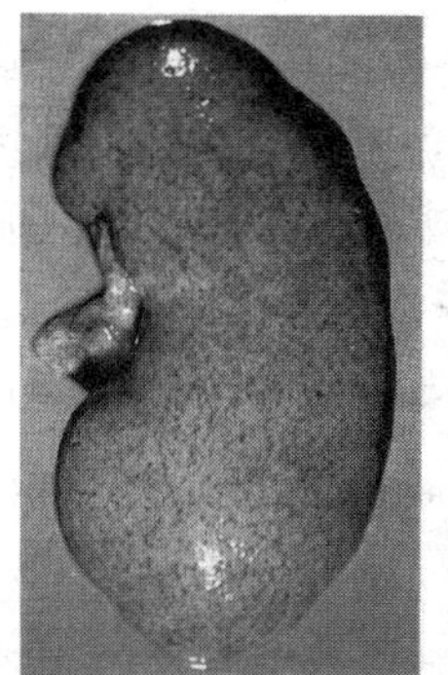

肾小囊壁层上皮细胞增生形成新月体，严重时形成环状体

图15–28 快速进行性肾小球肾炎（镜下）

2. 病理临床联系 临床表现为急进性肾炎综合征，即病变进展快，明显血尿，迅速出现少尿、无尿、氮质血症、肾衰竭。

3. 转归 因病变严重、发展迅速，预后较差，若不及时治疗，患者常在数周至数月内死于尿毒症。若部分肾小球没有形成新月体，可进行功能代偿，使病变进展相对较慢，预后较好。

（三）慢性硬化性肾小球肾炎

慢性硬化性肾小球肾炎简称慢性肾炎，为各型肾小球肾炎晚期的病变。极少数起病隐匿，发现即晚期。

1. 病理变化 肉眼观，双肾对称性缩小，质地变硬，表面呈均匀的细颗粒状，称继发性颗粒性固缩肾（图15–29）。镜下见，肾小球弥漫纤维化及玻璃样变性，所属肾小管萎缩、闭塞；纤维化使病变肾小球相互靠拢集中，残存的肾小球代偿性肥大，所属肾小管扩张，腔内可见各种管型；肾间质纤维组织增生，慢性炎细胞浸润（图15–30）。

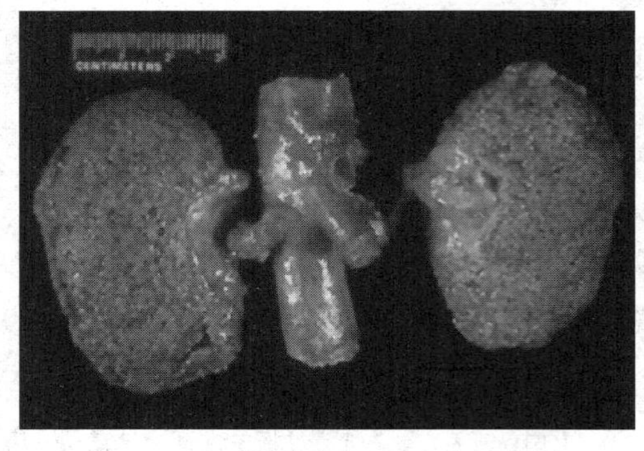

图15–29 慢性肾小球肾炎（大体观）

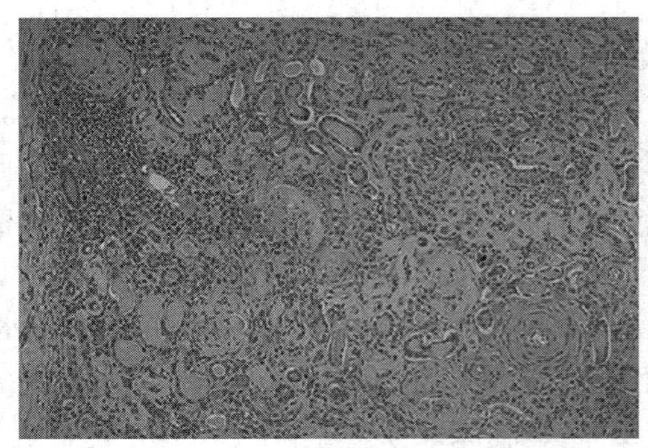
图15–30 慢性肾小球肾炎（镜下观）

2. 病理临床联系 临床表现为慢性肾炎综合征。

（1）尿的变化 多为多尿、夜尿和低比重尿，因大量肾单位破坏，血液通过残存的肾单位时流速加快，滤过率增加，尿浓缩功能降低所致。

（2）高血压 是因大量肾单位破坏，使肾组织严重缺血，肾素分泌增加，引起血压升高。

（3）贫血 大量肾单位的破坏，使促红细胞生成素形成减少，加上代谢产物在体内堆积，抑制骨髓造血所致。

（4）氮质血症和尿毒症 随着病变发展，残存的肾单位逐渐减少，造成患者体内代谢产物堆积，水、电解质和酸碱平衡紊乱，而发生氮质血症和尿毒症。

3. 转归 病程长短不一，但预后差，晚期可死于尿毒症或高血压致的心力衰竭、脑出血等。

六、肾盂肾炎

肾盂肾炎是由细菌感染引起的主要累及肾盂和肾间质的化脓性炎症。可发生于任何年龄，女性多见。按病程分为急性肾盂肾炎和慢性肾盂肾炎。

（一）病因与发病机制

肾盂肾炎主要由细菌感染引起，大肠埃希菌最多见，少数为金黄色葡萄球菌。感染途径包括上行性感染和下行性感染。上行性感染即逆行性感染，较常见。如尿道炎、膀胱炎时，细菌沿输尿管或输尿管周围淋巴管上行至肾盂、肾盏和肾间质引起炎症。下行性感染即血源性感染，少见。细菌由化脓性病灶随血流进入肾脏，在肾小球或肾小管周围毛细血管内停留而引起化脓性炎症，进而累积肾盂、肾盏。肾盂肾炎发生常有一定诱因，如医源性尿路手术损伤、泌尿系结石引起的尿路梗阻、膀胱输尿管反流和肾内反流、糖尿病及全身消耗性疾病等易发肾盂肾炎。此外，女性尿道短，上行性感染机会多，易发生肾盂肾炎。

（二）急性肾盂肾炎

1. 病理变化 肉眼观，肾脏体积增大、充血，表面有散在大小不等、灰黄色脓肿。切面有大小不等的黄白色脓肿，肾盂黏膜充血、水肿，表面有脓性渗出物，严重时肾盂肾盏内可有积脓。镜下观，肾盂黏膜及肾间质充血、水肿，大量中性粒细胞浸润。炎症沿肾小管及肾间质扩散，引起化脓性炎伴脓肿形成，脓肿破入肾小管，管腔内充满脓细胞和细菌菌落。肾小球很少受累。

2. 病理临床联系 起病急，患者出现发热、腰部酸痛、并有尿频、尿急和尿痛等尿道膀胱刺激症状。尿液检查可见脓尿、蛋白尿、管型尿和菌尿，甚至出现血尿。

3. 并发症和结局 病变严重时，可出现肾盂积脓、肾周围脓肿、急性坏死性乳头炎等。急性肾盂肾炎预后较好，如能及时彻底治疗，大多数在短期内可以痊愈。如治疗不彻底或诱因持续存在，则易反复发作，迁延不愈而转为慢性。

（三）慢性肾盂肾炎

1. 病理变化 肉眼观，双侧肾脏不对称性缩小，变硬，表面有不规则凹陷性瘢痕形成（图15–31）。切面见皮髓质界限不清，肾盂黏膜粗糙增厚，肾盂、肾盏严重变形。镜下观，肾盂黏膜上皮坏死脱落，黏膜下淋巴细胞、浆细胞浸润及间质纤维化。部分肾小管扩张，腔内充满均质红染的蛋白管型，形似甲状腺滤泡。早期肾小球很少受累，部分肾球囊可发生纤维化，晚期部分肾小球出现纤维化及玻璃样变性（图15–31）。

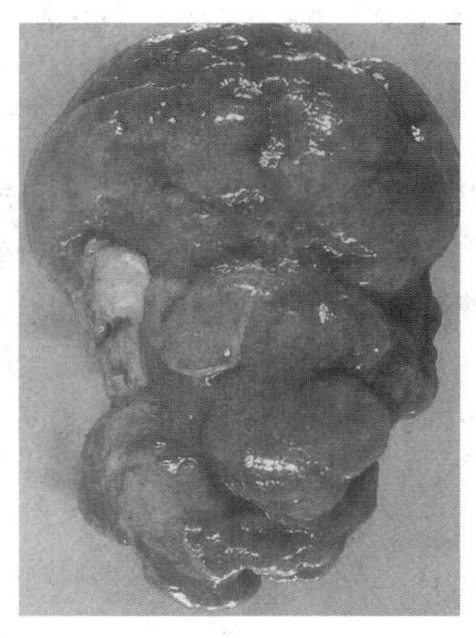

大体观

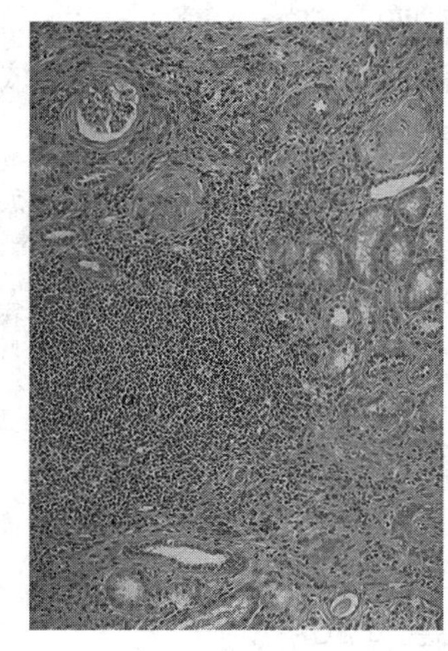

镜下观

图15–31 慢性肾盂肾炎

2. 病理临床联系 患者常有间歇性无症状的菌尿或急性肾盂肾炎的间歇性发作。肾小管严重受损可使尿浓缩功能下降，导致多尿、夜尿。肾组织纤维化造成肾缺血，使肾素分泌增多引起高血压。晚期肾组织破坏严重，出现氮质血症和尿毒症。

3. 结局 本病病程长，进展缓慢。若能及时治疗并消除诱发因素，病情可被控制，肾功能处于代偿期。晚期可因尿毒症或高血压引起的心力衰竭而危及生命。

七、流行性脑脊髓膜炎

流行性脑脊髓膜炎简称流脑，是由脑膜炎双球菌感染引起的急性化脓性脑脊髓膜炎。冬、春季多见，好发于儿童及青少年，多为散发。临床表现为高热、头痛、呕吐、颈项强直及皮肤瘀点、瘀斑等。严重者可出现中毒性休克。

（一）病因和发病机制

脑膜炎双球菌为革兰阴性杆菌，有荚膜，产生内毒素。该菌存在于患者和带菌者的鼻咽

部，由飞沫经呼吸道传播。当脑膜炎双球菌进入呼吸道后可引起局部炎症并成为带菌者，少数患者抵抗力低下时，细菌入血引起菌血症或败血症；少数通过血-脑屏障引起脑膜炎。

（二）病理变化

1.上呼吸道感染期 细菌在鼻咽部黏膜内繁殖，经2~4天潜伏期后，出现上呼吸道感染症状。黏膜充血、水肿和少量中性粒细胞浸润。1~2天后，部分患者进入败血症期。

2.败血症期 皮肤出现瘀点或瘀斑，此期血细菌培养呈阳性。可有高热、头痛、呕吐及外周血中性粒细胞增高等表现。

3.脑膜炎症期 肉眼观脑脊髓膜血管扩张充血，蛛网膜下隙内有大量灰黄脓性渗出物，覆盖脑沟、脑回，脑室积脓。镜下观蛛网膜血管充血，蛛网膜下隙充满中性粒细胞、少量单核细胞、淋巴细胞及纤维蛋白。重者脑膜周围脑实质有炎症病变，称脑膜脑炎。

（三）病理临床联系

1.脑膜刺激症状 颈项强直、屈髋伸膝征（Kernig征）阳性。由于炎症累及脊髓神经根周围的蛛网膜及软脑膜，使其通过椎间孔处受压，当颈部或背部肌肉运动时引起疼痛，故颈部肌肉发生保护性痉挛反应呈僵硬状态，称颈项强直。在婴幼儿，因腰背部肌肉保护性痉挛而呈"角弓反张"。屈髋伸膝时，因坐骨神经受牵拉，出现屈髋伸膝征阳性。

2.颅内压升高 表现为剧烈头痛、喷射性呕吐等。因脑膜血管充血，蛛网膜下隙渗出物堆积，可出现小儿前囟饱满。

3.脑脊液改变 脑脊液浑浊，含大量脓细胞，蛋白增多，糖量减少，涂片或细菌培养查见病原菌。脑脊液检查是诊断本病的重要依据。

（四）结局及并发症

大多数经及时治疗可痊愈。如治疗不当可出现以下后遗症：①脑积水，由脑膜粘连、脑脊液循环障碍所致；②颅神经受损麻痹，如斜视、视力障碍、耳聋、面瘫等；③脑底血管炎引起脑缺血、梗死。少数患者（儿童）起病急，病情危重，成为暴发性流脑。抢救不及时可危及生命。

八、流行性乙型脑炎

流行性乙型脑炎简称乙脑，是乙型脑炎病毒感染所致的急性传染病，多见于夏、秋季，儿童尤其婴幼儿易感染。临床表现为高热、嗜睡、抽搐、昏迷等。

（一）病因及发病机制

乙型脑炎病毒为RNA病毒。传染源为家禽、家畜等。传播媒介为蚊子（库蚊）。当带有病毒的蚊子叮咬人体时，病毒在局部组织细胞、淋巴结及血管内皮细胞内繁殖，并不断入血引起病毒血症。当机体免疫力强，血-脑屏障功能正常时，病毒不能进入脑组织致病，称隐性感染；当机体抵抗力低下时，病毒则侵入中枢神经系统，激发细胞免疫及体液免疫。导致神经细胞损伤。

（二）病理变化

病变广泛累及脑实质，以大脑皮质、基底核、视丘最严重。肉眼观，脑膜血管充血、水肿，脑回变宽，脑沟变浅。脑皮质切面有散在点状出血及针尖大小的半透明软化灶。镜下观，神经细胞肿胀、尼氏小体消失，胞浆内空泡形成等。病变的神经细胞周围常环绕增生的胶质细胞，称卫星现象；若小胶质细胞包围、吞噬坏死的神经元，则称为噬神经细胞现象；神经组织坏死后，可溶解液化形成圆形或卵圆形、边界清楚筛网状软化灶；血管高度扩张充血，脑组织水肿。浸润的炎细胞以淋巴细胞、单核细胞和浆细胞为主。炎细胞浸润多以变性坏死的神经元为中心，或围绕血管周围间隙形成淋巴细胞套；小血管或坏死的神经细胞附近可见胶质细胞增生形成小胶质细胞结节。

（三）病理临床联系

早期出现嗜睡、昏迷症状，颅内压增高（脑充血、水肿）出现头痛、呕吐，严重者可出现脑疝。其中小脑扁桃体疝可致延髓呼吸中枢受压使呼吸骤停而致死。脑膜可有不同程度的炎症反应，出现脑膜刺激征。脑脊液透明或微浑浊，细胞以淋巴细胞为主。

（四）结局及并发症

多数患者经适当治疗，在急性期后可痊愈。如病变较重者，可出现痴呆、语言障碍、肢体瘫痪等后遗症。

PPT

第六节　心身疾病

心身疾病，又称心理生理疾病，是一组与心理和社会因素密切相关，但以躯体症状表现为主的疾病。近年来，由于医学模式的转变，疾病谱及死亡谱发生了巨大变化，传染病的发病率及死亡率大大降低，取而代之的是心身疾病。即使某些单纯的生物因素引起的疾病，也存在着一些心身障碍。心身疾病种类较多，各个系统器官均可发生，以下仅介绍常见的原发性高血压、冠心病、溃疡病等。

一、原发性高血压

高血压（hypertension）是指体循环动脉血压持续升高，即成年人静息状态下，收缩压≥140mmHg和（或）舒张压≥90mmHg。原发性高血压是一种原因不明的以体循环动脉血压升高为主要临床表现的独立性全身性疾病，占高血压的90%~95%，也是最早确认的心身疾病之一。多见于中老年人。继发性高血压则指继发于某种疾病，且高血压仅为其临床表现之一。本节主要讲述原发性高血压。

（一）病因与发病机制

原发性高血压的病因及发病机制尚未完全阐明，一般认为是多因素相互作用的结果。

1.遗传因素　高血压病常有明显的遗传倾向。据调查，双亲无高血压、一方有高血压或双亲均有高血压，其子女高血压发生概率分别为3%、28%和46%。研究表明，某些基因的变异和突变，或遗传缺陷与高血压发生有密切关系。目前已发现肾素–血管紧张素系统的编码基因有多种缺陷和变异，这种缺陷可引起肾性钠、水潴留，使血压升高。

2.环境因素　如长期精神过度紧张、焦虑、失眠和不良情绪（如忧郁、悲伤、恐惧等）等，使大脑皮质功能紊乱，皮质下血管舒缩中枢功能失调，导致皮质血管收缩占优势，引起全身细小动脉收缩或痉挛，使外周阻力升高，血压升高。据资料显示，高钠饮食与原发性高血压成正相关。WHO建议每人每日摄盐量应控制在5g以下，可起到预防高血压的作用。相反钾和钙的摄入量与高血压呈负相关。

此外，肥胖、吸烟、饮酒、年龄增长和缺乏体力活动等，也是促使血压升高的重要危险因素。

（二）病理变化与病理临床联系

原发性高血压可分为良性高血压（缓进型高血压）和恶性高血压（急进型高血压）。恶性高血压少见，好发于青壮年，起病迅速，血压迅速而显著的升高。病变基础为增生性小动脉硬化和坏死性细动脉炎。患者常于一年内死于急性肾功能衰竭或脑出血、心力衰竭。本节主要介绍良性高血压。

良性高血压（benign hypertension）起病较隐匿，发展缓慢，病程较长，约占原发性高血压的95%。根据病程发展可分为三期。

1. 功能紊乱期 是高血压的早期阶段，基本病变为全身细小动脉发生间歇性痉挛。患者血压间歇性升高，无器质性病变，可伴有头晕、头痛，经适当休息或治疗，血压可恢复正常。

2. 动脉病变期 ①细动脉硬化：细动脉硬化是原发性高血压的主要病变特征，表现为细动脉玻璃样变性。可累及全身细动脉，如肾脏入球动脉、视网膜中央动脉及脾的中央动脉等。②小动脉硬化：主要表现为内膜胶原纤维及弹力纤维增生；中膜平滑肌细胞增生、肥大，胶原纤维和弹力纤维增生，使管壁增厚变硬，管腔狭窄。主要累及肌型小动脉，如肾叶间动脉、弓形动脉及脑内小动脉等。全身细小动脉硬化，患者血压持续升高，常出现眩晕、头痛等症状。除了给予适当休息和心理治疗外，还需配合降压药物的使用。

3. 内脏病变期

（1）心脏的病变 主要表现为左心室肥大，又称高血压性心脏病。由于血压持续升高，外周阻力增加，左心室代偿性肥大。肉眼可见心脏增大，左心室壁增厚，乳头肌和肉柱增粗变圆。镜下可见心肌细胞肥大。早期心肌肥大不伴心腔扩张，称向心性肥大。晚期，随着病变发展，心肌收缩力逐渐下降，心腔扩张，称离心性肥大。患者的血压进一步升高，叩诊心界向左下扩大，心电图显示左心室肥大和心肌劳损，出现心悸及心力衰竭的症状和体征。

（2）脑的病变 主要表现为：①脑软化：脑内细小动脉硬化，管腔狭窄，引起脑组织液化性坏死，称脑软化。患者出现偏瘫、失语等表现。②脑水肿：因脑内细小动脉痉挛、硬化，局部脑组织缺血、缺氧，毛细血管壁通透性升高，引起脑水肿，患者表现头痛、呕吐、视力障碍等，临床称为高血压脑病。如血压急剧升高，出现剧烈头痛、意识障碍、抽搐等症状，临床上称为高血压危象。③脑出血：是高血压最严重的、往往是致命性的并发症。脑出血常发生于基底节、内囊。由于脑细小动脉变硬变脆、微小动脉瘤形成，当血压剧烈波动时可致血管破裂出血。患者常表现为突然昏迷、呼吸加深、脉搏加快、对侧肢体偏瘫、感觉消失、大小便失禁、甚至死亡。

（3）肾的病变 表现为原发性颗粒性固缩肾。肉眼观，双肾对称性缩小，质地变硬，肾表面凹凸不平，呈细颗粒状。镜下观，肾小球发生纤维化和玻璃样变性，相应肾小管发生萎缩、消失。健存肾小球代偿性肥大，所属肾小管代偿性扩张，间质有结缔组织增生和淋巴细胞浸润。随着病变肾单位越来越多，肾血流量减少，滤过率降低，患者可出现肾功能衰竭、氮质血症、尿毒症等。

（4）视网膜的病变 视网膜中央动脉的病变与原发性高血压各期变化基本一致，具有重要的临床意义。眼底镜检查发现视网膜动脉依次发生痉挛、迂曲；变硬、动静脉交叉处静脉受压；视网膜絮状渗出或出血；视神经乳头水肿。

二、冠状动脉粥样硬化性心脏病

冠状动脉性心脏病（coronary heart disease，CHD）简称冠心病，是威胁人类健康最严重的一类心身疾病，主要是由于冠状动脉粥样硬化致冠状动脉狭窄所引起的缺血性心脏病。其发病率呈逐年上升趋势，多见于中、老年人。

（一）病因与发病机制

1. 病因 冠心病的生理基础是冠状动脉粥样硬化，动脉粥样硬化（atherosclerosis，AS）是与血脂异常及血管壁结构改变有关的血管病变，其病变特点表现为动脉内膜下粥样斑块形成，导致动脉管壁增厚、变硬、管腔狭窄。动脉粥样硬化的确切病因不清，下列因素被视为危险因素。

（1）高脂血症 动脉粥样硬化主要的危险因素，是指血浆中总胆固醇（TC）和（或）三酰甘油（TG）的水平异常增高。由于血浆中的脂质是以脂蛋白形式存在，包括乳糜微粒（CM）、极低密度脂蛋白（VLDL）、低密度脂蛋白（LDL）、高密度脂蛋白（HDL）。其中LDL分子量小，易渗入动脉内膜，而HDL可逆向转运胆固醇，促进其清除，并竞争抑制LDL与内膜结合，减少其沉积。

（2）高血压　与动脉粥样硬化互为因果，相互促进。血压升高时血流对血管壁的冲击力增强，可引起血管内皮细胞受损，通透性升高，LDL易于进入内膜而发生沉积。

（3）吸烟　长期吸烟可破坏血管内皮细胞和导致血中CO浓度升高，LDL易于进入内膜，同时使内皮细胞释放生长因子，诱导中膜平滑肌细胞（SMC）增生并移入内膜。此外，吸烟还可使血浆中LDL易于氧化。

（4）能引起高脂血症的相关疾病　糖尿病、甲状腺功能减退症与肾病综合征、高胰岛素血症等。

此外，如年龄、性别、饮食结构、肥胖等因素也与动脉粥样硬化发生有关。

2.发病机制　动脉粥样硬化的发病机制非常复杂，提出了脂源性学说、致突变学说、损伤应答学说等，其中任何一种学说都不能全面地阐述AS的发病机制。各种致病因素一方面致脂质代谢异常，出现高脂血症，为AS的发生准备了物质条件。另一方面，血管内膜损伤使通透性升高有利于脂质渗入内膜下，为AS的发生确立了结构基础。此外，损伤的内皮可分泌生长因子，吸引单核细胞、中膜平滑肌细胞迁入内膜，在相应受体介导作用下，吞噬已经氧化修饰的脂蛋白，形成泡沫细胞。大量泡沫细胞聚集形成脂纹脂斑，继发纤维组织增生形成纤维斑块，纤维斑块不断增大，缺血、坏死形成粥样斑块，导致管壁增厚、变硬，管腔狭窄。

（二）基本病理变化

动脉粥样硬化主要累及大动脉（主动脉）和中动脉（冠状动脉、大脑中动脉、肾动脉等），多发生于动脉分叉、分支开口、血管弯曲凸面等部位。根据粥样斑块形成过程，可分以下4个阶段。

1.脂纹脂斑期　在儿童期即可发生，是一种可逆性改变。脂纹脂斑是动脉粥样硬化的早期病变。肉眼观，在动脉内膜面可见长1~5cm、宽1~2mm不等的平坦或微隆起于内膜面的黄色的条纹或斑点。镜下观，病灶处内膜下有大量泡沫细胞聚集。

2.纤维斑块期　由脂纹脂斑发展而来。肉眼观，内膜表面见散在不规则隆起的斑块，斑块初为灰黄色，后随着表面胶原纤维增多及玻璃样变性而转为瓷白色。镜下观，病灶表面为一层纤维帽，由大量胶原纤维、平滑肌细胞（SMC）、蛋白聚糖及弹性纤维构成，胶原纤维可发生玻璃样变性，其下方为数量不等的泡沫细胞、SMC、细胞外脂质及炎症细胞等。

3.粥样斑块期　纤维斑块继续发展，斑块深层的细胞缺血坏死，坏死物与脂质混合形成粥样斑块，亦称粥瘤。肉眼观，内膜表面明显隆起的灰黄色斑块；镜下观，斑块表面为纤维帽，其下有大量不定形的坏死崩解产物，其中可见胆固醇结晶（HE染色切片中呈针状空隙）和钙盐沉积。底部及周边部可见肉芽组织，中膜受压萎缩变薄。

4.继发性病变期　是指在纤维斑块和粥样斑块的基础上继发的病变，常见的有：①斑块内出血：指斑块内新生的血管破裂形成血肿，血肿使斑块进一步隆起，甚至完全堵塞管腔，引起供血中断。②斑块破裂：斑块表面的纤维帽破裂，粥样物质进入血液，可引起栓塞。在斑块处则形成粥瘤样溃疡。③血栓形成：由于内皮损伤或粥瘤性溃疡而使胶原纤维暴露易于血栓形成，可造成管腔堵塞或脱落造成栓塞，也可机化再通。④钙化：在纤维帽和粥瘤病灶内可见钙盐沉积，使血管壁变硬、变脆。⑤动脉瘤形成：严重的粥样斑块底部的中膜平滑肌可发生不同程度的萎缩和弹性下降，在血管内压的作用下，动脉管壁发生局限性扩张形成动脉瘤。动脉瘤可破裂造成大出血。⑥血管腔狭窄：弹力肌层动脉可因粥样斑块形成而导致管腔狭窄，引起所供血区的血量减少，导致相应器官发生缺血性病变。

（三）冠心病类型

冠状动脉粥样硬化最常累及左冠状动脉前降支，其次为右冠状动脉主干、冠状动脉左主干

或左旋支。特点是斑块呈多节段性，可融合，位于血管的心壁侧，病变处内膜呈新月形增厚，管腔偏心性狭窄。按狭窄程度分为四级：Ⅰ级≤25%；Ⅱ级26%~50%；Ⅲ级51%~75%；Ⅳ级>76%。若冠状动脉粥样硬化并发冠状动脉痉挛或继发改变，可致原有的管腔狭窄程度加剧，甚至血供中断，引起心肌缺血及相应的心脏病变，如心绞痛、心肌梗死、心肌纤维化和冠状动脉性猝死等。

1.心绞痛（angina pectoris，AP） 是冠状动脉供血不足和（或）心肌耗氧量急剧增加，致使心肌急性暂时性缺血、缺氧所引起的临床综合征，是冠心病最常见的临床类型。临床表现为胸骨后或心前区阵发性压榨感或紧缩性疼痛感，常放射至左肩、左臂，持续数分钟，多不超半小时，休息或用硝酸酯制剂可缓解。心绞痛的发生除了有冠状动脉狭窄的病变基础外，常有明显的诱因，如劳累、情绪激动、紧张、暴食、寒冷等，由于心肌缺血缺氧，酸性代谢产物增加，刺激心脏局部的神经末梢，信号经1~5胸交感神经节和相应脊髓段传至大脑，产生痛觉。

2.心肌梗死（myocardid infarction，MI） 是指冠状动脉供血不足导致心肌发生的缺血性坏死。心肌梗死部位最常见于左心室前壁、心尖区、室间隔前2/3。肉眼观梗死灶形状不规则，呈地图状，灰白或灰黄，质硬而干燥。镜下观，心肌纤维变性、坏死，伴中性粒细胞、单核细胞浸润；后期由肉芽组织取代，后逐渐纤维化形成瘢痕。临床表现为剧烈而持久的胸骨后剧痛，伴左肩、左臂放射状疼痛，持续时间长可长达数小时甚至数天，经休息或舌下含服硝酸酯制剂不能缓解。血清中肌酸磷酸激酶（CPK）、乳酸脱氢酶（LDH）等浓度升高。检查心电图和血清酶谱变化有利于心肌梗死的早期诊断。心肌梗死起病较急，发展迅速，常可并发心律失常、心力衰竭及休克、心脏破裂、室壁瘤、附壁血栓、急性心包炎等。

3.心肌纤维化 是冠状动脉粥样硬化，引起心肌慢性持续性缺血缺氧所导致的心肌纤维化。临床上可表现为心律失常或心力衰竭。

4.冠状动脉性猝死 心源性猝死中最常见的一种。多见于中年人，男性多于女性。常发生在饮酒、劳累、吸烟、运动后，患者突然昏倒、四肢抽搐、小便失禁、呼吸困难、口吐白沫、迅速昏迷。如果发现及时，心肺复苏可挽救患者的生命，否则立即死亡或数小时后死亡。少数人可在夜间睡眠中发生，无人察觉，失去抢救机会。

三、消化性溃疡

消化性溃疡（peptic ulcer）又称溃疡病，是以胃、十二指肠黏膜形成慢性溃疡为特征的一种常见病，多见于25~50岁青壮年，男性多于女性。其发生与胃液的自身消化作用有关，故称为消化性溃疡病。十二指肠溃疡比胃溃疡多见，前者约占溃疡病的70%，后者约占25%，约5%的病例为胃和十二指肠同时发生的复合性溃疡。临床呈慢性经过，易反复发作，患者有周期性上腹部疼痛、返酸、嗳气等症状。

（一）病因与发病机制

消化性溃疡主要是胃酸和胃蛋白酶消化作用破坏了胃黏膜屏障导致的损伤。幽门螺杆菌感染、胃液的消化作用、神经内分泌的失调及外源性药物（非甾体类抗炎药）等均可造成胃黏膜防御屏障的破坏，导致溃疡的发生。此外溃疡病呈家族多发趋势，O型血溃疡病发病率是其他血型的1.5~2倍，说明溃疡病的发生可能与遗传和血型有关。

（二）病理变化

肉眼观，胃溃疡好发于胃小弯近幽门处，胃窦部尤为多见，常为单个，圆形或椭圆形，直径多在2cm以内，溃疡边缘整齐，状如刀切，底部平坦、洁净，溃疡口周围的黏膜皱襞向周围呈放射状排列，常穿越黏膜下层、肌层甚至浆膜层，有时引起穿孔。十二指肠溃疡好发于球部的前壁或后壁，溃疡较小而浅，直径多在1cm以内。镜下观，溃疡底部由内向外依次是：①渗出层，由少量炎性渗出物，由纤维蛋白和白细胞等构成；②坏死层，由红染均质无结构的坏死组织构成；③肉芽组织层，由新生的毛细血管和成纤维细胞构成；④瘢痕层，主要为大量的胶原纤维及少量的纤维细胞。在瘢痕组织中，部分动脉血管常因炎性刺激发生增殖性内膜炎，使管壁增厚，管腔狭窄或有血栓形成，造成局部组织血液循环障碍，影响组织再生修复，但却能防止溃疡局部血管破裂出血。此外，在溃疡底部的神经节细胞和神经纤维常发生变性和断裂，有时神经纤维的断端呈小球状增生，这种变化可能是患者产生疼痛症状的原因之一。

（三）病理临床联系

1. 周期性上腹部疼痛 溃疡病的主要临床表现是周期性上腹部疼痛，疼痛呈灼痛、锥痛或钝痛，胃溃疡的疼痛一般在餐后半小时出现，胃排空后缓解。这是因为食物的刺激，引起胃泌素分泌亢进，胃酸分泌增加，刺激溃疡面暴露的神经纤维末梢，引起胃平滑肌痉挛所致。十二指肠溃疡的疼痛多出现在饥饿时或夜间发作，又称饥饿痛。可能是饥饿或夜间迷走神经兴奋性增高，胃酸分泌增多，分泌的胃酸直接进入十二指肠所致。进食后，胃酸被食物混合，疼痛即可缓解。

2. 不同程度的消化吸收不良表现 表现为返酸、嗳气及上腹饱胀等。酸性胃内容物反流表现为反酸；胃排空受阻，宿食发酵、产气导致嗳气和上腹饱胀感。胃逆蠕动导致胃内容物向上反流可引起呕吐。

（四）结局与并发症

1. 结局 大多数溃疡病患者可以痊愈。溃疡由肉芽组织增生修复，转变为瘢痕组织，周围的黏膜上皮再生履盖而愈合。

2. 并发症 少数患者长期反复发作，可能会出现以下并发症。

（1）出血 常见的并发症，10%~35%的患者有出血，轻者大便潜血试验阳性，重者可大出血，引起呕血、柏油样大便，甚至失血性休克而危及生命。

（2）穿孔 约占溃疡病患者的5%，多见于肠壁较薄的十二指肠溃疡。发生穿孔后，胃肠内容物漏入腹腔引起急性弥漫性腹膜炎或慢性局限性腹膜炎。

（3）幽门梗阻 约占3%的患者，反复发作的溃疡形成大量瘢痕，瘢痕收缩引起幽门狭窄，或溃疡时刺激幽门括约肌发生痉挛收缩，导致幽门梗阻。此时，胃排空障碍，胃内容物潴留，患者反复呕吐，可引起水、电解质酸碱平衡紊乱和营养不良。

（4）癌变 十二指肠溃疡几乎不发生癌变。胃溃疡癌变率一般小于1%。

第七节 肿 瘤

PPT

肿瘤（tumor）是严重危害人类健康和生命的常见病、多发病。我国肿瘤的发病率和死亡率呈逐年上升的趋势，最常见的恶性肿瘤为肺癌、食管癌、胃癌、大肠癌、肝癌、乳腺癌、鼻咽癌、宫颈癌和淋巴瘤、白血病。目前，肿瘤的病因及发病机制尚未完全阐明，恶性肿瘤还不能根治，早发现、早诊断和早治疗是肿瘤防治的重点。

一、肿瘤的概念

肿瘤是机体在各种致瘤因素的作用下，局部组织的正常细胞在基因水平上失去对其生长的正常调控，导致克隆性异常增生而形成的新生物。这种异常增生称为肿瘤性增生，能相对无限制生长形成局部肿块，是细胞生长调控严重紊乱的结果。

二、肿瘤的生物学特性

（一）肿瘤的形态

肿瘤的形状、体积、颜色、质地、数目等形态多种多样，可以一定程度反映肿瘤的组织来源、发生部位和良恶性，对初步判断肿瘤有重要意义。

1.形状 肿瘤形状多样，与生长部位、生长方式和肿瘤性质密切相关（图15-32），恶性肿瘤大多呈蟹足状、浸润包块状、弥漫性肥厚状和溃疡状。深部组织和器官的良性肿瘤主要有结节状、分叶状及囊状，突出体表或黏膜表面的多呈息肉状、蕈状、乳头状、菜花状。

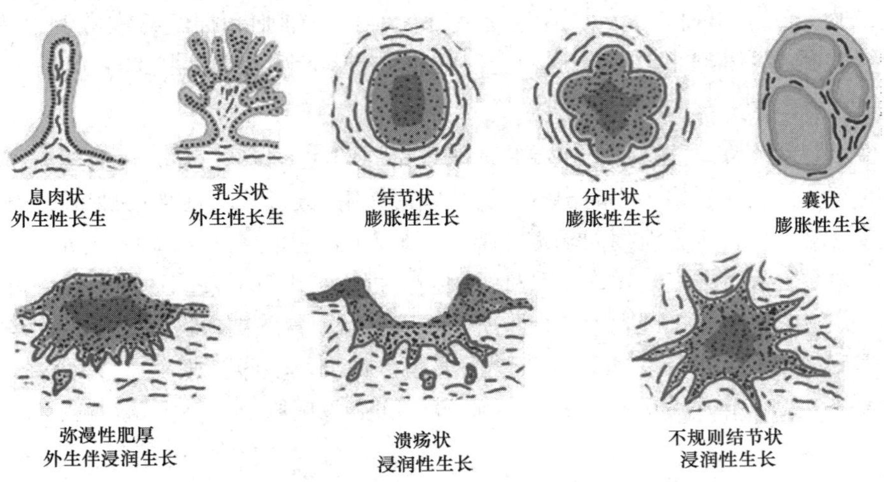

图15-32　肿瘤常见形态和生长方式示意图

2.大小 肿瘤大小不一，与其性质、生长时间、生长速度、生长部位等相关，有的极小，只能在显微镜下发现，如原位癌。有的极大，可重达数千克乃至数十千克，如脂肪瘤。恶性肿瘤一般不会很大，因为其短时间内对人产生不良后果甚至危及生命。

3.颜色 肿瘤颜色不同，一般与起源组织颜色相近，主要取决于肿瘤间质的血管多少，如血管瘤血管较多故呈暗红色，血管较少的纤维组织肿瘤显灰白色。新生血管较少肿瘤细胞生长快，导致肿瘤细胞营养供应不足，易发生坏死、变性、钙化等继发性改变，可使原来的颜色发生改变，呈现多种颜色混杂，如肾肿瘤呈多彩状。

4.质地 肿瘤质地各异，与组织起源、实质与间质的比例、继发改变有关，如骨瘤质地较硬，纤维瘤和平滑肌瘤较韧，脂肪瘤质地较软。实质多而间质少的肿瘤质地较软，反之质地较硬；肿瘤组织发生变性、坏死、囊性变时质地较软，出现钙化和骨化时质地较硬。

5.数量 肿瘤大多为一个（单发瘤），少数患者可同时或先后发生多个原发肿瘤（多发瘤），如多发性子宫平滑肌瘤。

（二）肿瘤的结构

肿瘤组织由实质和间质构成，实质是肿瘤细胞，决定肿瘤生物学特性及对机体的影响，是判断肿瘤来源、性质、命名和分类的主要依据。肿瘤间质没有特异性，主要由血管、淋巴管、结缔组织组成，对肿瘤实质起着支持和营养作用。肿瘤间质中若有淋巴细胞、巨噬细胞、浆细胞等免疫细胞，提示机体免疫应答肿瘤细胞的表现，其数量越多，预后相对较好。

（三）肿瘤的异型性

肿瘤组织无论在细胞形态和组织结构上，都与其起源的正常组织有不同程度的差异，这种差异即为异型性。异型性是肿瘤组织和细胞出现成熟障碍和分化异常的表现。所谓分化是指肿瘤细胞与其来源的正常细胞比较，在组织形态、功能、代谢细胞生长和增殖等生物学行为上的相似程度。通常肿瘤的异型性越小，说明肿瘤组织和正常组织越相似，肿瘤组织的分化程度越高，恶性程度越低；异型性越大，表示肿瘤组织的分化程度越低，恶性程度越高。肿瘤的异型性和分化程度是判断肿瘤良、恶性的主要组织学依据。

1.肿瘤组织结构的异型性 是指肿瘤组织在空间排列上与其来源的正常组织存在的差异。良性肿瘤细胞的异型性不明显，主要表现为组织结构的明显异型性。如纤维瘤细胞和正常纤维细胞很相似，只是其排列与正常纤维组织不同，呈编织状。恶性肿瘤无论是肿瘤细胞还是组织结构都有明显异型性，瘤细胞排列更为紊乱，失去正常的排列结构层次。如纤维肉瘤，瘤细胞多异型性明显，胶原纤维少，排列很紊乱，与正常纤维组织的结构相差较远。

2.肿瘤细胞的异型性 良性肿瘤细胞异型性小，一般与其发源的正常细胞相似。恶性肿瘤细胞异型性明显，表现为肿瘤细胞形态及大小不一致。瘤细胞核的体积增大，胞核与细胞浆的比例比正常增大，核大小及形状不一，并可出现巨核、双核、多核或奇异核。肿瘤细胞核染色深，分布不均匀，常堆积在核膜下，使核膜显得增厚。核分裂象增多，可见不对称性、多极性及顿挫性等病理性核分裂象等。肿瘤细胞浆因核蛋白体增多而呈嗜碱性。有些肿瘤细胞可产生异常分泌物或代谢产物，如黏液、糖原、脂质、角质和色素等。这些物质可通过特殊染色或免疫组织化学染色使之显示，常有利于判断肿瘤的来源。

（四）肿瘤的生长

肿瘤细胞的分裂增殖是肿瘤生长的基础。肿瘤的生长速度和生长方式有助于初步判断肿瘤的良、恶性。

1.肿瘤的生长速度 因肿瘤的良、恶性不同而有很大差别。一般良性肿瘤由于分化程度高，生长速度较缓慢，可达数年或数十年。如果生长缓慢的良性肿瘤，在短期内生长速度突然加快，要高度警惕发生恶变的可能。恶性肿瘤分化程度低，生长速度较快，短时间内可形成较大肿块，并且常因营养供应不足而发生坏死。

2.肿瘤的生长方式

（1）膨胀性生长　大多数良性肿瘤典型的生长方式。瘤细胞生长缓慢，如膨胀的气球挤压周围组织向四周生长即膨胀性生长。肿瘤常有完整的包膜，与周围组织分界清楚（图15-33）。临床触诊时肿块活动度较好，手术容易摘除，不易复发。

（2）浸润性生长　恶性肿瘤的典型生长方式。瘤细胞分裂增生，侵入周围组织间隙、淋巴管或血管内，如树根长入泥土一样，侵袭并破坏周围组织即浸润性生长。肿瘤常无完整包膜，与组织周围分界不清（图15-34）。临床触诊时，肿块固定或活动度小，手术不易切除彻底，术后易复发。

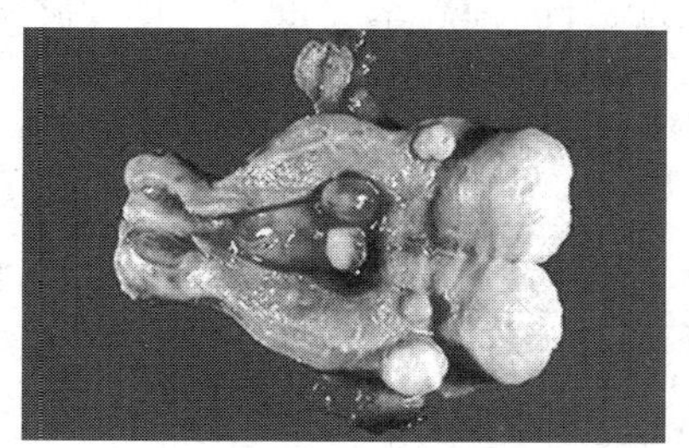

图15-33　多发性子宫平滑肌瘤

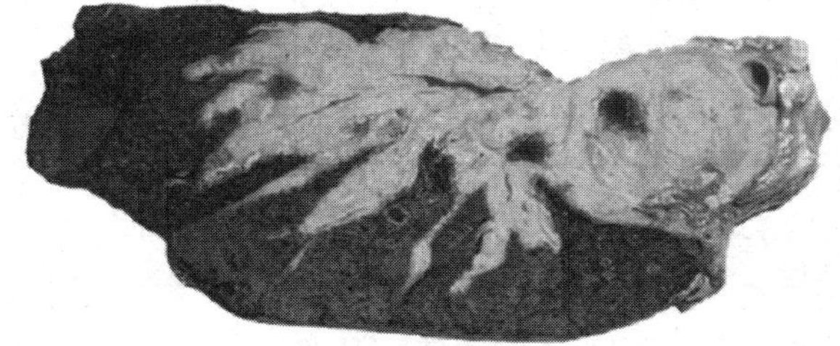

图15-34　肺癌（浸润性生长）

（3）外生性生长　发生在体表、体腔（如胸腔、腹腔等）、有腔器官（如消化道、泌尿道等）腔面的肿瘤，可向表面生长形成突起的乳头状、息肉状、蕈状或菜花状的肿物，称为外生性生长。良性肿瘤和恶性肿瘤都可呈外生性生长。但恶性肿瘤在外生性生长的同时，其基底部往往也呈浸润性生长，又由于其生长迅速，血液供应不足，这种外生性肿物容易发生坏死脱落而形成癌性溃疡。

（五）肿瘤的扩散

肿瘤的扩散是恶性肿瘤重要的生物学特征之一，恶性肿瘤是通过直接蔓延和转移两种方式进行扩散。

1.直接蔓延 恶性肿瘤细胞沿着组织间隙、血管、淋巴管或神经束衣侵入并破坏邻近组织或器官，并继续生长，称直接蔓延。如晚期子宫颈癌可蔓延至直肠和膀胱；晚期乳腺癌可穿过胸肌和胸腔甚至达肺。

2. 转移 恶性肿瘤细胞从原发部位侵入淋巴管、血管或体腔，迁徙到其他部位继续生长，形成与原发瘤同样类型的肿瘤，这个过程称为转移。所形成的新肿瘤称为转移瘤。转移是恶性肿瘤最重要的生物学特征。恶性肿瘤转移常通过以下几种途径（表15-5）。

表15-5 恶性肿瘤的转移途径

	淋巴道转移	血道转移	种植性转移
转移路径	肿瘤细胞进入淋巴管，随淋巴液到达局部淋巴结并继续生长，使淋巴结肿大、质地变硬。	肿瘤细胞进入血管，可随血流到达远处的组织、器官，继续生长，形成转移瘤。最常转移的器官是肺和肝	体腔内器官的恶性肿瘤扩散至浆膜时，瘤细胞脱落，种植在邻近或远隔器官的表面，继续生长形成多个转移瘤
转移的主要肿瘤	癌	肉瘤	体腔内器官恶性肿瘤
常见临床病例	乳腺癌转移到同侧腋窝淋巴结	骨肉瘤的肺转移	胃癌种植到卵巢

三、肿瘤对机体的影响

良性肿瘤对机体的影响一般较小，主要表现为局部压迫和阻塞症状，如颅内良性肿瘤压迫脑组织、阻塞脑脊液循环系统，引起颅内压升高；另外，内分泌细胞来源的良性肿瘤可产生过多的激素，如垂体嗜酸性细胞瘤可分泌促生长激素，引起巨人症和肢端肥大症。

恶性肿瘤除引起压迫、阻塞症状、激素增多症及继发改变外，还可以破坏器官的形态和功能，如晚期肝癌可广泛破坏肝组织，导致肝功能障碍；恶性肿瘤代谢产物或合并感染可以引起发热；晚期肿瘤压迫或侵犯神经组织引起疼痛，如鼻咽癌侵犯三叉神经时，产生头痛；恶性肿瘤晚期患者伴恶病质，即出现极度消瘦、贫血和全身衰竭的状态；恶性肿瘤的产物或异常免疫反应等间接引起副肿瘤综合征，可表现为内分泌、神经、消化、造血、骨关节、肾脏及皮肤等系统的异常，可以是一些隐匿性肿瘤的信号，也可能意味病情严重。

四、良恶性肿瘤的区别

区别肿瘤的良、恶性是诊断和合理治疗肿瘤的前提，对患者的预后至关重要。良性肿瘤与恶性肿瘤的区别要点归纳如下（表15-6）。

表15-6 良恶性肿瘤的区别

	良性肿瘤	恶性肿瘤
分化程度	分化好，异型性小	分化差，异型性大
核分裂象	无或稀少，无病理性核分裂象	见，可见病理性核分裂象
生长速度	缓慢	较快
生成方式	膨胀性生长或外生性生长	浸润性生长或外生性生长
继发性改变	较少发生坏死，出血	常发生坏死，出血，溃疡
转移	不转移	常有转移
复发	很少复发	易复发
对机体影响	较小，主要为局部压迫或阻塞	较大，除压迫或阻塞外，还破坏组织器官，并发出血、感染、恶病质等

良性肿瘤与恶性肿瘤的判断是相对的，两者之间并没有绝对界限，有些肿瘤表现可介于两者之间，称为交界性肿瘤，如卵巢交界性浆液性乳头状囊腺瘤和黏液性囊腺瘤。肿瘤的良、恶性也并非一成不变，有些良性肿瘤如不及时治疗，也可能转变为恶性肿瘤，如结肠乳头状腺瘤可恶变为腺癌。

五、肿瘤的命名和分类

（一）肿瘤的命名原则

肿瘤种类繁多，命名复杂。一般根据其起源组织类型和良恶性来命名。

1. 良性肿瘤的命名 通常在起源组织后加“瘤”字。如来源于腺上皮的良性肿瘤称腺瘤；来源脂肪组织的良性肿瘤称脂肪瘤。有时还结合肿瘤的形态特点命名，如乳头状瘤、息肉状腺瘤。

2. 恶性肿瘤的命名 恶性肿瘤一般可分为上皮组织源性和间叶组织源性两类。人们通常所称的“癌症”是泛指所有的恶性肿瘤。

（1）癌 上皮组织来源的恶性肿瘤称为癌。命名时在其来源组织名称之后加“癌”字，如来源于鳞状上皮的恶性肿瘤称为鳞状细胞癌，来源于腺上皮的恶性肿瘤称为腺癌。有时可结合部位及形态特点命名，如卵巢黏液性囊腺癌。

（2）肉瘤 间叶组织来源的恶性肿瘤称为肉瘤。间叶组织包括纤维结缔组织、脂肪、肌肉、脉管、淋巴造血组织、骨、软骨组织等。命名时在来源组织名称之后加“肉瘤”，如纤维肉瘤、横纹肌肉瘤、骨肉瘤等。

少数肿瘤中同时具有癌和肉瘤两种成分的称为癌肉瘤。

3. 特殊命名

（1）以“母细胞瘤”命名的肿瘤 肿瘤的形态类似胚胎发育过程中的某些幼稚组织，多数为恶性肿瘤，如神经母细胞瘤、肾母细胞瘤、视网膜母细胞瘤。少数为良性肿瘤，如骨母细胞瘤、软骨母细胞瘤。

（2）冠以“恶性”二字命名的肿瘤 如恶性畸胎瘤、恶性淋巴瘤、恶性黑色素瘤、恶性神经鞘瘤等。

（3）以“瘤”或“病”命名的肿瘤 如精原细胞瘤、多发性骨髓瘤、黑色素瘤、白血病等。

（4）以人名来命名的肿瘤 如尤文瘤（Ewing）、霍奇金（Hodgkin）淋巴瘤。

（5）以“瘤病”命名的肿瘤 神经纤维瘤病、脂肪瘤病、血管瘤病等。

（二）肿瘤的分类

肿瘤的分类主要以肿瘤的组织类型、细胞类型、生物学行为为依据。每一类别又分为良性肿瘤与恶性肿瘤两大类。下面列举了常见肿瘤的简单分类（表15-7）。

表15-7 常见肿瘤的分类

	良性肿瘤	恶性肿瘤
上皮组织		
鳞状细胞	鳞状细胞乳头状瘤	鳞状细胞癌
基底细胞		基底细胞癌
腺上皮细胞	腺瘤	腺癌
尿路上皮（移行细胞）	尿路上皮乳头状瘤	尿路上皮癌
间叶组织		
纤维组织	纤维瘤	纤维肉瘤
脂肪	脂肪瘤	脂肪肉瘤
平滑肌	平滑肌瘤	平滑肌肉瘤
横纹肌	横纹肌瘤	横纹肌肉瘤
血管	血管瘤	血管肉瘤

续表

	良性肿瘤	恶性肿瘤
淋巴管	淋巴管瘤	淋巴管肉瘤
软骨	软骨瘤	软骨肉瘤
骨		骨肉瘤
滑膜		滑膜肉瘤
间皮		恶性间皮瘤
淋巴造血组织		
淋巴组织		淋巴瘤
造血组织		白血病
神经组织和脑脊膜		
胶质细胞	胶质瘤	恶性胶质瘤
神经细胞	节细胞神经瘤	神经母细胞瘤、髓母细胞瘤
脑脊膜	脑膜瘤	恶性脑膜瘤
神经鞘细胞	神经鞘瘤	恶性神经鞘瘤
其他		
黑色素细胞		恶性黑色素瘤
胎盘滋养叶细胞	葡萄胎	恶性葡萄胎、绒毛膜上皮癌
生殖细胞		精原细胞瘤、无性细胞瘤、胚胎性癌
性腺或胚胎剩件中的全能细胞	畸胎瘤	恶性畸胎瘤

六、癌前病变、异型增生和原位癌

癌的形成一般要经过癌前病变、非典型增生、原位癌、浸润癌，正确认识这一过程，对于相关癌症的预防、治疗具有重要意义。

（一）癌前病变

癌前疾病是指某些具有癌变潜在可能性的良性病变，如长期存在，有可能转变为癌。认识并重视癌前病变的诊断、治疗和随访，对早期预防恶性肿瘤的发生有重要意义。常见的癌前病变有：慢性病毒性肝炎与肝癌；慢性萎缩性胃炎与胃癌；黏膜白斑与鳞状细胞癌；子宫糜烂与子宫颈癌；慢性溃疡性结肠炎与结肠腺癌；乳腺纤维囊性病与乳腺癌。

（二）异型增生和原位癌

近年来常用异型增生（dysplasia）来描述与肿瘤形成相关的非典型增生过程。根据异型性的大小和累及范围，异型增生分为三级。累及上皮层下1/3的轻度异型增生为Ⅰ级；累及上皮层下1/3~2/3的中度异型增生为Ⅱ级；累及上皮层2/3以上的重度异型增生或原位癌为Ⅲ级。异型增生虽有细胞和结构异型性，但并不一定进展为癌，当致病因素去除时，某些异型增生可能会逆转。临床多用上皮内瘤变（intraepithelial neoplasia）来描述发生在上皮的异型增生和原位癌，并实行两级分类法，如子宫颈上皮内瘤变（cervical intraepithelial neoplasia，CIN）分为子宫颈低级别上皮内瘤变（CIN Ⅰ）和高级别上皮内瘤变（CIN Ⅱ、CIN Ⅲ）。

原位癌（carcinoma in situ）是指癌细胞已累及上皮全层，但仅限于黏膜上皮层或皮肤表皮层内，未侵破基底膜向下浸润生长。原位癌无间质不具备转移条件，若早发现及时治疗，可完全治愈。较常见的原位癌发生于宫颈、食管、皮肤、膀胱、乳腺等处。

七、肿瘤的病因与发病机制

肿瘤的病因和发病机制没有完全弄清楚，现在普遍认为绝大多数肿瘤是外环境因素（外

因）与机体内在因素（内因）相互作用导致与细胞正常生长与增殖的有关的调节因子的基因异常，如原癌基因的激活、肿瘤抑制基因的灭活或丢失、凋亡调节基因和DNA修复基因紊乱等，从而导致肿瘤发生。所以肿瘤也可以称为基因病。

本章小结

病理学基础包括疾病的基本病理变化和临床常见疾病的病理特点。

疾病的基本病理变化有组织的损伤与抗损伤反应、局部血液循环障碍、炎症概论和肿瘤等表现。损伤反应早期表现为细胞变性，是可逆的变化；后期表现为坏死和凋亡，是不可逆的过程。组织的抗损伤形式包括适应和修复，适应形式表现为萎缩、肥大、增生和化生；修复的基础是再生，在此基础上进行纤维性修复和创伤愈合。疾病发展过程都伴有不同形式的局部血液循环障碍，常表现为充血、出血、血栓形成、栓塞和梗死等形式。炎症是人类最常见的一类以防御反应为主的疾病。炎症的基本病理变化是变质、渗出和增生，局部表现为红、肿、热、痛和功能障碍，严重时伴有发热、末梢血白细胞计数改变等全身反应。肿瘤也是一类常见病，其中的恶性肿瘤严重危害人类健康。

临床常见疾病包括炎症性疾病和心身疾病。炎症性疾病有风湿病、肺炎、肝炎、结核病、肾炎、流行性脑脊髓膜炎、流行性乙型脑炎等，这类疾病既具有炎症性疾病的共性也有其特征性表现。心身疾病是一组与心理和社会因素密切相关，但以躯体症状表现为主的疾病。常见心身疾病包括原发性高血压、冠状动脉粥样硬化性心脏病和消化性溃疡。弄清楚这些常见疾病的特点能为临床诊治打下坚实的理论基础。

习 题

习题

一、单项选择题

1.各种疾病最常见的病因是（　）。

A.生物因素　B.免疫因素　C.遗传因素　D.物理因素　E.化学因素

2.全脑功能的永久性停止称为（　）。

A.植物人状态　B.濒死状态　C.脑死亡　D.生物学死亡　E.临床死亡

3.四肢骨折石膏固定后引起的骨骼肌萎缩，主要属于（　）。

A.神经性萎缩　B.失用性萎缩

C.压迫性萎缩　D.营养不良性萎缩

E.生理性萎缩

4.下述哪项肯定不是肉芽组织的成分（　）。

A.新生的神经纤维　B.增生的成纤维细胞

C.炎性细胞　D.新生的毛细血管

E.巨噬细胞

5.股静脉内的血栓脱落后随血流运行阻塞于肺动脉的过程为（　）。

A.血栓　B.血栓形成　C.血栓栓塞　D.梗死　E.淤血

6.下列有关炎症的理解，不正确的是（　）。

A.血管反应是炎症的中心环节　B.对机体损害的任何因素均可为致炎因子

C.炎症对机体有利，又有潜在危害性　D.凡是炎症都运用抗生素抗炎

E.炎症既有局部反应，又有全身反应

7.患儿，男，10岁。左手背不慎烫伤，局部红、肿、热、痛，随之出现水疱。该儿童可能

患了哪种炎症（　）。

A. 浆液性炎　B. 化脓性炎　C. 纤维素性炎　D. 出血性炎　E. 卡他性炎

8. 肿瘤的性质取决于（　）。

A. 肿瘤间质　B. 肿瘤实质
C. 肿瘤的转移　D. 肿瘤细胞的代谢特点
E. 肿瘤的生长方式

9. 风湿性心内膜炎最常累及的心瓣膜是（　）。

A. 二尖瓣　B. 主动脉瓣
C. 肺动脉瓣　D. 二尖瓣、主动脉瓣联合受累
E. 三尖瓣

10. 某25岁男性，酗酒后突然起病，寒战，体温39.5℃ 3天后感到胸痛、咳嗽，咳铁锈色痰。X线检查，左肺下叶有大片密实阴影，其可能患有（　）。

A. 急性支气管炎　B. 小叶性肺炎
C. 病毒性肺炎　D. 大叶性肺炎
E. 间质性肺炎

二、简答题

1. 断肢再植时，各种组织是如何再生的？再生能力如何？
2. 静脉淤血、血栓形成、栓塞有何联系？
3. 如何区别良、恶性肿瘤？

（黄　琼　刘加燕）

参考答案

第一章

1.B　2.C　3.C　4.C　5.A

6.C　7.A　8.C　9.B　10.B

第二章

1.B　2.D　3.E　4.C　5.D

6.A　7.D　8.C　9.E　10.D

第三章

1.C　2.C　3.B　4.E　5.C

6.B　7.C　8.E　9.C　10.D

第四章

1.C　2.E　3.A　4.C　5.C

6.C　7.A　8.C　9.C　10.B

第五章

1.C　2.C　3.E　4.D　5.C

6.D　7.C　8.C　9.B　10.E

第六章

1.C　2.C　3.A　4.D　5.E

6.C　7.C　8.A　9.C　10.D

第七章

1.C　2.C　3.B　4.E　5.A

6.A　7.B　8.B　9.D　10.B

第八章

1.D　2.C　3.A　4.D　5.B

6.D　7.A　8.A　9.B

第九章

1.B　2.C　3.C　4.C　5.D

6.E　7.C　8.D　9.E　10.B

第十章

1.A　2.C　3.E　4.C　5.B

6.A　7.B　8.A　9.D　10.E

第十一章

1.E　2.B　3.A　4.E　5.C

6.A　7.D　8.C　9.A　10.D

第十二章

1.A　2.D　3.A　4.E　5.E

6.C　7.D

第十三章

1.C　2.E　3.A　4.D　5.D

6.B　7.A　8.B　9.B　10.B

第十四章

1.B　2.B　3.D　4.A　5.C

6.A　7.D　8.B　9.B　10.B

第十五章

1.A　2.C　3.B　4.A　5.C

6.D　7.A　8.B　9.A　10.D

参考文献

[1] 王庭槐.生理学[M].9版.北京：人民卫生出版社，2018.
[2] 付升旗，游言文，汪永锋.系统解剖学[M].北京：中国医药科技出版社，2017.
[3] 钮伟真，樊小力.基础医学概论[M].北京：科学出版社，2018.
[4] 俞小瑞.基础医学导论[M].北京：人民卫生出版社，2015.
[5] 贺伟，吴金英.人体解剖生理学[M].北京：人民卫生出版社，2018.
[6] 叶明，张春强.正常人体结构[M].北京：中国医药科技出版社，2018.
[7] 谭毅，张义伟.人体形态与结构[M].北京：中国医药科技出版社，2018.
[8] 朱有才，颜绍雄.解剖学与组织胚胎学[M].杭州：浙江大学出版社，2019.
[9] 杨智昉，蔡晓霞.生理学[M].北京：中国医药科技出版社，2018.
[10] 何丹，张淑芳.生物化学[M].2版.北京：中国医药科技出版社，2019
[11] 李士根，张加林.病原生物学与免疫学[M].北京：中国医药科技出版社，2018.
[12] 曹雪涛.医学免疫学[M].7版.北京：人民卫生出版社，2018.
[13] 甘晓玲，刘文辉.病原生物与免疫学[M].北京：中国医药科技出版社，2017.
[14] 肖纯凌，吴松泉.病原生物和免疫学[M].8版.北京：人民卫生出版社，2018.